# 临床妇产科疾病规范应用

朱义昕　等◎主编

长江出版传媒　湖北科学技术出版社

**图书在版编目(CIP)数据**

临床妇产科疾病规范应用/朱义昕等主编. -- 武汉：
湖北科学技术出版社，2022.12
ISBN 978-7-5706-2370-9

Ⅰ. ①临… Ⅱ. ①朱… Ⅲ. ①妇产科病-诊疗 Ⅳ.
①R71

中国版本图书馆CIP数据核字(2022)第253503号

责任编辑：许可 封面设计：胡博

出版发行：湖北科学技术出版社 电话：027-87679426
地 址：武汉市雄楚大街268号 邮编：430070
（湖北出版文化城B座13-14层）
网 址：http://www.hbstp.com.cn

印 刷：山东道克图文快印有限公司 邮编：250000

787mm×1092mm 1/16 19.25印张 451千字
2022年12月第1版 2022年12月第1次印刷
定价： 88.00 元

# 《临床妇产科疾病规范应用》
# 编委会

# 前　言

　　妇产科是医学领域一个十分重要的分支。随着医学模式的转变和传统医学观念的更新,妇产科的许多诊疗技术都取得了长足的进步,同时也推动了妇产科专业各个领域迈向了新的高峰。现代医学日新月异的发展促进了妇产科学的基础理论、诊断和治疗技术的发展。对工作在临床第一线的各级医务人员来说,都面临着知识更新以及临床应用的实际问题。为此我们组织了一些有丰富临床经验的医务工作者,编写了本书,希望对临床工作者有所裨益。

　　本书在编写中本着科学、严谨、创新的态度,融入了长期临床实践的经验积累及研究成果。系统介绍了临床常见妇产科疾病,内容包括妇科疾病,如:生殖系统炎症、生殖内分泌疾病等;产科疾病,如:异常妊娠、异常分娩、妊娠期合并症等。全书内容全面、条理分明、言简意赅,讲解深入浅出、通俗易懂,突出科学性、实用性、实践性强,较全面地反映了妇产科学的发展水平,具有较高的科学性和临床实用价值,适于妇产科医生和医学院校师生阅读参考。

　　由于我们水平有限,加之时间仓促,本书中难免有不妥之处,敬请广大读者批评指正。


编　者

# 目　　录

# 第一章　生殖系统炎症

## 第一节　外阴瘙痒

外阴瘙痒是多种不同病变引起的一种症状,但也可能发生在正常妇女。严重时影响生活、工作和休息。

### 一、病因

#### (一)局部原因

**1.阴道分泌物刺激**

患有慢性宫颈炎及各种阴道炎时,由于其分泌物增多刺激外阴部皮肤而常引起外阴瘙痒,滴虫性阴道炎和假丝酵母菌性阴道炎是引起外阴瘙痒的最常见原因。

**2.外阴营养不良**

外阴发育营养不良者,其外阴瘙痒难忍。

**3.不良卫生习惯**

不注意外阴清洁,经血、大小便等长期刺激,月经垫不洁及穿不透气的化纤内裤等,均能诱发外阴瘙痒。

**4.化学物品、药品刺激及过敏**

肥皂、避孕套、某些药物等的直接刺激或过敏,均能引起外阴瘙痒。

**5.其他**

阴虱、疥疮、疱疹、尖锐湿疣、外阴湿疹、蛲虫感染等亦能引起外阴瘙痒。

#### (二)全身原因

糖尿病及黄疸患者尿液对外阴皮肤的刺激,维生素缺乏,尤其是维生素 A、B 的缺乏,妊娠期肝内胆汁淤积症,妊娠期或经前期外阴部充血等均可引起外阴不同程度的瘙痒。另有部分患者虽外阴瘙痒十分严重,但原因不明,可能与精神或心理方面因素有关。

### 二、临床表现及诊断

主要症状是外阴瘙痒,瘙痒多位于阴蒂、大小阴唇、会阴、肛周。一般在夜间或食用刺激性食物或经期加重。瘙痒程度因个体及病因不同而有差异。局部检查可见局部潮红或有抓痕,或皮肤粗糙及色素减退等。有时继发感染。诊断时应详细询问病史,进行局部检查及必要的化验,尽可能查出病因。

### 三、治疗

#### (一)一般治疗

保持外阴皮肤清洁、干燥,切忌搔抓。不用热水烫洗,忌用肥皂,有感染时可用高锰酸钾液坐浴。内裤应宽松透气。

**（二）病因治疗**

积极治疗引起外阴瘙痒的疾病,如各种阴道炎、糖尿病等。若有阴虱应剔净阴毛,内裤和被褥要煮洗、消毒,局部应用氧化氨基汞软膏,配偶也应同时治疗。

**（三）对症治疗**

1.外用药

急性炎症期可用3％硼酸液湿敷,洗后局部涂搽40％氧化锌软膏、炉甘石洗剂等。慢性瘙痒可使用皮质激素或2％苯海拉明软膏涂擦,有止痒作用。

2.内服药

症状严重者,服用镇静、脱敏药物,如氯苯那敏、苯海拉明等。

3.酒精注射法

对外阴皮肤正常、瘙痒严重、其他疗法无效的难治性患者,可采用纯酒精皮下注射。

4.中药熏洗

(1)蛇床子散:蛇床子、花椒、明矾、百部、苦参各9～15g,煎水先熏后坐浴,每日2次,连用10天。

(2)茵苦洗剂:茵陈、苦参各9g,煎水熏洗。

(3)皮炎洗剂:透骨草9g,蒲公英、马齿苋、紫花地丁、黄芩、防风、独活、羌活各5g,艾叶6g,甘草3g,煎水熏洗。

# 第二节 外阴炎

**一、非特异性外阴炎**

**（一）病因**

外阴与阴道、尿道、肛门及邻近,经常受到经血、阴道分泌物、尿液、粪便的刺激,如不注意外阴卫生便可产生不同程度的外阴炎。其次,糖尿病患者糖尿的刺激、尿瘘患者尿液的长期浸渍、粪瘘患者粪便的刺激,以及一些物理化学因素的刺激等,加上外阴不洁,穿化纤内裤局部通透性差,局部经常潮湿及经期使用卫生巾的刺激,均可引起非特异性外阴炎。多为混合性感染,致病菌常为葡萄球菌、链球菌、大肠埃希菌及变形杆菌等。

**（二）临床表现**

外阴皮肤灼热、瘙痒或疼痛,于活动、性交、排尿及排便时尤甚。检查时可见外阴肿胀、充血、糜烂,常有抓痕,严重者形成溃疡或成片的湿疹,腹股沟淋巴结肿大,压痛,体温可稍升高,白细胞增多。慢性炎症可使外阴皮肤增厚、粗糙、皲裂,甚至苔藓样变。糖尿病性外阴炎由于尿糖有利于真菌生长繁殖,故常并发白假丝酵母菌感染。

**（三）治疗**

1.病因治疗

积极寻找病因,进行病因治疗,如治疗糖尿病、肠道蛲虫、进行瘘管修补、治疗宫颈炎及各种阴道炎。急性期应减少活动,较重者应卧床休息,避免性生活。必要时,针对致病菌口服或肌内注射抗生素。

2.局部治疗

1:5000高锰酸钾液坐浴每日2～3次,擦干后涂抗生素软膏,如1%新霉素软膏或金霉素软膏等。也可予以局部物理治疗,如红外线疗法、超短波治疗、微波治疗等。

## 二、前庭大腺炎

### (一)病因

前庭大腺位于两侧大阴唇后1/3深部,腺管开口于处女膜与小阴唇之间,在性交、分娩或其他情况污染外阴部时,病原体易于侵入而引起炎症,称前庭大腺炎。病原体多为葡萄球菌、大肠埃希菌、链球菌及肠球菌,常为混合感染;近年来淋球菌及沙眼衣原体也已成为常见的病原体。

急性发作时病原体首先侵犯腺管,腺管口往往因肿胀或渗出物凝集发生阻塞,脓液不能外流形成脓肿,称前庭大腺脓肿。

### (二)临床表现

炎症多发生于一侧。初起时局部有红、肿、热、痛,甚至发生排尿痛,行走困难。有时可出现体温升高,白细胞增高等全身症状。检查时患侧前庭大腺部位有红、肿、压痛的肿块,当脓肿形成时可触及波动感。当脓腔内压力增大时,表面皮肤变薄,可自行破溃。如破口大,引流通畅,炎症可较快消退而痊愈。如破口小,引流不畅,则炎症持续不消退,并可反复急性发作。常伴有腹股沟淋巴结肿大。

### (三)治疗

急性期需卧床休息。可取前庭大腺开口处分泌物做细菌培养,确定病原体。根据病原体选用抗生素。此外,可选用清热解毒的中药,如蒲公英、紫花地丁、连翘及金银花等,局部热敷、坐浴,或用热疗法。脓肿形成后,可切开引流并做造口术。

## 三、前庭大腺囊肿

### (一)病因

前庭大腺囊肿系因前庭大腺管开口部阻塞,分泌物积聚而成。在急性炎症消退后,脓液逐渐转为清亮液体而形成囊肿,有时腺腔内的脓液浓稠,先天性腺管狭窄排液不畅,或在分娩时阴道及会阴外侧损伤后瘢痕阻塞腺管口,或会阴侧切术损伤腺管,也可形成囊肿。若有继发感染则形成脓肿反复发作。

### (二)临床表现

多为单侧性,大小不等,多由小逐渐增大。如囊肿小且无感染,患者可无自觉症状,往往于妇科检查时方被发现。如囊肿大,患者可感到外阴有坠胀感或有性交不适。检查时患侧外阴肿大,可触及囊性肿物,多呈椭圆形。

### (三)治疗

较小的囊肿不必做手术,可暂时观察,定期随诊。较大的囊肿或反复发作疼痛,可以手术。以往多行囊肿切除手术,现在多行囊肿造口术,因造口术方法简单安全、并发症少,且可保持腺体功能。

### 四、婴幼儿外阴炎

#### (一)病因

新生儿及幼女外阴发育较差,新生儿生后 2 周内阴道分泌物呈酸性,此后由母体进入的雌激素排泄殆尽,阴道内 pH 上升,分泌物呈中性或碱性。由于抵抗力差,抗感染的能力较差,加上护理不当即可发生炎症。致病菌多为化脓菌,如大肠埃希菌、链球菌、葡萄球菌、淋球菌,以及滴虫、假丝酵母菌等。不良卫生习惯是发生本病的主要原因。常通过母亲或其他护理人员的手、衣物、浴盆、浴巾等传播,或由于卫生不良、外阴不洁,或因蛲虫引起瘙痒而抓伤等,细菌侵入而发生炎症。

#### (二)临床表现

患儿常因外阴疼痛或瘙痒而哭闹不安,有的出现尿痛、尿频、烧灼感。检查时发现外阴、阴蒂、尿道口及阴道口黏膜充血、水肿,并有脓性分泌物,有时可发现抓痕、出血等。如急性期未做处理,两侧小阴唇粘连,尿道口、阴道口被遮盖,在上方或下方留一小孔,尿液自此处排出,常被误认为生殖器官畸形。仔细检查可发现小阴唇粘连的地方较薄、透亮。

#### (三)治疗

(1)应首先排除特殊感染,先将分泌物送检有无滴虫、假丝酵母菌。必要时可做培养,明确致病菌,给予恰当的抗生素。

(2)保持外阴清洁、干燥,减少摩擦。用 1:5000 高锰酸钾溶液坐浴,每日 2～3 次。外阴涂 40% 紫草油或抗生素可的松软膏等。

(3)小阴唇已形成粘连者,可于消毒后用手指向下、向外分离,一般都能分开。粘连较牢固者可用弯蚊式血管钳从小孔处伸入,随即垂直向后,将透亮区分开。创面每日涂 40% 紫草油或消毒凡士林软膏,以防再粘连,直至上皮正常时为止。比较顽固的病例,可在紫草油中或上列软膏中加乙葳酚局部涂抹。

# 第三节　阴道炎

正常健康妇女,阴道由于解剖及生理特点可形成自然的防御功能,如阴道口闭合,阴道前后壁紧贴,阴道自净作用(即阴道上皮在卵巢分泌的雌激素影响下增生变厚,同时上皮细胞中含有丰富糖原,在乳杆菌作用下分解为乳酸,维持阴道正常的酸性环境,pH≤4.5,多在 3.8～4.4,使适应于弱碱性环境中繁殖的病原体受到抑制)等。当阴道的自然防御功能受到破坏时,病原体易于侵入,导致阴道炎症。幼女及绝经后妇女阴道上皮菲薄易受感染。

正常情况下,阴道环境与阴道内菌群形成一种平衡的生态。寄居于阴道内的正常菌群有以下几种。①需氧菌:包括棒状杆菌、非溶血性链球菌、肠球菌、表皮葡萄球菌。②兼性厌氧菌:乳杆菌、加德纳尔菌和大肠埃希菌。③厌氧菌:包括消化球菌、消化链球菌、类杆菌、梭杆菌和动弯杆菌等。④支原体及假丝酵母菌。正常阴道中乳杆菌占优势,它可分解糖原使阴道处于酸性环境,还可产生过氧化氢及其他抗微生物因子,可以抑制或杀灭其他细菌,在维持阴道正常菌群中起关键作用。虽然阴道内菌群为正常菌群,但当大量应用抗生素、体内激素发生变化或各种原因致机体免疫能力下降,阴道与菌群之间的生态平衡被打破,也可形成条件致病菌。

阴道炎症的共同特点是阴道分泌物增加及外阴瘙痒,由于炎症的病因不同,分泌物的特点、性质及瘙痒的轻重也不相同。在做妇科检查时,应注意阴道分泌物的颜色、气味及 pH,取阴道上、中 1/3 侧壁分泌物做 pH 测定及病原体检查。

**一、滴虫性阴道炎**

**(一)病因**

滴虫性阴道炎,是常见的阴道炎,由阴道毛滴虫引起。滴虫的生活史简单,只有滋养体而无包囊期,滋养体生命力较强,适宜滴虫生长的温度为 25℃～40℃、pH 为 5.2～6.6 的潮湿环境,在 pH 为 5.0 以下或 7.5 以上的环境中则不生长。滴虫性阴道炎患者的阴道 pH 一般在 5.0～6.6,多数＞6.0。月经前后、妊娠期或产后阴道 pH 发生变化,故隐藏在阴道皱襞中的滴虫常得以繁殖,引起炎症的发作。滴虫能消耗或吞噬阴道上皮细胞内的糖原,阻碍乳酸生成。滴虫不仅寄生于阴道,还常侵入尿道或尿道旁腺,甚至膀胱、肾盂以及男方的包皮皱褶、尿道或前列腺中。

**(二)传染方式**

传染途径有:①通过性交直接传播,但男性患者通常无症状而成为带虫者;②通过公共浴池、浴具、游泳池、坐式便器、衣物等间接传播;③通过污染的、未彻底消毒的医疗器械及敷料等造成医源性传播。

**(三)临床表现**

潜伏期为 4～28 日。症状轻重取决于局部免疫因素、滴虫数量多少及毒力强弱。主要症状是阴道分泌物增多及外阴瘙痒,分泌物特点为稀薄脓性、黄绿色、泡沫状、有臭味。瘙痒部位主要为阴道口及外阴,间或有灼热、疼痛、性交痛等。若尿道口有感染,可有尿频、尿痛,甚至血尿。因滴虫能吞噬精子,并能阻碍乳酸生成,影响精子在阴道内存活,故可导致不孕。检查时见阴道黏膜充血,严重者有散在出血斑点,甚至宫颈出现出血点而呈"草莓样",阴道后穹有多量白带,呈灰黄色、黄白色稀薄液体或黄绿色脓性分泌物,常呈泡沫状。带虫者阴道黏膜常无异常改变。

**(四)诊断**

根据典型症状及体征不难诊断,若在阴道分泌物中查到滴虫即可确诊。取阴道分泌物用悬滴法检查,在镜下可找到呈波状运动的滴虫及增多的白细胞,在有症状的患者中,其阳性率达 80%～90%。在染色涂片中亦可见到。对可疑患者,若多次悬滴法未能发现滴虫时,可送培养,准确性达 98% 左右。取分泌物前 24～48h 避免性交、阴道灌洗或局部用药,取分泌物时窥器不涂润滑剂,分泌物取出后应及时送检并注意保暖,以免滴虫活动力减弱,造成辨认困难。目前,聚合酶链反应(PCR)也可用于滴虫的诊断,敏感性 90%,特异性 99.8%。

**(五)治疗**

因滴虫性阴道炎可同时有尿道、尿道旁腺、前庭大腺及膀胱感染,故需全身用药。

1.全身用药

甲硝唑 400mg,每日 2～3 次,7 日为 1 个疗程;初次治疗可用甲硝唑 2g 单次口服。服药后偶见胃肠道反应,如食欲减退、恶心、呕吐。此外,偶见头痛、皮疹、白细胞减少等,一旦发现应停药。治疗期间及停药 24h 内禁饮酒,因其与酒精结合可出现皮肤潮红、呕吐、腹痛、腹泻等戒酒硫样反应。甲硝唑能通过乳汁排泄,若在哺乳期用药,用药期间及用药后 24h 内不宜哺乳。

2.局部用药

不能耐受口服药物或不适宜全身用药者,可选用阴道局部用药。甲硝唑阴道泡腾片 200mg,每晚 1 次,连用 7～10 日;或 0.75％甲硝唑凝胶,每次 5g,每日 2 次,共用 7 日。用药前阴道局部可用 1％乳酸或 0.5％醋酸冲洗,可减少阴道恶臭分泌物并减轻瘙痒症状。

3.性伴侣的治疗

性伴侣应检查是否有生殖器滴虫病,前列腺液有无滴虫,若为阳性,应同时进行治疗,治疗期间禁止性交。

4.妊娠期滴虫性阴道炎的治疗

美国疾病控制中心(CDC)推荐甲硝唑 2g,单次口服。过去动物试验曾认为甲硝唑可能有致畸作用,妊娠期禁用。最近国外研究显示,人类妊娠期应用甲硝唑并未增加胎儿畸形率,妊娠期可以应用。

5.顽固病例的治疗

对极少数顽固复发病例,应进行培养及甲硝唑药物敏感试验。可用大剂量

6.治愈标准

滴虫阴道炎常于月经后复发,故治疗后检查滴虫阴性时,仍应每次月经后复查白带,若经 3 次检查均阴性,方可称为治愈。

7.治疗中注意事项

治疗后检查滴虫阴性时,仍应于下次月经后继续治疗 1 个疗程,以巩固疗效。此外,内裤及洗涤用毛巾应煮沸 5～10min,以消灭病原体,避免重复感染。

## 二、外阴阴道假丝酵母菌病

### (一)病因

外阴阴道假丝酵母菌病是一种常见的外阴、阴道炎,80％～90％的外阴阴道假丝酵母菌病是由白假丝酵母菌引起的,10％～20％为光滑假丝酵母菌及近平滑假丝酵母菌、热带假丝酵母菌等引起。白假丝酵母菌是一种真菌,为卵圆形的单壁细胞,芽生,有厚壁孢子及细胞发芽伸长形成的假菌丝,对热的抵抗力不强,加热至 60℃1h 即可死亡,但对干燥、日光、紫外线及化学制剂的抵抗力较强。酸性环境适宜假丝酵母菌的生长,有假丝酵母菌感的阴道 pH 在 4.0～4.7,通常＜4.5。约 10％的非孕妇女及 30％的孕妇阴道中有此菌寄生,并不引起症状。一旦抵抗力降低或阴道局部环境改变时,可使假丝酵母菌大量繁殖而引起感染,故假丝酵母菌是一种条件致病菌。常见发病诱因有妊娠、糖尿病、大量应用免疫抑制剂及广谱抗生素等。妊娠时或糖尿病患者的机体免疫力下降,阴道糖原增加、酸度升高;大量应用免疫抑制剂如类固醇皮质激素或患有免疫缺陷性疾病可使机体抵抗力降低;长期应用广谱抗生素,改变了阴道内微生物

之间的相互制约关系,可导致机体内菌群失调;另外,穿紧身化纤内裤、肥胖可使会阴局部温度及湿度增加。这些因素都易使假丝酵母菌得以繁殖而引起感染。

**(二)传染方式**

主要为内源性传染。假丝酵母菌还可寄生于人的口腔、肠道,可发生相互自身传染,通过肠道自身传染是假丝酵母菌性阴道炎反复感染的主要来源。少部分患者可通过性交直接传染或通过接触感染的衣物间接传染。

**(三)临床表现**

主要表现为外阴瘙痒、灼痛,严重时坐卧不宁,异常痛苦,还可伴有尿频、尿痛及性交痛。急性期白带增多,为白色稠厚呈凝乳或豆渣样。检查可见外阴地图样红斑及抓痕,小阴唇内侧及阴道黏膜附有白色膜状物,擦除后露出红肿黏膜面,或有糜烂面及表浅溃疡。

**(四)诊断**

典型病例不难诊断,直接做阴道分泌物涂片检查可诊断。可直接取阴道分泌物置玻片上,加 1 滴生理盐水或 10％氢氧化钾溶液,显微镜下检查,可找到芽孢和假菌丝,阳性率可达 60％。也可用革兰染色检查,阳性率可达 80％。最可靠的方法是培养法,如有症状但多次涂片检查为阴性,或为顽固病例未确诊,可取分泌物接种于培养基上,如培养出假丝酵母菌即可确诊。此外,对于年老肥胖或顽固病例应做尿糖及血糖检查,并详细询问有无应用大剂量雌激素或长期应用抗生素史,以查找病因。

**(五)治疗**

1.消除诱因

如有糖尿病应积极治疗;及时停用广谱抗生素、雌激素、类固醇皮质激素。勤换内裤,用过的内裤、盆及毛巾均应用开水烫洗。

2.局部用药

可选用下列药物置于阴道内。①咪康唑栓剂:每晚 1 粒(200mg),连用 7～10 日;或每晚 1 粒(400mg),连用 3 日。②克霉唑栓剂:每晚 1 粒(150mg),塞入阴道深部,连用 7 日;或每日早、晚各 1 粒(150mg),连用 3 日;或 1 粒(500mg),单次用药。③制霉菌素栓剂,每晚 1 粒(10万 U),连用 10～14 日。④0.5％～1％甲紫溶液涂擦阴道,每周 3～4 次,连续 2 周,该药物价廉,效果亦较好,但须注意药物浓度勿过高或用药过频,以免引起化学性外阴炎和表皮破溃,且其有污染内裤之弊,现临床上已较少使用。

3.全身用药

经局部治疗未愈者、不能耐受局部用药者、未婚妇女及不愿采用局部用药者可选用口服药物。首选药物:氟康唑 150mg,顿服。也可选用伊曲康唑每次 200mg,每日 1 次,连用 3～5 日;或 200mg,每日 2 次,只用 1 天。酮康唑 200mg 每日 1 次或 2 次,连用 5 天。因上述药物损害肝脏,有肝炎病史者禁用,孕妇禁用。

4.复发病例的治疗

外阴阴道假丝酵母菌病容易在月经前复发,故治疗后应在月经前复查白带。5％～10％的外阴阴道假丝酵母菌病治疗后可复发。对复发病例应检查原因,消除诱因,并应检查是否合并其他感染性疾病,如艾滋病、滴虫性阴道炎、细菌性阴道病等。抗真菌治疗分为初始治疗及维持治疗,初始治疗者为局部治疗,延长治疗时间 7～14 天;若口服氟康唑 150mg,则 72 小时后加服 1 次。常用的维持治疗:氟康唑 150mg,每周 1 次,共 6 个月;克霉唑栓剂 500mg,每周 1 次,共 6 个月;伊曲康唑 400mg,每月 1 次或 100mg,每月 1 次,共 6 个月。治疗期间定期复查疗效及注意药物不良反应,一旦发现不良反应,立即停药。

**5.性伴侣治疗**

约 15％男性与女性患者接触后患有龟头炎,对有症状男性应进行假丝酵母菌检查及治疗。对于男性带菌者也必须进行常规治疗,预防女性重复感染。

**6.妊娠合并假丝酵母菌阴道炎的治疗**

局部治疗为主,禁用口服唑类药物。可选用克霉唑栓剂、硝酸咪康唑栓剂、制霉菌素栓剂,以 7 日疗法效果好。

## 三、细菌性阴道病

细菌性阴道病为阴道内正常菌群失调所致的混合性感染,曾被命名为嗜血杆菌阴道炎、加德纳尔菌阴道炎、非特异性阴道炎。由于阴道内有大量不同的细菌,但临床及病理无炎症改变,并非阴道炎,现称细菌性阴道病。

**(一)病因**

生理情况下,阴道内以产生过氧化氢的乳杆菌占优势;细菌性阴道病时则阴道内乳杆菌减少而其他细菌大量繁殖,主要有加德纳尔菌、动弯杆菌及其他厌氧菌,部分患者可合并支原体感染。厌氧菌的浓度可达正常妇女的 100～1000 倍,其繁殖的同时可产生胺类物质,碱化阴道,使阴道分泌物增多并有臭味。促使阴道菌群发生变化的原因仍不清楚,推测可能与频繁混乱的性生活及阴道灌洗使阴道碱化有关。

**(二)临床表现**

约 10％～40％的患者可无临床症状。典型临床症状为阴道异常分泌物明显增多,呈稀薄均质状或稀糊状,为灰白色或灰黄色,带有特殊的鱼腥臭味,易于从阴道壁上拭去。可伴有轻度的外阴瘙痒或烧灼感。阴道黏膜无明显充血的炎症表现。本病常可合并其他阴道性传播疾病,故其临床表现可受到并发症的影响而有所不同。

**(三)诊断**

下列四条中有三条阳性即可临床诊断为细菌性阴道病。

(1)匀质、稀薄的阴道分泌物。

(2)阴道 pH＞4.5(pH 多为 5.0～5.5)。

(3)胺臭味试验阳性:取阴道分泌物少许放在玻片上,加入 10％氢氧化钾 1～2 滴,产生一种烂鱼肉样腥臭气味即为阳性。

(4)线索细胞:即阴道脱落的表层细胞,于细胞边缘贴附大量颗粒状物即加德纳尔菌,细胞边缘不清。取少许分泌物放在玻片上,加 1 滴生理盐水混合,置于高倍光镜下见到＞20％的线索细胞。

分泌物取材时注意应取自阴道侧壁,不应取自宫颈管或后穹隆。

另外,可参考革兰染色的诊断标准:每个高倍光镜下形态典型的乳杆菌≤5,两种或两种以上的其他形态细菌(小的革兰阴性杆菌、弧形杆菌或阳性球菌)≥6。

**(四)鉴别诊断**

1.滴虫性阴道炎

分泌物增多,为稀薄、脓性、泡沫状,无鱼腥臭味,外阴瘙痒,阴道壁可见散在出血点;胺试验阴性;镜检见白细胞增多,并可见活动滴虫。

2.假丝酵母菌性阴道炎

外阴明显瘙痒,阴道分泌物为较稠的白色或黄白色凝乳状或豆腐渣样;阴道壁往往充血,镜检见白细胞增多,并可查到假丝酵母菌孢子及假菌丝。

3.淋球菌性宫颈炎

淋球菌性宫颈炎发生时,宫颈充血明显,宫颈口及阴道可见多量黄色黏稠脓性分泌物,患者常伴尿路刺激征,镜检见上皮细胞内有革兰染色阴性的双球菌存在。

**(五)治疗**

选用抗厌氧菌药物,主要有甲硝唑、克林霉素。甲硝唑抑制厌氧菌生长,而不影响乳杆菌生长,是较理想的药物,但对支原体效果差。

1.全身用药

甲硝唑 400mg,每日 2～3 次,口服共 7 日;或甲硝唑 2g,单次口服,必要时 24～48h 重复给药 1 次;或克林霉素 300mg,每日 2 次,连服 7 日。

2.阴道用药

甲硝唑 400mg,每日 1 次,共 7 日;或 0.75％甲硝唑软膏,每次 5g,每日 1 次,共 7 日;或 2％克林霉素软膏阴道涂布,每次 5g,每晚 1 次,连用 7 日。局部用药与口服药物疗效相似。此外,可用 1％～3％的过氧化氢溶液冲洗阴道,每日 1 次,共 7 日;或用 1％乳酸液或 0.5％醋酸液冲洗阴道,改善阴道内环境以提高疗效。

3.妊娠期细菌性阴道病的治疗

因妊娠期可导致绒毛膜羊膜炎、胎膜早破、早产等,故应在妊娠中期进行细菌性阴道病的筛查,任何有症状的细菌性阴道病孕妇及无症状的高危孕妇(有胎膜早破、早产史),均需治疗。多选用口服用药:甲硝唑 200mg,每日 3～4 次,共服 7 日;或甲硝唑 2g,单次口服;或克林霉素 300mg,每日 2 次,连服 7 日。

## 四、老年性阴道炎

**(一)病因**

老年性阴道炎的主要原因是因卵巢功能衰退,体内雌激素水平降低,阴道壁萎缩,黏膜变薄,上皮细胞内糖原减少,阴道内 pH 增高,局部抵抗力降低,致病菌容易入侵繁殖引起炎症。常见于绝经后老年妇女;此外,双侧卵巢切除后、卵巢功能早衰、盆腔放疗后、长期闭经或哺乳期妇女等均可引起本病发生。

**(二)临床表现**

主要症状为阴道分泌物增多,呈黄水样,严重者呈血样脓性白带。由于分泌物的刺激可有外阴瘙痒、灼热感。如累及尿道,常出现尿频、尿痛等泌尿系统的症状。检查见阴道黏膜萎缩、菲薄、皱襞消失,有充血、水肿,也可见散在的出血点,以后穹隆及宫颈最明显,严重者可形成溃疡,若不及时治疗,溃疡面可有瘢痕收缩或与对侧粘连,致使阴道狭窄甚至闭锁,炎性分泌物引流不畅可形成阴道积脓,甚至宫腔积脓。

### (三)诊断

根据发病年龄、病史、结合局部检查,一般不难诊断。但应排除其他疾病才能诊断。应取阴道分泌物检查除外滴虫、真菌等病原体;对有血性白带者,应与子宫恶性肿瘤相鉴别,须常规做宫颈细胞学涂片,必要时行分段诊刮术或宫腔镜检;对阴道壁肉芽组织及溃疡须与阴道癌相鉴别,可行局部组织活检。

### (四)治疗

治疗原则为增强阴道抵抗力和抑制细菌生长。

**1.增强阴道抵抗力**

针对病因给予雌激素制剂。局部用药可予以己烯雌酚 $0.125\sim0.25mg$,每晚放入阴道深部,7 日为 1 个疗程;或 0.5%己烯雌酚软膏;或妊马雌酮软膏局部涂抹,每日 2 次。全身用药可口服尼尔雌醇,首次 4mg,以后每 $2\sim4$ 周 1 次,每次 2mg,维持 $2\sim3$ 个月。对同时需要性激素替代治疗的患者,可每日给予妊马雌酮 0.625mg 和甲羟孕酮 2mg。乳腺癌或子宫内膜癌患者禁用雌激素制剂。

**2.抑制细菌生长**

用 1%乳酸或 0.5%醋酸液冲洗阴道,每日 1 次,增加阴道酸度,抑制细菌生长繁殖。阴道冲洗后,应用抗生素如甲硝唑 200mg 或诺氟沙星 100mg 放于阴道深部,每日 1 次,$7\sim10$ 日为 1 个疗程。

# 第四节　宫颈炎

宫颈炎为妇科常见的疾病,占妇科门诊总数的 40%~50%。宫颈炎多发生于生育年龄的妇女。老年人也有随阴道炎而发病的,临床上一般将宫颈炎分为急性和慢性两种类型。

## 一、急性子宫颈炎

急性子宫颈炎多见于不洁性交后,产后、剖宫产后引起的宫颈损伤,人工流产术时,一些宫颈手术时扩张宫颈的损伤或穿孔,以及诊断性刮宫时宫颈或宫体的损伤等,病原体进入损伤部位而发生的感染,如产褥感染,感染性流产等。此外,医务人员不慎在产道内遗留纱布,以及不适当的使用高浓度的酸性或碱性药液冲洗阴道等均可引起急性子宫颈炎。

### (一)病原体

最常见的病原体为淋球菌及沙眼衣原体,淋球菌感染时 45%~60%常合并沙眼衣原体感染,其次为一般化脓菌,如葡萄球菌、链球菌、大肠埃希菌以及滴虫、念珠菌、阿米巴原虫等。淋球菌及沙眼衣原体可累及子宫颈黏膜的腺体,沿黏膜表面扩散的浅层感染。其他病原体与淋球菌不同,侵入宫颈较深,可通过淋巴管引起急性盆腔结缔组织炎,致病情严重。

### (二)病理

急性宫颈炎的病理变化可见宫颈红肿,颈管黏膜水肿,组织学表现可见血管充血,子宫颈黏膜及黏膜下组织、腺体周围见大量嗜中性粒细胞浸润,腺腔内见脓性分泌物,这种分泌物可由子宫口流出。

### (三)临床表现

淋菌性宫颈炎和沙眼衣原体性宫颈炎主要侵犯宫颈管内黏膜腺体的柱状上皮,如直接向上蔓延则可导致上生殖道黏膜感染。一般化脓菌则侵入宫颈组织较深,并可沿两侧宫颈淋巴管向上蔓延导致盆腔结缔组织炎。淋菌性或一般化脓菌性宫颈炎表现为脓性或脓血性白带增多,下腹坠痛、腰背痛、性交疼痛和尿路刺激症状,体温可轻微升高。如感染沿宫颈淋巴管向周围扩散,则可引起宫颈上皮脱落,甚至形成溃疡。本病常与阴道炎症同时发生,也可同时发生急性子宫内膜炎。

妇科检查见宫颈充血、红肿,颈管黏膜水肿,宫颈黏膜外翻,宫颈触痛,脓性分泌物从宫颈管内流出,特别是淋菌性宫颈炎时,尿道、尿道旁腺、前庭大腺亦可同时感染而有脓液排出。沙眼衣原体性宫颈炎则症状不典型或无症状,有症状者表现为宫颈分泌物增多,点滴状出血或尿路刺激症状,妇科检查宫颈口可见黏液脓性分泌物。

### (四)诊断

根据病史、症状及妇科检查,诊断急性宫颈炎并不困难,关键是确定病原体。疑为淋球菌感染时,应取宫颈管内分泌物作涂片检查(敏感性 50%~70%)或细菌培养(敏感性 80%~90%),对培养可疑的菌落,可采用单克隆抗体免疫荧光法检测。检测沙眼衣原体感染时,可取宫颈管分泌物涂片染色找细胞质内包涵体,但敏感性不高,培养法技术要求高,费时长,难以推广,目前推荐的方法是直接免疫荧光法(DFA)或酶免疫法(EIA),敏感性在 89%~98%。注意诊断时要考虑是否合并急性子宫内膜炎和盆腔炎。

### (五)治疗

以全身治疗为主,抗生素选择、给药途径、剂量和疗程则根据病原体和病情严重程度决定。目前,淋菌性宫颈炎推荐的首选药物为头孢曲松,备用药物有大观霉素、青霉素、氧氟沙星、左氧氟沙星、依诺沙星等,治疗时需同时加服多西环素(强力霉素)。沙眼衣原体性宫颈炎推荐的首选药物为阿奇霉素或多西环素,备用药物有:米诺环素、氧氟沙星等。一般化脓菌感染最好根据药敏试验进行治疗。急性宫颈炎的治疗应力求彻底,以免形成慢性宫颈炎。

## 二、慢性子宫颈炎

慢性子宫颈炎多由急性子宫颈炎转变而来,往往是急性宫颈炎治疗不彻底,病原体隐居于子宫颈黏膜内形成慢性炎症。急性宫颈炎容易转为慢性的原因主要由于宫颈黏膜皱褶较多,腺体呈葡萄状,病原体侵入腺体深处后极难根除,导致病程反复迁延不愈所致。阴道分娩、流产或手术损伤宫颈后,继发感染亦可表现为慢性过程,此外不洁性生活、雌激素水平下降、阴道异物(如子宫托)均可引起慢性宫颈炎。其病原体一般为葡萄球菌、链球菌、沙眼衣原体、淋球菌、厌氧菌等。也有患者不表现急性症状,直接发生慢性宫颈炎。

### (一)病理

慢性子宫颈炎表现为宫颈糜烂、宫颈息肉、宫颈黏膜炎、宫颈腺囊肿以及宫颈肥大。

1.宫颈糜烂

宫颈糜烂是慢性宫颈炎的一种形式,宫颈糜烂形成的原因有 3 种。

(1)先天性糜烂:指女性胎儿在生殖系统发育时受母体性激素影响,导致鳞、柱交界向外迁移,宫颈外口为柱状上皮覆盖。正常时新生儿出生后糜烂仅存在较短时间,当来自母体的雌激素水平下降后即逐渐自然消退,但亦有个别患者糜烂长期持续存在,先天性糜烂的宫颈形状往往是正常或稍大,不甚整齐,宫颈口多为裂开。

(2)后天性糜烂:指宫颈管内膜柱状上皮向阴道方向增生,超越宫颈外口所致的糜烂,仅发生于卵巢功能旺盛的妊娠期,产后可自行消退。患者虽诉白带增多,但为清澈的黏液,病理检查在柱状上皮下没有炎症细胞浸润,仅见少数淋巴细胞,后天性糜烂的宫颈往往偏大,宫颈口正常或横裂或为不整齐的破裂。糜烂面周围的境界与正常宫颈上皮的界限清楚,甚至可看到交界线呈现一道凹入的线沟,有的糜烂可见到毛细血管浮现在表面上,表现为局部慢性充血。

(3)炎症性糜烂:是慢性宫颈炎最常见的病理改变,宫颈阴道部的鳞状上皮被宫颈管柱状上皮所替代,其外表呈红色,所以不是真正的糜烂,故称假性糜烂,光镜下可见黏膜下有多核白细胞及淋巴细胞浸润,间质则有小圆形细胞和浆细胞浸润,黏膜下结缔组织的浅层为炎性细胞浸润的主要场所,宫颈的纤维组织增生。宫颈管黏膜也有增生,突出子宫颈口外形成息肉状。

根据糜烂表面可分为几种不同类型:①单纯型,此型糜烂面的表面系一片红色光滑面,糜烂较浅,有一层柱状上皮覆盖;②颗粒型,此型的糜烂面的组织增生,形成颗粒状;③乳头型,糜烂组织增生更明显,形成一团成乳头状。

根据糜烂区所占宫颈的比例可分3度:①轻度糜烂,系糜烂面积占整个宫颈面积的1/3以内;②中度糜烂,系糜烂面积占宫颈的1/3～2/3;③重度糜烂,系糜烂面积占宫颈的2/3以上。

此外,在幼女及未婚妇女有时见宫颈红色,细颗粒状,形似糜烂,但无炎症,是颈管柱状上皮外移,不应称为糜烂。

宫颈糜烂在其修复的过程中,柱状上皮下的基底细胞(储备细胞)增生,最后分化为鳞状上皮,邻近的鳞状上皮也可向糜烂面的柱状上皮生长,逐渐将腺上皮推移,最后完全由鳞状上皮覆盖而痊愈。糜烂的愈合呈片状分布,新生的鳞状上皮生长于炎性糜烂组织的基础上,故表层细胞极易脱落而变薄,稍受刺激又可恢复糜烂,因此愈合和炎症的扩展交替发生,不容易彻底治愈。这种过程是受到卵巢内分泌、感染、损伤及酸碱度的影响。两种上皮细胞在争夺中不断地增生、增殖,而起到不同的变化。

(1)基底层细胞增生:系基底层与基底旁层形成一界限清楚的厚层,其中细胞质明显嗜碱,细胞层次清楚,都是成熟的细胞。

(2)储备细胞增生:是在宫颈部表面或腺体内的柱状上皮细胞与基底层之间有1～2层细胞增生,这些细胞为多角形或方形,细胞质有空泡,并稍嗜碱,胞核较大,呈圆形或椭圆形,染色质分布均匀,很少核分裂,这些细胞系储备细胞增生,如储备细胞超过3层,则系储备细胞增殖。

(3)鳞状上皮化生:在宫颈部常有鳞状上皮细胞的化生,也是储备细胞的增殖,细胞核成熟,细胞分化良好,细胞间桥形成,深层细胞排列与基底层成直角,而浅层细胞的排列则与表面平行。鳞状上皮化生可能是柱状上皮部分或全部被鳞状上皮所代替,从而形成不规则大小片,层次不清的上皮层,这一过程可在宫颈部上,也可在腺腔内发生。

(4)分化良好的正常鳞状上皮细胞:化生前阶段的上皮细胞则形成波浪式和柱状的上皮细

胞团,伸入纤维组织,并可在宫颈管的腺体内看到。

**2.宫颈息肉**

由于炎症的长期刺激,使宫颈管局部黏膜增生,自基底层逐渐向宫颈外口部突出,形成一个或多个宫颈息肉。息肉色红,呈舌形,质软而脆,血管丰富易出血。蒂细长,长短不一,多附着于颈管外口或颈管壁内,直径1cm左右。镜下见息肉表面覆盖一层柱状上皮,中心为结缔组织,伴充血、水肿,及炎性细胞浸润,极易复发。息肉的恶变率不到1%。

**3.宫颈黏膜炎**

宫颈黏膜炎又称宫颈管炎,病变局限于子宫颈管黏膜及黏膜下组织。宫颈阴道部上皮表面光滑。宫颈口可有脓性分泌物堵塞。由于子宫颈黏膜充血增生,可使子宫颈肥大,可达正常宫颈的2~3倍,质硬。宫颈黏膜炎常与糜烂、腺囊肿同时发生。

**4.宫颈腺囊肿**

在宫颈糜烂愈合的过程中,新生的鳞状上皮覆盖宫颈腺管口或伸入腺管,将腺管口阻塞,腺管周围的结缔组织增生或瘢痕形成,压迫腺管,使腺管变窄甚至阻塞,腺体分泌物不能引流形成子宫颈腺囊肿。检查时见宫颈表面突出多个数毫米大小白色或青白色小囊肿,内含无色黏液。

**5.宫颈肥大**

由于慢性炎症的长期刺激,子宫组织充血、水肿,腺体和间质增生,还可能在腺体深部有黏液潴留形成囊肿,使宫颈呈不同程度的肥大,但表面多光滑,有时可见到猪留囊肿突起。最后由于纤维结缔组织增生,使宫颈硬度增加。

**6.宫颈外翻**

由于分娩、人工流产或其他原因发生宫颈损伤,宫颈口撕裂,未及时修补,以后颈管内膜增生并暴露于外,即形成宫颈外翻。检查子宫颈口增宽,横裂或呈星状撕裂,可见颈管下端的红色黏膜皱褶,宫颈前、后唇肥大,但距离较远。

**(二)临床表现**

慢性宫颈炎主要表现为白带增多,常刺激外阴引起外阴不适和瘙痒。由于病原体种类、炎症的范围、程度和病程不同,白带的量、颜色、性状、气味也不同,可为乳白色黏液状至黄色脓性,如伴有息肉形成,可有白带中混有血,或宫颈接触性出血。若白带增多,似白色干酪样,应考虑是否合并念珠菌性阴道炎;若白带呈稀薄泡沫状,有臭味,则应考虑滴虫性阴道炎。如有恶臭则多为厌氧菌的感染。严重感染时可有腰骶部疼痛、下腹坠胀,由于慢性宫颈炎可直接向前蔓延或通过淋巴管扩散,当波及膀胱三角区及膀胱周围结缔组织时,可出现尿路刺激症状。较多的黏稠脓性白带有碍精子上行,可导致不孕。妇科检查可见宫颈不同程度的糜烂、肥大、宫颈裂伤,有时可见宫颈息肉、宫颈腺体囊肿、宫颈外翻等,宫颈口多有分泌物,亦可有宫颈触痛和宫颈触血。

**(三)诊断**

宫颈糜烂在诊断上不困难,但需与宫颈上皮内瘤样变、早期浸润癌、宫颈结核、宫颈尖锐湿疣等鉴别,还需与淋病、梅毒等鉴别,因此应常规进行宫颈刮片细胞学检查,细胞涂片尚可查出淋菌、滴虫、真菌,能做到与一般慢性宫颈炎鉴别。目前已有电脑超薄细胞检测系统,准确率显著提高。必要时须做病理活检以明确诊断,电子阴道镜辅助活检对提高诊断准确率很有帮助。宫颈息肉、宫颈腺体囊肿及宫颈尖锐湿疣可根据病理活检确诊。

**1.阴道镜检查**

在宫颈病变部涂碘后在碘不着色区用阴道镜检查,如见到厚的醋酸白色上皮及血管异形可诊断为宫颈上皮内瘤样变,在这类病变区取活体组织检查诊断早期宫颈癌准确率高。

**2.活体组织检查**

为最准确的检查方法,可检出宫颈湿疣、癌细胞、结核、梅毒等,从而与一般慢性宫颈炎糜烂鉴别。

### (四)治疗

须做宫颈涂片先除外宫颈上皮内瘤样变及早期宫颈癌后再进行治疗。治疗方法中以局部治疗为主,使糜烂面坏死、脱落,为新生鳞状上皮覆盖,病变深者,疗程需6～8周。

**1.物理治疗**

(1)电熨:此法较简便,适用于糜烂程度较深、糜烂面积较大的病例。采用电灼器或电熨器对整个病变区电灼或电熨,直至组织呈乳白色或微黄色为止。一般近宫口处稍深,越近边缘越浅,深度为2mm并超出病变区3mm,深入宫颈管内0.5～1.0cm,治愈率50%～90%不等。术后涂抹磺胺粉或呋喃西林粉,用醋酸冲洗阴道,每日1次,有助于创面愈合。

治疗后阴道流液,有时呈脓样,须避免性交至创面全部愈合为止,需时6周左右。术后阴道出血多时可用纱布填塞止血。

(2)冷冻治疗:冷冻治疗术是利用制冷剂,快速产生低温,使糜烂组织冻结、坏死、变性而脱落,创面经组织修复而达到治疗疾病的目的。

操作方法:选择适当的冷冻探头,利用液氮快速达到超低温(−196℃),使糜烂组织冻结、坏死、变性而脱落,创面修复而达到治疗目的。一般采用接触冷冻法,选择相应的冷冻头,覆盖全部病变区并略超过其范围2～3mm,根据快速冷冻,缓慢复温的原则,冷冻1min、复温3min、再冷冻1min。进行单次或重复冷冻,治愈率80%左右。

冷冻治疗后,宫颈表面很快发生水肿,冷冻后7～10d,宫颈表层糜烂组织形成一层膜状痂皮,逐渐分散脱落。

(3)激光治疗:采用Co激光器使糜烂部分组织炭化、结痂,痂皮脱落后,创面修复达到治疗目的。激光头距离糜烂面3～5cm,照射范围应超出糜烂面2mm,轻症的烧灼深度为2～3mm,重症可达4～5mm,治愈率70%～90%。

(4)微波治疗:微波电极接触局部病变组织时,瞬间产生高热效应(44℃～61℃)而达到组织凝固的目的,并可出现凝固性血栓形成而止血,治愈率在90%左右。

(5)波姆光治疗:采用波姆光照射糜烂面,直至变为均匀灰白色为止,照射深度2～3mm,治愈率可达80%。

(6)红外线凝结法:红外线照射糜烂面,局部组织凝固,坏死,形成非炎性表浅溃疡,新生鳞状上皮覆盖溃疡面而达到治愈,治愈率在90%以上。

物理治疗的注意事项:①治疗时间应在月经干净后3～7d进行。②排除宫颈上皮内瘤样病变、早期宫颈癌、宫颈结核和急性感染期后方可进行。③术后阴道分泌物增多,甚至有大量水样排液,有时呈血性,脱痂时可引起活动性出血,如量较多先用过氧化氢溶液(过氧化氢)清洗伤口,用消毒棉球局部压迫止血,24h后取出。④物理治疗的持续时间、次数、强度、范围应严格掌握。⑤创面愈合需要一段时间(2～8周),在此期间禁止盆浴和性生活。⑥定期复查,随访有无宫颈管狭窄。

**2.药物治疗**

适用于糜烂面积小和炎症浸润较浅的病例。

(1)硝酸银或重铬酸钾液:强腐蚀剂,方法简单,配制容易,用药量少,适宜于基层医院。

(2)免疫治疗:采用重组人干扰素 α－2a,每晚 1 枚,6d 为一疗程。近年报道用红色奴卡放射线菌细胞壁骨架 N－CWs 菌苗治疗慢性宫颈炎,该菌苗具有非特异性免疫增强及抗感染作用,促进鳞状上皮化生,修复宫颈糜烂病变达到治疗效果。将菌苗滴注在用生理盐水浸透的带尾无菌棉球上,将棉球置于宫颈糜烂的局部,24h 后取出,每周上药 2 次,每疗程 10 次。

(3)宫颈管炎时,根据细菌培养和药敏试验结果,采用抗生素全身治疗。

**3.手术治疗**

宫颈息肉可行息肉摘除术或电切术。对重度糜烂,糜烂面较深及乳头状糜烂,或用上述各种治疗方法久治不愈的患者可考虑用宫颈锥形切除术,锥形切除范围从病灶外缘 0.3～0.5cm 开始,深入宫颈管 1～2cm,锥形切除,压迫止血,如有动脉出血,可用肠线缝扎止血,也可加用止血粉 8 号、明胶海绵、凝血酶、巴曲酶(立止血)等止血。此法因出血及感染,现多不采用。

# 第五节　盆腔炎性疾病

盆腔炎性疾病(PID)是病原体感染导致女性上生殖道及其周围组织(子宫、输卵管、卵巢、宫旁组织及腹膜)炎症的总称,包括子宫炎、输卵管炎、卵巢炎、输卵管卵巢炎、盆腔腹膜炎及盆腔结缔组织炎,以输卵管炎、输卵管卵巢炎最常见。PID 大多发生于性活跃期妇女,月经初潮前、绝经后或未婚者很少发生 PID,若发生往往是邻近器官炎症的扩散。PID 可引起弥散性腹膜炎、败血症、感染性休克,严重者可危及生命。既往 PID 被分为急性或慢性盆腔炎两类,但慢性盆腔炎实际为 PID 的后遗症,如盆腔粘连、输卵管阻塞,从而导致不孕、异位妊娠、慢性盆腔疼痛,目前已摒弃慢性盆腔炎的称呼。PID 严重影响妇女身体健康,增加家庭及社会经济负担。可喜的是美国疾病控制中心的近年数据显示:与 20 世纪 70 年代至 80 年代每年 1000000 例 PID 相比,近年发病率减少 22%,每年 PID 大约 780000 例。

**一、输卵管卵巢炎、盆腔腹膜炎、盆腔结缔组织炎**

在 PID 中以输卵管炎最常见,因此在临床上有时将急性输卵管炎等同于 PID,代表内生殖器的急性感染。由于解剖结构邻近的关系,输卵管炎、卵巢炎以及盆腔腹膜炎甚至结缔组织炎往往同时并存,相互影响。

**1.发病机制**

(1)病原体:PID 的病原体可达 20 多种,主要有两个来源。

1)内源性病原体:99%的PID是由于阴道或宫颈的菌群上行性感染引起,包括需氧菌和厌氧菌,以两者混合感染多见。主要的需氧菌和兼性厌氧菌有溶血性链球菌、金黄色葡萄球菌、大肠埃希菌和厌氧菌。厌氧菌有脆弱类杆菌、消化球菌、消化链球菌。厌氧菌的感染容易引起盆腔脓肿。

2)外源性病原体:主要为性传播疾病的病原体,如淋病奈瑟菌、沙眼衣原体、支原体,前两者只感染柱状上皮及移行上皮,尤其衣原体感染常导致严重输卵管结构及功能破坏,并引起盆腔广泛粘连。在美国,40%~50%的PID是由淋病奈瑟菌引起,10%~40%的PID可分离出沙眼衣原体。在我国,淋病奈瑟菌或沙眼衣原体引起的PID明显增加,但目前缺乏大宗流行病学资料。性传播疾病可同时伴有需氧及厌氧菌感染,可能是淋病奈瑟菌或衣原体感染造成输卵管损伤后容易继发需氧菌和厌氧菌感染。其他病原体包括放线菌、结核杆菌、病毒(如巨细胞病毒、腮腺炎病毒)以及寄生虫亦可引起盆腔炎性疾病。

(2)感染途径

1)沿生殖道黏膜上行蔓延:病原体经宫颈、子宫内膜、输卵管黏膜至卵巢及腹腔,是非妊娠期、非产褥期PID的主要感染途径。淋病奈瑟菌、衣原体及葡萄球菌常沿此途径扩散。

2)经淋巴系统蔓延:病原体经外阴、阴道、宫颈及宫体创面的淋巴管侵入盆腔结缔组织及生殖器其他部分,是产褥感染、流产后感染及宫内节育器放置后感染的主要感染途径。链球菌、大肠埃希菌、厌氧菌多沿此途径蔓延。

3)经血循环传播:病原体先侵入人体的其他系统,再经液循环感染生殖器,为结核菌感染的主要途径。

4)直接蔓延:腹腔其他脏器感染后,直接蔓延到内生殖器引起相应器官的感染,如阑尾炎可引起右侧输卵管炎。

2.病理

(1)急性输卵管炎、卵巢炎、输卵管卵巢脓肿:急性输卵管炎症因病原体传播途径不同而有不同的病变特点。炎症经子宫内膜向上蔓延时,首先为输卵管内膜炎,输卵管黏膜血管扩张、淤血,黏膜肿胀,间质充血、水肿及大量中性多核白细胞浸润,黏膜血管极度充血时,可出现含大量红细胞的血性渗出液,称为出血性输卵管炎,炎症反应迅即蔓延至输卵管壁,最后至浆膜层。输卵管壁的红肿、粗大,近伞端部分的直径可达数厘米。管腔内的炎性分泌物易经伞端外溢导致盆腔腹膜炎及卵巢周围炎。重者输卵管内膜上皮可有退行性变或成片脱落,引起输卵管管腔粘连闭塞或伞端闭塞,如有渗出物或脓液积聚,可形成输卵管积脓,肿大的输卵管可与卵巢紧密粘连而形成较大的包块,临床上称之为附件炎性包块。若病原体通过子宫颈的淋巴管播散至子宫颈旁的结缔组织,首先侵及输卵管浆膜层再到达肌层,输卵管内膜受侵较轻或不受累。病变以输卵管间质为主,由于输卵管管壁增粗,可压迫管腔变窄,轻者管壁充血、肿胀,重者输卵管肿胀明显、弯曲,并有炎性渗出物,引起周围组织的粘连。

卵巢表面有白膜,很少单独发炎,卵巢多与输卵管伞端粘连,发生卵巢周围炎,也可形成卵巢脓肿,如脓肿壁与输卵管粘连穿通形成输卵管卵巢脓肿。

(2)急性盆腔腹膜炎:盆腔腹膜的受累程度与急性输卵管炎的严重程度及其渗出物多少有关。盆腔腹膜受累后,充血明显,并可渗出含有纤维蛋白的浆液,而形成盆腔脏器的粘连,渗出物积聚在粘连的间隙内,可形成多个小的脓肿,或积聚于子宫直肠陷凹内形成盆腔脓肿。

**3.临床表现**

可因炎症轻重及范围大小而有不同的临床表现。衣原体感染引起 PID 常无明显临床表现。炎症轻者无症状或症状轻微。常见症状为阴道分泌物增多、下腹痛、不规则阴道流血、发热等;下腹痛为持续性,活动或性交后加重。若病情严重可有寒战、高热、头痛、食欲缺乏。月经期发病可有经量增多、经期延长。若有腹膜炎,则出现消化系统症状如恶心、呕吐、腹胀、腹泻。若有脓肿形成,可有下腹包块及局部压迫刺激症状;包块位于子宫前方可出现膀胱刺激症状如排尿困难、尿频,若引起膀胱肌炎,可出现尿痛等;若包块位于子宫后方可有直肠刺激症状;若在腹膜外可导致腹泻、里急后重和排便困难。若有输卵管炎的患者同时有右上腹部疼痛,应怀疑有肝周围炎存在。

PID 患者体征差异大,轻者无明显异常发现,或妇科检查仅发现宫颈举痛或宫体压痛或附件区压痛。严重病例呈急性病容,体温升高,心率增快,下腹有压痛、反跳痛及肌紧张,叩诊鼓音明显,肠鸣音减弱或消失。盆腔检查:阴道内可见脓性分泌物;宫颈充血、水肿,若见脓性分泌物从宫颈口流出,说明宫颈管黏膜或宫腔有急性炎症。穹隆触痛明显,须注意是否饱满;宫颈举痛;宫体稍大有压痛,活动受限;子宫两侧压痛明显,若为单纯输卵管炎,可触及增粗的输卵管,压痛明显;若为输卵管积脓或输卵管卵巢脓肿,可触及包块且压痛明显,不活动;宫旁结缔组织炎时,可扪及宫旁一侧或两侧片状增厚,宫旁两侧宫骶韧带高度水肿、增粗,压痛明显;若有盆腔脓肿形成且位置较低时,可扪及后穹隆或侧穹隆有肿块且有波动感,三合诊能协助进一步了解盆腔情况。

若有输卵管炎的症状及体征同时有右上腹部疼痛,考虑肝周围炎存在,即被称为 Fitz-Hugh-Curtis 综合征。

**4.实验室检查及辅助检查**

外周血白细胞计数仅在 44% 的患者中升高,非特异性;炎症标志物如 CRP 及血沉的敏感性为 74%～93%,特异性为 25%～90%。

阴道分泌物生理盐水涂片检查:每高倍视野中 3～4 个白细胞,对上生殖道感染高度敏感为 87%～91%,涂片中未见白细胞时,阴性预测值可达 94.5%。

阴道超声:特异性为 97%～100%,但敏感性较低,为 32%～85%,但若是超声无异常发现,并不能因此就排除盆腔炎性疾病的诊断。

**5.诊断**

根据病史、临床症状、体征及实验室检查可做出初步诊断。但由于 PID 的临床表现差异大,临床诊断准确性不高。

目前尚无单一的病史、体格检查或实验性检查对盆腔炎性疾病的诊断既高度敏感又特异。2006 年美国疾病与预防控制中心(CDC)制定的盆腔炎性疾病临床诊断标准如下。

(1)基本标准:宫体压痛,附件区压痛或宫颈触痛。

(2)附加标准:体温超过 38.3℃(口表),宫颈或阴道异常黏液脓性分泌物,阴道分泌物生理盐水涂片见到白细胞,实验室证实的宫颈淋病奈瑟菌或衣原体阳性,红细胞沉降率升高,C-反应蛋白升高。

(3)特异标准:子宫内膜活检证实子宫内膜炎,阴道超声或磁共振检查显示充满液体的增粗输卵管,伴或不伴有盆腔积液、输卵管卵巢肿块,腹腔镜检查发现盆腔炎性疾病征象。

基本标准为诊断PID所必需,附加诊断标准有利于提高PID诊断的特异性,特异标准基本可诊断PID,但除超声外,均为有创检查或费用较高,特异标准仅适用于一些有选择的病例。腹腔镜被认为是诊断PID的金标准,具体包括:①输卵管表面明显充血;②输卵管壁水肿;③输卵管伞断或浆膜面有脓性渗出物。腹腔镜诊断输卵管炎的准确率高,并能直接采取感染部位的分泌物行细菌培养,但仅针对抗生素治疗无效以及需要进一步明确诊断的患者,所以临床应用有一定的局限性。

PID诊断明确后应进一步明确病原体。宫颈管分泌物及后穹隆穿刺液的涂片、培养及核酸扩增检测病原体,虽不及剖腹或腹腔镜直接采样行分泌物检测准确,但临床较实用。

6.鉴别诊断

需与急性阑尾炎、卵巢囊肿扭转、异位妊娠、盆腔子宫内膜异位症等鉴别。

(1)急性阑尾炎:右侧急性输卵管卵巢炎易与急性阑尾炎混淆。一般而言,急性阑尾炎起病前常有胃肠道症状,如恶心、呕吐、腹泻等,腹痛多初发于脐周围,然后逐渐转移并固定于右下腹。检查时急性阑尾炎仅麦氏点压痛,左下腹不痛,体温及白细胞增高的程度不如急性输卵管卵巢炎。急性输卵管卵巢炎的腹痛则起于下腹左右两侧。右侧急性输卵管卵巢炎常在麦氏点以下压痛明显,妇科检查宫颈举痛,双附件均有触痛。偶有急性阑尾炎和右侧急性输卵管卵巢炎两者同时存在。如诊断不确定,应尽早剖腹探查。

(2)卵巢肿瘤蒂扭转:卵巢囊肿蒂扭转可引起急性下腹痛伴恶心、甚至呕吐。扭转后囊腔内常有出血或伴感染,则可有发热,故易与输卵管卵巢炎混淆。仔细询问病史及进行妇科检查,并借助B超可明确诊断。

(3)异位妊娠或卵巢黄体囊肿破裂:异位妊娠或卵巢黄体囊肿破裂均可发生急性下腹痛并可能有低热,但异位妊娠常有停经史,有腹腔内出血,甚至出现休克,尿HCG阳性,而急性输卵管卵巢炎多无这些症状。卵巢黄体囊肿仅限于一侧,块物边界明显。

(4)盆腔子宫内膜异位症:患者在经期有剧烈下腹痛,多合并不孕病史,须与输卵管卵巢炎鉴别,妇科检查子宫可增大,盆腔有结节状包块,可通过B超及腹腔镜检查做出诊断。

7.治疗

治疗的目的首先是减轻急性期症状,减少远期并发症;而保留生育能力是盆腔炎性疾病治疗中的另一个重要目标。

治疗原则:选择广谱抗生素,联合抗厌氧菌药物治疗,根据药敏试验选择最有效的抗生素,疗程应持续14日。美国CDC推荐对于符合PID基本诊断标准的性活跃期妇女应立即开始经验性治疗,兼顾杀灭淋病奈瑟菌或沙眼衣原体,同时对性伴侣进行积极治疗。2006年美国CDC推荐的PID治疗方案如下。

(1)门诊治疗:若患者症状轻微,一般情况良好,能耐受口服抗生素,具备随访条件,可在门诊给予治疗。

常用方案:

1)氧氟沙星400mg,口服,每日2次,或左氧氟沙星500mg,口服,每日1次,同时加甲硝唑

400mg,每日 2～3 次,连用 14 日。

2)头孢西丁钠 2g,单次肌内注射,同时口服丙磺舒,然后改为多西环素 100mg,每日 2 次,连用 14 日;或选用其他第三代头孢菌素如头孢曲松钠与多西环素、甲硝唑合用。

(2)住院治疗:若患者一般情况差,病情严重,伴有发热、恶心、呕吐或有盆腔腹膜炎;或输卵管卵巢脓肿;或门诊治疗无效;或不能耐受口服抗生素;或诊断不明确,均应住院给予抗生素为主的综合治疗。

1)支持治疗:卧床休息,半卧位有利于炎症局限,加强营养,补充液体,注意维持水电解质平衡。避免不必要的妇科检查以免引起炎症扩散。

2)抗生素治疗:建议静脉途径给药收效快,常用的配伍方案如下。

A.第二代头孢菌素或相当于第二代头孢菌素的药物及第三代头孢菌素或相当于第三代头孢菌素的药物:如头孢西丁钠 1～2g,静脉注射,每 6 小时 1 次。头孢替坦二钠 1～2g,静脉注射,每 12 小时 1 次。其他可选用头孢呋辛钠、头孢唑肟、头孢曲松钠、头孢噻肟钠。第二代头孢菌素及第三代头孢菌素多用于革兰阴性杆菌及淋病奈瑟菌感染的治疗。若考虑有支原体或衣原体感染,应加用多西环素 100mg,12 小时 1 次口服,持续 10～14 日。对不能耐受多西环素者,可服用阿奇霉素,每次 500mg,每日 1 次,连用 3 日。对输卵管卵巢脓肿的患者,加用克林霉素或甲硝唑,可更有效对抗厌氧菌。

B.克林霉素与氨基糖苷类药物联合方案:克林霉素 900mg,每 8 小时 1 次,静脉滴注;庆大霉素先给予负荷量(2mg/kg),然后给予维持量(1.5mg/kg),每 8 小时 1 次,静脉滴注。临床症状、体征改善后继续静脉应用 24～48 小时,克林霉素改口服,每次 450mg,每日 4 次,连用 14 日;或多西环素 100mg,每日 2 次口服,连用 14 日。

C.喹诺酮类药物与甲硝唑联合方案:氧氟沙星 400mg,每 12 小时 1 次,或左氧氟沙星 500mg,静脉滴注,每日 1 次。甲硝唑 500mg,静脉滴注,每 8 小时 1 次。

D.青霉素与四环素类药物联合方案:氨苄西林/舒巴坦 3g,静脉注射,每 6 小时 1 次,加多西环素 100mg,每日 2 次口服,连用 14 日。

3)手术治疗:主要适用于抗生素治疗不满意的输卵管卵巢脓肿等有盆腔脓肿形成者。

4)中药治疗:主要为活血化瘀、清热解毒。

根据美国疾病预防和控制中心(CDC)推荐的治疗方案,临床治愈率达 90%。若治疗失败,则可能因为依从性差、误诊或盆腔包块形成,需要进一步检查。对合并炎性包块的患者,如抗生素治疗无效,应立即考虑手术治疗。对放置宫内节育器的患者,抗生素治疗后建议将其取出。PID 患者在治疗期间应被告知禁止性生活,所有近 60 天内有性接触的性伴侣都应进行衣原体及淋病奈瑟菌的检查,并进行经验性治疗。门诊治疗的患者应于 48～72 小时复诊以评估疗效、患者的依从性。

## 二、子宫内膜炎

子宫内膜炎虽常与输卵管炎同时存在,但子宫内膜炎具有某些独特的临床特征。

1.病因

子宫内膜炎多与妊娠有关,如产褥感染及感染性流产;与宫腔手术有关如黏膜下肌瘤摘除、放置宫内节育器及剖宫产中胎盘人工剥离等。子宫内膜炎特殊的高危因素包括近 30 天内阴道冲洗、近期宫内节育器的放置等。病原体大多为寄生于阴道及宫颈的菌群,细菌突破宫颈的防御机制侵入子宫内膜而发生炎症。

若宫颈开放,引流通畅,可很快清除宫腔内的炎性分泌物。各种引起宫颈管狭窄的原因如绝经后宫颈萎缩、宫颈物理治疗、宫颈锥形切除等,可使炎症分泌物不能向外引流或引流不畅,而形成宫腔积脓。

2.临床表现

主要为轻度发热、下腹痛、白带增多,妇科检查子宫有轻微压痛。炎症若未及时治疗,则向深部蔓延而感染肌层,在其中形成小脓肿,可形成子宫肌炎、输卵管卵巢炎、盆腔腹膜炎等,甚至可导致败血症而有相应的临床表现。

3.诊断

子宫内膜炎的症状和体征比较轻微,容易被忽视。因此有时可能需要行子宫内膜活检来协助诊断。子宫内膜活检是诊断子宫内膜炎的金标准,组织学的诊断标准为120倍的视野下子宫内膜间质中至少有一个浆细胞以及400倍视野下浅表子宫内膜上皮中有5个或更多的白细胞。

4.治疗

子宫内膜炎的治疗同输卵管炎患者的门诊治疗方案,持续14天。2006年美国疾病预防和控制中心(CDC)推荐的治疗方案如下:氧氟沙星400mg,口服,每日2次,或左氧氟沙星500mg,口服,每日1次,连用14日;头孢曲松钠250mg单次肌内注射,多西环素100mg,每日2次,连用14日。若患者有细菌性阴道病,加甲硝唑500mg,每日2次,连用14日。

若宫颈引流不畅,或宫腔积留炎性分泌物时,需在大剂量抗生素治疗的同时清除宫腔内残留物、分泌物或扩张宫颈使宫腔分泌物引流通畅。若怀疑有感染或坏死的子宫黏膜下肌瘤或息肉存在时,应摘除赘生物。

### 三、输卵管卵巢脓肿、盆腔脓肿

输卵管卵巢脓肿和盆腔脓肿是盆腔炎性疾病最严重的并发症。输卵管积脓、卵巢积脓、输卵管卵巢脓肿也属于盆腔脓肿,但各有特点。亦有相同之处。输卵管卵巢脓肿是输卵管、卵巢及其周围组织的化脓性包块。在需要住院治疗的PID患者中约1/3形成输卵管卵巢脓肿。盆腔脓肿多由急性盆腔结缔组织炎未及时治疗或治疗不彻底而化脓形成。这种脓肿可局限于子宫的一侧或双侧,脓液流入于盆腔深部,甚至可达直肠阴道隔中。

1.临床表现

患者多有高热及下腹痛,常以后者为主要症状。亦有部分患者发病迟缓,缓慢形成脓肿,症状不明显,甚至无发热。Landers等发现50%的输卵管卵巢脓肿有寒战及发热,常常伴有恶心,阴道分泌物增多,以及不规则阴道流血;但值得注意的是约35%的输卵管卵巢脓肿患者无发热。妇科检查可在子宫一侧或两侧扪及包块,或在子宫后方子宫直肠陷凹处触及包块,并向后穹隆膨隆,有波动感和触痛明显。此外直肠受脓肿刺激可有排便困难、排便疼痛及便意频数等。常伴外周血白细胞计数升高。但Landers等发现,23%的患者白细胞计数正常。

脓肿可自发破裂引起严重的急性腹膜炎甚至脓毒血症、败血症以致死亡。偶见盆腔脓肿自发穿破阴道后穹隆或直肠,此时患者症状可迅速缓解。

2.诊断

典型的临床表现为盆腔疼痛、包块形成以及发热、白细胞计数增多。

超声和 CT 是最常见的协助诊断输卵管卵巢脓肿的影像学检查手段。超声作为一种简便、无创的辅助检查手段能有效辨认输卵管卵巢脓肿，超声的影像图为一侧或双侧附件结构消失，可见囊性或多房分隔的包块，其中无法辨认输卵管或卵巢，斑点状液体与积聚在腹腔及子宫直肠陷凹的脓液有关。

与超声（75%～82%）相比，CT 具有更好的敏感性（78%～100%），但价格相对昂贵。CT 中可见增厚、不规则及回声增强的脓肿壁，多房，囊内液稠厚，同时可发现输卵管系膜增厚，肠壁增厚。

3.治疗

盆腔脓肿建议住院治疗，警惕脓肿破裂的症状。输卵管卵巢脓肿以往多行经腹全子宫及双附件切除术，近 30 年来随着广谱抗生素的发展，初步治疗从手术治疗转变为抗生素治疗。抗生素的选择强调针对感染的病原体，应能渗透入脓腔，且疗程更长。大多数研究提示保守性药物治疗的成功率约 70% 或更高，某些研究的结果为 16%～95%。药物治疗的成功率被认为与脓肿的大小有关，Reed 等在 119 例输卵管卵巢脓肿的研究中发现脓肿直径大于 10cm 者 60% 以上患者需要进一步手术治疗，而脓肿直径 4～6cm，约少于 20% 的患者需要手术治疗。文献报道，老年输卵管卵巢脓肿患者对抗生素的敏感性差。

是否需要手术治疗除了需要评估抗生素的治疗效果外，还取决于临床症状和是否有脓肿破裂。约 25% 的输卵管卵巢脓肿经药物保守治疗失败将采取手术治疗。手术治疗仅限于脓肿破裂者或抗生素治疗不敏感者，可行手术切除脓肿或脓肿切开引流，原则以切除病灶为主。手术指征如下。

（1）药物治疗无效：盆腔脓肿或输卵管卵巢脓肿经药物治疗 48～72 小时，体温持续不降，患者中毒症状加重或包块增大者，白细胞计数持续升高，应及时手术。

（2）脓肿持续存在：经药物治疗病情有好转，继续控制炎症数日（2～3 周），包块未消失，但已局限，应手术切除。

（3）脓肿破裂：突然腹痛剧烈、寒战、高热、恶心、呕吐、腹胀，腹部拒按或有中毒性休克表现，考虑脓肿破裂应立即剖腹探查。

多数学者认为对于抗生素治疗 48～72 小时无效者应积极手术切除脓肿，手术中注意操作轻柔，避免损伤肠管或脓液溢入腹腔内。因输卵管卵巢脓肿常发生于年轻妇女，应努力保留生育功能，可行输卵管卵巢脓肿造口术；为防止复发，可行一侧附件切除术联合有效抗生素治疗，尽可能保留卵巢功能；对于无生育要求的年龄较大患者，应行全子宫及双附件切除术减少复发。

随着影像学检查技术的进步以及引流技术的提高，盆腔脓肿的手术治疗发生了很大的改变。对复杂的盆腔脓肿可采取腹腔镜下脓肿抽吸引流，减少脓肿切除导致的周围组织的损伤。对位置已达盆底的脓肿常采用阴道后穹隆切开引流，可自阴道后穹隆穿刺，如能顺利吸出大量脓液则在局部切开排脓后插入引流管，如脓液明显减少可在 3 日后取出引流管。此种方法对盆腔结缔组织炎所致的脓肿，尤其是子宫切除术后所形成的脓肿效果好。一旦脓液全部引流，患者即可达到治愈。但如形成腹腔脓肿,即使引流只能达到暂时缓解症状,常需进一步剖腹探查切除脓肿。据报道,在积极抗生素和手术治疗后因为盆腔脓肿破裂引起的病死率为5%～10%。

目前对于穿刺引流后的不孕和异位妊娠发生率尚难以定论。有资料表明若脓肿未破裂,药物治疗联合24小时内腹腔镜下脓肿引流,日后妊娠率为32%～63%,明显较脓肿行单纯药物治疗(4%～15%)或脓肿破裂后行保守性手术者(25%)增加,因此,腹腔镜下脓肿引流术术后恢复快,且缩短住院时间,可减少日后不孕的发生。

## 四、盆腔炎性疾病后遗症

约1/4的盆腔炎性疾病会发生一系列后遗症,即盆腔炎性疾病后遗症。主要因为组织的结构破坏、广泛粘连、增生及瘢痕形成,导致输卵管阻塞、积水、输卵管卵巢囊肿,盆腔结缔组织增生导致主韧带、宫骶韧带增生、变厚,子宫固定,从而引起不孕、异位妊娠及慢性盆腔疼痛及盆腔炎性疾病的反复发作。有PID病史的患者日后异位妊娠的风险增加6～10倍,不孕的发生率为6%～60%不等,慢性盆腔痛的风险增加4倍。根据后遗症的不同选择不同的治疗方案。不孕患者则需辅助生育技术协助生育。但对慢性盆腔痛则无有效的治疗方法。对输卵管积水者可行手术治疗。

## 五、预防措施

国外关于PID的高危因素包括:患有性传播性疾病,年轻(15～24岁),既往PID病史,多个性伴侣,细菌性阴道病,宫腔手术史以及月经期性生活、IUD、阴道冲洗、吸烟及吸毒史等。因此相关预防措施包括宣传安全的性行为,适当的避孕方法,以及卫生保健措施如月经期避免性生活。积极治疗下生殖道感染如细菌性阴道病,常规衣原体筛查有助于明显减少PID的发生。淋病奈瑟菌和衣原体感染的患者和阴道毛滴虫感染患者应同时行性传播性疾病的检查。但老年患者并不一定存在同盆腔炎性疾病的高危因素,多与生殖道恶性肿瘤、糖尿病及伴随的消化道疾病如阑尾炎有关。

临床特殊情况的思考和建议:

1.Fitz—Hugh—Curtis 综合征

即急性输卵管卵巢炎伴发肝周围炎,发生率为1%～30%,在不孕患者中多见,在衣原体及淋球菌感染相关的盆腔炎性疾病中比较常见。临床表现为右上腹或右下胸部痛,颇似胆囊炎或右侧胸膜炎的症状。其病理特点是在腹腔镜或剖腹探查直视下可见到肝脏包膜有纤维素样斑,横膈浆膜面有小出血点,而最典型的表现是在肝脏表面和横膈间见琴弦状粘连带。当盆腔炎性疾病患者出现右上腹部疼痛,CT提示肝包膜形成时应考虑肝周围炎。

2.开腹或腹腔镜下切除盆腔脓肿的比较

约25%的盆腔脓肿患者抗生素治疗失败仍需采取手术治疗。因盆腔组织充血、水肿,互相粘连,手术中易导致周围组织损伤,尤其是肠管、膀胱的损伤,既往多主张开腹行脓肿切除更安全。但近年来随着腹腔镜的广泛应用和操作技能的提高,腹腔镜下盆腔脓肿切除术逐渐增多,与开腹手术相比,众多的资料表明两组手术时间、手术并发症、手术风险、安全性类似,但腹腔镜组切口愈合不良明显减少,术后体温恢复快,康复快,住院时间短。且PID多发生于年轻患者,腹腔镜手术对日后的生育能力影响小。因此手术可根据病变情况及医生的经验选择经腹手术或腹腔镜手术。首选腹腔镜下脓肿切除术,但相关人员必须具备娴熟的腹腔镜操作技术。

3.行盆腔脓肿穿刺引流或切除的思考

多数学者认为对于抗生素治疗无效的盆腔脓肿主张行脓肿切除术，尽可能去除病灶，减少脓肿复发。但因此手术风险将明显增加。随着更多有效抗生素的诞生，影像学技术的进步，以及穿刺、引流技术的提高，盆腔脓肿的手术治疗方式发生了很大的改变，药物治疗联合超声或CT引导下脓肿穿刺、引流以及腹腔镜下脓肿引流应用逐渐增加，治愈率达85％以上，而并发症明显减少。但选择脓肿穿刺、引流或切除术，仍应根据脓肿位置、波动感、大小，结合药物治疗的敏感性采取最合适的手术方式，原则以切除病灶为主。术中谨慎分离，轻柔操作。手术时可能肠管损伤等严重并发症时并非一定需切除输卵管或卵巢。

# 第六节　生殖器官结核

结核病是由结核分枝杆菌引起的慢性传染病，严重危害人民健康。全世界约 1/3 人口感染结核菌，每年约 900 万人口患结核，发展中国家更常见。我国属世界上 22 个结核病高流行国家之一，全国约有 3 亿以上人口受到结核杆菌感染的威胁。据卫计委统计，我国目前约有500 万活动性结核病患者，其中传染性肺结核患者数达 200 余万人，每年新增 113 万新结核病患者。由于流动人口的增加、HIV 感染耐药性结核增多，使结核病的治疗遇到了巨大的挑战。女性生殖器官结核（FGTB）是全身结核的一种表现，常继发于肺结核、肠结核、腹膜结核等，约10％的肺结核伴有生殖器结核。生殖器结核的发病率在过去 10 年成倍增加，占肺外结核的11.9％，占盆腔炎性疾病的 37％，占所有结核病患者 1.32％，占所有妇产科疾病的 0.45％，占不孕症患者的 4.2％～15％。80％～90％的患者为 20～40 岁生育年龄妇女。有报道显示，发病年龄有后延趋势。

## 一、发病机制

### （一）病原菌

结核杆菌属放线菌目分枝杆菌科分枝杆菌属。因涂片染色具有抗酸性，故称抗酸杆菌。对人类有致病力的结核杆菌有人型及牛型两种；其中以人型结核杆菌为主要致病菌。人型结核杆菌首先感染肺部，牛型结核杆菌首先感染消化道，然后再传播至其他器官。由于对食用牛的严格检疫，目前人类的牛型结核杆菌感染已极少见。但近年来非结核性杆菌感染引起的结核样病变有增加趋势。

机体初次遭结核菌感染后，随即产生两种形式的免疫反应，即细胞介导免疫反应和迟发超敏反应。结核菌的致病性、病变范围及发病时间常取决于人体免疫状态，尤其是过敏性与免疫力两者间的平衡。免疫力强，结核菌可被吞噬清除，免于发病或病变趋于局限。

结核菌亦可长期潜伏于巨噬细胞内，待日后复苏时播散致病。若免疫力不足或入侵菌量大、毒力强，又因迟发超敏反应，则导致结核发病或病变扩散。目前多认为再次感染的结核菌几乎全部为初次感染灶内细胞经内源性播散所引起。

绝大多数生殖器结核属继发性;感染主要来源于肺或腹膜结核。据文献报道,生殖器结核合并肺部或胸膜结核者占20%～50%不等。部分患者发病时虽未见肺部或其他器官的结核病灶,但不排除原发结核病灶已消失的可能。是否有原发性生殖器结核尚有争论。

### (二)传播途径

生殖器结核的主要传播途径有:

#### 1.血行传播

是主要的传播途径。结核菌首先侵入呼吸道,在肺部、胸膜或淋巴结等处形成病灶,随后在短期内进入血液循环,传播至体内其他器官。青春期正值生殖器官发育,血供丰富,结核杆菌多经血行传播累及内生殖器。但各个器官受感染的机会不等,这与器官的组织构造是否有利于结核杆菌的潜伏有关。输卵管黏膜的构造有利于结核杆菌潜伏,结核杆菌可在局部隐伏1～10年甚至更长,一旦机体免疫力低下,方才重新激活而发病。输卵管结核多为双侧性,双侧输卵管可能同时或先后受到感染。

#### 2.直接蔓延

结核性腹膜炎、肠道或肠系膜淋巴结结核的干酪样病灶破裂或与内生殖器官广泛粘连时,结核病变可直接蔓延至生殖器官面。输卵管结核与腹膜结核亦可通过直接蔓延而相互感染。生殖器结核患者中约50%合并腹膜结核。

#### 3.淋巴传播

肠结核可能通过淋巴管逆行传播而感染内生殖器官,但较少见。

## 二、病理

女性生殖器结核大多数首先感染输卵管,然后逐渐蔓延至子宫内膜、卵巢、宫颈等处。

### (一)输卵管结核

最多见。女性生殖器结核中输卵管受累者占90%～100%。病变多为双侧性,两侧的严重程度不一定相同。血行播散者,首先累及输卵管内膜,黏膜充血肿胀,黏膜皱襞有肉芽肿反应及干酪样坏死,在镜下可见到典型的结核结节。直接蔓延者先侵犯输卵管浆膜,在浆膜面散布灰白色粟粒状样小结节。随病情发展,可表现为两种类型。

#### 1.增生粘连型

较常见。输卵管增粗、僵直,伞端肿大、外翻,状如烟斗嘴,管腔狭窄或阻塞,黏膜及肌壁见干酪样结节样病变,浆膜表面散布多量黄白色粟粒样结节。病程迁延的慢性患者可能发生钙化。输卵管、卵巢、盆腔腹膜、肠曲及网膜等有广泛紧密粘连,期间可有渗液积聚,形成包裹性积液。严重者可并发肠梗阻。

#### 2.渗出型

输卵管显著肿胀,黏膜破坏明显,伞端粘连闭锁,管壁有干酪样坏死,管腔内充满干酪样物质及渗出液,形成输卵管积脓,或波及卵巢形成输卵管卵巢脓肿。此时容易合并化脓性细菌感染。急性期输卵管浆膜面及盆腔腹膜散布粟粒结节,可有草黄色腹腔积液。

### (二)子宫结核

约占女性生殖器结核的50%～60%。多由输卵管结核蔓延而来。主要侵犯子宫内膜,常累积内膜基底层。因此,即使部分结核病灶随着子宫内膜周期性脱落而排出,增生的功能层内膜仍会再度感染,致使病程迁延。

病程早期内膜充血水肿,仅散在少量肉眼肿性结节。随着病情进展,可出现干酪样坏死及表浅溃疡,进而大部分内膜层遭破坏,甚至侵及肌层。子宫腔内大量瘢痕形成,致使宫腔粘连、变形、挛缩。子宫内膜结核结节周围的腺体对性激素的反应不良,表现为持续性增生期或分泌不足状态。

### (三)卵巢结核

由于卵巢表面其感染率较低,在女性生殖器结核中占 20%~30%。一旦感染常双侧受累。可表现为两种类型。

1.卵巢周围炎

由输卵管结核蔓延而来,卵巢表面或皮质区有结核性肉芽肿,可见干酪样坏死。

2.卵巢炎

通常经血行感染。在卵巢深部间质中形成结核结节或干酪样脓肿。但少见。

### (四)宫颈结核

较少见,占 5%~15%。大多数由子宫内膜结核直接蔓延,可表现为不规则的表浅溃疡,其边界清晰,基底呈灰黄色,高低不平,触之出血。亦有呈乳头状或结节状增生,状如菜花。

### (五)外阴、阴道结核

少见,仅占 1%~2%。由子宫及宫颈结核向下蔓延或由血行感染。病灶表现为单个或多个浅表溃疡,经久不愈,可能形成窦道,偶尔可见灰白色肉芽肿或灰黄色结节。

## 三、临床表现

生殖器结核的临床表现同急性 PID 后遗症,依病情轻重而异。

### (一)症状

1.不孕

生殖器结核患者基本上均有原发或继发性不孕,尤其以原发不孕多见。李玉艳等的研究结果显示,在 1878 例原发性不孕症患者中发现 FCT350 例(18.64%);在继发不孕症患者 1422 例中发现 FGT 122 例(8.58%),总体生殖器结核性不孕的患病率为 14.3%。以不孕为唯一症状者占生殖器结核患者的 40%~50%。不孕主要由于输卵管黏膜遭结核破坏,伞端或管腔粘连闭锁;或纤毛受损、管壁僵硬,周围粘连致蠕动输送功能障碍。子宫内膜受累,也是导致不孕的原因。

2.月经异常

与病情严重程度及病程长短有关。早期因子宫内膜炎症充血及溃疡形成而有经量增多、经期延长或不规则子宫出血。随着内膜破坏逐渐加剧,渐次表现为经量减少,乃至闭经。据国内早期报道,闭经者占 29.9%,然而国外报道及近年所见,则以经量增多、经期延长等早期症状多见,约占 40%。

3.下腹疼痛

由于盆腔炎症和粘连,约 35% 的患者有轻中度的下腹坠痛,经期腹痛加重,甚至可有较重的痛经。

4.全身症状

结核病变活跃者,可有发热、盗汗、乏力、食欲缺乏、体重减轻等症状。发热多表现为午后低热,部分患者可有经期发热。

**5.其他症状**

宫颈或阴道结核患者可有白带增多、血性白带或接触性出血等症状。外阴结核者则可因溃疡而伴有阴部疼痛。

**(二)体征**

由于病变轻重程度及受累范围不同,体征差异颇大。约 50% 的患者可无异常发现。伴有腹膜结核存在时,腹部有压痛、柔韧感或腹腔积液征。形成包裹性积液时,可扪及不活动包块,包块多与肠管粘连,可有轻度触痛。若发育期即遭结核感染,子宫小于正常大小。随病情进展,可在附件区扪及呈索条状增粗的输卵管或大小不等、质地不均的肿块,与子宫粘连甚紧,固定而有触痛,其周围组织增厚,甚至质硬如板状。

## 四、辅助检查

**(一)病理组织学诊断**

1.诊断性刮宫、子宫内膜病理检查:是诊断子宫内膜结核可靠而常用的方法,有重要的诊断价值。在月经前 1～3 天进行诊断性刮宫,注意刮取子宫两侧角部的内膜,将部分组织送结核杆菌培养并做动物接种,其余部分可进行病理组织学检查。但阴性结果亦不能排除结核可能,必要时可重复刮宫 2～3 次。闭经时间长、内膜大部分破坏者可能刮不出内膜。为预防刮宫导致结核病变扩散,应在手术前后每日肌内注射链霉素 0.75g 各 3 天。

2.宫颈、外阴及阴道结核均通过活检组织病理检查确诊。

**(二)影像学诊断**

1.B 超检查

发现腹腔积液、包裹性积液、腹膜增厚、附件包块或子宫内膜受累等征象时,应警惕生殖器结核的可能。

2.X 线检查

(1)子宫输卵管碘油造影:有助于内生殖器结核的诊断。实用价值较大。造影显示内生殖器结核较典型的征象有:子宫腔呈不同程度的狭窄或变形,边缘不规则呈锯齿状;输卵管腔内有多处狭窄呈串珠状或管腔细小、僵直,远端阻塞;造影剂进入子宫壁间质或宫旁淋巴管、血管;卵巢钙化,呈环状钙化影或盆腔散在多个钙化阴影。

碘油造影检查前后肌内注射链霉素数日,防止病变扩散。有发热或附件炎性包块者不宜行子宫输卵管碘油造影检查。

(2)盆腔 X 线平片:发现多个散在的钙化阴影,即提示盆腔结核可能。但阴性不能排除结核。

(3)胸部 X 线片:必要时行消化道或泌尿道造影检查。

3.CT、MRI

有一定的参考价值,但无特异性。

**(三)腹腔镜和宫腔镜检查**

对于根据病史和体格检查高度怀疑结核性不孕但细菌学或病理学检查阴性者,可考虑行腹腔镜检查,这对经常规方法诊断困难的、非活动期结核患者尤为适用。腹腔镜用于诊断盆腔疾患直观而又准确。对于除不孕外无其他明显症状、体征的早期结核病变,其诊断价值高于内膜活检。但腹腔镜检查属于有创伤性检查,有一定的风险性,特别是盆腔、腹腔广泛粘连时更有损伤脏器之虞。故应严格掌握指征,并由有经验的医师操作。宫腔镜检查已成为多数医院诊断结核性不孕的常规手段之一,可评价宫腔和内膜情况并进行定点活检,其诊断效能较盲目诊断性刮宫大为提高。采用低压膨宫技术一般不会导致结核播散。

**(四)实验室检查**

**1.结核菌素试验**

结核菌素试验阳性表明曾经有过结核感染,其诊断意义不大。若为强阳性,则提示有活动性病灶存在,但不表明病灶部位。阴性结果亦不能排除结核病。

**2.血清学诊断**

活动性结核病患者血清抗体水平明显升高,其升高的程度与病变活动程度成正比,且随病情好转而恢复。特异性强的 DNA 探针技术与灵敏性高的 PCR 技术结合,形成诊断结核病的新途径。但开发敏感性与特异性俱佳的方法仍旧是个棘手问题。

**3.结核菌培养与动物接种**

可用月经血或刮宫所获的子宫内膜进行结核菌培养或动物接种。但阳性率不高,耗时长,临床很少采用。

**4.其他**

白细胞计数一般不高,分类计数中淋巴细胞增多。结核活动期血沉可增快,但血沉正常亦不能除外结核。

## 五、诊断

重症患者有典型症状、体征,诊断一般无困难。但生殖器官结核大多为慢性炎症,缺乏典型的结核中毒症状,腹胀、腹腔积液、盆腔包块易被误诊为卵巢肿瘤、子宫内膜异位症或盆腔炎性疾病,又因临床上相对不多见,认识不足,警惕性不够,因此早期诊断很困难,误诊率可达85%。应注意详细询问病史,拓宽诊断思路。若患者对抗生素治疗无效时应怀疑生殖器结核可能。原发不孕患者伴有月经改变:经量增多、经期延长或月经稀少甚至闭经;盆腔炎久治不愈;未婚女青年有低热、盗汗、盆腔炎或腹腔积液,皆应高度怀疑生殖器结核。既往曾患有肺结核、胸膜结核、肠结核或有结核接触史者应警惕。根据可能的病史、体征,进一步借助子宫内膜病检及子宫输卵管造影等辅助检查可明确诊断。经血和内膜组织的结核杆菌培养是诊断的"金标准",但技术要求高、阳性率低、需时也较长。

## 六、鉴别诊断

临床上常需与生殖器结核鉴别的病变有。

**(一)盆腔炎性疾病后遗症**

既往多有急性 PID 病史,有宫腔手术史或流产史,月经量减少和闭经少见。诊断性刮宫、子宫输卵管碘油造影及腹腔镜检查有助于明确诊断。

**(二)子宫内膜异位症**

两者亦有很多相似之处。但子宫内膜异位症患者痛经更明显,妇科检查可在子宫后壁或骶韧带处扪及有触痛的小结节,输卵管大多通畅。

### （三）卵巢肿瘤

结核性包裹性积液应与卵巢囊性肿瘤鉴别。卵巢囊性肿瘤大多表面光滑、活动,再结合病程、临床表现、B超特征等予以鉴别。卵巢恶性肿瘤伴盆、腹腔转移时,患者可有发热、消瘦,检查可发现与子宫粘连的不规则肿块,可有乳头状或结节样突起,伴腹腔积液。血清CAI25值明显升高。此时与严重内生殖器结核或合并腹膜结核者常难以区分。诊断困难时,应及早剖腹探查,以免延误治疗。

### （四）宫颈癌

宫颈结核可有乳头状增生或溃疡,出血明显,肉眼观察与宫颈癌不易区分。通过宫颈活检即可明确诊断。

## 七、治疗

生殖器结核一经明确诊断,不论病情轻重均应积极治疗,由于分枝杆菌的特性,对结核病的治疗应坚持长期用药。

### （一）一般治疗

适当休息,加强营养,增强机体抵抗力,提高免疫功能有利于恢复。急性期有发热或重症患者需卧床休息住院治疗。

### （二）预防性治疗

结核菌素试验阳性而无临床症状阶段应给予预防性治疗,可防止具有明显临床症状的活动性病例出现,又可阻止细菌的传播。可选择异烟肼每日300mg和B族维生素$_6$每日50mg同服,持续服用3～6个月。已证实异烟肼预防活动性结核的有效率为60%～90%,甚至高达98%。

### （三）活动性结核的治疗

抗结核药物对绝大多数生殖器结核有效,是最重要的首选治疗。抗结核药疗效好、不良反应少的药物有异烟肼、利福平、乙胺丁醇、吡嗪酰胺及链霉素等,多作为初治的首选药物,称为一线药。对氨基水杨酸钠、乙硫异烟胺、丙硫异烟肼和卡那霉素等为二线药物。异烟肼联合利福平可治愈85%的结核患者,但对耐多药结核病无效。近年研究表明,氟喹诺酮类药物具有抗分枝杆菌活性,疗效良好。某些品种(如环丙沙星、司帕沙星、氧氟沙星和左氧氟沙星))被作为二线抗TB药物,在治疗耐多药结核病以及对耐受一线抗TB药物的患者使用中发挥着重要作用。

1.常用抗结核药

(1)异烟肼(H):对结核杆菌有选择性抗菌作用,对生长旺盛的结核菌有杀灭作用,能杀灭细胞内外的结核菌,但对静止期结核菌仅有抑制作用。其用量较小,疗效较好,毒性相对较低。口服吸收快而完全,生物利用度为90%,服药后1～2小时血药浓度达峰值。通常每日300mg一次顿服,需要时可肌内注射或静脉注射。不良反应可有周围神经炎、肝损害等,多在大量或长期应用时发生。加服B族维生素$_6$30mg/d可预防神经炎。用药时注意监测肝功能。

(2)利福平(R):为利福霉素的半合成衍生物,是对结核菌有明显杀菌作用的全效杀菌药。对增生期结核菌作用最强,浓度较高时对静止期结核菌亦有杀菌作用。能渗入细胞内,对吞噬细胞内的结核菌亦有杀灭作用。口服吸收迅速而完全,生物利用度90%～95%。每日0.45～

0.60g 空腹顿服。不良反应轻,可有胃肠道症状、药疹热、皮疹等,少数有肝损害、粒细胞和血小板减少等。

(3)乙胺丁醇(E):对增生期结核菌有较强的抑制作用。口服吸收约 80%,常用剂量 15～25mg/(kg·d),一次顿服。不良反应较少,大剂量长时间用药偶可见视神经炎,用 15mg/(kg·d)则很少发生。

(4)吡嗪酰胺(Z):对细胞内结核杆菌有杀灭作用,在酸性环境中杀菌作用更强。

口服易吸收,每日剂量 0.75～1.50g。不良反应少,可有高尿酸血症及肝毒性。

(5)链霉素(S):对细胞外结核菌的杀灭作用大于对细胞内菌群的作用。其抗结核菌作用弱于异烟肼和利福平,口服不吸收,剂量 0.75g 肌内注射,疗程以 2～3 个月为宜,主要不良反应为听觉器官及前庭功能损害,偶见肾脏损害。

2.氟喹诺酮类药物

氧氟沙星、左氟沙星、环丙沙星等为常用药物。该类药物主要通过抑制结核菌的 DNA 旋转酶(拓扑异构酶Ⅱ)A 亚单位,从而抑制细菌 DNA 的复制和转录,达到抗菌目的。氟喹诺酮类药物对细胞内外的结核菌均有杀灭作用,且在巨噬细胞内聚积的趋势。与其他抗结核药多呈协同或相加作用。氧氟沙星用量 300～800mg/d,口服吸收迅速,生物利用度,不良反应少。

3.其他新型抗结核药

如利福霉素类药物中的利福喷汀、克拉霉素、阿奇霉素、罗红霉素以及近年开发的 5-硝基咪唑衍生物等均具有肯定的抗结核作用。

抗结核治疗应严格遵照"早期、联合、适量、规律、全程"的原则,制定合理的化疗方案。20 世纪 70 年代以来,短疗程方案日益盛行,其用药时间短,剂量减少,患者经济负担减轻,疗效好。大多以异烟肼、利福平和吡嗪酰胺为基础,在开始 2 个月内可加用链霉素或乙胺丁醇,进行 6～9 个月的短程化疗。

活动性结核病常用治疗方案有:

(1)2SHRZ/4HRE,WHO 提出的短程化疗方案即每天用链霉素(S)、异烟肼(H)、利福平(R)、吡嗪酰胺(Z)2 个月,以后用异烟肼(H)、利福平(R)、乙胺丁醇(E)4 个月。在此基础上改良的服药方法有多种。

(2)2HRSZ/6H3R3E3,即每日用 HRSZ2 个月后再改为 HRE,每周 3 次,用 6 个月。

(3)2SHR/2S2H2R2/5S2H2,每天用药 SHR2 个月,每周用 SHR2 次 2 个月,每周用 SH2 次 5 个月。

(4)2SHRZ/4～6TH,每天给 SHRZ 治疗 2 个月,以后 4～6 个月给硫胺脲(T)和异烟肼。

(5)2SHRE/4H3R3,每天链霉素、利福平、异烟肼、乙胺丁醇口服,连续应用 2 个月,然后每周 3 次给予异烟肼、利福平,连续应用 4 个月。

**(四)手术治疗**

由于药物治疗可获得满意疗效,大多数生殖器结核患者不需手术治疗。手术治疗主要适用于:输卵管卵巢炎块经药物治疗无效或治疗后又反复发作者。多种药物耐药。瘘管形成,药物治疗未能愈合。怀疑有生殖道肿瘤并存。

手术范围依据患者的年龄及病灶范围而定。为求彻底治疗,一般以双附件及全子宫切除为宜,年轻患者应尽量保留卵巢功能。术前做好肠道准备,术时注意解剖关系,细心分离粘连,避免损伤邻近脏器。为了避免手术导致感染扩散,减少炎症反应所致手术操作困难,术前应给予抗结核药物1～2个月,术后视结核活动情况及手术是否彻底而决定是否继续抗结核治疗。若盆腔病灶已全部切除,又无其他器官结核并存者,术后再予抗结核药物治疗1～2个月即可。有生育要求的宫腔粘连患者可行宫腔镜下宫腔粘连松解术。

## 八、预防

生殖器结核多为继发性感染,原发病灶以肺结核为主,因此积极防治肺结核,对预防生殖器结核有重要意义。加强防痨宣传,新生儿接种卡介苗,3个月以后的婴儿直至青春期少女结核菌素阴性者应行卡介苗接种。结核活动期应避免妊娠。此外,生殖器结核患者其阴道分泌物及月经血内可能有结核菌存在,应加强隔离,避免传染。

## 九、生殖器结核与妊娠

绝大多数生殖器结核患者均并发不孕。个别早期轻症输卵管结核或腹膜结核患者偶尔受孕,但妊娠可能使原已静止的结核病变再度活动甚至经血行播散,同时导致流产。

## 十、临床特殊情况的思考和建议

### (一)生殖器官结核的早期诊断

因生殖器官结核多发生于年轻女性,疾病的迁延不愈导致输卵管结构和子宫内膜组织破坏严重,严重影响日后的生育功能。因此如何提高该病的早期诊断尤为重要。生殖器官结核发病部位90%～100%在输卵管,多为双侧性,一般始发于输卵管壶腹部,逐渐向近端扩散,约50%累及子宫内膜。病程早期,局限于输卵管的结核多为粟粒状结节,病灶主要在输卵管的表面,由于期别早,结核杆菌的数量相对较少、耐药菌株少等,此时得以早期诊断并及时治疗,治疗效果是最理想的。仍强调仔细询问病史,对既往有结核病史或有接触史者应警惕,对原发不孕患者伴有月经改变:经量增多、经期延长逐渐月经稀少甚至闭经;盆腔炎久治不愈;未婚女青年有低热、盗汗、盆腔炎或腹腔积液,皆应高度怀疑生殖器结核。传统的病原学诊断阳性率低,临床意义不大。随着分子生物学的发展,将特异强的DNA探针和灵敏度高PCR技术相结合,有利于早期诊断生殖器官结核。对不孕患者尽早进行子宫输卵管碘油有助于协助早期诊断。及时进行腹腔镜检查有助于疾病的早期诊断和及时治疗。采取月经血进行PCR检测因其无创、方便有望成为未来结核杆菌检测的重要方法。

### (二)耐药结核病及其治疗

目前抗结核药物治疗的难点是迅速出现的耐药,尤为多重耐药性问题。结核病治疗不当或治疗管理不当是多重耐药的关键。耐多药结核病(MDR－TB)是指对两种或更多的一线抗结核药耐药;泛耐药结核病(XDR－TB)是指在耐多药结核病的基础上,同时对氟喹诺酮类药物中的其中1种和对3种二线注射药物(硫酸卷曲霉素、卡那霉素和阿米卡星)中至少1种具有耐药的结核病。由于耐多药结核的出现,美国CDC推荐初始治疗应同时应用5种药物,直至结核杆菌培养结果明确后将抗结核药减少至2～3种。对于MDR－TB者应给予5种药物抗结核治疗。

### (三)生殖器结核与不孕

生殖器官结核可导致生殖道解剖学的异常、胚胎着床障碍和卵巢功能的异常而严重影响生育能力,绝大多数患者均并发不孕。对导致不孕的患者除了抗结核的药物治疗、手术治疗外,必要时需助孕治疗。但因双侧输卵管的结构及功能往往严重受损,人工授精不能提高妊娠率,IVF-ET虽能提高受孕能力,但明显低于非生殖器结核合并不孕者。生殖器结核患者能否恢复生育能力,取决于治疗是否及时彻底。病变轻微者,经积极治疗可能恢复生育能力,但由于早期诊断不易,正常妊娠机会少。有学者综合7000余例患者的妊娠,获正常宫内妊娠者仅31例,占0.44%,其余为输卵管妊娠125例,流产67例。张丹等研究表明,早期生殖器结核中妊娠率为42.11%(16/38),中晚期结核患者妊娠率仅6.19%,流产率高达39.29%。因此须强调结核的早期诊断和严格遵照"早期、联合、适量、规律、全程"的原则。

# 第七节　盆腔淤血综合征

盆腔淤血综合征(PCS)是一类由于盆腔静脉回流受阻引起以慢性下腹痛、坠胀感以及腰骶痛为主诉的妇科疾病。该病最早在1949年由Tayloi首先总结105例患者的临床表现及手术所见,用"盆腔血管的淤血和充血"为题,对盆腔淤血综合征的病因学、病理学、病理生理、临床表现及预防、治疗等方面给予系统全面的阐述,所以又将本病称为Taylor综合征。但该病提出后并未立刻得到一致认可,不少学者把盆腔淤血综合征的临床表现归因于炎症、子宫骶韧带的痉挛状态、盆腔组织的痛觉过敏以及盆腔血管功能障碍等,应用过各种诊断名称。直到1958年以后随着盆腔静脉造影的应用,直观地显示出患者盆腔静脉充盈、扩张以及血流明显减慢的特征,才使盆腔淤血综合征这一疾病得到认可。

现已公认为盆腔淤血综合征为引起女性慢性盆腔痛的最重要的原因之一。

## 一、流行病学

本病好发于生育年龄妇女,尤其是生育过的妇女,最常见于25～40岁妇女,未生育过的妇女有报道本病的,而绝经后妇女则罕见本病。曾报道本病发生与输卵管绝育术相关,有资料显示60例盆腔淤血综合征患者中58例接受过输卵管绝育术,认为绝育术改变了盆腔静脉血流分布,造成了本病的发生。但由于现有关于输卵管绝育术的研究并未比较患者在术前、术后盆腔静脉血流的变化,故不能肯定其患盆腔淤血综合征与手术直接相关。有关本病的确切发生率并无权威统计,国内曾报道2000年1月至2007年11月在浙江大学医学院附属妇产科医院行腹腔镜手术的住院病例约39882例,其中排除生理性血管扩张(如妊娠、引产)诊断为盆腔淤血综合征共26例(0.065%)。而从本病的诊治情况看,多数患者选择在门诊接受药物治疗,住院比例本来就低,故该数值不能代表盆腔淤血综合征真正的发病率。国外也未见有关盆腔淤血综合征的发病率报道,只能从与它密切相关的慢性盆腔痛的发病率间接了解:英国有报道表明慢性盆腔痛是行诊断性腹腔镜检查的第一位病因,而妇科门诊就诊的患者中10%为慢性盆腔痛患者,由于慢性盆腔痛中约60%归为盆腔淤血综合征引起,故而可间接推断盆腔淤血综合征的就诊率。而推测盆腔淤血综合征的发病率是远远高于其就诊率的,这一方面与本病缺乏特异性的临床表现,患者的认知程度不够有关;另一方面还与本病缺乏简便易行的诊断方法,以及医务人员对本病的重视程度不够有关。

## 二、病理生理

盆腔淤血综合征的病因目前尚不明确。和男子相比,女性盆腔循环在解剖学、循环动力学和力学方面有很大的不同。任何使盆腔静脉血流出盆腔不畅或受阻的因素,均可致成盆腔静脉淤血。它可能与盆腔静脉机械性扩张造成血流淤滞有关,也可能与卵巢分泌激素失调有关,目前更公认的是机械因素与内分泌因素共同作用的结果。

### (一)女性盆腔静脉解剖学特点

主要表现为静脉丛数量增多和构造薄弱。

#### 1.盆腔有丰富的静脉丛

往往数条盆腔静脉伴行一条盆腔动脉,呈丛状分布;盆腔的中等静脉如子宫静脉、阴道静脉和卵巢静脉,一般是2~3条静脉伴随一条同名动脉,卵巢静脉甚至可多达5~6条,形成蔓状静脉丛,弯曲在子宫体两侧后方,直到它们流经骨盆缘前才形成单一的卵巢静脉。

#### 2.盆腔静脉之间有丰富的吻合支

盆腔各静脉之间有较多的吻合支,形成蔓状静脉丛,如阴道静脉丛、子宫静脉丛、卵巢静脉丛、膀胱静脉丛和直肠静脉丛;盆腔静脉丛之间又存在纵向和横向的吻合支,例如在子宫、输卵管、卵巢静脉间有许多吻合支,在输卵管系膜内,有子宫静脉与卵巢静脉的吻合支,并形成网状的静脉分布,再与外侧的卵巢静脉丛吻合。起源于盆腔脏器黏膜、肌层及其浆膜下的静脉丛,汇集成两支以上的静脉,流向粗大的髂内静脉丛。所以盆腔脏器之间的静脉循环互相影响。一个静脉丛内血流异常会引流到其他静脉丛,通过其他静脉丛发挥代偿功能,例如,膀胱、生殖器官和直肠三个系统的静脉丛彼此相通,由于缺少瓣膜,故三者间任何一个系统的循环障碍,皆可影响到其他两个系统。而一旦失代偿,则出现盆腔淤血综合征。

#### 3.盆腔静脉壁薄且缺乏瓣膜

与四肢静脉相比,盆腔静脉缺乏一层由筋膜组成的静脉外鞘,使得其弹性减低,盆腔的中小静脉只在它进入大静脉前才有瓣膜,且超过1/3的经产妇还常有瓣膜功能不全。盆腔静脉穿行在盆腔疏松的结缔组织之中,受压后易扩张,加之盆腔静脉内血流缓慢,易发生血流淤滞甚至逆流。

#### 4.卵巢静脉的解剖特点

从解剖上看,卵巢静脉有其特殊性,右侧卵巢静脉直接在肾静脉水平回流入下腔静脉,而左侧卵左侧卵巢静脉丛汇总至左卵巢静脉,再流入左肾静脉。两根卵巢静脉都有非常多的交通支,而通常左侧卵巢静脉内压力高,且约15%缺乏静脉瓣,而右侧的约6%缺乏静脉瓣,故左侧更易发生静脉血流淤滞。此外,部分患者由于腹膜后静脉解剖学变异,产生胡桃夹综合征,而引起左肾静脉高压,导致左卵巢静脉反流而致病。

### (二)引起盆腔静脉血流淤滞的原因

#### 1.特殊生理时期盆腔器官供血增加的需要

在某些生理情况下,例如月经期、排卵期、妊娠期,以及性生活过程中,盆腔器官充血,需要静脉引流的血液总量增多,导致盆腔淤血。但是需指出的是:孕妇与产褥期妇女虽然盆腔静脉血流淤滞,却很少有盆腔痛的症状。

**2.某些病理状态下的盆腔充血**

例如盆腔子宫内膜异位症、盆腔炎症(尤其是慢性盆腔炎形成输卵管卵巢囊肿者),以及中、重度子宫颈糜烂、盆腔肿瘤(包括子宫肌瘤等)及盆腔手术后等,盆腔充血、盆腔血流量增加而引起盆腔淤血。而输卵管绝育术后发生的盆腔淤血综合征可能与实施的绝育术式是否损伤了输卵管系膜内的静脉有关。EL－Minaw 采用经子宫盆腔静脉造影,对 Pomeroy 法、电凝法、Falope 环、Uchida 法和经阴道 Pomeroy 法 5 种不同绝育方法进行比较。16 例 Pomeroy结扎者术前盆腔静脉造影显示静脉循环正常,术后有 12 例发生阴道、子宫静脉曲张,7 例卵巢静脉曲张。经腹腔镜电凝法绝育术后,盆腔淤血症发生率也很高。以 Uchida 抽心包埋法对盆腔静脉循环的影响最小。

**3.体位或呼吸变化引起盆腔淤血**

例如长期站立位、慢性咳嗽、便秘和屏气搬重物等,都会直接或间接导致中心静脉压增高,盆腔静脉扩张迂曲,引流受阻,可引起局部组织及相关器官的淤血、水肿。有报道 26 例盆腔淤血综合征有 8 例患者为教师,估计其患病与长时间站立有关。此外,报道显示子宫后位也是导致盆腔淤血综合征的重要因素。子宫后倾在妇科患者中占 15%～20%,而 75%～100%的盆腔淤血综合征患者体检时都发现子宫呈后位改变,活动但可伴有触痛。认为子宫后位时子宫卵巢血管丛随子宫体下降屈曲在骶凹的两侧,使静脉压力增高,回流受阻,以致静脉处于淤血状态。而通过各种手段使子宫复位后往往可以使盆腔疼痛好转或消失。

**4.雌激素的影响**

有学者报道在盆腔淤血综合征的发病中雌激素起一个静脉扩张剂的作用,妊娠期间因大量雌、孕激素的影响,再加上增大的子宫对子宫周围静脉的压迫,可引起子宫周围静脉及输卵管,卵巢静脉显著扩张、增粗。故早婚、早育及孕产频繁,产后或流产后得不到适当的休息和恢复者,易患盆腔淤血综合征。除流行病学证据外,抗雌激素治疗有一定疗效也支持该理论。

**5.精神因素**

盆腔淤血综合征的某些症状如:抑郁、忧伤、心情烦躁、易疲劳、慢性疼痛、腰痛、性感不快等,在很大程度上与患者的精神状态有关,可能系因自主神经功能紊乱的结果。但精神因素是否在盆腔淤血综合征的发病中起作用尚存争议。Taylor 曾指出精神紧张会引起自主神经系统功能失调,表现为平滑肌痉挛,以及子宫卵巢静脉血流淤滞,经子宫静脉造影也显示造影剂滞留在子宫与卵巢静脉里。

### 三、病理

病理诊断在盆腔淤血综合征的诊断中并非必须,因本病而行全子宫与双附件切除术的病例也不多,相应的病理特征并不显著。大体病理所见可无特异性病变发现,子宫可表现为均匀增大,子宫肌层及浆膜下静脉淤血,宫颈水肿增大;卵巢往往水肿;子宫静脉和卵巢静脉扩张迂曲。镜下,典型的盆腔淤血综合征表现为:子宫内膜间质水肿,静脉充盈、扩张,卵巢一般较大,囊状,水肿样。

### 四、诊断

盆腔淤血综合征的患者往往主诉多,体征有时不明显,与症状不符,缺乏特异性的临床表现,故而给诊断带来困难,并容易造成误诊。"三痛二多一少"为其临床特点,即下腹盆腔坠痛、腰背疼痛、深部性交痛;月经量多、白带增多;妇科检查阳性体征少。本病的诊断缺乏简便易行的方法,主要依据临床表现与辅助检查。

(一)临床表现

本综合征的主要特点是慢性盆腔疼痛,疼痛往往是在月经前一周就开始加重,一般为钝痛,久坐、久站、劳累,性交后更明显,月经来潮第一、第二天则明显减轻。有少数患者为慢性持续性疼痛,或表现为继发性痛经:可自排卵时起,到月经末期结束。除慢性盆腔疼痛外,白带多、便秘、心情烦躁、夜梦多,多噩梦,亦为本综合征的常见症状。几乎90%以上的患者不同程度地有上述症状。部分患者还出现肠道激惹症状。此外,患者还常有月经过多,经前期乳房胀痛,经前期排便痛,以及膀胱刺激症状等。症状分述如下。

1.慢性下腹痛

盆腔淤血综合征患者多数表现为慢性耻骨联合上区弥散性疼痛,或为两侧下腹部疼痛,常常是一侧较重,并同时累及同侧或两下肢,尤其是大腿根部或髋部酸痛无力,开始于月经中期,有少数患者偶尔表现为急性发作性腹痛。

2.低位腰痛

疼痛部位相当于骶臀区域水平,少数在骶骨下半部,常伴有下腹部疼痛症状。经前期、长久站立和性交后加重。

3.淤血性痛经

几乎半数以上患者有此症状。特点是月经前数天即开始出现下腹痛、腰骶部痛或盆腔内坠胀痛,有的还逐渐转为痉挛性疼痛,到月经来潮的前一天或第一天最严重,月经第二天以后明显减轻。

4.性感不快

患者可有深部性交痛,严重者可持续数天,难以忍受,以致对性生活产生恐惧或厌倦。

5.极度疲劳感

患者往往整天感到非常疲劳,劳动能力明显下降。

6.白带过多

一半以上的患者有白带过多的症状。白带多为清晰的黏液,无感染征。

7.月经改变

部分患者有月经过多的改变,还有一部分患者表现为月经量反较前减少,但伴有明显的经前期乳房痛。

8.淤血性乳房痛

70%以上的患者伴有淤血性乳房疼痛、肿胀,多于月经中期以后出现,至月经前一天或月经来潮的第一天达高峰,月经过后症状减轻或完全消失。有的患者乳房疼痛较盆腔疼痛为重,以至成为就诊的主诉。

9.外阴阴道坠痛

部分患者有外阴和阴道内肿胀、坠痛感,或有外阴烧灼、瘙痒感。

10.膀胱刺激症状

约有 1/3 以上患者在经前期有明显的尿频,常被怀疑为泌尿道感染,但尿常规检查正常。对某些症状严重的患者进一步做膀胱镜检查,可发现膀胱三角区静脉充盈、充血和水肿。个别患者由于淤血的小静脉破裂可导致血尿。

11.直肠坠痛

部分患者有不同程度的直肠坠感、直肠痛或排便时直肠痛,以经前期较明显,尤以子宫后位者较多见。

12.自主神经系统的症状

绝大多数盆腔淤血综合征患者都伴有程度不等的自主神经系统的症状,表现为心情烦躁、易激惹、情绪低落,夜梦多、枕后部痛等神经系统症状;或有心悸、心前区闷胀不适等心血管系统症状;或觉气短、呃气、腹胀及排气不畅等;或全身各处不明的酸痛不适,如肩关节痛、髋关节痛,手指发紧感,或眼球胀感等。

**(二)体格检查**

患者的体征与上述主观症状的严重程度不相称,腹部检查的唯一体征是压痛,多数位于耻骨联合与髂前上棘连线的中外三分之二的范围,疼痛一般不显著,无腹肌紧张及反跳痛。大腿与臀部可有静脉曲张。妇科检查时会阴可见静脉充盈甚至曲张,阴道黏膜常有紫蓝着色,宫颈肥大、水肿,周围黏膜紫蓝着色,有时可在宫颈后唇看到充盈的小静脉,分泌物多,子宫后位,可稍大呈球形,也可正常大小;卵巢可囊性增大,子宫、宫旁、宫骶韧带有触痛是本综合征最突出的征象。部分患者自觉乳房内有硬结,但检查只是扪及乳头下方弥散性肿大的乳腺组织,多伴有不同程度的触痛。

**(三)辅助检查**

1.彩色超声多普勒

可观察子宫旁动静脉的血流信息,静脉丛的分布范围、形态,测量管径与静脉流速。由于该检查无创伤、直观、简便、重复性好,已成为诊断盆腔淤血综合征和观察疗效的首选方法之一。

经腹二维超声检查应用较早,但由于受膀胱充盈程度、肠道气体的干扰及腹壁脂肪厚度等因素的影响,检出率较低。经阴道超声由于高频探头直接靠近宫颈,其对盆腔淤血综合征的检出率要优于经腹超声。近年来,随着超声技术的发展,三维超声成像可对盆腔血管进行全面扫查,立体成像,通过 3D 工具对所获取的原始三维数据进行重复编辑、切割和处理,可从不同角度或空间动态观察血管分布、形态和范围,以判断盆腔静脉曲张的病变程度。

本病典型的二维超声表现为:子宫可轻度增大,肌层内可见较细管道样不均质表现,部分病例卵巢体积增大,子宫、宫颈静脉、两侧卵巢静脉迂曲扩张;表现呈"串珠状"或"蜂窝状"无回声区;增多、迂曲、扩张的盆腔静脉呈"蚯蚓"状聚集成团,血管直径增粗。彩色多普勒血流显像(CDFI)为红、蓝相间的彩色血流团块信号,血流较缓,色彩较暗,彩色斑块之间以交通支连接形成不规则的"湖泊"样彩色斑。脉冲多普勒显示为连续、低速、无波动静脉频谱。加用能量图(CDE)能补充彩色多普勒在低速血流和取样角度不好等血流信号不佳的图像,同时能区分盆腔内血管与其他血液性病变。

盆腔淤血综合征在 B 超下可分为轻、中、重度：正常情况下盆腔静脉走向规则，无明显迂曲，直径＜0.4cm。

（1）轻度：可见静脉平行扩张，静脉丛较局限，静脉内径 0.5～0.7cm，静脉丛范围≤2.0cm×3.0cm，静脉流速 7cm/s，子宫静脉窦＜0.3cm；

（2）中度：静脉聚集成类圆形蜂窝状团块，静脉内径 0.7～0.9cm，静脉丛范围（3.0cm×4.0cm）～（4.0cm×5.0cm），静脉流速 4～7cm/s，子宫静脉窦 0.3～0.4cm；

（3）重度：为静脉不规则囊状怒张，静脉丛团增大，并可见 2～3 组静脉丛同时受累，相互连通成大片的静脉丛，静脉内径 0.9～1.1cm，静脉丛范围≥4.0cm×3.0cm，静脉流速≤3.0cm/s，子宫静脉窦 0.5～0.6cm。

2.盆腔静脉造影

可直观显示盆腔静脉丛的轮廓，是盆腔淤血综合征的确诊手段。

具体做法：在月经干净后 5～7 天内，使用 16 号 18cm 长穿刺针，刺入子宫底肌壁 0.4～0.6cm，然后连接到高压注射器上，以 0.7mL/min 的速度连续注射 76％的复方泛影葡胺溶液 20mL。当造影剂注射完毕后充盈最佳时快速照片 1 张，然后每隔 20 秒摄片 1 张，直到注射完毕后 60 秒，至少 4 张，也可以拍到盆腔造影剂完全廓清为止。

正常情况下造影剂在盆腔内的廓清时间为 20 秒内，而盆腔淤血综合征时盆腔静脉曲张，造影剂在盆腔的廓清时间延长。根据盆腔静脉造影的结果，Beard 等将盆腔淤血综合征分为轻型和重型两类，前者卵巢静脉直径 5～8mm，造影剂廓清时间 20～40 秒，后者卵巢静脉直径＞8mm，造影剂廓清时间超过 40 秒。另有学者将盆腔淤血综合征分为轻、中和重三型，具体标准如下：轻型指卵巢静脉直径 10～15mm，造影剂廓清时间 20～40 秒；中型指卵巢静脉直径 16～20mm，造影剂廓清时间 40～60 秒；重型指卵巢静脉直径＞20mm，造影剂廓清时间超过 60 秒。用卵巢静脉最大直径、造影剂廓清时间以及卵巢静脉丛淤血程度等三项指标进行评分诊断盆腔淤血综合征的敏感性和特异性分别为 91％和 89％。

盆腔静脉造影还可以通过数字减影技术。将动脉导管插入髂内动脉，注射泛影葡胺等造影剂，录制造影显像全过程或在盆腔血管开始显像时开始拍摄第 1 张片，每 10～20 秒拍摄 1 张，直到造影剂注射后 60 秒。两种方法的判断标准基本相同。该检查较普通的盆腔静脉造影更为清晰全面，诊断明确，但操作复杂，费用较高，故临床应用尚未推广。

有学者经比较造影与盆腔超声、MRI 及腹腔镜等检查方法后，认为造影更为经济有效。且造影除用于本病的诊断外，还可用于静脉栓塞治疗。

3.逆行卵巢静脉造影术

该方法采用经股静脉穿刺后选择性地对双侧卵巢静脉进行造影检查，可以明确盆腔静脉的充盈程度，有学者认为，逆行卵巢静脉造影术是盆腔淤血综合征诊断的最可靠方法，此外，它还可用于治疗。逆行卵巢静脉造影诊断盆腔淤血综合征的诊断标准：卵巢静脉增粗扩张，直径＞10mm；子宫静脉丛扩张；卵巢周围静脉丛扩张；盆腔两侧静脉交叉明显丰富以及外阴阴道静脉丛充盈。

4.腹腔镜检查

属微创检查，是目前诊断盆腔淤血综合征最好的方法之一。本病在腹腔镜下的典型表现为子宫后位，表面呈紫蓝色淤血状或黄棕色淤血斑及浆膜下水肿，可看到充盈、曲张的子宫静脉，两侧卵巢静脉丛像蚯蚓状弯曲在宫体侧方,可以不对称,有时一侧卵巢静脉怒张呈静脉瘤样;阔韧带静脉增粗、曲张,可伴输卵管系膜血管增粗、充盈,直径可达 0.8~1.0cm,举宫成前位后或可见阔韧带底部腹膜裂隙。有的裂隙较小,还有的后腹膜菲薄、裂隙较大,可见充盈、曲张的子宫静脉从裂隙处隆起膨出。但如镜检时盆部抬高,则不一定能看到上述静脉曲张的表现。

5.放射性核素扫描(ECT)

通过肘静脉注射放射性铟($^{113m}$In)洗脱液 74MBq,给药后 10 分钟和延迟 1 小时后排尿后应用彩色扫描仪各扫描 1 次,以脐孔为热点,从耻骨联合扫描到脐。正常情况下,给药 10 分钟后扫描可见双侧髂总、髂内、髂外动静脉的清晰、匀称的显影,耻骨上可见子宫血管影;1 小时后扫描,盆腔内无局部异常放射性浓聚区。而盆腔淤血综合征患者,盆腔内各段血管影粗糙,边缘欠光滑,可见局部异常放射性浓聚区。如果异常放射性浓聚区直径超过 25mm,彩色色级与腹部大血管影相同,则可以诊断盆腔淤血综合征;如果浓聚区直径 25mm,彩色色级虽然低于大血管影但高于本底Ⅲ级者提示盆腔淤血,结合其他临床方法可以确定诊断。本方法简单、无创,但费用高,诊断符合率高达 98.6%。

6.断层扫描(CT)和核磁共振(MRI)

通过 CT 或 MRI 可以直接测量盆腔内大的静脉(子宫及卵巢静脉)的直径,如果单侧或者双侧卵巢静脉直径超过 7mm,则提示有盆腔淤血综合征的可能,若同时合并临床症状或其他影像学指标,则可以做出诊断。但 CT 的主要缺陷是不能指明血流方向,但可判断静脉的管腔是否狭窄以及各交通支的分布情况。相比 CT 而言,MRI 的主要优点在于无辐射,可做动态多维显影,故而能观察到卵巢静脉的血流速度与方向。

7.单光子发射计算机断层(SPECT)

通过静脉注射亚锡焦磷酸 10mg,30 分钟后注射高得($^{99m}$Tc)酸盐 740MBq,于注射后 30、60 和 90min 分别采集盆腔前位、后位放射性计数各 2 分钟,在盆腔血池图像中分别勾画出盆腔静脉丛感兴趣区和髂血管区感兴趣区,求出各单位像素计数进行比较,取前、后位平均值,以注射后 90 分钟时盆腔静脉丛和髂血管每个像素内放射性计数比值确定淤血程度,0.80~0.97 为轻度淤血,0.98~1.15 为中度淤血,>1.16 为重度淤血。

## 五、鉴别诊断

如前所述,盆腔淤血综合征的临床表现缺乏特异性,容易误诊。有学者曾报道 28 例盆腔淤血综合征分别误诊为慢性盆腔炎(12 例),子宫内膜异位症(8 例),神经官能症(8 例),误诊时间为 7 天至 3 个月。18 例患者经妇科盆腔 B 超检查确诊,10 例经腹腔镜检查确诊。26 例行盆腔静脉造影,其中 24 例有不同程度的造影剂廓清时间延长,余 2 例因碘过敏试验阳性未行盆腔静脉造影。临床上,最常与本病混淆的疾病如下所述。

### (一)慢性盆腔炎

与盆腔淤血综合征同样好发于育龄妇女,可表现为下腹痛、腰骶部疼痛、痛经、白带多等症状。鉴别要点:慢性盆腔炎患者常有继发不育史及反复急性发作史,妇科检查盆腔增厚,可有炎性包块形成,抗感染治疗常有效;盆腔淤血综合征往往患者自觉症状严重,但并不影响受孕,该病患者往往继某次生产或流产后无感染史的情况下,不久就出现上述慢性盆腔疼痛等症状,其症状与妇科检查所见不相符,抗感染治疗无效。腹腔镜检查如见到盆腔内炎性病变及粘连有助于慢性盆腔炎的诊断。

### (二)子宫内膜异位症与子宫腺肌病

子宫内膜异位症或子宫腺肌病亦多见于育龄妇女,是引起慢性盆腔痛的常见原因之一。其下腹痛、痛经、性交痛、肛门坠胀等症状与盆腔淤血综合征相似。临床鉴别要点:子宫内膜异位症或子宫腺肌病患者痛经为进行性加剧,常伴有不育,妇科检查往往有典型的体征发现:即于子宫后壁、宫骶韧带、后穹隆常可扪及触痛性结节,有时附件区可扪及囊性包块。中度及重度子宫内膜异位症或子宫腺肌病与盆腔淤血综合征的鉴别诊断比较容易,而轻度子宫内膜异位症无典型症状。常需借助腹腔镜检查方可确诊。

### (三)盆腔包块

如子宫肌瘤、卵巢囊肿(包括多囊卵巢综合征等)或盆腔后壁肿块压迫髂静脉或髂静脉内血栓形成引起盆腔静脉扩张时应与本病鉴别,但该病特点是单侧静脉扩张,往往妇科检查时可扪及盆腔包块,辅助超声检查不难鉴别。

### (四)神经官能症

盆腔淤血综合征患者中部分有头晕、心悸、失眠、乏力等自主神经功能紊乱的症状,需与该病鉴别。辅以妇科 B 超检查、腹腔镜检查及盆腔静脉造影有助于鉴别诊断。

## 六、预防

采取预防措施,可避免或减少盆腔淤血综合征的发生。

### (一)提倡计划生育

早婚、早育、性生活过度及生育过多使生殖器官解剖与生理功能不能充分恢复,易引起本病。

### (二)重视体育锻炼

运动,包括产后或流产后适当进行体育锻炼,能促进静脉回流,加快血液循环,有效预防盆腔静脉淤血。

### (三)注意劳逸结合

避免过度疲劳,对长期从事站立或坐位工作者,应开展工间操及适当的体育活动。

## 七、治疗

目前尚无有确切疗效的方法。治疗以前,应分析病因并认真判断病情的严重程度。轻症患者多不需用药物治疗。可针对其有关病因,给予卫生指导,使患者对本症的形成及防治有充分的理解,并通过休息和调节体位缓解盆腔血流淤滞。重症患者需采用药物治疗,严重者酌情选用介入或手术治疗。

### (一)药物治疗

#### 1.孕激素

高剂量孕激素,如醋酸甲羟孕酮30mg,口服,每天 1 次,治疗 3～6 个月,据报道有一定疗效,但停药后往往症状复发。国外学者报道地屈孕酮10mg,口服,每天 2 次,持续 6～12 个月,在最后 3 个月,症状开始明显缓解,疼痛评分(VAs)在治疗后第 6 个月起明显降低。国内也有类似报道,但仅 4 例不能得出结论,用药期间需定期监测肝功能。

2.避孕药

可用以孕激素为主,含有低剂量雌激素的避孕药,效果尚不明确。而一项对长效皮下埋植避孕针 implanon(去氧孕烯)的前瞻性对照研究表明,它可有效缓解盆腔淤血综合征患者的不适症状,自用药第 6 个月起显效,持续观察一年疗效未减。但该研究样本数较小(用药组 12 例,对照组 13 例),结论仅供参考。

3.GnRH 类似物

多数报道认为,采用 GnRH 类似物可取得与孕激素治疗相当的疗效。一项土耳其开展的前瞻性随机对照试验对 47 位确诊为盆腔淤血综合征的患者随访了一年,比较醋酸戈舍瑞林(3.6mg,皮下注射,6 个月)与醋酸甲羟孕酮(30mg,口服,6 个月)的疗效,发现无论在客观指标(血管造影)的改善上,还是在主观指标(如疼痛的缓解、性功能的改善,以及焦虑与抑郁的减轻)好转程度上戈舍瑞林都显著优于醋酸甲羟孕酮。但 GnRH 类似物的花费更高,且长期应用可有与雌激素水平低下相关的严重不良反应,故实际应用中还需慎重。而有关应用该药更远期的随访还未见报道。

4.中药

根据"通则不痛"的道理,采用活血祛瘀的治疗原则(如丹参、红花、川芎、当归、桃仁、蒲黄、炒灵脂等)及推拿疗法,均有一定的效果。国内有关中药治疗本病取得疗效的不少,有报道对 38 例盆腔淤血综合征,给予地奥司明(微粒化黄酮类化合物,改善微循环)1.0g,每天 2 次,于每日午、晚饭后口服,连用 3 个月;同时静脉滴注复方丹参 16mL+10% 葡萄糖液 500mL,每日 1 次,10 天为一个疗程,疗程间隔 10 天,治疗 2~3 个疗程,以疼痛缓解 4 周无复发为标准,有效率为 81.6%。但病例数较小,需扩大样本并辅以长期随访才能得出有效结论。

5.止痛治疗

多学科的心理治疗联合镇痛治疗也是很重要的,有报道认为,醋酸甲羟孕酮联合止痛治疗更为有效。

### (二)介入治疗

适合病情较重,影响日常生活,而保守治疗无效者。

1.卵巢静脉栓塞

经股静脉或经皮向双侧卵巢静脉内注入血管硬化剂,或采用 5~15mm 的不锈钢圈进行卵巢静脉和临近扩张的盆腔静脉的栓塞,该方法创伤较小,但应由有经验的医生操作,文献报道的有效率在 60%~100%,其技术失败主要与解剖变异有关。有作者比较栓塞与全子宫加卵巢切除的疗效,发现栓塞更为有效,但该报道仅为一年内的疗效,更远期的疗效未见报道。有学者建议将其作为盆腔静脉淤血综合征的首选治疗方法。

Kwon 等报道 67 例盆腔淤血综合征患者使用卵巢静脉线圈栓塞,其中 1 例发生线圈游走至肺循环,另一例线圈游走至左肾静脉,当时即取出,并未发生临床并发症,总的疼痛显著缓解率达 82%(55/67)。

2.卵巢动脉灌注

汪利群等采用经皮腹壁下动脉穿刺,在 X 线透视下将导管远端置于卵巢动脉起始点、腰 1~2 水平,行动脉灌注。用 5% 葡萄糖 200mL+复方丹参注射液 20mL,每日灌注 1 次,连续 15~20

天,共治疗 30 例盆腔淤血综合征患者,其腹痛症状缓解率达 80%,优于对照组的 30% 缓解率。

**3.手术治疗**

适合病情较重,影响日常生活,而药物保守治疗以及介入治疗无效者。

(1)圆韧带悬吊术、骶韧带缩短术及阔韧带裂伤修补术:用手术将后倒的子宫维持在前倾位,理论上能使肥大的子宫体及子宫颈缩小,盆腔疼痛等症状大为减轻。方法如下:将圆韧带分为三段,一折三,将三段缝成一条加强的圆韧带子宫附着部,外侧端缝在腹股沟内环处。如术中发现阔韧带裂伤,还可同时进行修补,从宫颈与宫颈旁腹膜连接处开始,用 4 号丝线间断缝合逐渐向外修补。国内有学者对 35 例盆腔淤血综合征患者行了电视腹腔镜辅助下的圆韧带缩短术,术后随访 6 个月至 1 年,其腹痛、白带增多等症状明显改善或全部消失,尤其性交痛与盆底坠痛的症状在术后 2 个月全部消失。但也有报道 13 例患者采用该术式,术后 2 例分别于 2 年、3 年出现复发,再次行全子宫切除术而获治愈阔韧带筋膜横行修补术:术后分娩需行剖宫产,否则会使手术失败。

(2)全子宫双附件切除术:对于 40 岁以上已完成生育,而又病情严重者,可以作此选择。可同时切除曲张的盆腔静脉,特别是子宫静脉及卵巢静脉,但创伤较大,有报道约 1/3 的患者术后仍有下腹痛不能缓解,提示盆腔淤血综合征的发病仍有更复杂的因素存在。

## 八、临床特殊情况的思考和建议

**1.影像学证据在诊断盆腔淤血综合征的价值**

盆腔淤血综合征的诊断缺乏简洁有效的手段,需结合患者的临床表现与影像学检查结果。但对于长期的慢性盆腔痛,多次检查未发现器质性病变的患者,B 超检查应重视宫旁血管的扩张程度。如临床表现提示本病可能,而又不能排除其他器质性病变引起的慢性盆腔痛时,均可建议患者接受腹腔镜检查,及早明确诊断,必要时可结合其他有创检查(如盆腔静脉造影)以进一步明确诊断。

**2.各种影像检查临床应用**

超声简便、无创可作为盆腔淤血综合征筛查的首选方法,B 超诊断盆腔淤血综合征的手术证实符合率为 76%,而结合彩色多普勒技术的诊断符合率高达 97%,但是阴性结果并不能除外盆腔淤血综合征的可能。X 线盆腔静脉造影、腹腔镜和 ECT 虽然也是诊断该病的可靠方法,但操作相对复杂,都有一定的损伤及限制条件;尤其 ECT 检查,设备要求较高,不易在基层医院普及开展。

**3.治疗手段的选择**

一般先采用非侵袭性的药物治疗手段,如前述的各类激素治疗,无效者采用介入治疗,更严重者采用手术治疗。手术方式的选择需考虑患者的年龄、生育要求、症状严重程度、前期是否接受过正规药物治疗等。无论采用药物或手术治疗,均需重视对患者的心理治疗。此外,目前有关本病的研究都是小样本的短期随访报道,应鼓励各大医疗机构开展各种大样本多中心的随机对照临床试验,并进行长期随访,以提供更可靠的资料指导临床医生针对性地选择最佳治疗方案。

# 第二章　生殖内分泌疾病

## 第一节　闭经

闭经为常见的妇科症状,表现为无月经或月经停止。根据既往有无月经来潮,分为原发性闭经和继发性闭经两类。原发性闭经指年龄超过 13 岁,第二性征未发育;或年龄超过 15 岁,第二性征已发育,月经还未来潮。继发性闭经指正常月经建立后月经停止 6 个月,或按自身原有月经周期计算停止 3 个周期以上者。青春期前、妊娠期、哺乳期及绝经后的月经不来潮属生理现象,本节不展开讨论。

按生殖轴病变和功能失调的部位分类,闭经可为下丘脑性闭经、垂体性闭经、卵巢性闭经、子宫性闭经以及下生殖道发育异常导致的闭经;世界卫生组织(WHO)也将闭经归纳为三型:I型为无内源性雌激素产生,尿促卵泡素(FSH)水平正常或低下,催乳素(PRL)正常水平,无下丘脑-垂体器质性病变的证据;n 型为有内源性雌激素产生,FSH 及 PRL 水平正常;HI 型为FSH 升高,提示卵巢功能衰竭。

### 一、病因

正常月经的建立和维持,有赖于下丘脑-垂体-卵巢轴的神经内分泌调节、靶器官子宫内膜对性激素的周期性反应和下生殖道的通畅,其中任何一个环节发生障碍均可导致闭经。

#### (一)原发性闭经、

较少见,多为遗传原因或先天性发育缺陷引起。约 30% 患者伴有生殖道异常。根据第二性征的发育情况,分为第二性征存在和第二性征缺乏两类。

1.第二性征存在的原发性闭经

(1)米勒管发育不全综合征:约占 20% 青春期原发性闭经。由副中肾管发育障碍引起的先天畸形,可能基因突变所致,和半乳糖代谢异常相关但染色体核型正常,为 46,XX。促性腺激素正常,有排卵,外生殖器、输卵管、卵巢及女性第二性征正常。主要异常表现为始基子宫或无子宫、无阴道。约 15% 伴肾异常(肾阙如、盆腔肾或马蹄肾),40% 有双套尿液集合系统,约5%～12% 伴骨骼畸形。

(2)雄激素不敏感综合征:又称睾丸女性化完全型。为男性假两性畸形,染色体核型为46,XY,但 X 染色体上的雄激素受体基因缺陷。性腺为睾丸,位于腹腔内或腹股沟。睾酮水平在男性范围,靶细胞睾酮受体缺陷,不发挥生物学效应,睾酮能通过芳香化酶转化为雌激素,故表型为女型,致青春期乳房隆起丰满,但乳头发育不良,乳晕苍白,阴毛、腋毛稀少,阴道为盲端,较短浅,子宫及输卵管阙如。

(3)对抗性卵巢综合征:或称卵巢不敏感综合征。其特征有:①卵巢内多数为始基卵泡及初级卵泡;②内源性促性腺激素,特别是 FSH 升高;③卵巢对外源性促性腺激素不敏感;④临床表现为原发性闭经,女性第二性征存在。

(4)生殖道闭锁:任何生殖道闭锁引起的横向阻断,均可导致闭经;如阴道横隔、无孔处女膜等。

(5)真两性畸形:非常少见,同时存在男性和女性性腺,染色体核型可为 XX,XY 或嵌合体。女性第二性征存在。

2.第二性征缺乏的原发性闭经

(1)低促性腺激素性腺功能减退:多因下丘脑分泌 GnRH 不足或垂体分泌促性腺激素不足而致原发性闭经。最常见为体质性青春发育延迟。其次为嗅觉缺失综合征,为下丘脑 GnRH 先天性分泌缺乏,同时伴嗅觉丧失或减退。临床表现为原发性闭经,女性第二性征阙如,嗅觉减退或丧失,但女性内生殖器分化正常。

(2)高促性腺激素性腺功能减退:原发于性腺衰竭所致的性激素分泌减少可引起反馈性 LH 和 FSH 升高,常与生殖道异常同时出现。

1)特纳综合征:属于性腺先天性发育不全。性染色体异常,核型为 45,X0 或 45,X0/46,XX 或 45,X0/47,XXX。表现为原发性闭经,卵巢不发育,身材矮小,第二性征发育不良,常有蹼颈、盾胸、后发际低、腭高耳低、鱼样嘴、肘外翻等临床特征,可伴主动脉缩窄及肾、骨骼畸形、自身免疫性甲状腺炎、听力下降及高血压等。

2)46,XX 单纯性腺发育不全:体格发育无异常,卵巢呈条索状无功能实体,子宫发育不良,女性第二性征发育差,但外生殖器为女型。

3)46,XY 单纯性腺发育不全:又称 Swyer 综合征。主要表现为条索状性腺及原发性闭经。具有女性生殖系统,但无青春期性发育,女性第二性征发育不良。由于存在 Y 染色体,患者在 10～20 岁时易发生性腺母细胞瘤或无性细胞瘤,故诊断确定后应切除条索状性腺。

(二)继发性闭经

发生率明显高于原发性闭经。病因复杂,根据控制正常月经周期的 5 个主要环节,以下丘脑性最常见,依次为垂体、卵巢、子宫性及下生殖道发育异常闭经。

1.下丘脑性闭经

最常见,指中枢神经系统及下丘脑各种功能和器质性疾病引起的闭经,以功能性原因为主。此类闭经的特点是下丘脑合成和分泌 GnRH 缺陷或下降导致垂体促性腺激素(Gn),即尿促卵泡素(FSH),特别是黄体生成素(LH)的分泌功能低下,故属低促性腺激素性闭经,治疗及时尚可逆。

(1)精神应激:突然或长期精神压抑、紧张、忧虑、环境改变、过度劳累情感变化寒冷等,均可能引起神经内分泌障碍而导致闭经,其机制可能与应激状态下下丘脑分泌的促肾上腺皮质激素释放激素和可的松分泌增加,进而刺激内源性阿片肽和多巴胺分泌,抑制下丘脑分泌促性腺激素释放激素和垂体分泌促性腺激素有关。

(2)体重下降和神经性厌食:中枢神经对体重急剧下降极敏感,1 年内体重下降 10% 左右,即使仍在正常范围也可引发闭经。若体重减轻 10%～15%,或体脂丢失 30% 时将出现闭经。饮食习惯改变也是原因之一。严重的神经性厌食在内在情感剧烈矛盾或为保持体型强迫节食时发生,临床表现为厌食、极度消瘦、低 Gn 性闭经、皮肤干燥,低体温、低血压,各种血细胞计数及血浆蛋白低下,重症可危及生命,其病死率达 9%。持续进行性消瘦还可使 GnRH 降至青春期前水平,使促性腺激素和雌激素水平低下。因过度节食,导致体重急剧下降,最终导致下丘脑多种神经激素分泌降低,引起垂体前叶多种促激素包括 LH、FSH、促肾上腺皮质激素(ACTH)等分泌下降。

(3)运动性闭经:长期剧烈运动或芭蕾舞现代舞等训练易致闭经,与患者的心理背景、应激反应程度及体脂下降有关。初潮发生和月经维持有赖于一定比例(17%~22%)的机体脂肪,肌肉/脂肪比率增加或总体脂肪减少,均可使月经异常。运动剧增后,GnRH 释放受抑制使 LH 释放受抑制,也可引起闭经。目前认为体内脂肪减少和营养不良引起瘦素水平下降,是生殖轴功能受抑制的机制之一。

(4)药物性闭经:长期应用留体类避孕药及某些药物,如吩噻嗪衍生物(奋乃静、氯丙嗪)、利血平等,可引起继发性闭经,其机制是药物抑制下丘脑分泌 GnRH 或通过抑制下丘脑多巴胺,使垂体分泌催乳素增多。药物性闭经通常是可逆的,停药后 3~6 个月月经多能自然恢复。

(5)颅咽管瘤:瘤体增大可压迫下丘脑和垂体柄引起闭经、生殖器萎缩、肥胖、颅内压增高、视力障碍等症状,也称肥胖生殖无能营养不良症。

2.垂体性闭经

主要病变在垂体。腺垂体器质性病变或功能失调,均可影响促性腺激素分泌,继而影响卵巢功能引起闭经。

(1)垂体梗死:常见的为希恩综合征。由于产后大出血休克,导致垂体尤其是腺垂体促性腺激素分泌细胞缺血坏死,引起腺垂体功能低下而出现一系列症状:闭经、无泌乳、性欲减退、毛发脱落等,第二性征衰退,生殖器官萎缩,以及肾上腺皮质、甲状腺功能减退,出现畏寒、嗜睡、低血压,可伴有严重而局限的眼眶后方疼痛、视野缺损及视力减退等症状,基础代谢率降低。

(2)垂体肿瘤:位于蝶鞍内的腺垂体各种腺细胞均可发生肿瘤。最常见的是分泌 PRL 的腺瘤,闭经程度与 PRL 对下丘脑 GnRH 分泌的抑制程度有关,即引起闭经溢乳综合征。其他的还包括蝶鞍内的腺垂体各种腺细胞发生的生长激素腺瘤、促甲状腺激素腺瘤、促肾上腺皮质激素腺瘤以及无功能的垂体腺瘤,可出现闭经及相应症状,系因肿瘤分泌激素抑制 GnRH 分泌和(或)压迫分泌细胞,使促性腺激素分泌减少所致。

(3)空蝶鞍综合征:蝶鞍隔因先天性发育不全、肿瘤或手术破坏,使脑脊液流入蝶鞍的垂体窝,使蝶鞍扩大,垂体受压缩小称空蝶鞍。垂体柄受脑脊液压迫而使下丘脑与垂体间的门脉循环受阻时,出现闭经和高催乳素血症。X 线检查仅见蝶鞍稍增大,CT 或 MRI 检查精确显示在扩大垂体窝中见萎缩的垂体和低密度的脑脊液。

3.卵巢性闭经

闭经的原因在卵巢。卵巢分泌的性激素水平低下,子宫内膜不发生周期性变化而导致闭经。这类闭经促性腺激素升高,属高促性腺素性闭经。

(1)卵巢早衰:40 岁前,由于卵巢内卵泡耗竭或医源性损伤发生卵巢功能衰竭,称为卵巢早衰。病因可因遗传因素、自身免疫性疾病、医源性损伤(放疗,化疗对性腺的破坏或手术所致的卵巢血供受影响)或特发性原因引起。以低雌激素及高促性腺激素为特征,表现为继发性闭经,常伴围绝经期症状。激素特征为高促性腺激素水平,特别是 FSH 升高,FSH>40U/L,伴雄激素水平下降。

(2)卵巢功能性肿瘤:分泌雄激素的卵巢支持-间质细胞瘤,产生过量雄激素抑制下丘脑-垂体-卵巢轴功能而闭经。分泌雌激素的卵巢颗粒-卵泡膜细胞瘤,持续分泌雌激素抑制排卵,使子宫内膜持续增生而闭经。

(3)多囊卵巢综合征:以长期无排卵及高雄激素血症为特征。临床表现为闭经、不孕、多毛和肥胖。

4.子宫性闭经

闭经原因在子宫。继发性子宫性闭经的病因包括感染、创伤导致宫腔粘连引起的闭经。月经调节功能正常,第二性征发育也正常。

(1)Asherman 综合征:为子宫性闭经最常见原因。多因人工流产刮宫过度或产后、流产后出血刮宫损伤子宫内膜,导致宫腔粘连而闭经。流产后感染、产褥感染、子宫内膜结核感染及各种宫腔手术所致的感染,也可造成闭经。因宫颈上皮内瘤变而行各种宫颈锥切手术所致的宫颈管粘连、狭窄也可致闭经。当仅有宫颈管粘连时有月经产生而不能流出,宫腔完全粘连时则无月经。

(2)手术切除子宫或放疗:破坏子宫内膜也可闭经。

5.其他内分泌功能异常

甲状腺、肾上腺、胰腺等功能紊乱也可引起闭经。常见的疾病有甲状腺功能减退或亢进、肾上腺皮质功能亢进、肾上腺皮质肿瘤等。

## 二、诊断

闭经是症状,诊断时需先寻找闭经原因,确定病变部位,然后再明确是何种疾病所引起。

### (一)病史

详细询问月经史,包括初潮年龄、月经周期经期经量和闭经期限及伴随症状等。发病前有无导致闭经的诱因,,如精神因素、环境改变、体重增减、饮食习惯、剧烈运动、各种疾病及用药情况、职业或学习成绩等。已婚妇女需询问生育史及产后并发症史。原发性闭经应询问第二性征发育情况,了解生长发育史,有无先天缺陷或其他疾病及家族史。

### (二)体格检查

检查全身发育状况,有无畸形,包括智力、身高、体重,第二性征发育情况,有无体格发育畸形,甲状腺有无肿大,乳房有无溢乳,皮肤色泽及毛发分布。测量体重、身高,四肢与躯干比例,五官特征。原发性闭经伴性征幼稚者还应检查嗅觉有无缺失。观察精神状态、智力发育、营养和健康状况。妇科检查应注意内外生殖器发育,有无先天缺陷、畸形,已有性生活妇女可通过检查阴道及宫颈黏液了解体内雌激素的水平。腹股沟区有无肿块,第二性征如毛发分布、乳房发育是否正常,乳房有无乳汁分泌等。其中第二性征检查有助于鉴别原发性闭经的病因,缺乏女性第二性征提示从未受过雌激素刺激。多数解剖异常可以通过体格检查发现,但无阳性体征仍不能排除有解剖异常。

### (三)辅助检查

生育年龄妇女闭经首先需排除妊娠。通过病史及体格检查,对闭经病因及病变部位有初步了解,再通过有选择的辅助检查明确诊断。

**1.功能试验**

(1)药物撤退试验:用于评估体内雌激素水平,以确定闭经程度。

1)孕激素试验:黄体酮注射液,每日肌内注射 20mg,连续 5 日;或口服甲羟孕酮,每日 10mg,连用 8～10 日。停药后出现撤药性出血(阳性反应),提示子宫内膜已受一定水平雌激素影响。停药后无撤药性出血(阴性反应),应进一步行雌孕激素序贯试验。

2)雌孕激素序贯试验:适用于孕激素试验阴性的闭经患者。每晚睡前服妊马雌酮 1.25mg,最后 10 日加用醋酸甲羟孕酮,每日口服 10mg,停药后发生撤药性出血者为阳性,提示子宫内膜功能正常,可排除子宫性闭经,引起闭经的原因是患者体内雌激素水平低落,应进一步寻找原因。无撤药性出血者为阴性,应重复一次试验,若仍无出血,提示子宫内膜有缺陷或被破坏,可诊断为子宫性闭经。

(2)垂体兴奋试验:又称 GnRH 刺激试验,了解垂体对 GnRH 的反应性。注射 LHRH 后 LH 值升高,说明垂体功能正常,病变在下丘脑;经多次重复试验,LH 值无升高或升高不显著,说明垂体功能减退,如希恩综合征。

**2.激素测定**

建议停用雌孕激素药物至少两周后行 FSH,LH,PRL,促甲状腺激素(TSH)等激素测定,以协助诊断。

(1)血留体激素测定:包括雌二醇、黄体酮及睾酮测定。血黄体酮水平升高,提示排卵。雌激素水平低,提示卵巢功能不正常或衰竭;睾酮水平高,提示可能为多囊卵巢综合征或卵巢支持-间质细胞瘤等。

(2)催乳素及垂体促性腺激素测定

(3)肥胖、多毛、痤疮患者还需行胰岛素、雄激素(血睾酮、硫酸脱氢表雄酮,尿 17 酮等)测定、口服葡萄糖耐量试验(OCTT)、胰岛素释放试验等,以确定是否存在胰岛素抵抗、高雄激素血症或先天性 21-羟化酶功能缺陷等。Cushing 综合征可测定 24 小时尿皮质醇或 1mg 地塞米松抑制试验排除。

**3.影像学检查**

(1)盆腔超声检查:观察盆腔有无子宫,子宫形态、大小及内膜厚度,卵巢大小、形态、卵泡数目等。

(2)子宫输卵管造影:了解有无宫腔病变和宫腔粘连。

(3)CT 或磁共振显像(MRI):用于盆腔及头部蝶鞍区检查,了解盆腔肿块和中枢神经系统病变性质,诊断卵巢肿瘤、下丘脑病变、垂体微腺瘤、空蝶鞍等。

(4)静脉肾盂造影:怀疑米勒管发育不全综合征时,用以确定有无肾脏畸形。

**4.宫腔镜检查**

能精确诊断宫腔粘连。

**5.腹腔镜检查**

能直视下观察卵巢形态、子宫大小,对诊断多囊卵巢综合征等有价值。

6.染色体检查

对鉴别性腺发育不全病因及指导临床处理有重要意义。

7.其他检查

如靶器官反应检查,包括基础体温测定、子宫内膜取样等。怀疑结核或血吸虫病,应行内膜培养。

**(四)闭经的诊断步骤**

首先区分是原发性闭经抑或继发性闭经。若为原发性闭经,首先检查乳房及第二性征、子宫的发育情况,然后按诊断步骤进行;若为继发性闭经,按诊断步骤进行。

## 三、治疗

1.全身治疗

占重要地位,包括积极治疗全身性疾病,提高机体体质,供给足够营养,保持标准体重。运动性闭经者应适当减少运动量。应激或精神因素所致闭经,应进行耐心的心理治疗,消除精神紧张和焦虑。肿瘤、多囊卵巢综合征等引起的闭经,应进行特异性治疗。

2.激素治疗

明确病变环节及病因后,给予相应激素治疗以补充体内激素不足或拮抗其过多,达到治疗目的。

(1)性激素补充治疗:目的有:①维持女性全身健康及生殖健康,包括心血管系统、骨骼及骨代谢、神经系统等;②促进和维持第二性征和月经。主要治疗方法有:

1)雌激素补充治疗:适用于无子宫者。妊马雌酮 0.625mg/d 或微粒化 17-p 雌二醇 1mg/d,连用 21 日,停药 1 周后重复给药。

2)雌、孕激素人工周期疗法:适用于有子宫者。上述雌激素连服 21 日,最后 10 日同时给予醋酸甲轻孕酮 6~10mg/d。

3)孕激素疗法:适用于体内有一定内源性雌激素水平的Ⅰ度闭经患者,可于月经周期后半期(或撤药性出血第 16~25 日)口服醋酸甲羟孕酮,每日 6~10mg,共 10 日。

(2)促排卵:适用于有生育要求的患者。对于低 Gn 闭经患者,在采用雌激素治疗促进生殖器发育,子宫内膜已获得对雌孕激素的反应后,可采用尿促性素(HMC)联合绒促性素(hCG)促进卵泡发育及诱发排卵,由于可能导致卵巢过度刺激综合征(OHSS),严重者可危及生命,故使用促性腺素诱发排卵必须由有经验的医生在有 B 超和激素水平监测的条件下用药;对于 FSH 和 PRL 正常的闭经患者,由于患者体内有一定内源性雌激素,可首选氯米芬作为促排卵药物;对于 FSH 升高的闭经患者,由于其卵巢功能衰竭,不建议采用促排卵药物治疗。

1)氯米芬:是最常用的促排卵药物。适用于有一定内源性雌激素水平的无排卵者。作用机制是通过竞争性结合下丘脑细胞内的雌激素受体,以阻断内源性雌激素对下丘脑的负反馈作用,促使下丘脑分泌更多的 GnRH 及垂体促性腺激素。给药方法为月经第 5 日始,每日 50～100mg,连用 5 日,治疗剂量选择主要根据体重/BMI、女性年龄和不孕原因,卵泡或黄体酮监测不增加治疗妊娠率。不良反应主要包括黄体功能不足、对宫颈黏液的抗雌激素影响,黄素化未破裂卵泡综合征(LUFS)及卵质量欠佳。

2)促性腺激素：适用于低促性腺激素闭经及氯米芬促排卵失败者，促卵泡发育的制剂有：①尿促性素(HMG)，内含 FSH 和 LH 各 75U；②尿促卵泡素，包括尿提取 FSH、纯化 FSH、基因重组 FSH。促成熟卵泡排卵的制剂为绒促性素(hCG)。常用 HMG 或 FSH 和 hCG 联合用药促排卵。HMG 或 FSH 一般每日剂量 75～150U，于撤药性出血第 3～5 日开始，卵巢无反应，每隔 7～14 日增加半支(37.5IU)，直到 B 超下见优势卵泡，最大 225IU/d，待优势卵泡达成熟标准时，再使用 hCG5000～10000U 促排卵。并发症为多胎妊娠和卵巢过度刺激综合征(OHSS)。

3)促性腺激素释放激素(GnRH)：利用其天然制品促排卵，用脉冲皮下注射或静脉给药，适用于下丘脑性闭经。

(3)溴隐亭：为多巴胺受体激动剂。通过与垂体多巴胺受体结合，直接抑制垂体 PRL 分泌，恢复排卵；溴隐亭还可直接抑制垂体分泌 PRL 肿瘤细胞生长。单纯高 PRL 血症患者，每日 2.5～5mg，一般在服药的第 5～6 周能使月经恢复。垂体催乳素瘤患者，每日 5～7.5mg，敏感者在服药 3 个月后肿瘤明显缩小较少采用手术。

(4)其他激素治疗

1)肾上腺皮质激素：适用于先天性肾上腺皮质增生所致的闭经，一般用泼尼松或地塞米松。

2)甲状腺素：如甲状腺片，适用于甲状腺功能减退引起的闭经。

3.辅助生殖技术

对于有生育要求，诱发排卵后未成功妊娠，或合并输卵管问题的闭经患者或男方因素不孕者可采用辅助生殖技术治疗。

(1)生殖器畸形：如处女膜闭锁、阴道横隔或阴道闭锁，均可通过手术切开或成形，使经血流畅。宫颈发育不良若无法手术矫正，则应行子宫切除术。

(2)Asherman 综合征：多采用宫腔镜直视下分离粘连，随后加用大剂量雌激素和放置宫腔内支撑的治疗方法。术后宫腔内支撑放置 7～10 日，每日口服妊马雄酮 2.5mg，第 3 周始用醋酸甲羟孕酮每日 10mg，共 7 日，根据撤药出血量，重复上述用药 3～6 个月。宫颈狭窄和粘连可通过宫颈扩张治疗。

(3)肿瘤：卵巢肿瘤一经确诊，应予手术治疗。垂体肿瘤患者，应根据肿瘤部位、大小及性质确定治疗方案。对于催乳素瘤，常采用药物治疗，手术多用于药物治疗无效或巨腺瘤产生压迫症状者。其他中枢神经系统肿瘤，多采用手术和(或)放疗。含 Y 染色体的高促性腺激素闭经者，性腺易发生肿瘤，应行手术治疗。

# 第二节　痛经

痛经为最常见的妇科症状之一，指行经前后或月经期出现下腹部疼痛、坠胀，伴有腰酸或其他不适，症状严重影响生活质量者。痛经分为原发性和继发性两类，原发性痛经指生殖器官无器质性病变的痛经,占痛经90%以上;继发性痛经指由盆腔器质性疾病引起的痛经。本节仅叙述原发性痛经。

## 一、病因

原发性痛经的发生主要与月经时子宫内膜前列腺素(PG)含量增高有关。研究表明,痛经患者子宫内膜和月经血中 $PGF_{2\alpha}$ 和 $PGE_2$ 含量均较正常妇女明显升高。$PGF_{2\alpha}$ 含量升高是造成痛经的主要原因。是花生四烯酸脂肪酸的衍生物,在月经周期中,分泌期子宫内膜前列腺素浓度较增生期子宫内膜高。月经期因溶酶体酶溶解子宫内膜细胞而大量释放,使 $PGF_{2\alpha}$ 及 $PGE_2$ 含量增高。$PGF_{2\alpha}$ 含量高可引起子宫平滑肌过强收缩,血管挛缩,造成子宫缺血、乏氧状态而出现痛经。增多的前列腺素进入血液循环,还可引起心血管和消化道等症状。血管升压素,内源性缩宫素以及内啡肽等物质的增加也与原发性痛经有关。此外,原发性痛经还受精神、神经因素影响,疼痛的主观感受也与个体痛阈有关。无排卵的增生期子宫内膜因无黄体酮刺激,所含前列腺素浓度很低,通常不发生痛经。

## 二、临床表现

主要特点为:①原发性痛经在青春期多见,常在初潮后1~2年内发病;②疼痛多自月经来潮后开始,最早出现在经前12小时,以行经第1日疼痛最剧烈,持续2~3日后缓解,疼痛常呈痉挛性,通常位于下腹部耻骨上,可放射至腰骶部和大腿内侧;③可伴有恶心、呕吐、腹泻、头晕、乏力等症状,严重时面色发白、出冷汗;④妇科检查无异常发现。

## 三、诊断与鉴别诊断

根据月经期下腹坠痛,妇科检查无阳性体征,临床即可诊断。诊断时需与子宫内膜异位症、子宫腺肌病盆腔炎性疾病引起的继发性痛经相鉴别。继发性痛经常在初潮后数年方出现症状,多有妇科器质性疾病史或宫内节育器放置史,妇科检查有异常发现,必要时可行腹腔镜检查加以鉴别。

## 四、治疗

### (一)一般治疗

应重视心理治疗,说明月经时的轻度不适是生理反应,消除紧张和顾虑可缓解疼痛。足够的休息和睡眠、规律而适度的锻炼戒烟均对缓解疼痛有一定的帮助。疼痛不能忍受时可辅以药物治疗。

### (二)药物治疗

1.前列腺素合成酶抑制剂

通过抑制前列腺素合成酶的活性,减少前列腺素产生,防止过强子宫收缩和痉挛,从而减轻或消除痛经。该类药物治疗有效率可达80%。月经来潮即开始服用药物效果佳,连服2~3日。常用的药物有布洛芬、酮洛芬、甲氯芬那酸、双氯芬酸、甲芬那酸、萘普生。布洛芬200~400mg,每日3~4次,或酮洛芬50mg,每日3次。

2.口服避孕药

通过抑制排卵减少月经血前列腺素含量。适用于要求避孕的痛经妇女,疗效达90%以上。

# 第三节　经前期综合征

经前期综合征是指反复在黄体期出现周期性以情感、行为和躯体障碍为特征的综合征。月经来潮后,症状自然消失。

## 一、病因

病因尚无定论,可能与精神社会因素、卵巢激素失调和神经递质异常有关。

### (一)精神社会因素

经前期综合征患者对安慰剂治疗的反应率高达 30%～50%,部分患者精神症状突出,且情绪紧张时常使原有症状加重,提示社会环境与患者精神心理因素间的相互作用,参与经前期综合征的发生。

### (二)卵巢激素失调

最初认为雌、孕激素比例失调是经前期综合征的发病原因,患者孕激素不足或组织对孕激素敏感性失常,雌激素水平相对过高,引起水钠潴留,致使体重增加。近年研究发现,经前期综合征患者体内并不存在孕激素绝对或相对不足,补充孕激素不能有效缓解症状。目前认为可能与黄体后期雌、孕激素撤退有关。临床补充雌、孕激素合剂减少性激素周期性生理性变动,能有效缓解症状。

### (三)神经递质异常

经前期综合征患者在黄体后期循环中类阿片肽浓度异常降低,表现内源性类阿片肽撤退症状,影响精神、神经及行为方面的变化。其他还包括 5-羟色胺等活性改变等。

## 二、临床表现

多见于 25～45 岁妇女,症状出现于月经前 1～2 周,月经来潮后迅速减轻直至消失。主要症状归纳为如下。

### (一)躯体症状

头痛、背痛、乳房胀痛、腹部胀满、便秘、肢体水肿、体重增加、运动协调功能减退。

### (二)精神症状

易怒焦虑、抑郁、情绪不稳定、疲乏以及饮食、睡眠、性欲改变,而易怒是其主要症状。

### (三)行为改变

注意力不集中、工作效率低、记忆力减退、神经质、易激动等。周期性反复出现为其临床表现特点。

## 三、诊断与鉴别诊断

根据经前期出现周期性典型症状,诊断多不困难。诊断时一般需考虑下述 3 个因素:一是经前期综合征的症状;二是黄体晚期持续反复发生;三是对日常工作、学习产生负面影响。诊断时需与轻度精神障碍及心、肝、肾等疾病引起的水肿相鉴别。必要时可同时记录基础体温,以了解症状出现与卵巢功能的关系。

## 四、治疗

### (一)心理治疗

帮助患者调整心理状态,给予心理安慰与疏导,让精神放松,有助于减轻症状。患者症状重者可进行认知-行为心理治疗。

### (二)调整生活状态

包括合理的饮食及营养,戒烟,限制钠盐和咖啡的摄入。适当的身体锻炼,可协助缓解神经紧张和焦虑。

### (三)药物治疗

1.抗焦虑药

适用于有明显焦虑症状者。阿普唑仑经前用药,0.25mg,每日 2～3 次口服,逐渐增量,最大剂量为每日 4mg,用至月经来潮第 2～3 日。

2.抗忧郁症药

适用于有明显忧郁症状者。氟西汀能选择性抑制中枢神经系统 5-羟色胺的再摄取。黄体期用药,20mg,每日 1 次口服,能明显缓解精神症状及行为改变,但对躯体症状疗效不佳。

3.醛固酮受体的竞争性抑制剂

螺内酯 20～40mg,每日 2～3 次口服,可拮抗醛固酮而利尿,减轻水潴留,对改善精神症状也有效。

4.维生素 $B_6$

可调节自主神经系统与下丘脑-垂体-卵巢轴的关系,还可抑制催乳素合成。10～20mg,每日 3 次口服,可改善症状。

5.口服避孕药

通过抑制排卵缓解症状,并可减轻水钠潴留症状,抑制循环和内源性激素波动的方法。也可用促性腺激素释放激素激动剂(GnRH-a)抑制排卵。连用 4～6 个周期。

# 第四节　绝经综合征

绝经综合征指妇女绝经前后出现性激素波动或减少所致的一系列躯体及精神心理症状。绝经分为自然绝经和人工绝经。自然绝经指卵巢内卵泡生理性耗竭所致的绝经;人工绝经指两侧卵巢经手术切除或放射线照射等所致的绝经。人工绝经者更易发生绝经综合征。

## 一、内分泌变化

绝经前后最明显变化是卵巢功能衰退,随后表现为下丘脑-垂体功能退化。

### (一)雌激素

卵巢功能衰退的最早征象是卵泡对 FSH 敏感性降低,FSH 水平升高。绝经过渡早期雌激素水平波动很大,由于 FSH 升高对卵泡过度刺激引起雌二醇分泌过多,甚至可高于正常卵泡期水平,因此整个绝经过渡期雌激素水平并非逐渐下降,只是在卵泡完全停止生长发育后,雌激素水平才迅速下降。

绝经后卵巢极少分泌雌激素,但妇女循环中仍有低水平雌激素,主要来自肾上腺皮质和来自卵巢的雄烯二酮经周围组织中芳香化酶转化的雌酮。绝经后妇女循环中雌酮($E_1$)高于雌二醇($E_2$)。

**(二)黄体酮**

绝经过渡期卵巢尚有排卵功能,仍有黄体酮分泌。但因卵泡期延长,黄体功能不良,导致黄体酮分泌减少。绝经后无黄体酮分泌。

**(三)雄激素**

绝经后雄激素来源于卵巢间质细胞及肾上腺,总体雄激素水平下降。其中雄烯二酮主要来源于肾上腺,量约为绝经前的一半。卵巢主要产生睾酮,由于升高的 LH 对卵巢间质细胞的刺激增加,使睾酮水平较绝经前增高。

**(四)促性腺激素**

绝经过渡期 FSH 水平升高,呈波动型,LH 仍在正常范围,FSH/LH 仍<1。绝经后雌激素水平降低,诱导下丘脑释放促性腺激素释放激素增加,刺激垂体释放 FSH 和 LH 增加,其中 FSH 升高较 LH 更显著,FSH/LH>1。卵泡闭锁导致雌激素和抑制素水平降低以及 FSH 水平升高,是绝经的主要信号。

**(五)促性腺激素**

释放激素绝经后 CnRH 分泌增加,并与 LH 相平衡。

**(六)抑制素**

绝经后妇女血抑制素水平下降,较雌二醇下降早且明显,可能成为反映卵巢功能衰退更敏感的指标。

## 二、临床表现

**(一)近期症状**

1.月经紊乱

月经紊乱是绝经过渡期的常见症状,由于稀发排卵或无排卵,表现为月经周期不规则、经期持续时间长及经量增多或减少。此期症状的出现取决于卵巢功能状态的波动性变化。

2.血管舒缩症状

主要表现为潮热,为血管舒缩功能不稳定所致,是雌激素降低的特征性症状。其特点是反复出现短暂的面部和颈部及胸部皮肤阵阵发红,伴有轰热,继之出汗。一般持续1~3分钟。症状轻者每日发作数次,严重者十余次或更多,夜间或应激状态易促发。该症状可持续1~2年,有时长达5年或更长。潮热严重时可影响妇女的工作、生活和睡眠,是绝经后期妇女需要性激素治疗的主要原因。

3.自主神经失调症状

常出现如心悸眩晕、头痛失眠、耳鸣等自主神经失调症状。

4.精神神经症状

围绝经期妇女常表现为注意力不易集中,并且情绪波动大,如激动易怒、焦虑不安或情绪低落、抑郁、不能自我控制等情绪症状。记忆力减退也较常见。

### (二)远期症状

**1.泌尿生殖道症状**

主要表现为泌尿生殖道萎缩症状'出现阴道干燥、性交困难及反复阴道感染,排尿困难、尿痛、尿急等反复发生的尿路感染。

**2.骨质疏松**

绝经后妇女雌激素缺乏使骨质吸收增加,导致骨量快速丢失而出现骨质疏松。50岁以上妇女半数以上会发生绝经后骨质疏松,一般发生在绝经后5～10年内,最常发生在椎体。

**3.阿尔茨海默病**

绝经后期妇女比老年男性患病风险高,可能与绝经后内源性雄激素水平降低有关。

**4.心血管病变**

绝经后妇女糖脂代谢异常增加,动脉硬化冠心病的发病风险较绝经前明显增加,可能与雌激素低下有关。

## 三、诊断

根据病史及临床表现不难诊断。但需注意除外相关症状的器质性病变及精神疾病,卵巢功能评价等实验室检查有助于诊断。

### (一)血清 FSH 值及 $E_2$ 值测定

检查血清 FSH 值及 $E_2$ 值了解卵巢功能。绝经过渡期血清 FSH>10U/L,提示卵巢储备功能下降。闭经,FSH>40U/L 且 $E_2$<10～20pg/mL,提示卵巢功能衰竭。

### (二)氯米芬兴奋试验

月经第5日起口服氯米芬,每日50mg,共5日,停药第1日测血清 FSH>12U/L,提示卵巢储备功能降低。

## 四、治疗

治疗目标:应能缓解近期症状,并能早期发现、有效预防骨质疏松症、动脉硬化等老年性疾病。

### (一)一般治疗

通过心理疏导,使绝经过渡期妇女了解绝经过渡期的生理过程,并以乐观的心态相适应。必要时选用适量镇静药以助睡眠,如睡前服用艾司唑仑2.5mg。谷维素有助于调节自主神经功能,口服20mg,每日3次。鼓励建立健康生活方式,包括坚持身体锻炼,健康饮食,增加日晒时间,摄入足量蛋白质及含钙丰富食物,预防骨质疏松。

### (二)激素补充治疗(HRT)

有适应证且无禁忌证时选用。HRT 是针对绝经相关健康问题而采取的一种医疗措施,可有效缓解绝经相关症状,从而改善生活质量。

**1.适应证**

(1)绝经相关症状:潮热、盗汗、睡眠障碍、疲倦、情绪障碍如易激动、烦躁、焦虑、紧张或情绪低落等。

(2)泌尿生殖道萎缩相关的问题:阴道干涩、疼痛、排尿困难、性交痛、反复发作的阴道炎、反复泌尿系统感染、夜尿多、尿频和尿急。

(3)低骨量及骨质疏松症:有骨质疏松症的危险因素(如低骨量)及绝经后期骨质疏松症。

2.禁忌证

已知或可疑妊娠、原因不明的阴道流血、已知或可疑患有乳腺癌、已知或可疑患有性激素依赖性恶性肿瘤、最近 6 个月内患有活动性静脉或动脉血栓栓塞性疾病、严重肝及肾功能障碍、血卟啉症、耳硬化症、脑膜瘤(禁用孕激素)等。

3.慎用情况

慎用情况并非禁忌证,但在 HRT 应用前和应用过程中,应该咨询相关专业的医师,共同确定应用 HRT 的时机和方式,并采取比常规随诊更为严密的措施,监测病情的进展。慎用情况包括:子宫肌瘤、子宫内膜异位症、子宫内膜增生史、尚未控制的糖尿病及严重高血压、有血栓形成倾向、胆囊疾病、癫痫、偏头痛、哮喘、高催乳素血症、系统性红斑狼疮、乳腺良性疾病、乳腺癌家族史,及已完全缓解的部分妇科恶性肿瘤,如宫颈鳞癌、子宫内膜癌、卵巢上皮性癌等。

4.制剂及剂量选择

主要药物为雌激素,可辅以孕激素。单用雄激素治疗仅适用于子宫已切除者,单用孕激素适用于绝经过渡期功能失调性子宫出血。剂量和用药方案应个体化,以最小剂量且有效为佳。

(1)雌激素制剂:应用雌激素原则上应选择天然制剂。常用雌激素有:①戊酸雌二醇:每日口服 0.5～2mg;②结合雌激素:每日口服 0.3～0.625mg;③17β-雌二醇经皮贴膜:有每周更换两次和每周更换一次剂型;④尼尔雌醇:为合成长效雌三醇衍生物。每 2 周服 1～2mg。

(2)组织选择性雌激素活性调节剂:替勃龙,根据靶组织不同,其在体内的 3 种代谢物分别表现出雌激素、孕激素及弱雄激素活性。每日口服 1.25～2.5mg。

(3)孕激素制剂:常用醋酸甲羟孕酮(MPA),每日口服 2～6mg。近年来倾向于选用天然孕激素制剂,如微粒化孕酮,每日口服 100～300mg。

5.用药途径及方案

心态相适应。必要时选用适量镇静药以助睡眠,如睡前服用艾司唑仑 2.5mg。谷维素有助于调节自主神经功能,口服 20mg,每日 3 次。鼓励建立健康生活方式,包括坚持身体锻炼,健康饮食,增加日晒时间,摄入足量蛋白质及含钙丰富食物,预防骨质疏松。

(1)口服:主要优点是血药浓度稳定,但对肝脏有一定损害,还可刺激产生肾素底物及凝血因子。用药方案有:①单用雌激素:适用于已切除子宫的妇女;②雌、孕激素联合:适用于有完整子宫的妇女,包括序贯用药和联合用药:前者模拟生理周期,在用雌激素的基础上,每后半月加用孕激素 10～14 日。两种用药又分周期性和连续性,前者每周期停用激素 5～7 日,有周期性出血,也称为预期计划性出血,适用于年龄较轻、绝经早期或愿意有月经样定期出血的妇女;后者连续性用药,避免周期性出血,适用于年龄较长或不愿意有月经样出血的绝经后期妇女。

(2)胃肠道外途径:能缓解潮热,防止骨质疏松,能避免肝脏首过效应,对血脂影响较小。①经阴道给药:常用药物有 E$_3$ 栓和 E$_2$ 阴道环及结合雌激素霜。主要用于治疗下泌尿生殖道局部低雌激素症状。②经皮肤给药:包括皮肤贴膜及涂胶,主要药物为 17P-雌二醇,每周使用 1～2 次。可使雌激素水平恒定,方法简便。

6.用药剂量与时间

选择最小剂量和与治疗目的相一致的最短时期,在卵巢功能开始衰退并出现相关症状时即可应用。需定期评估,明确受益大于风险方可继续应用。停止雌激素治疗时,一般主张应缓慢减量或间歇用药,逐步停药,防止症状复发。

7.不良反应及危险性

(1)子宫出血:性激素补充治疗时的子宫异常出血,多为突破性出血,必须高度重视,查明原因,必要时行诊断性刮宫,排除子宫内膜病变。

(2)性激素不良反应:①雌激素:剂量过大可引起乳房胀、白带多、头痛、水肿、色素沉着等,应酌情减量,或改用雌三醇。②孕激素:不良反应包括抑郁、易怒、乳房痛和水肿,患者常不易耐受。③雄激素:有发生高血脂、动脉粥样硬化、血栓栓塞性疾病危险,大量应用出现体重增加、多毛及痤疮,口服时影响肝功能。

(3)子宫内膜癌:长期单用雌激素,可使子宫内膜异常增生和子宫内膜癌危险性增加,此种危险性依赖于用药持续时间长短及用药剂量大小。而联合应用雌孕激素,不增加子宫内膜癌发病风险。

(4)卵巢癌:长期应用 HRT,卵巢癌的发病风险可能增加。

(5)乳腺癌:应用天然或接近天然的雌孕激素可使增加乳腺癌的发病风险减小,但乳腺癌患者仍是 HRT 的禁忌证。

(6)心血管疾病及血栓性疾病:绝经对心血管疾病的发生有负面影响,HRT 对降低心血管疾病发生有益,但一般不主张 HRT 作为心血管疾病的二级预防。没有证据证明天然雌孕激素会增加血栓风险,但对于有血栓疾病者尽量选择经皮给药。

(7)糖尿病:HRT 能通过改善胰岛素抵抗而明显降低糖尿病风险。

**(三)非激素类药物**

1.选择性 5-羟色胺再摄取抑制剂

盐酸帕罗西汀 20mg,每日 1 次早晨口服,可有效改善血管舒缩症状及精神神经症状。

2.钙剂

氨基酸螯合钙胶囊每日口服 1 粒(含 1g),可减缓骨质失。

3.维生素 D

适用于围绝经期妇女缺少户外活动者,每日口服 400～500U,与钙剂合用有利于钙的完全吸收。

# 第五节　多囊卵巢综合征

多囊卵巢综合征(PCOS)是一种最常见的妇科内分泌疾病之一。在临床上以雄激素过高的临床或生化表现、持续无排卵、卵巢多囊改变为特征,常伴有胰岛素抵抗和肥胖。其病因至今尚未阐明,目前研究认为,其可能是由于某些遗传基因与环境因素相互作用所致。因 Stein 和 Leventhal 于 1935 年首先报道,故又称 Stein-Leventhal 综合征。

## 一、内分泌特征与病理生理

内分泌特征有：①雄激素过多；②雌酮过多；③黄体生成激素/卵泡刺激素（LH/FSH）比值增大；④胰岛素过多。产生这些变化的可能机制涉及：

### （一）下丘脑-垂体-卵巢轴调节功能异常

由于垂体对促性腺激素释放激素（GnRH）敏感性增加，分泌过量 LH，刺激卵巢间质卵泡膜细胞产生过量雄激素。卵巢内高雄激素抑制卵泡成熟，不能形成优势卵泡，但卵巢中的小卵泡仍能分泌相当于早卵泡期水平的雌二醇（$E_2$），加之雄烯二酮在外周组织芳香化酶作用下转化为雌酮（$E_1$），形成高雌酮血症。持续分泌的雌酮和一定水平雌二醇作用于下丘脑及垂体，对 LH 分泌呈正反馈，使 LH 分泌幅度及频率增加，呈持续高水平，无周期性，不形成月经中期 LH 峰，故无排卵发生。雌激素又对 FSH 分泌呈负反馈，使 FSH 水平相对降低，LH/FSH 比例增大。高水平 LH 又促进卵巢分泌雄激素，低水平 FSH 持续刺激，使卵巢内小卵泡发育停止，无优势卵泡形成，从而形成雄激素过多、持续无排卵的恶性循环，导致卵巢多囊样改变。

### （二）胰岛素抵抗和高胰岛素血症

外周组织对胰岛素的敏感性降低，胰岛素的生物学效能低于正常，称为胰岛素抵抗。约50％患者存在不同程度的胰岛素抵抗及代偿性高胰岛素血症。过量胰岛素作用于垂体的胰岛素受体，可增强 LH 释放并促进卵巢和肾上腺分泌雄激素，又通过抑制肝脏性激素结合球蛋白（SH-BG）合成，使游离睾酮增加。

### （三）肾上腺内分泌功能异常

50％患者存在脱氢表雄酮（DHEA）及脱氢表雄酮硫酸盐（DHEAS）升高，可能与肾上腺皮质网状带 P450cl7a 酶活性增加、肾上腺细胞对促肾上腺皮质激素（ACTH）敏感性增加和功能亢进有关。脱氢表雄酮硫酸盐升高提示过多的雄激素来自肾上腺。

## 二、病理

### （一）卵巢变化

大体检查：双侧卵巢均匀性增大，为正常妇女的 2～5 倍，呈灰白色，包膜增厚、坚韧。切面见卵巢白膜均匀性增厚，较正常厚 2～4 倍，白膜下可见大小不等、≥12 个囊性卵泡，直径在 2～9mm。镜下见白膜增厚、硬化，皮质表层纤维化，细胞少，血管显著存在。白膜下见多个不成熟阶段呈囊性扩张的卵泡及闭锁卵泡，无成熟卵泡生成及排卵迹象。

### （二）子宫内膜变化

因无排卵，子宫内膜长期受雌激素刺激，呈现不同程度增生性改变，如单纯型增生、复杂型增生，甚至呈不典型增生。长期持续无排卵增加子宫内膜癌的发生概率。

## 三、临床表现

PCOS 多起病于青春期，主要临床表现包括月经失调、雄激素过量和肥胖。

### （一）月经失调

为最主要症状。多表现为月经稀发（周期 35 日至 6 个月）或闭经，闭经前常有经量过少或月经稀发。也可表现为不规则子宫出血，月经周期或经期或经量无规律性。

### (二)不孕

生育期妇女因排卵障碍导致不孕。

### (三)多毛、痤疮

是高雄激素血症最常见表现。出现不同程度多毛，以性毛为主，阴毛浓密且呈男性型倾向，延及肛周、腹股沟或腹中线，也有上唇细须或乳晕周围有长毛出现等。油脂性皮肤及痤疮常见，与体内雄激素积聚刺激皮脂腺分泌旺盛有关。

### (四)肥胖

50%以上患者肥胖(体重指数≥25kg/m²)，且常呈腹部肥胖型(腰围/臀围≥0.80)。肥胖与胰岛素抵抗雄激素过多、游离睾酮比例增加及与瘦素抵抗有关。

### (五)黑棘皮症

阴唇、颈背部、腋下、乳房下和腹股沟等处皮肤皱褶部位出现灰褐色色素沉着，呈对称性，皮肤增厚，质地柔软。

## 四、辅助检查

### (一)基础体温测定

表现为单相型基础体温曲线。

### (二)B超检查

见卵巢增大，包膜回声增强，轮廓较光滑，间质回声增强；一侧或两侧卵巢各有12个以上直径为2~9mm无回声区，围绕卵巢边缘，呈车轮状排列，称为"项链征"。连续监测未见主导卵泡发育及排卵迹象。

### (三)诊断性刮宫

应选在月经前数日或月经来潮6小时内进行，刮出的子宫内膜呈不同程度增生改变，无分泌期变化。

### (四)腹腔镜检查

见卵巢增大，包膜增厚，表面光滑，呈灰白色，有新生血管。包膜下显露多个卵泡，无排卵征象，无排卵孔、无血体、无黄体。镜下取卵巢活组织检查可确诊。

### (五)内分泌测定

#### 1.血清雄激素

睾酮水平通常不超过正常范围上限2倍，雄烯二酮常升高，脱氢表雄酮、硫酸脱氢表雄酮正常或轻度升高。

#### 2.血清FSH、LH

血清FSH正常或偏低，LH升高，但无排卵前LH峰值出现。LH/FSH比值≥2~3。LH/FSH比值升高多出现于非肥胖型患者，肥胖患者因瘦素等因素对中枢LH的抑制作用，LH/FSH比值也可在正常范围。

#### 3.血清雌激素

雌酮(E)升高，雌二醇(E2)正常或轻度升高，并恒定于早卵泡期水平，E,E2>1，高于正常周期。

4.尿17-酮类固醇

正常或轻度升高。正常时提示雄激素来源于卵巢,升高时提示肾上腺功能亢进。

5.血清催乳素(PRL)

20%～35%的PCOS患者可伴有血清PRL轻度增高。

6.其他

腹部肥胖型患者,应检测空腹血糖及口服葡萄糖耐量试验(OCTT),还应检测空腹胰岛素(正常<20mU/L)及葡萄糖负荷后血清胰岛素(正常<150mU/L)。肥胖型患者可有三酰甘油增高。

## 五、诊断

PCOS的诊断为排除性诊断。目前较多采用的诊断标准是欧洲生殖和胚胎医学会与美国生殖医学会2003年提出的鹿特丹标准:①稀发排卵或无排卵;②高雄激素的临床表现和(或)高雄激素血症;③卵巢多囊改变:超声提示一侧或双侧卵巢直径2～9mm的卵泡为12个,和(或)卵巢体积奋10mL;④3项中符合2项并排除其他高雄激素病因,如先天性肾上腺皮质增生、库欣综合征、分泌雄激素的肿瘤。

## 六、鉴别诊断

### (一)卵泡膜细胞增生症

临床表现及内分泌检查与PCOS相仿但更严重,血睾酮高值,血硫酸脱氢表雄酮正常,LH/FSH比值可正常。卵巢活组织检查,镜下见卵巢皮质黄素化的卵泡膜细胞群,皮质下无类似PCOS的多个小卵泡。

### (二)肾上腺皮质增生或肿瘤

血清硫酸脱氢表雄酮值超过正常范围上限2倍时,应与肾上腺皮质增生或肿瘤相鉴别。肾上腺皮质增生患者的血17α-羟孕酮明显增高,ACTH兴奋试验反应亢进,地塞米松抑制试验抑制率≤0.70。肾上腺皮质肿瘤患者对上述两项试验均无明显反应。

### (三)分泌雄激素的卵巢肿瘤

卵巢睾丸母细胞瘤、卵巢门细胞瘤等均可产生大量雄激素。多为单侧、实性肿瘤。超声、CT或MRI可协助定位。

### (四)其他

催乳素水平升高明显,应排除垂体催乳素腺瘤。

## 七、治疗

### (一)调整生活方式

对肥胖型多囊卵巢综合征患者,应控制饮食和增加运动以降低体重和缩小腰围,可增加胰岛素敏感性,降低胰岛素、睾酮水平,从而恢复排卵及生育功能。

### (二)药物治疗

1.调节月经周期

定期合理应用药物,对抗雄激素作用并控制月经周期非常重要。

(1)孕药:为雌孕激素联合周期疗法,孕激素通过负反馈抑制垂体LH异常高分泌,减少卵巢产生雄激素,并可直接作用于子宫内膜,抑制子宫内膜过度增生和调节月经周期;雌激素可促进肝脏产生性激素结合球蛋白(SHBG),导致游离睾酮减少。常用口服短效避孕药,周期性服用,疗程一般为3～6个月,可重复使用。能有效抑制毛发生长和治疗痤疮。

(2)孕激素后半周期疗法:可调节月经并保护子宫内膜。对LH过高分泌同样有抑制作用。亦可达到恢复排卵效果。

2.降低血雄激素水平

(1)糖皮质激素:适用于多囊卵巢综合征的雄激素过多为肾上腺来源或肾上腺和卵巢混合来源者。常用药物为地塞米松,每晚0.25mg口服,能有效抑制脱氢表雄酮硫酸盐浓度。剂量不宜超过每日0.5mg,以免过度抑制垂体-肾上腺轴功能。

(2)环丙孕酮:为17α-羟孕酮类衍生物,具有很强的抗雄激素作用,能抑制垂体促性腺激素的分泌,使体内睾酮水平降低。与炔雌醇组成口服避孕药,对降低高雄激素血症和治疗高雄激素体征有效。

(3)螺内酯:是醛固酮受体的竞争性抑制剂,抗雄激素机制是抑制卵巢和肾上腺合成雄激素,增强雄激素分解,并有在毛囊竞争雄激素受体作用。抗雄激素剂量为每日40～200mg,治疗多毛需用药6～9个月。出现月经不规则,可与口服避孕药联合应用。

3.改善胰岛素抵抗

对肥胖或有胰岛素抵抗患者常用胰岛素增敏剂。二甲双胍可抑制肝脏合成葡萄糖,增加外周组织对胰岛素的敏感性。通过降低血胰岛素水平达到纠正患者高雄激素状态,改善卵巢排卵功能,提高促排卵治疗的效果。常用剂量为每次口服500mg,每日2～3次。

4.诱发排卵

对有生育要求者在生活方式调整、抗雄激素和改善胰岛素抵抗等基础治疗后,进行促排卵治疗。氯米芬为一线促排卵药物,氯米芬抵抗患者可给予二线促排卵药物,如促性腺激素等。诱发排卵时易发生卵巢过度刺激综合征,需严密监测,加强预防措施。

**(三)手术治疗**

1.腹腔镜下卵巢打孔术(LOD)

对LH和游离睾酮升高者效果较好。LOD的促排卵机制为,破坏产生雄激素的卵巢间质,间接调节垂体-卵巢轴,使血清LH及睾酮水平下降,增加妊娠机会,并可能降低流产的危险。在腹腔镜下对多囊卵巢应用电针或激光打孔,每侧卵巢打孔4个为宜,并且注意打孔深度和避开卵巢门,可获得90%排卵率和70%妊娠率。LOD可能出现的问题有治疗无效、盆腔粘连及卵巢功能低下。

2.卵巢楔形切除术

将双侧卵巢各楔形切除1/3可降低雄激素水平,减轻多毛症状,提高妊娠率。术后卵巢周围粘连发生率较高,临床已不常用。

# 第六节 高催乳素血症

各种原因导致血清催乳素(PRL)异常升高,>1.14nmol/L(25μg/L),称为高催乳素血症。

## 一、病因和发病机制

### (一)下丘脑疾病

颅咽管瘤、炎症等病变影响催乳素抑制因子(PIF)的分泌,导致催乳素升高。

### (二)垂体疾病

是引起高催乳素血症最常见的原因,以垂体催乳素瘤最常见。1/3 以上患者为垂体微腺瘤(直径<1cm)。空蝶鞍综合征也可使血清催乳素增高。

### (三)原发性甲状腺功能减退症

促甲状腺激素释放激素增多,刺激垂体催乳素分泌。

### (四)特发性高催乳素血症

血清催乳素增高,多为 2.73～4.55nmL/L,但未发现垂体或中枢神经系统疾病。部分患者数年后发现垂体微腺瘤。

### (五)其他

多囊卵巢综合征、自身免疫性疾病、创伤(垂体柄断裂或外伤)、长期服抗精神病药、抗忧郁症药、抗癫痫药、抗高血压药、抗胃溃疡药和阿片类药物均可引起血清催乳素轻度或明显升高。

## 二、临床表现

### (一)月经紊乱及不育

85%以上患者有月经紊乱。生育年龄患者可不排卵或黄体期缩短,表现为月经少、稀发甚至闭经。青春期前或青春期早期妇女可出现原发性闭经,生育期后多为继发性闭经。无排卵可导致不育。

### (二)溢乳

是本病的特征之一。闭经-溢乳综合征患者中约 2/3 存在高催乳素血症,其中有 1/3 患垂体微腺瘤。溢乳通常表现为双乳流出或可挤出非血性乳白色或透明液体。

### (三)头痛、眼花及视觉障碍

垂体腺瘤增大明显时,由于脑脊液回流障碍及周围脑组织和视神经受压,可出现头痛、眼花呕吐、视野缺损及动眼神经麻痹等症状。

### (四)性功能改变

由于垂体 LH 与 FSH 分泌受抑制,出现低雌激素状态,表现为阴道壁变薄或萎缩,分泌物减少,性欲减退。

## 三、诊断

### (一)临床症状

对出现月经紊乱及不育、溢乳、闭经、多毛、青春期延迟者,应考虑本病。

**（二）血液学检查**

血清催乳素＞1.14nmol/L（25μg/L）可确诊为高催乳素血症。检测最好在上午 9～12 时。

**（三）影像学检查**

当血清催乳素＞4.55mol/L（10μg/L）时，应行垂体 MRI 检查，明确是否存在垂体微腺瘤或腺瘤。

**（四）眼底检查**

由于垂体腺瘤可侵犯和（或）压迫视交叉，引起视盘水肿；也可因肿瘤压迫视交叉致使视野缺损，因而眼底、视野检查有助于确定垂体腺瘤的大小及部位，尤其适用于孕妇。

## 四、治疗

确诊后应明确病因，及时治疗，治疗手段有药物治疗、手术治疗及放射治疗。

**（一）药物治疗**

1.甲磺酸溴隐亭

系多肽类麦角生物碱，选择性激动多巴胺受体，能有效降低催乳素。溴隐亭对功能性或肿瘤引起的催乳素水平升高均能产生抑制作用。溴隐亭治疗后能缩小肿瘤体积，使闭经-溢乳妇女月经和生育能力得以恢复。在治疗垂体微腺瘤时，常用方法为：第 1 周 1.25mg，每晚 1 次；第 2 周 1.25mg，每日 2 次；第 3 周 1.25mg，每日晨服，2.5mg，每晚服；第 4 周及以后 2.5mg，每日 2 次，3 个月为一疗程。主要不良反应有恶心、头痛、眩晕、疲劳、嗜睡、便秘、直立性低血压等，用药数日后可自行消失。新型溴隐亭长效注射剂可克服口服造成的胃肠功能紊乱。用法为 50～100mg，每 28 日注射 1 次，起始剂量为 50mg。

2.喹高利特

为作用于多巴胺 $D_2$ 受体的多巴胺激动剂。多用于甲磺酸溴隐亭不良反应无法耐受时。每日 25pμg，连服 3 日，随后每 3 日增加 25μg，直至获得最佳效果。

3.维生素 $B_6$

20～30mg，每日 3 次口服，和甲磺酸溴隐亭同时使用起协同作用。

**（二）手术治疗**

当垂体肿瘤产生明显压迫及神经系统症状或药物治疗无效时，应考虑手术切除肿瘤。手术前短期服用溴隐亭能使垂体肿瘤缩小，术中出血减少，有助于提高疗效。

**（四）放射治疗**

用于不能坚持或耐受药物治疗者，不愿手术者，不能耐受手术者。放射治疗显效慢，可能引起垂体功能低下、视神经损伤、诱发肿瘤等并发症，不主张单纯放疗。

# 第七节　卵巢功能不全

卵巢功能不全：是指女性在 40 岁以前出现卵巢功能减退的现象。POI 的发病率占成年女性的 1％～3％，原发性闭经患者中发病率为 10％～28％。

## 一、病因

(1)染色体异常 Turner's 综合征。

(2)先天发育缺陷:卵巢不发育或先天缺陷。

(3)自身免疫性疾病:卵巢产生自身免疫性抗体,常常与另一种自身免疫病同时存在,如风湿性关节炎,甲状腺炎、重症肌无力等。有人用 EUS 法测定,发现 POI 者均可测到卵巢与卵子的特殊抗体,其中抗卵巢抗体占 47%,抗卵子抗体占 47%,抗二者的抗体有 69%。经免疫治疗后,二例妊娠,其卵巢抗体也下降。

(4)基因突变:动物实验表明,LHβ 单位基因突变也是导致 POI 的可能因素,现已发现的可能与 POI 有关的基因还有,FSNR,LH,LHR,GHF-QB,DiADHZ 等。

(5)卵巢物理性损害:如感染(幼儿患腮腺炎);抗癌治疗中的放疗,化疗。

(6)卵巢切除:由于癌或其他孕因行手术切除。

(7)其他:已明原因的卵巢供血障碍导致 P01。也有人将 POI 误为无反应性卵巢,自身免疫病和原因不明的无卵泡三类。

多囊卵巢综合征:临床上有月经异常、不孕、多毛、肥胖等症状,诊断要结合临床的综合表现,如长期不排卵、男性激素过高等,诊断要做激素水平(尿促卵泡素、黄体生成素)检查和超声波检查,并排除其他疾病。

子宫内膜异位症:妇科专家指出,患者通常有痛经、性交痛、慢性下腹部疼痛等,易导致长期不排卵黄体功能不全,从而出现不孕或早期流产。

盆腔炎:会有阴道不正常分泌物与下腹部疼痛,严重的还会有卵巢输卵管脓肿及盆腔粘连。此外,某些肿瘤也会分泌雄性激素,破坏女性体内的内分泌平衡。

高龄:女性的年龄超过 35 岁。卵巢功能不全,排卵遭到障碍,引女性不孕。

## 二、临床表现

### (一)月经的改变

闭经是 POI 的主要临床表现。POI 发生在青春期前表现为原发闭经,且没有第二性征发育;发生在青春期后则表现为继发闭经,40 岁以前月经终止,往往有第二性征发育。POI 前月经改变的形式很不一致,约有 50% 患者会有月经稀发或不规则子宫出血;25% 患者突然出现闭经。

有染色体缺陷的 POI 患者多有先天性卵巢发育不全,卵巢储备极差,POI 发生更早,甚至未能达到青春发育期,因而表现为原发闭经。多数 POI 患者卵巢功能衰退发生的过程是突然的且不可逆的,少数患者这一过程会持续一段时间,相当于自然绝经的过渡期。临床上偶有已诊断为 POI 后又出现所谓一过性的卵巢功能恢复,表现为恢复正常月经,甚至有 POI 患者妊娠的报道,但随着 POI 确诊后时间的延长,卵巢功能恢复的机会也就越小。

### (二)雌激素缺乏表现

由于卵巢功能衰退,POI 患者除不育外,也会像绝经妇女那样出现一组雌激素低下症候群,如潮热、出汗等血管舒缩症状,抑郁、焦虑、失眠、记忆力减退等神经精神症状,以及外阴瘙痒、阴道烧灼感、阴道干涩、性交痛和尿痛、尿急、尿频、排尿困难等泌尿生殖道症状。这些症状在原发闭经的 POI 患者中相对少见。

### 三、实验室检查

#### (一)性激素水平测定

血清激素水平测定显示 FSH 水平升高,雌激素水平下降是 POI 患者的最主要特征和诊断依据,一般 FSH>40U/L,雌二醇<73.2pmol/L(20pg/1)。其中最敏感的是血清 FSH 水平升高,FSH 升高是 POI 的早期指标。偶尔 POI 患者会有暂时的卵巢功能恢复,经连续测定血清性激素发现,几乎半数 POI 妇女表现有间断性卵巢功能恢复,即血清雌二醇水平在 183pmol/L 以上,甚至有近 20% 妇女可出现间断排卵,即血清黄体酮水平超过 9.5nmol/L。

这种现象的病理生理特点与绝经过渡期相似,此期间卵巢内残存的卵泡仍有间断活动,导致性激素水平的波动性和不稳定性。因此,仅一次测定显示 FSH 水平升高不能断定卵巢功能一定完全衰竭,有时需重复测定,FSH 持续升高提示 POI 可能。应该注意的是,血清 FSH 水平并不能够一定反应卵巢中原始卵泡的数目,FSH 升高只是窦状卵泡在发育过程中缺乏雌激素和抑制素的负反馈时的表现。

#### (二)超声检查

多数 POI 患者盆腔超声显示卵巢和子宫缩小,卵巢中无卵泡。但染色体核型正常的 POI 患者有 1/3 以上盆腔超声检查可有卵泡存在,有报道在确诊卵巢早衰 6 年以后,超声仍可发现卵巢中有卵泡存在,但多数妇女这些卵泡不具有正常功能,卵泡直径与血清雌二醇水平之间也无相关性。对这种现象有两种解释,一种可能是卵巢中确有残存的卵泡,另一种可能是所谓"卵巢不敏感综合征",即卵巢中有卵泡,但对 FSH 反应不敏感,因而卵泡不能发育。可能与卵巢中 FSH 受体缺陷有关,确切病因尚不清楚。临床上很难与 POI 鉴别,卵巢活检发现较多的原始卵泡方能诊断。超声检查还可发现有无生殖道解剖学结构的异常,如生殖道畸形、阙如等。

#### (三)骨密度测定

POI 患者可有低骨量和骨质疏松症表现,其原因是低峰值骨量和骨丢失率增加。年轻妇女如果在骨峰值形成以前出现 POI,其雌激素缺乏状态要比正常绝经妇女长得多,且雌激素过早缺乏引起骨吸收速度加快,骨丢失增加,因此更容易引起骨质疏松症。文献报道,染色体正常的自发性 POI 妇女中有 2/3 骨密度低于同龄正常妇女均值 1SD,骨密度的改变会使髋部骨折危险性增加 216 倍。

#### (四)身免疫指标和内分泌指标测定

自身免疫性疾病的检测包括血钙、磷、空腹血糖、清晨皮质醇、游离 T4、TSH、甲状腺抗体、全血计数、血沉、总蛋白、清蛋白/球蛋白比例、风湿因子、抗核抗体等。

检测抗卵巢抗体的临床意义目前尚不肯定。抗卵巢抗体与卵巢炎的严重程度并无相关性,而且并不能预示是否会发生以及何时会发生卵巢功能衰退。

用市售试剂盒检测可有 1/3 正常妇女会有抗核抗体阳性。有研究显示肾上腺功能衰竭妇女类固醇细胞抗体阳性者可能会发生 POI。对可疑自身免疫性疾病患者应检查自身抗体、血沉、免疫球蛋白、类风湿因子等。有临床指征时,可进行甲状腺功能(血甲状腺激素、促甲状腺素)、肾上腺功能(血及尿皮质醇、血电解质)、甲状旁腺功能(甲状旁腺素)及血糖指标的测定。

**（五）其他检查**

目前还没有非侵入性的检查来确定卵泡数目及功能，通过卵巢活检诊断卵巢炎或判断是否有卵泡存在对 POI 诊断的意义目前尚未肯定，因为卵巢活检对确认 POI 的分型没有帮助，而且有报道卵巢活检发现卵巢中缺乏卵泡者也有妊娠可能，故建议不常规进行。

目前可通过 GnRH 类似物进行刺激试验和用氯米芬促排卵试验来判断卵巢功能。孕激素撤退试验意义并不大，因为有些 POI 前驱患者有时可以产生足够的雌激素而使孕激素撤退试验阳性。对一些继发闭经未生育者及所有原发闭经患者应进行染色体核型检查，对有 Y 染色体的患者应尽早行双侧性腺切除以预防性腺肿瘤的发生。

**四、诊断**

公认的卵巢早衰的诊断标准是 40 岁以前出现至少 4 个月以上闭经，并有 2 次或以上血清 FSH＞40U/L（两次检查间隔 1 个月以上），雌二醇水平＜73.2mo/L。病史、体格检查及其他辅助实验室检查可有助于相关病因疾病的诊断。

**（一）病史**

对患者进行详细的病史采集，包括初潮年龄、闭经前月经情况、闭经期限，有无闭经的诱因（精神刺激、环境毒物等因素），有无使用药物史，有无癌症化疗史、放疗史，卵巢手术史、盆腔感染史、结核病史以及妊娠和生育史。自觉症状，如潮热、多汗、失眠、易怒、急躁、阴道干燥、尿痛等。既往和目前有无流行性腮腺炎和艾滋病（AIDS）病毒感染，因为有罕见的继发于感染的卵巢功能衰退。了解患者及其家人中既往和目前是否患有自身免疫性疾病，如 Addison 病、甲状腺疾病、糖尿病、SLE、类风湿性关节炎、白斑、克罗恩病和干燥综合征等。少数流行病学研究显示卵巢早衰有家族倾向，也有研究显示促性腺激素受体遗传性突变可导致卵巢早衰，故应仔细询问其家族史，包括母亲、姊妹及女性二级亲属的月经、生育情况和男性亲属的生育情况。

**（二）体格检查**

进行全身检查时，注意全身发育、智力及营养状况，对乳腺和阴毛发育情况进行检查，并根据 Tanner 分级标准分级。盆腔检查注意有无雌激素缺乏引起的萎缩性阴道炎。自身免疫性 POI 患者（淋巴细胞性卵巢炎）有时可通过盆腔检查发现增大的卵巢。应重点检查有无上述自身免疫性疾病的有关体征。

**（三）实验室检查**

除血清性激素水平测定外，当有临床指征时，还应注意酌情进行相关疾病的检查，如血、尿常规分析，血沉、抗核抗体、免疫球蛋白和类风湿因子检测。可通过磁共振检查和通过甲状腺释放激素刺激产生完整 FSH、a 和 β 亚单位的情况来鉴别有无垂体肿瘤。

怀疑有低骨量和骨质疏松症者应进行骨密度测定。

进行盆腔超声检查了解有无解剖结构异常以及有无卵泡存在。但对染色体核型正常的自发 POI 患者，盆腔超声检查并不能改变临床诊断，因为即使发现有卵泡存在，目前尚未证实经过治疗能够使卵巢功能恢复。

**五、并发症**

**（一）慢性不排卵**

患有卵巢性不孕的患者会有月经失调，月经次数少、月经量少、甚至闭经的现象，有少数的患者会有月经量多,经期长等症状。

### (二)肥胖症

患有卵巢性不孕的患者中,30%的患者会出现肥胖的现象。

### (三)多毛症

卵巢性不孕的患者,由于体内含有过多的雄激素,所以女性会有毛发的分步,有男性化的倾向,会出现胡须、胸毛,肛门、四肢的毛发增多,阴毛粗,浓和黑。

### (四)不孕

激素紊乱或卵巢功能不全引起的无排卵都有可能引起女性卵巢性不孕,另外卵子质量差或孕激素缺乏会使得女性子宫内膜生长不良,影响到受精卵的着床,引起不孕。

## 六、治疗

### (一)MHT

患POI者除闭经外,只有少数人出现类似更年期症状,故常不被重视,也不接受治疗,但长期处于低雌激素状态下,年轻妇女会发生子宫萎缩,阴道分泌物减少,性交痛,甚至长期缺钙以致骨质疏松。所以应及时补充雌激素。对于有可能恢复卵巢功能且期望生育者也可加用促排卵药物。

### (二)免疫治疗

查获明有抗体因素存在者可行免疫治疗。注射免疫疫苗已经成为一种较可靠的治疗手段。

### (三)手术治疗

如下所述。

对于因卵巢血管因素导致卵巢营养缺失而发生的POI者应早诊断,早治疗,在卵巢功能丧失殆尽前尽早行血管搭桥手术,如将卵巢动脉与肠系膜下动脉或肾动脉等吻合,恢复卵巢血管供应,使卵集再现生机。

对于已处于POI晚期或由于各种原因导致卵巢阙如者,卵巢移植已成为很成功的一种治疗手段,借助她人的一小部分卵巢即可来完成女性生理功能。

### (四)促卵疗法

针对因内分泌失调导致排卵障碍、月经不调而引起的女性不孕,专家运用传统医学之精华使之与高科技的现代西医技术融会贯通,经过潜心研究与临床实践,采用中药三期促卵疗法效果显著,该疗法是根据女性"月经"一特殊的生理现象,将治疗周期分为月经前期、月经中期、月经期,针对月经周期各个不同阶段的生理变化而制订相应的治疗方案达到促卵、排卵、受孕的目的。具体实践中,根据月经周期、子宫内膜、卵巢的不同变化又分为卵泡期、排卵期、黄体期、月经期,根据各期的生理变化分阶段用药,将中医的辨证和西医的辨病相结合,以中药治疗为主进行个性化治疗。

### (五)食疗法

如下所述。

1.首乌山楂汤

首乌10克、山楂10克、玉竹10克、粳米20克。月经后血海空虚,此方可以滋补肾阴、补血调经,经期后食用比较合适。

**2.荷叶薏米粥**

荷叶 10 克、薏米 15 克、陈皮 10 克、粳米 15 克。先煮薏米、陈皮、粳米,煮熟后再放荷叶,煮出荷叶的清香味时即可食用,不宜煮太长时间。此方可以清热利湿。

**3.十全大补汤**

猪骨 500 克,党参、茯苓、白芍、黄芪,白术各 10 克,肉桂 3 克,熟地、当归 15 克,炙甘草、川芎各 6 克,姜 30 克,葱、花椒、料酒各适量。以上材料煮汤食用,此方可益气补血,适用于经常感到疲劳乏力的朋友。

**4.灵芝猪蹄汤**

灵芝 15 克,猪蹄 1 只,料酒、精盐、味精、葱段、姜片适量。此汤有利于抗衰老、抗肿瘤,增加免疫力、养颜美容。

**5.鲜奶粳米粥**

粳米 100 克、鲜奶 250mL 煮粥食用。牛奶含优质蛋白;粳米性平,不温不寒,生津益胃,有利于保护胃黏膜,适于喝牛奶后有腹痛、腹泻等不适症状的女性。

## 七、影响

### (一)促使皮肤衰老

肌肤干燥、暗淡无光,皱纹滋生,各类斑点生成;皮脂腺分泌旺盛,毛孔粗大。

### (二)致使女性体形改变

诸多部位脂肪堆积,形成局部肥胖。胸部脂肪流向背部、手臂、两肋,导致乳房变形、下垂外扩、松弛萎缩。

### (三)对于女性健康埋下隐患

降低女性生理代谢、内分泌紊乱、更年期提前;形成痛经、月经不规则、骨质疏松等疾病。

# 第八节　女性青春期发育迟缓

女性青春期发育延迟是指女孩到 13 岁仍无第二性征发育,至 16 岁仍无月经来潮,或者是青春期启动时间正常,但进展缓慢,青春期开始后 5 年仍无月经。

## 一、病因及发病机制

青春期延迟根据病因分为 5 大类:①体质性(特发性)青春期延迟;②GnRH 依赖性(下丘脑低促性腺激素性性腺功能不足);③垂体依赖性(垂体低促性腺激素性性腺功能不足);④下丘脑和垂体依赖性低促性腺激素性性腺功能不足;⑤性腺依赖性(高促性腺激素性性腺功能不足)。

## 二、临床表现

### (一)体质性(特发性)

青春期延迟患儿出生时身长和体重正常,出生后生长速度缓慢,身材矮小,青春发育延迟,但到 17～18 岁时有正常青春期身高突增变化,成年身高可正常。常有家族青春期延迟病史,无外生殖器畸形。

### (二)下丘脑依赖性

如下所述。

**1.嗅觉生殖系统发育不全综合征**

患者下丘脑分泌的 CnRH 缺乏,伴有嗅觉功能异常。儿童期身体发育不受影响。青春期年龄时,无第二性征出现,性器官发育不全,原发性闭经。少数不完全型者虽青春期发动但性征不全,患者四肢长,上部身高/下部身高<0.9,自幼可有嗅觉完全丧失或明显减弱或仅选择性对某些挥发性油质分辨失灵,部分患者可见大脑嗅叶缺损或发育不全。本症可伴其他神经和身体部分发育缺陷,如小脑功能不全、色盲、唇裂、脾裂、神经性耳聋、肾畸形、鱼鳞癣等。实验室检查:性激素、促性腺激素低下,垂体兴奋试验呈有反应型。

**2.特发性低促性腺激素性性腺功能不足(IHH)**

临床症状与 Kallmann 综合征相同,但没有嗅觉功能异常。发病的原因为下丘脑分泌的GnRH 缺乏。

**3.获得性低促性腺激素性性腺功能不足**

颅内肿瘤、炎症、手术,放射治疗等均可影响下丘脑的功能,使 GnRH 分泌不足,导致后天获得性的低促性腺激素性性腺功能不足。如果颅内疾病发生在青春期前,将出现青春期延迟。

**4.其他**

神经性厌食、营养不良、慢性疾病(结核、甲状腺功能减退、未控制的 1 型糖尿病等)、过度体育锻炼等都可能使下丘脑 GnRH 分泌不足而使青春期延迟或中断。

### (三)垂体依赖性如下所述。

**1.特发性垂体功能减退**

不明原因的垂体功能减退,根据垂体前叶功能减退的程度不同,可以表现为一种或几种垂体激素低下甚至垂体激素全部缺乏。可以出现青春期延迟和肾上腺皮质功能、甲状腺功能减退的表现。实验室检查:性激素、促性腺激素低下,可能伴有 ACTH、TSH 的降低,垂体兴奋试验呈无反应型。

**2.单一促性腺激素缺乏症**

仅表现为垂体分泌的促性腺激素不足,患者出现青春期发育延迟,不伴有肾上腺功能和甲状腺功能的异常。实验室检查:性激素、促性腺激素低下,ACTH、TSH 正常,垂体兴奋试验呈无反应型。

**3.GnRH 受体缺乏**

临床表现同单一促性腺激素缺乏症。

**4.获得性促性腺激素缺乏**

垂体肿瘤、炎症、损伤等可以直接或间接影响垂体的功能使促性腺激素的分泌不足,导致青春期发育延迟。颅咽管瘤最常见,表现为头痛、视觉障碍、肾上腺功能失调、甲状腺功能低下、身材矮小、骨龄推迟,性激素缺乏。垂体嫌色细胞瘤和泌乳素瘤常导致青春期延迟和原发性闭经。

(四)下丘脑和垂体依赖性

如下所述。

1.先天性肾上腺发育不良

患者以原发性肾上腺功能不足和低促性腺激素性性腺功能不足为特征。本病是一种 X 连锁隐性遗传性疾病,女性杂合子可有青春期延迟的表现,但生育功能正常。

2.高泌乳素血症

高泌乳素血症可因泌乳素直接抑制 GnRH 脉冲分泌的作用引起低促性腺激素症。如在青春期前出现高泌乳素血症,将会导致性腺功能出现延迟或中断并伴有泌乳。

(五)性腺依赖性

如下所述。

1.先天性卵巢功能不全综合征

患儿主要表现为矮小,生长迟缓,无自发青春发育,常因乳房不发育或发育不良,无月经初潮或继发闭经,腋毛和阴毛稀少或阙如而就诊。子宫幼稚型或发育不良,大小阴唇不发育成熟。患者偶然可见正常的卵巢功能并维持进入青春期,一般不能妊娠。常见的染色体核型为45,XO 或 45,XO/46,XX 或 45,XO/47,XXX。实验室检查:血中雌激素水平低下,FSH、LH 升高。

2.单纯性腺发育不全

性染色体 46,XX,卵巢内无卵子,体格发育无异常,第二性征发育不良,原发性闭经。实验室检查:FSH、LH 升高,雌激素水平低。

3.卵巢抵抗综合征

卵巢发育正常,但是对 FSH、LH 不反应,临床上表现为原发性闭经,第二性征发育差。实验室检查:雌激素水平低,促性腺激素水平升高。

4.获得性性腺功能不良

青春期前因卵巢炎症、机械损伤、放射治疗、药物性损伤或者手术切除等可以导致获得性性腺功能不良,出现青春期不发育。实验室检查:雌激素水平低,促性腺激素水平升高。

## 三、实验室及其他检查

(一)一般检查

检测血常规、尿常规、血沉、肝肾功能等,以了解全身情况。

(二)内分泌激素测定

测定血性激素($E_2$、T)和促性腺激素(FSH、LH),了解卵巢和垂体的功能状况。$E_2 > 33.03 \text{pmoL/L}$(9pg/mL)时,一般认为已有青春期功能活动,但非诊断依据。夜间 LH 分泌增加有诊断价值。GnRH 兴奋试验对鉴别体质性和病理性青春期延迟,鉴别垂体抑或下丘脑病变均有重要价值。

(三)B 超检查

了解子宫、卵巢大小,及形态、发育情况。

(四)X 线检查

拍手腕平片测定骨龄,其与青春期起始密切相关,体质性青春期延迟者均可见骨龄低于生理年龄,但骨龄比生理年龄的延迟一般小 4 年。骨龄达 13 岁时,一般都会自然进入青春期发育。头颅 X 线检查,可发现某些肿瘤、损伤等颅内病变。

### (五)CT 和 MRI 检查

对于中枢神经的肿瘤具有重要的诊断价值。

### (六)染色体检查

对于性腺发育不全或某些特殊面容体征者常提示需染色体核型分析。

### (七)腹腔镜检查及性腺活检

对疑有卵巢病变的患者,可进行性腺的活检和腹腔镜检查。

## 四、诊断与鉴别诊断

根据病史、临床表现,上述相关检查一般可诊断青春期延迟及其病因。病史、体格检查、影像学检查及骨年龄的估价在青春延迟与性幼稚的诊断中同样很重要。除此以外,垂体促性腺激素的测定和染色体检查对这类疾病的诊断亦是不可少的。测定血 FSH 和 LH 的浓度以诊断性征不发育的原因,鉴别是在卵巢还是在垂体及下丘脑,以便选择适当的治疗原则和正确地估计预后。

## 五、治疗

### (一)体质性青春期延迟

原则上不需特殊处理,因其只是发动延迟,经一段时间后,特别是当骨龄达到相应的年龄后,自然会开始正常的青春发育过程。但应提供必要的咨询,解除患儿和家长的担心。如果患儿出现心理行为的异常,可在 13 岁后行 3 个周期的人工周期治疗,使乳房开始发育。此疗法不会明显增加骨龄或降低最终身高。

### (二)病理性青春期延迟

1.原发病因的去除和纠正

若存在中枢神经系统肿瘤或疾患可根据情况决定是手术还是非手术治疗。许多功能性的促性腺激素低下是可以纠正和调整的,如改善营养状态,对神经性厌食者应鼓励其进食,增加体重;对甲状腺功能减退者应纠正甲状腺功能减退;治疗库欣综合征及高泌乳素血症等内分泌异常;严禁青少年吸毒等。

2.性腺功能减退的治疗

对于低促性腺激素性的性腺功能减退的治疗有以下两种。LHRH,适用于垂体对下丘脑激素 LHRH 反应良好的患者:静脉小剂量脉冲式注射 LHRH,能刺激垂体分泌 LH 和 FSH,进而刺激卵巢分泌性激素,促使性征发育并诱导排卵;因价格昂贵,一般只用于已婚想生育者。HMG,为绝经后促性腺激素,从绝经后女性尿中提取:每支 HMG 含 FSH 和 LH 各 75U,用于垂体本身有功能障碍的低促性腺激素性的性腺功能减退又想生育者。

3.溴隐亭

高泌乳素血症所致的青春延迟可用溴隐亭治疗。这是一种多巴胺的促效剂,可有效地抑制泌乳素水平,改善性腺功能。

4.雌激素

对无条件得到或无条件应用上述药物的患者可采用雌激素替代治疗。应用雌激素可促使第二性征发育,与孕激素配合应用能有类似月经的周期性子宫出血。一般雌激素每月 22～28d,自服药的第 13～15d 加服孕激素,连服 12～14d。然后,停服雌孕激素后等待月经来潮,经后再按上法开始下一个周期。

高促性腺激素性的性腺功能低下因为是卵巢本身的功能障碍,故只能用雌激素替代治疗,方法如前述。有 Y 染色体存在的性腺发育不全,因这种性腺发生肿瘤的概率很高,而且相当高的机会是恶性,故应尽早行性腺切除,术后用雌激素替代治疗。

## 六、预后

发于下丘脑、垂体的低促性腺激素性性腺功能不足和卵巢性性腺功能不足的患者及时给予女性激素替代治疗可以促使第二性征的发育,但需要长期替代治疗。继发于各种疾病而导致的青春期发育延迟,在去除原发病后可以有正常的体格发育和性征的发育。

# 第九节 输卵管性不孕

## 一、概述

自然受孕必须要有正常的输卵管功能,包括输卵管平滑肌的蠕动及其上皮细胞纤毛的推动,输卵管也必须通畅。多项流行病学的调查显示,在女性不育中,输卵管因素约占 40%。近年来,输卵管性不育有增加的趋势,可能与性传播疾病,如淋病、沙眼衣原体、支原体感染;子宫腔内操作,如多次人工流产等有关。

## 二、诊断

### (一)病史

患者可有慢性、钝性、间断发作的下腹部隐痛或坠痛,有时感腰骶部酸痛。这种疼痛常于月经期、性交后或劳累后加重。慢性输卵管炎急性发作时,可有剧烈下腹部疼痛,并伴有发热、白细胞计数增高等急性感染的症状。月经可以正常或失调。月经不调常表现为经量增多或不规则阴道出血。原因多为盆腔脏器和组织充血或卵巢功能障碍。不孕,多为继发不孕。其他:白带增多、全身无力等。

结核性输卵管炎:不少结核性输卵管炎患者就诊的首要症状为不孕,可无任何症状。亚临床可有疲劳、盗汗、低热、食欲差等全身症状,常不能引起患者的注意。月经正常或有周期紊乱,月经量多或过少,甚至闭经。症状的轻重与子宫内膜被损伤程度及病变早晚有关。少数患者可有轻度的下腹坠胀感和(或)腰骶部疼痛,无特异性。即使输卵管结核积脓或腹腔积脓也不一定有疼痛、体温升高等炎性症状,故称为寒性脓肿。当输卵管结核下行感染了子宫内膜,甚至结核性宫颈炎时,则分泌物呈脓性或脓血性,临床表现为白带增多。

### (二)查体

慢性静止性输卵管炎,多无明显体征。部分患者可有下腹部压痛,压痛点以髂凹处最明显。妇科检查大部分患者合并有慢性宫颈炎,子宫体大小正常,但常呈后位或偏向患侧,活动度欠佳。双侧附件有慢性炎症时,子宫多固定于后位,有触痛。如炎症粘连、增生明显时,可触及一侧或双侧附件炎性包块,此包块表面不规则,质地中等硬度,不活动,有触痛。结核性输卵管炎时,常规全身查体,腹部检查有或无揉面感。包块可为囊性、半实质性或实质性,有或无压痛,边界多不清楚。腹部叩诊有或无移动性浊音或局限性包块浊音。双合诊注意外阴、阴道和宫颈,子宫的大小和活动度,附件区包块,以及大小租活动度,压痛和质地。严重者可形成冷冻骨盆,双合诊和三合诊检查时子宫固定,宫旁因纤维化而致宫旁组织增厚。若子宫内膜异位症或子宫肌瘤造成的输卵管性不育则有原发病的临床表现。

### (三)辅助检查

实验室检查:怀疑特异性感染如结核、沙眼衣原体、解脲支原体的患者需要做病原体的培养或血清学诊断等特殊检查。胸部X线和腹部X。线片以确定有无慢性结核病钙化灶,B超进一步检查有无包块,并判断其性质。

输卵管通畅性检查:输卵管通畅性检查一般于月经干净后3~7d进行。患者自月经来潮日禁性生活。术前30min可肌内注射阿托品0.5mg,以减少输卵管痉挛发生。排空膀胱,行妇科检查了解子宫大小、位置及双附件情况。术前常规消毒外阴、阴道、宫颈并探宫腔。通常采用双腔气囊硅胶软导管,对于插管困难者可以采用金属制锥形硬导管或杯形导管。术后可酌情应用抗生素;患者应禁性生活及盆浴半个月。

常用的方法如下。

1.输卵管通液检查

通常用抗生素溶液(注射用水20mL加地塞米松5mg、庆大霉素8万U)或生理盐水20~30mL注入宫腔,根据推注液量、阻力大小、有无反流及患者的感觉可做出输卵管通畅、通而不畅、阻塞3种诊断。输卵管通液检查虽然操作简便。价格便宜,但由于其诊断标准主要靠主观感觉,判断输卵管通畅性的准确率只有84.2%~85%。只可作为年轻原发不育患者的初步筛查方法,有时也可对轻度粘连起到疏通作用。

2.B超下输卵管通液检查

行子宫输卵管通液,同时行B超监测,根据注入液体流经宫腔与输卵管时出现的声像变化,观察其动态变化,判断输卵管的通畅程度。可以作为输卵管检查的首选方法。

3.X线下子宫输卵管造影(HSG)

造影前首先要进行妇科检查,检查白带常规正常,碘过敏试验阴性。操作方法:常规消毒外阴阴道与宫颈,在X线荧光屏下将76%复方泛影葡胺10~20mL经宫颈缓慢注入宫腔,随着造影剂的推入,可见子宫及输卵管显影并摄片;造影可观察到宫腔和输卵管腔有无扩张、充盈缺损以诊断有无子宫畸形、子宫黏膜下肌瘤、息肉等病变以及输卵管是否通畅,但不能准确反映盆腔内病变及粘连程、度。操作时应轻柔缓慢,避免推注过快或压力过大造成痉挛或损伤。

4.腹腔镜下输卵管染色通液

术前准备及手术操作按照诊断性腹腔镜常规,置入腹腔镜后先做盆腔扫视,然后依次观察子宫及周围腹膜、输卵管、卵巢。注意有无子宫内膜异位症、子宫输卵管发育异常、输卵管形态柔软抑或僵硬,有无粘连扭曲和充血,卵巢外观是否正常。最后做稀释宫腔亚甲蓝通液。

**(四)诊断要点**

1.病史

原发或继发不孕同时具有前述急、慢性输卵管炎,或结核性输卵管炎的症状。

2.查体

具有前述急、慢性输卵管炎,或结核性输卵管炎的体征。

3.辅助检查

通过输卵管通畅性检查,证实输卵管不通。

## 三、治疗

**(一)一般治疗及药物治疗**

对于轻度的慢性输卵管炎,不育年限较短,可先试用保守治疗。包括抗生素治疗、理疗与中药治疗。

由于支原体、衣原体引起的感染已很常见,所以应尽量分离、鉴定致病病原体。在使用抗生素时常联合应用广谱抗生素药与抗厌氧菌药物。同时注意选用抗支原体与衣原体的药物,还可小剂量应用肾上腺皮质激素。

**(二)手术治疗**

1.宫腔镜输卵管口插管加压注液术

适用于输卵管不通或通而不畅的患者。在宫腔镜下找到输卵管开口,将输卵管导管插入管口 2～3mm,加压注入抗生素溶液 20～40mL。对于推注有阻力,有反流者说明输卵管仍不通畅,可于下周期重复治疗,连续 2～3 次。

2.宫、腹腔镜联合治疗

对于确诊的输卵管性不育患者,可采用宫、腹腔镜联合治疗,首先腹腔镜观察盆腔,分离盆腔或输卵管、卵巢粘连,必要时行伞端成形术或造口术;然后宫腔镜检查宫腔,分离粘连并行诊刮,然后行亚甲蓝(美蓝)通液试验,对于同时合并宫腔病变者进行相应的镜下治疗。对管内型通而不畅或不通的患者使用抗生素溶液加压通液或使用输卵管导管进行疏通,以分离粘连或狭窄,达到通畅的目的。

通过输卵管通畅性检查,证实输卵管不通。

## 三、治疗

**(一)一般治疗及药物治疗**

对于轻度的慢性输卵管炎,不育年限较短,可先试用保守治疗。包括抗生素治疗、理疗与中药治疗。

由于支原体、衣原体引起的感染已很常见,所以应尽量分离、鉴定致病病原体。在使用抗生素时常联合应用广谱抗生素药与抗厌氧菌药物。同时注意选用抗支原体与衣原体的药物,还可小剂量应用肾上腺皮质激素。

**(二)手术治疗**

1.宫腔镜输卵管口插管加压注液术

适用于输卵管不通或通而不畅的患者。在宫腔镜下找到输卵管开口,将输卵管导管插入管口 2～3mm,加压注入抗生素溶液 20～40mL。对于推注有阻力,有反流者说明输卵管仍不通畅,可于下周期重复治疗,连续 2～3 次。

2.宫、腹腔镜联合治疗

对于确诊的输卵管性不育患者,可采用宫、腹腔镜联合治疗,首先腹腔镜观察盆腔,分离盆腔或输卵管、卵巢粘连,必要时行伞端成形术或造口术;然后宫腔镜检查宫腔,分离粘连并行诊刮,然后行亚甲蓝(美蓝)通液试验,对于同时合并宫腔病变者进行相应的镜下治疗。对管内型通而不畅或不通的患者使用抗生素溶液加压通液或使用输卵管导管进行疏通,以分离粘连或狭窄,达到通畅的目的。

3.输卵管造口术及伞端成形术

可选用显微外科技术或腹腔镜技术进行。腹腔镜手术损伤小,恢复快。输卵管造口术用于严重的输卵管末端梗阻,伞部结构已破坏者,通常合并粘连。伞端成形术用于单纯伞部粘连,但尚未破坏解剖结构者。

4.输卵管粘连松解术

随着腹腔镜盆腔再造技术的出现,不育的诊断和治疗用一种手术方法即可完成。腹腔镜下可进行输卵管与周围组织器官的粘连分离,其目标是游离附件并恢复输卵管与卵巢的正常解剖关系。

5.辅助生育技术

用于经检查与治疗后输卵管功能仍然不能恢复的患者,如结核性输卵管炎、严重的输卵管粘连等。有时输卵管虽然有通畅的管道,但缺乏完善的功能,仍然不能完成排卵、受精、运送配子与胚胎的工作。在这种情况下,可借助助孕技术,将卵子取出,经体外受精培养后移植入宫腔,原来需要输卵管完成的工作改为在体外培养环境中或宫腔内完成。包括体外受精胚胎移植(IVF－ET)及宫腔内配子移植等衍生技术。

## 四、转院要求

### (一)病情要求

对于输卵管性不孕,在诊断明确的情况下,可采取基层医院可给予的治疗,如治疗 3～6 个月无效,可考虑转至条件好的更高级医院治疗。

### (二)途中要求

无特殊要求。

## 五、诊疗体会

### (一)诊断方面

通过典型的病史,体征及辅助检查,即可诊断。其中比较重要的是辅助检查,因为有输卵管性不孕患者可没有临床其他症状,仅仅表现为不孕。根据患者的具体病情,其中输卵管通畅性检查尤为重要。对于检查手段的选择,可根据医院具有的条件做出具体选择,输卵管通液不需要特殊设备,基层医院可常规采用,如有 B 超可选择 B 超下输卵管通液术,一般基层医院都有 X 线设备,可行 X 线下子宫输卵管造影。宫腹腔镜对于设备和技术有特殊要求,基层医院可能不具有实施该技术的条件。

### (二)治疗方面

对于输卵管性不孕治疗先考虑一般治疗,包括输卵管炎的治疗,应用有效的抗生素。对于诊断明确输卵管不通者,可转至有条件的医院治疗,包括腔镜治疗和辅助生殖技术。

### 六、健康指导

输卵管性不孕患者,大部分患者经过一般治疗、腹腔镜、宫腔镜等及时积极治疗是可以自然受孕的。如经上述治疗仍未受孕者,具有实施辅助生殖技术指征,可到有资质有条件的医院,接受相应的技术治疗。

# 第十节　卵巢性不孕

排卵系女性下丘脑－垂体－卵巢轴(HPOA)间相互调节及制约的结果。HPOA中任何环节异常,均可因无排卵或卵细胞的质量异常而致不孕,简称卵巢性不孕。卵巢性不孕是女性不孕症的首要原因,占20％～40％。其中包括下丘脑性不排卵、垂体性不排卵、多囊卵巢综合征(PCOS)、黄素化未破裂卵泡综合征(LUF)、黄体功能不足等。

### 一、下丘脑性不排卵

除局部肿瘤、外伤及全身疾患外,多见于应激(如疲劳,环境改变等)、精神因素(如神经性厌食症、精神创伤等)、药物(氯丙嗪、避孕药)引起的继发性闭经。实验室检查见FSH、LH、E2均低于正常,而垂体兴奋试验为阳性。大多在消除诱因、治疗原发疾患后即恢复正常。必要时给予GnRH治疗,或直接使用HMG/FSH＋HCG治疗。患者对药物反应好,预后佳。

### 二、垂体性不排卵

#### (一)高催乳素血症

催乳激素(prolactin,PRL)分泌异常是一种常见的生殖内分泌障碍性疾病。无论是男性还是女性,成人还是儿童,非妊娠、非哺乳状态下血中PRL持续增高,超过$25\mu g/L$,就称为高催乳激素血症。缺氧锻炼、性生活、进食、麻醉、疼痛、低血糖、手术、乳头刺激等可以使PRL一过性增高,并非异常。但非妊娠和非哺乳状态下,慢性持续的高催乳激素血症,即认为是病理状态。PRL分泌异常的重要原因是垂体和下丘脑功能异常。在不排卵的患者中,15％～23％有高PRL血症,其中近半数高PRL血症患者为垂体微腺瘤。在继发闭经患者中,10％～15％有高PRL血症。高催乳素血症常可致月经周期延长、继发闭经、溢乳,不孕等症状。高泌乳素血症的治疗包括:①药物治疗。选用的药物如溴隐亭、诺果宁等。②手术治疗。如患者出现压迫症状、垂体卒中可手术治疗。手术方式首选经蝶窦选择性垂体肿瘤切除术。

#### (二)席汉综合征

本征因产后大出血、休克而导致腺垂体出血性坏死。主要表现为下丘脑释放激素不足,如排卵障碍、闭经、生殖器萎缩等,还可出现甲状腺、肾上腺功能不足等表现。除其他对症治疗外,可采用HMG/FSH＋HCG治疗,一方面可恢复排卵及月经,另外还能避免生殖器官的萎缩。

### 三、多囊卵巢综合征

多囊卵巢综合征(PCOS)是育龄女性最常见的内分泌紊乱性疾病,表现为高雄激素血症和(或)高胰岛素血症。临床表现为闭经、肥胖、多毛、不孕和双侧卵巢呈多囊性增大的综合征，患病率为育龄妇女的 5%～10%，是引起不排卵性不孕的主要原因，占神经内分泌不排卵患者的半数以上，其病理生理十分复杂，至今仍然有许多环节没有研究清楚。近年来，关于 PCOS 的病因、病理生理，以及 PCOS 不孕的治疗，PCOS 的远期并发症的预防越来越引起广泛关注。

早在 1935 年，Stein 和 Levehthal 首先报道一组 7 例患者具有下列表现：月经紊乱、闭经、多毛、肥胖、不孕，查有双侧卵巢增大及多囊性变，不排卵。上述临床表现曾一度作为 PCOS 的诊断标准。由于组织学、激素测定、阴道超声及腹腔镜等技术的广泛应用，人们对之有了较为全面的认识，目前研究发现，胰岛素抵抗、高胰岛素血症及高雄激素血症在 PCOS 的发病中起重要作用。

(一)临床表现

1.不排卵、月经失调与不孕

不排卵是 PCOS 内分泌障碍产生的最为常见的结果之一，也是导致不孕的原因；患者月经失调表现为月经量少、月经稀发、功能性子宫出血、闭经等。月经失调多由于无排卵所致，但部分 PCOS 患者也可有排卵。

2.多毛、痤疮

多毛主要是指性毛的异常生长，表现为耻骨联合与脐间的腹中线上阴毛生长，为异常的雄激素作用的结果。有时，异常阴毛的生长可以延至肛周和腹股沟。

3.卵巢的多囊化

LH/FSH 的异常比值，导致了卵巢的增大和多囊化表现。卵巢增大明显时，盆腔检查有时可触及一侧或双侧卵巢。但多数卵巢的多囊性变是通过 B 超检查发现的。B 超显示卵巢内有多个直径在 1cm 以内的囊性区，贴皮质排列，一侧卵巢上常超过 10 个以上，呈车轮状。患者卵巢间质/卵巢体积超过 25%，有时在非高雄激素血症月经正常妇女中卵巢也可能发生类似的改变，称为多囊状卵巢，其中有部分患者发展成为 PCOS。

4.肥胖与代谢紊乱

50%～60% 的 PCOS 患者有肥胖表现。虽然肥胖不是每个患者的必然表现，但经过体重指数(MBI)校正后，多数患者受到了肥胖的危害。另外，黑棘皮症，可发生在颈背部、腋下及阴唇，呈灰褐色，皮肤增厚。

5.高催乳激素血症

有些 PCOS 的患者伴有 PRL 的增高。值得一提的是，PCOS 的患者应当注意子宫内膜癌、非胰岛素依赖型糖尿病(NIDDM)、心肌梗死和动脉粥样硬化等远期危害。

(二)诊断

PCOS 的诊断需要结合临床、超声、激素测定和其他生物化学检查。包括：①月经减少、月经稀发和(或)闭经。②超声检查卵巢多囊化改变。③高雄激素血症和(或)多毛。④MBI<30kg/m$^2$时，LH/FSH 比率在 1～1.5。⑤在青春期前后发病。另外注意与卵巢男性化肿瘤、先天性肾上腺皮质增生甲状腺功能亢进或减低相鉴别。

(三)治疗

PCOS 对于受孕的不利影响不是导致绝对的不孕，而是受孕概率低下，应当帮助患者树立信心。在治疗前,需要常规地进行精液分析,输卵管检查、生殖免疫学检查。对于肥胖的妇女(BMI＞30kg/m²)降低体重有利于改善内分泌状态、受孕和正常妊娠。

1.纠正内分泌紊乱

常用的方法如下:①短效口服避孕药。短效口服避孕药是雌孕激素合剂,通过其对下丘脑的负反馈作用,可降低垂体的 LH 和 FSH 的分泌,使卵泡停止生长。复方醋酸环丙孕酮中,环丙孕酮不但对垂体的抑制作用较强,而且具有抗雄激素作用,对多毛、痤疮及高雄激素血症有较好的效果,并且在停药后有一定的受孕率,更适合用于 PCOS 的治疗。一般用药 3～6 个周期后,可促排卵或自然受孕。常用的有达英－35、去氧孕烯(妈富隆)、敏定偶等,于月经的第3～5 天服用,共用 21d。②孕激素。应用孕激素类药品也可通过抑制 LH 的分泌,降低卵巢的雄激素的产生。在应用孕激素时注意补充雌激素,可给予补佳乐 1mg/d 或炔雌醇 0.05mg/d,共用 21d。最后 3～10d 加孕激素。③促性腺激素释放激素激动剂(GnRHa),如长效达菲林、长效达必佳。GnRHa 的作用是双方面的。在用药的初期短暂的几天内表现为促进垂体的 LH 和 FSH 的分泌。随后,表现为十分强的 LH 和 FSH 分泌的抑制作用,称为药物去垂体作用。由于 PCOS 高雄激素血症是 LH 依赖性的,GnRHa 的去垂体作用对于多毛和高雄激素血症有良好的效果。一般用药后可产生良好的降低 LH 和 FSH、降低雄激素,减轻痤疮和多毛的作用,但不能改善抗胰岛素作用。④胰岛素增敏剂。如二甲双胍等。⑤抗雄激素治疗。糖皮质激素、螺内酯都可有效地降低雄激素。⑥溴隐亭。对于 PRL 增高患者,需要给予溴隐亭治疗。

2.药物促排卵

首选氯米芬(CC)。在 PCOS 治疗中,氯米芬作用于下丘脑,抑制雌激素对于下丘脑的负反馈作用,从而阻断持续的单一雌激素对于下丘脑产生的不正常反馈,阻断 PCOS 高雄激素血症产生的内分泌恶性循环,使 FSH 增高,卵泡生长。氯米芬的用法:从月经第 3～5 天应用氯米芬 50mg/d,每天晚上睡前半小时服用,连用 5d。在氯米芬促排卵中,其雌激素的拮抗作用对受孕率有一定的影响,但由于方法简单,费用低廉,患者方便,且效果良好,仍为广大医师和患者接受。可以在应用氯米芬后注意补充雌激素,如补佳乐 1mg/d,共用 5d。

外源性的促性腺激素(GnH),如人绝经期促性腺激素(HMG),人绒毛膜促性腺激素(HCG)、纯化的 FSH 和基因重组的人 FSH(r－hFSH)、重组的人 LH(r－hLH)。常用法分为两种,一种是应用 CC＋HMG＋HCG 方案。即月经第 3～5 天,睡前半小时口服氯米芬50mg,连用 5d。于月经第 8 天和月经第 10 天,分别注射 HMG150U,另一种方法是 HMG＋HCG 方案,从月经第 5 天开始,每天注射 HMG 150U,检测卵泡后再调整用量。PCOS 的卵巢对 GnH 的反应性较为特殊,或是敏感,或是不敏感,安全范围较小,用药应当特别谨慎,避免卵巢过度刺激综合征(OHSS)的发生。如果卵巢对药物反应不良,可加用生长激素,一般2～4U/d,可以使卵泡生长速度加快,雌激素水平增高,子宫内膜改善,促排卵时间缩短。

在 PCOS 应用 GnH 促排卵多卵泡生长的情况下,较其他患者更容易出现卵泡成熟前的LH 峰,应当特别注意检测尿中的 LH。为了避免这种情况的发生,可以使用"降调长方案递增给药促超排卵,以避免 OHSS 发生。

PCOS 患者用 GnH 促排卵受孕率、多胎率、OHSS 等高于氯米芬促排卵。选择治疗方案时,应当充分考虑受孕机会、年龄、卵泡监测条件和经验、是否同时实施辅助生殖技术、患者的经济状况等多方面的因素。

多次的诱发排卵治疗未能受孕和同时伴有其他的实施人工辅助生殖技术的指征,如输卵管因素、免疫因素、男方因素等、PCOS 患者可实施人类辅助生殖技术。

3.手术治疗

(1)卵巢楔形切除术:PCOS 患者实施卵巢楔形切除术后,雄激素明显下降,排卵恢复。其治疗效果的机制不十分清楚,可能与切除了产生雄激素的部分组织有关,或者与卵泡产生的抑制素减少有关。手术有恢复排卵的可能,但也有产生盆腔粘连的机会。如切除组织过多,有继发卵巢功能衰退的可能。

(2)卵巢穿刺:腹腔镜下对 PCOS 卵巢的卵泡穿刺、电凝或激光灼烧打孔都有一定的疗效,其效果与卵巢楔形切除术相似。

4.其他

如患者已生育或无妊娠愿望,对月经稀发和闭经的患者,建议用药,如口服避孕药、促排卵药等,至少每 3 个月有一次子宫内膜脱落。当患者年龄超过 35 岁,或月经持续达到 10d 以上及淋漓出血时,也应积极进行诊断性刮宫,以排除子宫内膜病变。

### 四、卵泡黄素未破裂综合征

卵泡黄素未破裂综合征(LUFS)在不孕患者中有较高的发病率,常无明确的临床症状。往往有正常的月经周期,BBT 亦为双相,B 超亦提示有正常的卵泡生长、发育。但卵泡,透声差、直径偏大、卵泡壁明显增厚。

常规使用 HCG 后,复查阴道 B 超,见卵泡未能排出。该综合征尤其多见于使用 CC 促排卵,其发病机制不清。未排出卵泡往往在随后的 1～2 个月经周期内自行吸收,否则可行阴道 B 超导引下穿刺治疗。穿刺后可使用妈富隆或达英－35,使卵巢处于相对"静息"状态。2～3 个月经周期后首先 HMG/FSH＋HCG 促排卵。

### 五、黄体功能不足

正常情况下,子宫内膜在雌、孕激素(P)的作用下形成周期性月经。黄体功能不足(1LPD)指由于卵泡发育异常,致排卵后黄体分泌的 P 减少,或由于子宫内膜孕激素受体(PR)降低,导致子宫内膜发育迟缓,继而引起不孕症或反复流产。其临床表现除不孕、反复流产外,还可查有 BBT 温差小于 0.3℃,高温期持续时间小于 12d,相对月经周期,黄体早期子宫内膜活检提示子宫内膜发育迟缓或提前(Noyes 分期)。

LPD 的治疗以补充黄体酮,维持黄体为主,常用方法:于排卵后每日肌内注射黄体酮 20mg,第 14 日查尿 HCG,如妊娠,继续用药至排卵后 70d;如无受孕则停药。或排卵后每 3d 肌内注射 HCG,2000U,共 5 次,停药 5d 查是否妊娠,应当注意动态观察 HCG,以区分药物 HCG。鉴于卵泡发育不良常可导致 LPD,应选择适宜的促排卵药物及方法。

# 第十一节　子宫性不孕

## 一、概述

子宫性不孕占女性不孕症的 30%～40%。子宫作为生殖生理与生殖内分泌的重要器官，其功能有储存运输精子，孕卵着床、孕育胎儿、分娩等。造成子宫性不孕的原因包括子宫畸形、宫腔粘连、子宫内膜炎、子宫肌瘤和子宫内膜息肉及异物等。

## 二、诊断与鉴别诊断

### (一)诊断要点

#### 1.子宫畸形

患者有原发性闭经，不孕、痛经、复发性流产、胎位不正及胎盘附着异常等病史，应首先考虑到有生殖道畸形的可能。进一步询问病史并行妇科检查，必要时探宫腔或行子宫输卵管造影(HSG)、内镜检查(包括宫腔镜、腹腔镜、膀胱镜等)以明确诊断。生殖道畸形常合并泌尿系统及下消化道畸形，必要时可做静脉。肾盂造影或钡剂灌肠。

主要临床表现：①原发闭经或月经不调，如月经稀发或过少、痛经、功能失调性子宫出血等。②原发或继发不孕。③生殖道畸形，如外阴、阴道、宫颈和子宫畸形等。④卵巢功能低下，如无排卵、月经失调、功能失调性子宫出血和痛经等。⑤性交困难或性功能障碍，如性交痛、阴道痉挛、性冷漠等。⑥盆腔包块史，见于双子宫、残角子宫等。⑦病理妊娠史，如复发性自然流产、早产、胎位异常、胎盘位置异常或死胎等。⑧泌尿系统畸形，如多囊肾、马蹄肾、游走肾等。

#### 2.感染因素引起的子宫性不孕

(1)临床表现：急性子宫内膜炎起病较急，多有明显诱因，如经期不卫生、经期不洁性交、宫腔操作、阑尾炎和全身感染等。表现为寒战，发热(体温 38～40℃)，全身无力，下腹剧痛、下坠，腰酸，大量血性、脓性或水样白带，并有恶臭。患者下腹压痛，宫颈举痛，宫体柔软胀大，压痛明显。由于宫腔有良好的引流条件及周期性内膜剥脱，使炎症极少有机会长期存在于内膜，但如急性期治疗不彻底，或经常存在感染源，则可导致慢性子宫内膜炎。临床上最常见的不孕因素是慢性结核性内膜炎和子宫内膜息肉，可表现为原发或继发性不孕，月经失调，白带增多，下腹坠痛。轻者双合诊可无异常发现，若有宫腔积脓，则子宫呈球状增大，柔软压痛，可见血性脓液自颈管排出，常并存急性阴道炎。

(2)诊断：根据病史、症状和体征并不难诊断，结合对阴道、宫颈和宫腔分泌物行细胞学、细菌学和其他病原体检查，可发现病原体类型；行 B 超、HSG、宫腔镜等检查可了解宫腔内病变范围及程度；诊断性刮宫可了解内膜组织学变化，如内膜结核、内膜息肉等。

#### 3.宫腔粘连引起的子宫性不孕

宫腔粘连(IUA)也称 Asherman 综合征，其发病率逐年增高，是引起子宫性不孕的重要因素。

(1)临床表现：依粘连部位和范围而异，表现为原发或继发性不孕、闭经、月经稀少、痛经、月经过多(也有月经正常者)、复发性自然流产、早产、胎盘早剥及前置胎盘等。合并颈管粘连者可引起经血潴留，宫腔积血、积液或积脓。

（2）诊断：①病史、症状和体征：询问患者有无刮宫和妇科手术史、感染史、继发性不孕或闭经和月经不调等。②妇科检查和诊刮：行宫腔探针检查、宫颈扩张和诊刮，以了解内膜改变情况。③子宫输卵管造影：了解宫腔情况。④宫腔镜：宫腔镜是 IUA 最可靠的诊断手段，同时还可进行治疗。宫腔镜下可根据宫腔闭塞的程度进行分度。轻度：少于 1/4 宫腔，有致密粘连，宫底和输卵管开口仅少许粘连或未波及。中度：约 3/4 宫腔有粘连，但宫壁未粘着，宫底及两侧输卵管开口部分闭锁。重度：3/4 以上宫腔厚实粘连，宫壁粘着，输卵管开口及宫底粘连。

**4.子宫肌瘤引起的子宫性不孕**

子宫肌瘤是最常见的妇科良性肿瘤，其合并不孕的概率达 27%。但作为不孕的唯一因素，仅占 2% 左右。子宫肌瘤多发于孕龄女性，故其在不孕症治疗中仍值得注意。

（1）临床表现：有月经失调（包括月经过多、经期延长、月经频发等，多见于黏膜下或肌壁间肌瘤）、下腹痛（坠痛、腰背痛、急腹症）、压迫症状（尿频、便秘等）、不孕及自然流产、盆腔包块、继发性贫血，以及较为罕见的红细胞增多症和低血糖症。

（2）诊断：结合病史、症状、体征和超声检查，可以对绝大多数肌瘤做出正确诊断。此外，常规的诊断性刮宫可以帮助了解宫腔情况，并了解子宫内膜的病理性质。通过宫腔镜可在直视下观察宫腔内病变，并切除黏膜下肌瘤。在诊断不明确时，可行腹腔镜检查以明确诊断。磁共振成像（MRI）对子宫肌瘤的诊断尤为得力，优于 B 超和 CT。它能清楚地显示肌瘤的部位及数目，对小肌瘤（0.5～1cm）也可辨别清楚，还可显示肌瘤退行性变性，如玻璃样变性、钙化等，但价格昂贵。

**5.子宫内异物引起的子宫性不孕**

（1）临床表现：有相应的宫腔操作史或病理性妊娠史，如流产、胎盘粘连、植入史等；原发或继发性不孕；月经失调，如月经过多、经期延长、经间期出血、痛经等；下腹坠痛，白带增多，性交后出血；子宫正常或轻度增大，有压痛。

（2）诊断：根据病史、症状、体征，应考虑到有宫腔异物残留的可能，进行超声检查及 HSG，可发现宫腔内异常实性强回声光团或充盈缺损、宫腔形态异常、内膜线不规整等表现。探宫腔可初步了解宫腔内情况；宫腔镜可在直视下观察病变；诊断性刮宫可进行病理诊断。

**(二)鉴别诊断**

不同原因引起的子宫性不孕之间的鉴别诊断。鉴别方法参考诊断内容。

# 三、治疗

## (一)子宫畸形

### 1.手术矫形

子宫畸形修复手术的最常见和效果最好的适应证是对称型双角子宫。凡反复流产的这类患者均应及早施术。把两个分开的子宫角，从一侧宫角至对侧宫角做一横切口，对半切开肌壁，将左右两侧切口面对缝一起。术后分娩活婴者可达 60%～85%。Makino 对 233 例患者行子宫重建，术后妊娠成功率达 84%。残角子宫内有积血引起临床症状时，可切除残角。子宫畸形经手术治疗后妊娠者，应注意避免流产，并应严密观察，以防止子宫自发破裂。分娩时根据胎位及产程进展等情况，选择分娩方式，应大大放宽剖宫产指征。应注意防止产后流血和产褥感染。阴道分娩时要警惕胎盘滞留。同时合并泌尿系统、下消化道畸形也可行相应的矫形手术。

2.内分泌治疗

采用性激素人工周期疗法、促排卵疗法、甲状腺素和抗泌乳素等,以促进生殖器官发育。

3.孕期严密监测

子宫畸形患者,特别是矫形术后患者,如已妊娠,应加强孕期保健,如卧床休息、加强营养、保胎治疗、抑制宫缩等。

**(二)感染因素引起的子宫性不孕**

(1)若有明显诱因,则将其去除。

(2)抗生素,针对病原体和药敏试验选择敏感抗生素,必要时联合用药。子宫内膜炎以全身治疗为主。对于慢性内膜炎、颈管炎有粘连、积脓者,应行颈管扩张、引流及宫腔抗生素注药或低压灌注。

(3)对于子宫内膜息肉,可行直视下、宫腔镜下或手术切除。对于发生宫颈管或宫腔粘连者,应行宫颈扩张或宫腔镜下粘连分解术。

**(三)宫腔粘连引起的子宫性不孕**

可在宫颈扩张后用探针或在宫腔镜直视下,钝性或锐性分离粘连,之后放置 IUD 或 Folley 导尿管扩张宫腔并留置 10d,以防止再粘连。术后除抗生素预防感染外,还可加用雌-孕激素人工周期治疗。2 个月后复查 HSG 或宫腔镜。

**(四)子宫肌瘤引起的子宫性不孕**

子宫肌瘤性不孕的治疗需根据患者的年龄和生育要求,肌瘤的大小、数目、部位及患者的全身情况而定。

1.保守治疗

(1)适应证:年龄小于 35 岁,希望生育,浆膜下肌瘤,子宫小于 10 周妊娠大小,肌瘤生长缓慢,双侧输卵管通畅或可望疏通者,肌瘤直径小于 6cm 而无变性,月经改变不明显者。

(2)方法:包括期待疗法和药物治疗。对于子宫不到 10 周妊娠大小,无临床症状,尚不急于妊娠者可采用定期随访观察的期待疗法。有临床症状者应给予药物治疗。

(3)常用药物:①米非司酮(RU-486):20 世纪 80 年代研究成功的抗孕激素药物。它可与靶细胞内孕激素受体和肾上腺素受体竞争结合,导致孕激素受体下调,抑制子宫肌瘤及子宫肌细胞的生长。近年来,国内外学者对其使用剂量做了多项试验,多认为每日口服 10mg,连续 3 个月为较理想的治疗剂量,且适宜于术前用药以缩小瘤体,纠正贫血,减轻盆腔充血。②促性腺激素释放激素激动药(GnRHa):大剂量连续或长期非脉冲式给药可产生垂体功能的降调节,抑制 FSH 和 LH 的分泌,降低雌二醇水平,造成药物性闭经,抑制肌瘤生长并使其缩小。给药方式有鼻腔喷洒、皮下注射、肌内注射或植入等。常用药物有醋酸戈舍瑞林,3.6mg 皮下注射,每 4 周 1 次,共 6 次;醋酸亮丙瑞林,3.75mg 肌内注射,每 4 周 1 次,共 6 次;醋酸曲普瑞林,3.75mg 肌内注射,每 4 周 1 次,共 6 次。

2.介入治疗

运用 Seldinger 技术行经皮股动脉穿刺,超选择栓塞双侧肌瘤供应血管,使肌瘤缺血萎缩、坏死并吸收,可达到保留子宫、保留生育能力的目的,且创伤及不良反应小。目前已有此方面的许多经验报道,但临床上仍需积累更多经验,以观察其近远期效果、适应证及优缺点等。

### (五)子宫内异物引起的子宫性不孕

用抗生素治疗子宫炎症,经宫腔镜或手术取出或切除异物。

### 四、疗效评定标准

治愈:2年内受孕者。

好转:虽未受孕,但与本病有关的症状、体征及实验室检查有改善。

未愈:症状、体征及实验室检查均无改善。

### 五、预防与调护

(1)提倡计划生育,避免多次人工、药物流产和引产。

(2)注意卫生,积极防治生殖道炎症。

(3)积极治疗月经失调,预防和治疗瘢痕。

(4)注意情志调节,保持心情舒畅。

(5)饮食有节,忌生冷肥甘厚味,戒酒,避免不适当的节食减肥。

(6)对男女双方进行宣教,和睦相处,增加受孕机会。

# 第十二节　免疫性不孕

## 一、概述

生殖系统和免疫系统在很多水平上是相互渗透、相互影响的,整个受孕过程就像是同种异体移植。精子和卵子紧密结合产生了合子,它继承了来自父母双方的遗传基因,而合子和胎盘的发育是相当复杂的。理论上讲,合子应该会引起母体的免疫应答;但事实上,合子并不被母体免疫系统所排斥,可能与精液中的非特异性免疫抑制因子和母体的免疫耐受有关。而异常的免疫反应会导致生殖力和繁殖力的下降。其中一些免疫学的因素已被完全证实,而另一些因素也在实验中得到了证实。免疫性不孕也可能是由生殖腺的自身免疫反应引起的。免疫系统免疫系统在人体内扮演着屏障的角色,对外来物或抗原,它有破坏、记忆、产生多种应答的功能。它能识别遇到的所有抗原并产生应答。在生殖的全过程中,男性不会与配子发生组织不相容性反应,所以,男性的免疫异常多是自然发生的自体免疫。精子的自身免疫会导致男性不育,而同种异体免疫会导致女性不孕。自然发生的精子自身免疫反应是很少见的,但在输精管切除术后会发生。

### (一)细胞免疫

许多免疫细胞的类型与该细胞的免疫力有关,其中最重要的一些是单核细胞、巨噬细胞、T细胞、NK细胞、MAST细胞。当抗原进入机体后,淋巴细胞、中性粒细胞及其他免疫细胞发生增生,并将抗原呈递给淋巴细胞,通过主要组织相容性抗原或MHC分子识别表面受体,正式启动免疫应答。细胞免疫应答需要一个相对较长的时间,接触抗原36h后,免疫反应才达到最大强度。

免疫系统清除细胞内的病原体,如细菌、病毒以及癌细胞等,通过细胞毒素来调节免疫应答的程度和规模。机体主要通过以下几种方式来清除抗原:①直接接触。②通过抗体与外宋细胞结合。③免疫调理和免疫黏附途径。

### (二)体液免疫

在体液免疫应答中,B细胞被激活迅速增生,并产生特异性抗体与抗原结合,发生免疫应答。B细胞来源于造血干细胞,在骨髓中发育成熟,人类每天要产生大约$10^9$个B细胞。

克隆选择时,B细胞识别某种抗原,这种抗原和B细胞表面的免疫球蛋白结合。体液免疫主要是清除细胞外的病原体。B细胞结合病原体后,通过以下方式清除它:①细胞溶解。②受调理素作用和吞噬作用。③MAST细胞去颗粒作用和炎症反应。④淋巴细胞附着和直接的特异性细胞杀伤作用。

另一个体液因素—细胞因子,辅助产生和发出免疫信号。在免疫分子家族中,现已有30多种介素。最近的研究表明,免疫系统只是通过免疫介素作用于生殖系统的。

## 二、卵巢和睾丸

### (一)睾丸

男性睾丸中的单倍体生殖细胞直到青春期才发育成熟为精子,而此时男性的自身免疫机制已建立。正常情况下,精子自身抗原被强大的血—屏障分隔保护,处于隐蔽状态。然而,男性睾丸精子的免疫特权不完整,特殊情况下会发生改变。

### (二)卵巢

女性卵巢和睾丸不一样,它没有免疫特权,卵巢抗原能引起自身免疫性疾病。卵巢组织间隙中有大量的巨噬细胞,当排卵时,大量的白细胞聚集;在卵泡破裂后,大量的巨噬细胞聚集。排卵中的一些反应与炎症反应有相似之处。排卵时产生的IL-1b对卵巢细胞分裂有毒性作用。

## 三、不孕症的免疫学背景

我们对多种生物包括人类自身进行研究,发现可以诱发自身免疫性睾丸炎,无精子和附睾炎。睾丸炎和无精子是由单基因控制的。人类自身免疫性睾丸炎还未被完全证实。研究者已经发现了一些与睾丸病变相关的临床疾病都有一个免疫学基础。

### (一)活检提示不孕与次级精母细胞的关联

睾丸功能缺陷可能是由睾丸前,睾丸自身或睾丸后的原因造成的。睾丸自身的因素是最常见的,大约占到75%。睾丸活检结果表明这些疾病都有一个免疫学背景。在因睾丸原因引起不育的140名男性患者中,有56%存在成熟障碍。据估计,有40%睾丸功能缺陷是自发的。最近有关睾丸组织活检的研究进一步证实了免疫因素在这些疾病中所起的作用。免疫组化和免疫荧光技术被用于该项研究,在对一组大样本病例的研究中,免疫组化技术取得了可靠的证据。另一项研究采用了超微免疫过氧化物酶技术,通过对不育患者的睾丸组织活检,发现其微观结构和膜性肾小球肾炎的超微结构很相似,而众所周知,膜性肾小球肾炎是一种由免疫复合物沉积引起的疾病。在沉积的电子致密物中发现IgG和(或)$C_3$是很有价值的。用免疫荧光技术来标记睾丸深部组织,可以检测到IgG,补体成分$C_3$或IgM。组织病理学也证实睾丸组织中有免疫沉积物。通过实验还发现了高滴度的精子抗体。

### (二)非特异性睾丸炎与系统的病毒感染

在组织学上,细胞组织间隙结构发生了改变:小管内的炎性细胞聚集,生殖腺上皮细胞的丢失,间质细胞增多,这些改变说明是肉芽肿性的睾丸炎。它是一种定义不明确的临床疾病,又被称为假性睾丸肿瘤或过敏性睾丸炎。附睾精子在无感染或外伤时也能发生肉芽肿病变。

### (三)实验性的卵巢自身免疫性疾病

实验诱发的卵巢自身免疫性疾病和人类自身的卵巢自身免疫性疾病是相似的,我们可以用它来解释和说明卵巢的自身免疫。和睾丸的自身免疫性疾病一样,卵巢的自身免疫性病变已被证实。卵巢早衰(POF)是其最常见的临床病因。POF 的临床表现是 40 岁以前绝经、低水平的雌激素和高水平的促性腺激素。卵巢早衰常和其他的自身免疫性疾病共存,特别是那些发生在分泌器官的疾病。有报告说,卵巢早衰患者体内的卵巢自身抗体滴度升高,该抗体能与粒层细胞和卵泡细胞发生反应。另据报道,在一些卵巢早衰的病例中,患者血中的激素因素阻止 FSH 和颗粒细胞结合,使卵巢不能接受 FSH 的作用而退化衰竭,而促黄体生成素(LH)不受影响。

40 岁以前卵巢功能衰竭者占女性人数的 1‰,这些患者多有以下病史:免疫功能紊乱、感染、接受辐射或服用细胞毒药物以及遗传因素。还有一些 POF 是先天性的。

在 1/3 患者的体内发现有交叉反应的抗甲状腺抗体,而抗磷脂抗体大约是前者的两倍。促性腺激素疗法或用皮质类固醇和 γ 球蛋白抑制免疫反应的疗法都没有取得令人满意的效果。

### (四)子宫内膜异位与不孕

有些患者不明原因的不孕,而又没有表现出任何症状,通过诊断性的宫腔镜检查,常常会发现她们有不同程度的子宫内膜异位。轻度的子宫内膜异位并不会造成受孕率的降低。当病情进一步发展时,盆腔里的器官都紧密的粘连在一起,由于机械因素导致的不孕。生理上,逆流的月经碎片被免疫系统清除,腹膜中的巨噬细胞、T 淋巴细胞和 NK 细胞参与了这个过程。然而,当这些细胞不能完全清除碎片时,随月经流出的子宫内膜形成异位灶,子宫内膜异位就发生了。

子宫内膜异位症患者的细胞免疫(T 细胞分为 CD4$^+$ 和 CD8$^+$)异常,同时也和产生细胞毒素的 NK 细胞的活性有关。子宫内膜异位症患者血液和腹腔液体中有抗子宫内膜抗体,提示可能存在免疫功能紊乱。子宫内膜异位症已被认为是一种自身免疫性疾病,患者体内特异性抗体的滴度升高也证实了这点。子宫内膜异位症会引起妇女不孕,它是一种与抗体相关的不孕因素。子宫内膜异位症的自身免疫病理和很多其他自身免疫性疾病相似,如 SLE 和它有相似的抗体变化,异常的抗体能降低受孕率。

## 四、抗精子免疫性不孕

精子作为一种独特的抗原,与抗体免疫接触后,可引起自身或同种免疫反应,产生抗精子抗体(AsAb)。研究资料表明,体内若存在 AsAb 可导致不孕。这类情况占不孕患者的10%～30%以上。因此,AsAb 所导致的免疫性不孕在临床上已受到广泛关注。

### (一)精子抗原

在过去的 10 年里,我们已经积累了不少有关免疫途径的资料。在睾丸里,精子受到睾丸屏障的保护,当精子通过附睾时获得了免疫性抗原,并获得了自动能力,逐渐成熟。在动物模型中,我们用单克隆技术来识别一些睾丸和附睾的抗原。在人体精子中也发现了相似的抗原,可分为精浆抗原、精子抗原和精子核抗原。

### (二)精子抗体

被调查的不育男性中,3%～12%患者抗体阳性。抗体主要存在于血清精浆以及精子中,目前发现有 IgM、IgG、IgA。抗体的关键要素包括抗体存在的位置,活动途径,抗体形成的原因以及治疗方法。因为缺乏优良的实验设计和有效的治疗,很多临床专家拒绝承认抗精子抗体在免疫性不孕中所扮演的角色。随着助孕技术的进步,抗精子抗体的作用越来越明确,同时出现了一些新兴的治疗方案。抗精子抗体能在不同阶段阻碍受孕,抗体直接作用于精子表面抗原,降低受孕率。我们还发现精子抗体能导致精子聚集,从而阻碍了精子迁移到子宫颈。

女性生殖道是很特殊的,因为它既能保护自己不受病原体的侵犯,同时又不对同种异基因的精子细胞和发育中的孕体产生破坏性的免疫作用。然而众所周知,女性生殖道并不是有免疫特权的器官,而是免疫局限。为了保胎,产生局限性免疫应答来对抗感染,同时有抗精子抗体产生,会影响受精。免疫系统对阴道念珠菌和脊髓灰质炎的免疫应答主要是通过 IgG、IgA实现的。不孕妇女体内的抗精子抗体活动的位置包括阴道、子宫颈、输卵管、子宫、卵泡液。抗体在受精前作用是:影响精子运行,导致精子死亡,阻碍获能和顶体反应以及精卵融合。抗体在受精后的作用:破坏受精卵,包括破坏受精后前期胚胎的发育,导致胚胎生存力降低。

### (三)抗精子免疫应答

女性的生殖道黏膜能发生免疫反应。在不孕妇女的生殖道中发现的抗体主要是 IgM、IgA、IgG 型。对子宫颈黏液进行检查,发现约 70% 的 IgA 是 IgA1。而大部分 IgG 是 IgG4,只有少部分是 IgG3。在抗体阳性的女性体内,抗精子抗体能激活致敏的淋巴细胞,使之释放细胞毒素,细胞毒素对精子功能,受精以及胚胎早期发育产生不良影响。

在阴道上部和子宫颈黏液中,抗精子抗体导致精子活动力降低,进而损害卵母细胞受精,体外精子表面的抗体在补体存在时,是导致精子细胞溶解或者激活巨噬细胞发挥吞噬溶解作用的主要原因。当精子到达受精的位置,抗体能阻碍了精子获能和顶体反应,干扰精卵融合,可能会抑制精子附着,降低其穿过透明带的能力,阻碍卵子卵磷脂膜的溶解。在体外受精时,女性血浆中抗精子抗体大大加强了受精的成功率。

据统计,抗体阳性的孕妇比抗体阴性的孕妇更易发生自然流产。

### (四)发病机制

抗精子免疫性不孕的发病机制还不清楚,可能与下列因素有关。

1.血生精小管屏障破坏

正常情况下,血生精小管屏障阻碍了精子抗原与机体免疫系统的接触,因此不会产生抗精子的免疫反应。精子是隐藏起来的免疫原,它能引起对受精有害的免疫应答。当血生精小管屏障遭到破坏时,导致精子漏出或巨噬细胞吞噬消化精子细胞,其精子抗原激活免疫系统,则可产生抗精子抗体。

2.感染因素

正常情况下,在性交后精子细胞进入女性生殖道或子宫腔内,这样通常是不会引起强烈的免疫应答的。但是,如果将精细胞直接注入妇女的子宫腔内就会诱发免疫反应,还可能引起感染。对服用过口服避孕药人群的调查研究证实,抗精子抗体与抗衣原体抗体和抗念珠菌抗体之间存在着极大的相关性。盆腔炎患者的子宫颈黏液和血液中的抗精子抗体比正常妇女高,妓女体内抗体滴度也比普通人高。感染引起黏膜炎症,巨噬细胞和淋巴细胞的活性增强,产生各种细胞毒素和白细胞,它们分布在整个生殖系统。女性生殖道内主要的抗原呈递细胞是巨噬细胞和朗格汉斯细胞,前者存在于组织黏膜下,当感染或外源性抗原进入机体时产生;后者存在于阴道上皮。这些细胞有抗原呈递作用,它们表达了人类淋巴细胞抗原(HLA)Class Ⅱ (DR$^+$)抗原。另外,子宫内膜、子宫颈和输卵管的上皮细胞被炎性细胞活化为 DR$^+$ 细胞。还有另一些途径如细胞介导的免疫应答:抑制型 T 细胞、杀伤性 T 细胞和各种细胞因子都参与了女性生殖道中的免疫反应和免疫调节。

3.细胞免疫功能改变

抑制性 T 细胞数量减少或活性下降,也可导致 AsAb 形成,引起不孕。

4.精浆中免疫抑制物失效

正常精液中含有前列腺素、酸性磷酸酶等精浆抑制物质(SPIM)。SPIM 随精子一起进入女性生殖道,抑制了局部和全身免疫应答,使精子和受精卵免遭排斥,保障受精卵着床发育。生殖道的感染、创伤和阻塞可诱发机体产生抗 SPIM 抗体。有人通过 ELISA 方法检出 SPIM 的 IgGIgA 抗体,并发现在不育男性的血清中,该抗体的检出率和水平均显著高于对照组。精浆中抗 SPIM 抗体水平增高者的精子密度、精子存活率、精子活动力均明显降低。

5.女性体内抗精子抗体的形成

性交后,精子进入女性生殖道内。尽管对女性而言,精子是异己抗原,但仅有少数敏感的女性产生抗精子抗体,其原因目前尚不清楚。可能与免疫反应存在个体差异有关,也可能是丈夫精液中缺乏免疫抑制物质所致。在生殖道黏膜破损的情况下,精子抗原可通过破损的黏膜上皮屏障,与上皮下的 B 淋巴细胞相遇,产生抗精子抗体。

**(五)抗精子抗体对生殖的影响**

我们可以通过体内和体外实验研究精子和子宫颈黏液的相互作用,主要有以下几种实验:精子穿透试验(SPT)、精子-子宫颈黏液接触试验(SCMCT)、去透明带卵子穿透试验、卵母细胞穿透试验(HOP)等。因为在描述实验结果时缺乏统一的标准,而无法达成共识,所以这些实验还具有争议性。

1.阻止精子穿过宫颈黏液

抗精子抗体(AsAb)与精子接触后,将使精子运动特征发生改变。精子宫颈黏液榴蚀试验(SCMC)观察到精子的"颤动现象",是由于精液或宫颈黏液中抗体的 F(ab)$_2$ 段与精子表面抗原结合,而抗体的 Fc 段黏附于宫颈黏液的蛋白分子团上,使精子活动受限所致。

2.阻止精子在女性生殖道内的运行

当性交后或精子随宫腔内人工授精(IUI)一同被射入子宫腔时,在正常情况下,女性体内的精子都不会引起强烈免疫应答。但在有些妇女很敏感,其体内抗精子抗体增多。抗体不仅限于阴道和宫颈,特殊的免疫荧光法证实,输卵管是含有免疫球蛋白最多的,并能充分发生局部免疫反应的唯一组织。即使精子通过了宫颈,在女性生殖道中的运行仍有重重障碍,因而妨碍受精。

3.影响精子穿过透明带及精卵融合

抗精子抗体能干扰受精过程,导致受精率降低。取人卵与事先同 AsAb 孵育过的人精子进行精子-透明带相互作用实验证实,抗精子表面膜抗原(FA-1)的抗体可明显减少精子与透明带的结合,其作用机制目前还不清楚。可能是因为抗 FA-1 抗体降低了 FA-1 与透明带结合的活性,阻止精子穿过透明带,最终妨碍精卵融合。

4.其他

AsAb 还可影响精子酶的活力,抑制透明带和放射冠的分散作用。

### (六)抗精子抗体免疫性不孕的诊断

目前认为抗精子抗体主要通过与精子细胞膜上的多种抗原决定簇的相互作用而引起不孕。目前临床上采用多种方法来检测血液、黏液分泌物和精液中的抗体含量,有助于抗精子抗体免疫性不孕的诊断。

1.检测抗精子抗体的适应证

男性:①精子自发凝集。②男性管道系统的梗阻性损害。③输精管切除术。④生殖道感染。⑤睾丸外伤。

女性:①不明原因的不孕。②生殖道感染。③性交后试验异常。④口交或肛交史。

2.方法

精子的一些特征提示了抗体介导的免疫性不孕。精子的凝集可能是由抗体、细菌及其他有机体的存在而引起的。在很多实验分析物中也找到了抗精子抗体,这些实验是:①胶体内凝集试验。②平板凝集试验。③精子制动试验。④交叉免疫球蛋白试验。⑤免疫荧光试验。⑥免疫珠试验。⑦流式细胞计数法。⑧放射物标记免疫球蛋白试验。

3.治疗对象的选择

对免疫性不孕的患者的选择必须非常慎重,抗精子抗体可以引起不孕,但它很少完全阻止受精。以下是受试男性的选择标准。

(1)抗体阳性,并有解剖结构上梗阻的男性需要测试,其伴侣也要全面检查。

(2)50%以上的精子和抗体结合的患者需要治疗,少于 50%的不需要治疗。

(3)与精子头部和体部结合的抗体有临床意义,与尾部结合的不需要处理。

(4)只要怀疑有生殖缺陷,就应检测患者体内是否存在自身抗体,即使有抗体也不应影响治疗的方法。

(5)还需要考虑患者的全身健康状态和严重的躯体疾病。

## 五、抗透明带免疫性不孕

### (一)透明带的生化特性

透明带(ZP)是围绕在哺乳动物卵细胞外的一层基质。精子与卵子结合之前,必须与 ZP 结合,并将其穿透。精子首先与 ZP 的特异性受体位点结合。而后,依靠精子的酶系统产生局部溶解作用将其穿透。卵细胞受精后,ZP 恢复完整性,保护受精卵的发育,防止受精卵在输卵管内溶解,并保证受精卵向宫腔内运送。哺乳动物的卵细胞一旦受精后,其他精子不能和 ZP 结合,并抵制蛋白溶解,使之不再发生 ZP 反应,这是因为受精卵膜的皮质颗粒释放某些物质,可以抑制再次受精。

据报道,它是一种复杂的硫酸化合物、中性黏多糖及蛋白质等,以糖蛋白形式与双硫键结合。

### (二)抗透明带抗体的产生机制及作用

卵母细胞的成熟及 ZP 的形成晚于机体免疫系统的形成和成熟。因此 ZP 可刺激机体,产生抗 ZP 抗体,引发自身免疫反应。正常情况下,每月仅排卵 1 次,极微量的 ZP 抗原反复刺激,将诱导机体免疫活性细胞对其产生免疫耐受。但当机体遭遇与 ZP 有交叉抗原性的抗原刺激或 ZP 抗原变性时,可激活免疫活性细胞,使其产生抗 ZP 抗体。

抗 ZP 抗体可阻碍精子与 ZP 结合,从而干扰受精。

## 六、诊断

### (一)病史

孕产史:①多次流产。②不明原因的不孕。

既往史:①子宫内膜异位症。②子宫发育不良。③妊娠期高血压疾病。④自身免疫性疾病。⑤糖尿病。⑥甲状腺疾病。

家族史:自身免疫性疾病。

### (二)实验室检查

①抗磷脂抗体。②抗甲状腺抗体。③自身免疫性疾病引起的免疫异常。④免疫球蛋白总体水平异常。

### (三)应排除其他致病因素

需做精液常规、子宫内膜活检或血清 P 测定、输卵管通畅试验、子宫输卵管造影、腹腔镜检及性交后试验等。

### (四)抗体检测

检测出抗精子抗体或抗透明带抗体等抗生育抗体。

### (五)体外试验

试验证实,抗生育抗体干扰人精子与卵子结合。

## 七、治疗

### (一)隔绝疗法

过去认为,在性交时应尽量减少精子抗原的暴露,使用避孕套可以减少妇女长时间和精子抗原接触,从而抑制妇女体内抗精子抗体的产生,增加受孕率,但这些作用有待进一步证实。

### (二)免疫抑制疗法

皮质类固醇通过抑制免疫反应来治疗免疫性不孕,它的作用途径目前还不是很清楚,但我们知道类固醇可以减轻炎症细胞聚集,减少细胞毒素的释放,减少抗体的生成和减弱抗原抗体反应。皮质类固醇的使用剂量和疗程目前还没有统一的标准,有人主张大剂量、短疗程;而另一些人则认为应该用小剂量、长疗程。一个前瞻性的研究表明,激素治疗对抗体阳性的男性患者无效,大剂量的激素治疗会产生长期而严重的不良反应:臀部坏死、十二指肠溃疡恶化和心血管疾病等,因而极大地限制大剂量激素使用。因为激素不良反应与剂量相关,所以大剂量激素已被禁用。中等剂量的激素也能产生疗效。

**（三）精子洗涤**

据报道，一些精子洗涤技术能够移去精液中和精子表面的抗体，其疗效尚不能肯定。快速稀释法洗涤可以去除精浆中的抗体，但黏附牢固、亲和力高的抗体不能被洗掉。

**（四）人工授精**

由于子宫颈黏液中存在抗精子抗体，而导致的不孕，可以采用子宫腔内人工授精的治疗方法。对免疫性不孕的患者来说，抗精子抗体阻碍了精子的运动，精子不能穿过子宫颈黏液。人工授精避开了子宫颈黏液中抗体对精子的作用。有关该技术成功率的报道数据各不相同，15％患者在数次尝试后能够受孕。

**（五）助孕技术**

在治疗抗体阳性的不孕夫妇中，IVF－ET、GIFT 的适用范围和疗效似乎优于其他的方法。因为只需要很少量的精子就能在体外成功受精，所以即使有 80％的活动精子和 IgA 或 IgG 结合，IVF－EF 也能产生一个较低的受孕率。对有受精和孕育两方面问题的患者，IVF 的疗效比较差，受孕率为 14％～20％。研究表明，母体血浆中的抗精子抗体对培养基中的精子和卵子产生有害的影响。

另一种形式的 IVF 已被成功用于治疗男性因素引起的免疫性不孕，其中包括合子和配子输卵管内移植。卵细胞质内单精子注射（ICSI）是一个新近开展的助孕技术，我们将它和 IVF 结合起来用于治疗男性不育，并取得了极大的成功。

# 第十三节　反复早期流产

## 一、病因

流产的发病率极高。常规检测生育年龄未避孕女性的血清 HCG－β，发现 30％～40％的生化妊娠均在正常月经周期前后无明显症状而流产，简称隐性流产。而早期自然流产（ESA）仅指临床妊娠在孕 20 周前非自愿性自行终止。早期自然流产连续发生 3 次或 3 次以上称为反复早期自然流产（ERSA），既往又称复发性流产（HA）。

目前认为早期自然流产的发病率为 50％左右。

ERSA 的发病应首先考虑与遗传因素有关，如双亲一方、双亲或胚胎的染色体异常或基因突变；其次为母体的内分泌及免疫因素，如黄体功能不全，免疫因素如 ABO 血型不容、Rh 血型不容、抗精子抗体（AsAb）、抗心磷脂抗体（ACA）、抗核抗体（ANA）、抗甲状腺抗体（ATA）的存在亦可导致反复早期流产。

有关病毒、细菌及支原体、衣原体等微生物的感染亦可引起反复早期流产。此类流产除缘于微生物直接损伤胚胎及附件外，还与其形成的代谢产物、免疫活性物质的间接损伤有关。

另外，子宫、宫颈及盆腔异常，如畸形、子宫肌瘤、子宫内膜异位症、子宫肌腺症、宫腔粘连、子宫内膜瘢痕、子宫颈功能不全等均可致反复早期流产。

## 二、诊断

反复自然流产的病因较多,在进行详细的病史询问及体检后,可选择性进行以下检查。

### (一)排除生殖道畸形及肿瘤等病变

进行阴道超声及 HSG,必要时应做宫腔镜或腹腔镜检查。

### (二)遗传学检查

如夫妇双方染色体核型分析,根据家族史做相关分子遗传学检查。

### (三)内分泌检查

如基础体温(BBT)测定、子宫内膜活检、血清 P、$E_2$、LH、FSH、PRL、TSH、$T_3$、$T_4$ 检查等,排除黄体功能不足及其他内分泌异常。

### (四)免疫学检查:

如进行 ABO,Rh 血型分析,AsAb、抗心磷脂抗体(ACA)、抗甲状腺抗体(ATA)及抗核抗体(ANA)

的检测。

### (五)感染方面的诊断

如寻找支原体、衣原体,TORCH 检测(弓形虫、风疹病毒、巨细胞病毒、疱疹病毒)等。

### (六)流产物的检查

应尽量收集流产物,常规做形态学、组织学、细胞染色体、微生物学检查,必要时做分子遗传学检测。

## 三、治疗

早期反复流产确诊后,应尽可能寻找病因,对因治疗。

### (一)子宫、宫颈的畸形、肿瘤及炎症

进行整形、子宫肌瘤挖除、宫腔粘连分解术,对宫颈功能不全者行宫颈环扎术。

### (二)黄体功能不全

进行促排卵治疗,避免单用氯米芬(CC)促排卵,尽可能使用 CC＋HMG/FSH＋HCG 或 HMG/FSH＋HCG,以保证正常卵泡的形成。排卵后即给予 HCG 或黄体酮支持黄体。

### (三)遗传因素

进行遗传咨询,根据风险复发概率,结合夫妇双方的意愿决定是否妊娠。有条件时进行供精人工授精(AID)或供卵 IVF－ET。妊娠期应选择做绒毛活检、羊水穿刺等对胎儿进行遗传诊断。

### (四)感染因素

应选择较为广谱的抗生素,在非妊娠期间,药物选择范围大,如多西环素(强力霉素)、阿霉素、青霉素及红霉素,妊娠后禁用多西环素及阿奇霉素等。

### (五)免疫因素

如应用类固醇进行免疫抑制、免疫球蛋白进行被动免疫。另外,还有使用丈夫或第三者的淋巴细胞进行皮内注射的免疫脱敏疗法。但应注意此类治疗效果不稳定,对母体的免疫系统干预较大,另有增加胎儿畸形率、胎儿生长受限等趋势。

# 第十四节　辅助生殖技术

## 一、人工授精

人工授精(AI)是指通过非性交方式将男性精液注入女性生殖道内,以期精子与卵子自然受精达到妊娠目的。

### (一)人工授精的分类

1.根据精子来源不同分为两类

(1)夫精人工授精(AIH):使用丈夫精子进行人工授精。

(2)供精人工授精(AID):使用供精者精子进行人工授精。

2.根据精液储存的时间长短可分为两类

(1)鲜精人工授精指精液离体后1h内进行处理行人工授精,仅适用于AIH。

(2)冻精人工授精指精液离体后采用超低温冷冻储存(保存在-196℃液氮罐中),需要时再将冷冻精液复温后行人工授精,主要用于AID。

3.根据授精部位不同可分为六类

(1)阴道内授精(IVI):指直接将液化后的整份精液或洗涤、上游等处理后的精子悬液0.5~2mL注射入女方阴道穹隆部和宫颈外口,术后适当垫高臀部,平卧60mm。主要适用于女方生育无障碍,男方精液检查正常但性交困难者,或女方阴道痉挛症等原因导致不能性交者。

(2)宫颈内人工授精(ICI):指直接将液化后的精液或洗涤、上游等处理后的精子悬液0.5~1mL注入宫颈管内,也可同时在宫颈外口及宫颈周同涂抹精液,或同时置一部分于后穹隆,术后适当抬高患者臀部,平卧15~30min。主要适用于宫腔内人工授精困难、性交困难、精液不液化,或性交时不能射精但手淫或使用按摩器能排精者。

(3)宫腔内人工授精(IUI):指将处理后的精子悬液0.5~1mL通过导管注入宫腔内。具体方法:用生理盐水清洗外阴、阴道及宫颈,将一次性1UI管顺宫腔曲度进入宫腔,距宫底1cm处缓慢注入精子悬液0.5~1mL,轻轻地取出IUI管。术后适当抬高患者臀部,平卧15~30min。

IUI主要用于少弱畸形精子症精液不液化、免疫性不孕症、宫颈因素不孕症、原因不明不孕症等。此法操作简便,妊娠率较高,目前应用最为广泛。

(4)直接腹腔内人工授精(DIPI):指将处理后的精子悬液0.5~1mL,用19G长针经阴道后穹隆注入子宫直肠窝,精卵由输卵管伞端拣拾至输卵管内受精。治疗前应做不育检测。经腹腔镜证实盆腔器官及输卵管无异常。主要用于原因不明不育、男性因素不育及宫颈因素不孕者,成功率较低。

(5)直接卵泡内人工授精(DIFI):通过促排卵,当卵泡直径≥18mm时,在阴道超声引导下,通过阴道后穹隆处穿刺至卵泡内,分别将洗涤处理过的$50\mu L$含2万个精子的悬液直接注入卵泡内。适用于少弱精子症、宫颈因素不孕症、排卵障碍性不孕症尤其是卵泡不破裂者。

(6)经阴道输卵管内人工授精(TITI):指将特殊导管通过宫腔插至输卵管,将处理后的精子悬液置于输卵管壶腹部。适用于输卵管伞端有轻度粘连,无实施 IVF 的条件,此法操作复杂,可能引起子宫内膜异位或输卵管损伤,临床较少用。

**(二)接受人工授精夫妇所具备的基本条件**

在我国,进行人工授精的夫妇必须遵守国家计划生育政策,具备生育指标,并要在经卫生行政部门批准的医疗机构进行,夫妻双方须行病史采集及必要的体格检查,并签署相关知情同意书。

女方经子宫输卵管造影或腹腔镜检查诊断,至少有单侧通畅的输卵管;子宫发育正常或虽有异常,但不影响人工授精的操作和胎儿的孕育;自然周期或促排卵药物治疗后卵泡可发育成熟。

**(三)夫精人工授精**

1.夫精人工授精的适应证

(1)男方因素:①性交困难或性交后精液不能进入阴道者:如严重尿道下裂、严重早泄、阳痿、不射精或逆行射精症。②男性免疫性不育:夫妇一方或双方抗精子抗体阳性,且性交后试验(PCT)异常。③轻度至中度精液异常(2 次或 2 次以上精液检查):精液密度 $<15\times10^6/$mL,但 $>5\times10^6/$mL;精液活动率 $<50\%$;严重的精液量减少,每次射出量 $<1$mL;精液液化时间延长或不液化;正常形态精子 $3\%\sim4\%$。

(2)女方原因:①宫颈因素不育症:正常宫颈黏液在排卵前稀薄而呈拉丝状,有利于精子穿透进入宫颈管,可储存精子和过滤活力欠佳精子,并参与精子获能。异常宫颈黏液,如宫颈锥形切除术后、宫颈烧灼术后、严重宫颈裂伤等,表现为宫颈黏液过少或不足,持续黏稠,pH $<7$,不利于精子的穿透及生存。②排卵障碍者多次诱导排卵治疗而始终未孕者。③轻微或轻度子宫内膜异位症性不孕。④免疫性不育。⑤原因不明不育:夫妻双方经常规的不孕不育检查均未发现异常,女方有规律的排卵周期,性交后试验正常,腹腔镜检查盆腔正常。男方两次精液分析正常。

2.夫精人工授精的禁忌证

(1)男女一方患有生殖泌尿系统急性感染或性传播疾病。

(2)女方有不宜妊娠或妊娠后导致疾病加重的全身性疾病。

(3)女方生殖器官严重炎症、发育不全或畸形。

(4)夫妻任何一方患有严重的精神、遗传、躯体疾病。

(5)夫妻任何一方接触致畸量的射线、毒物、药物并处于作用期。

(6)夫妻任何一方有吸毒等严重不良嗜好。

(7)女方双侧输卵管均不通畅。

(8)夫妻双方对人工授精尚有顾虑者,未签署知情同意书。

3.人工授精方案

(1)自然周期:自然周期适用于具有规律的月经周期,排卵正常者。对原因不明不孕、免疫性不孕者,自然周期人工授精成功率低,在 $5\%$ 以下。

排卵一般发生在下次月经来潮前第 14 天左右,根据月经周期长短选择检测排卵的起始时间:一般月经第 8～10 天开始阴道 B 超监测卵泡发育和内膜厚度,最大卵泡直径<10mm 时,每 3 天监测 1 次;优势卵泡直径 10～16mm 者,每 2 天监测 1 次;优势卵泡直径>16mm,或血 $E_2$ 达到 200～300pg/mL,每天 B 超监测 1 次,同时检测血/尿 LH,根据 LH 峰值情况决定人工授精时机。

(2)促排卵周期:促排卵周期适用于无规律的月经周期、排卵障碍、输卵管单侧通畅、原因不明不孕及自然周期小卵泡排卵者。促排卵可明显提高人工授精的妊娠率,但其相应的并发症也明显高于自然周期。应根据患者的不孕原因、卵巢功能状况、卵巢反应性及药物特点个性化选择促排卵方案。

促排卵药物的选择包括氯米芬(CC)、来曲唑(LET)、促性腺激素(Gn)、促性腺激素释放激素(GnRH)等:首选 CC 进行诱导排卵,如果增加药物剂量和用药时间仍效果不佳,可改用 HMG/FSH。HMG/FSH 的效果明显好于 CC。HMG 价格便宜,但不良反应较 FSH 明显。FSH 适用于 HMG 治疗失败或经济条件较好的患者:如果患者的血 LH 水平高,可以直接选用 FSH。

自月经周期或撤退性出血第 3～5 天开始,氯米芬每天 50mg,或来曲唑每天 2.5mg,共 5d。如需联合 Gn 促排卵,于停药第 2 天开始每天肌内注射 HMG/FSH75～150IU,并严密监测治疗效果以调整 HMG/FSH 剂量。B 超监测卵泡的生长、发育及子宫内膜的增长情况,当优势卵泡达 14mm 时开始早晚测尿 LH,并嘱男方自行排精 1 次,当优势卵泡达 18～20mm,注射 HCG5000～10000IU,诱导排卵。

如果>18mm 卵泡超过 2 个,中小卵泡较多,血 $E_2$≥2000pg/mL 时,为避免发生卵巢过度刺激综合征(OHSS),禁用 HCG 诱发排卵,改用 GnRH-a 类药物诱发排卵,如达菲林 0.1～0.2mg 皮下注射,或丙氨瑞林 0.15～0.45mg 肌内注射,排卵后补充黄体 12～14d。

对不同排卵障碍患者除选用以上促排卵方案外,高泌乳素血症患者可选用溴隐亭治疗3～4 周,待血泌乳素降至正常后大部分患者可自发排卵。PCOS 患者还可选用胰岛素增敏剂二甲双胍,可促进卵巢对促排卵药物的反应性。生长激素辅助促进卵泡及子宫内膜发育,有助于提高患者促排卵效果,改善妊娠率。

4.IUI 的精液处理

(1)精液处理的目的:①达到人工授精要求的精子密度和容量。②减少或去除精浆内的前列腺素、免疫活性细胞、抗精子抗体、细菌与碎片。③减少精液的黏稠度。④促进精子获能,改善精子受精能力。

(2)精液标本的采集:①通过手淫法取精:嘱患者取精前 3～7d 禁欲,取精前清洗双手及外生殖器。收集精液于无菌、无毒的容器内;如取精困难,可通过性交将精液收集于无菌、无毒的特制避孕套内。对精神性阳痿可采用海绵体注射复方罂粟碱或前列腺素 E1 等。②精液不液化、液化时间过长或有抗精子抗体的精液可以收集在含有培养液的小瓶内。③逆行射精者,特别是进行过膀胱手术者,可经碱化尿液后收集膀胱中的精液。具体方法:取精前一晚 9 时口服 $4gNaHCO_3$ 碱化尿液,取精前 1h 再次予 $4gNaHCO_3$,并饮 200～400mL 水;排空膀胱后立即射精,射精后将小便排入含有 5%HEPES-HTF 液的容器内,收集到的精液必须立即检查和处理。

（3）精液处理方法：精液标本放于 37℃ 培养箱，待精液液化后采用上游法或密度梯度离心法处理精液。精液液化困难者可利用滴管吹打协助液化。对于抗精子抗体阳性的精液标本必须收集在 5mL 含有 5％ 血清 HEPES－HTF 液中，并立即处理。精液处理前先在显微镜下利用 Markler 板或血细胞计数板计数精子的密度、活动度、畸形率等。

5.人工授精的时机

精子在女性阴道酸性环境下仅存活 2.5h，在宫颈内为 2～5d，宫腔内为 24h，输卵管内为 2～5d。成熟卵母细胞一般在 24h 内维持受精能力，12h 内受精能力最强，选择合适的人工授精时机是成功受孕的关键。目前普遍认为，人工授精的时间在排卵前 24～48h 和排卵后 12h 内妊娠率最高。血清 $E_2$ 峰出现约 24h 后形成血 LH 及 FSH 峰值，排卵发生在血 LH 峰值后 24～36h 或尿 LH 峰后 12～24h。

多次人工授精并不能提高临床妊娠率，且可能会刺激宫腔，引起宫腔及输卵管异常收缩。因此，应加强对排卵的监测而非单纯增加人工授精次数。当注射 HCG 后 48h 仍未排卵，且既往发生过 LUFS，必要时人工授精予以成熟卵泡穿刺，以提高妊娠率。

（1）自然周期：①前一天晚上出现尿 LH 峰值，上午 B 超监测卵泡已破裂，尽早行 IUI。如未排卵，上午或下午行 IUI 1 次，次日 B 超监测至卵泡破裂。②当天清晨出现尿 LH 峰值，上午 B 超监测卵泡未破裂，下午行 IUI1 次，次日 B 超监测至卵泡破裂。③卵泡破裂时间距离 IUI 时间在 24h 内，不做第 2 次 IUI。若卵泡破裂时间距离 IUI 时间超过 24h，则做第 2 次 IUI。

（2）促排卵周期：①前一天晚上尿出现 LH 峰值，上午 B 超监测卵泡未破裂，当天上午注射 HCG10000IU，上午或下午行 IUI 1 次，次日复查 B 超。②当天清晨出现尿 LH 峰值，上午 B 超监测卵泡未破裂，当天上午注射 HCG 10000IU，下午行 IUI 1 次，次日复查 B 超。③尿无 LH 峰值，当天上午注射 HCG 10000IU，次日下午行 IUI1 次；或当天下午 5 时注射 HCG 10000IU，隔天上午行 IUI1 次。如卵泡未破裂，次日复查 B 超，必要时行第 2 次 IUI。

6.影响夫精人工授精妊娠率的因素

国内报道的夫精人工授精妊娠率为 8％～22％，其结局受各种因素的影响，其中主要包括不孕原因、不孕类型、女方年龄、受精时机、促排卵方式及精液质量等。

研究表明继发不孕者行夫精人工授精妊娠率高于原发不孕者。在不孕原因中，单纯女方排卵障碍或宫颈因素者的妊娠率较高，而子宫内膜异位症及慢性盆腔炎者由于盆腔内环境改变，无法通过人工授精改善，妊娠率较低。随女方年龄增大，卵子质量下降，子宫内膜容受性降低，导致临床妊娠率明显降低。年龄在 25～35 岁时妊娠率最高，36～40 岁妊娠率开始下降，40 岁以后妊娠率则明显降低。

多数文献认为，新鲜精液人工授精妊娠率较冷冻精液明显增高，可能与冷冻处理后精子的活力降低有关。处理后精液中 A 级＋B 级每次射精精子总数 $<10 \times 10^6$ 时，妊娠率明显下降；少精子症患者临床妊娠率明显低于弱精子症及正常精子者；精子正常形态率 $\geq 6％$ 可获得较高的临床妊娠率。

人工授精在排卵前 24h 及排卵后 12h 内的周期妊娠率较高；促排卵周期临床妊娠率较自然周期明显增高，但其发生 OHSS 及多胎妊娠等并发症比例显著增高。

**（四）供精人工授精**

供精人工授精（AID）是指通过非性交方式，用供精者精液进行人工授精，以达到受孕的一种辅助生殖技术。

AID 对于某些男性不育症患者来说，是一种不可缺少的治疗方法。其主要的禁忌证、人工授精方法、周期方案及并发症与夫精人工授精相似，两者的区别主要为其适应证不同。因涉及伦理、法律问题，在我国 AID 所用精子必须来自卫计委批准的精子库，并严格按照国家 AID 相关条例执行。

1.供精人工授精的适应证

（1）男方绝对性不育：因各种原因导致的男方无精子症，特别是非阻塞性无精子，睾丸/附睾穿刺活检未发现成熟精子者。

（2）男方严重少弱畸精症：目前男方严重少弱畸精症可行 ICSI 治疗，但其具有一定的遗传风险，征得夫妻双方意见，也可考虑行 AID。

（3）男方患有遗传性疾病不宜生育者：如精神病、癫痫、严重智力低下、近亲结婚或已生育畸形儿并性染色体检查有异常者。

（4）夫妻因特殊血型导致严重母婴血型不合经治疗无效者。

（5）经辅助生育技术（IVF/ICSI）治疗过程中发现因男方因素导致不受精、胚胎发育异常等多个周期治疗失败者。

2.供精者的条件

合适的供精者是 AID 成功的关键步骤，一般要求供精者体格健壮，容貌端正，智力较高，通过询问既往病史、家族史、遗传病史、体格检查、实验室检查，排除身心疾病、遗传性疾病、传染病及性传播疾病，尽量避免先天缺陷，防止传染病的传播。

筛选标准：年龄在 25～45 岁，身体健康，体态匀称，精神、智力正常，无全身急慢性疾病，无生殖系统疾病，无传染性疾病，无家族遗传病史，无先天缺陷，染色体检查正常，无烟酒等不良嗜好，无长时间毒物及放射线接触史。

供精者精液质量需达到 WHO 正常精液最低标准，并经过生化检查排除乙型肝炎，丙型肝炎、衣原体、支原体、巨细胞病毒、艾滋病、淋病、梅毒等感染性疾病。由于 HIV 感染后有 6 个月潜伏期，所有冷冻精液都要在 6 个月后复查 HIV，阴性者方可供临床使用，严禁新鲜精液行 AID。

3.影响供精人工授精妊娠率的因素

国内报道的 AID 妊娠率在 15%～26%，其影响因素中除与夫精人工授精相同的如女方年龄、授精时机外，还主要有供精质量、周期数等。

供精质量受到供精者精液质量、冷冻方法的影响：我国卫计委辅助生殖技术相关条例规定，AID 精子复苏后前向运动精子总数≥$10×10^6$。

由于冷冻精子解冻后授精能力仅 24h，因此选择正确的授精时间对提高 AID 成功率尤为重要：研究表明，随周期数增多，AID 累积妊娠率增高，但增加幅度随周期增加而下降，在治疗 3～4 个周期失败后，应考虑存在其他不孕因素，应再次对女方检查，以增加受孕机会。另外，精神因素也可影响妊娠结局，过大的精神压力可导致输卵管痉挛和子宫逆向蠕动波。治疗过程中对患者进行心理疏导,可减少紧张情绪通过自主神经调节对生殖过程的不利影响。

4.供精人工授精的伦理问题

供精人工授精因其生育子女在生物遗传学上可具有供精者的遗传特征,不具备授精者丈夫的特征,使其存在诸多社会伦理及法律问题。

因多数不孕夫妇不愿公开实施 AIDI 的事实,在选择供精者时,应尽量详细阅读供精者信息,选择与丈夫生理特征、血型、性格、兴趣爱好等相近的供精者的精液,尽量减少供精者与丈夫的差异。为避免出生子女近亲结婚的可能,必须建立供精使用的管理系统,将供精者的编号、基本生理特征、受教育程度、医疗史、兴趣爱好等永久保存,以便后代婚姻咨询。实施 AID 的医疗机构必须取得卫生行政部门的批准,医疗机构必须遵循保密原则:我国卫计委于 2003 年出台 176 号和 177 号文件规定,供精者与授精夫妇保持互盲,授精夫妇及子代不能查询供精者真实身份,有效避免关系复杂化,易于为各方接受。此外,条例严格规定同一供精者精液最多使 5 名妇女受孕,在供精人工授精后代结婚之前,精子库有义务在置名情况下,为其提供有关医学信息的婚姻咨询服务,避免近亲通婚。

对于严重少、弱精及严重遗传性疾病等考虑行 AID 的不孕夫妇,应耐心细致地充分告知夫妻各种治疗的可能性、方法及可能存在的风险。在实施 AID 前,夫妻双方必须慎重考虑,充分咨询,知情同意,取得法律文书公证以保证夫妻双方及其后代的权利、义务,以防止日后可能出现的抚养与赡养法律纠纷。我国法律规定 AID 生育的子女享受婚生子女同等的法律地位,夫妻双方均有抚养教育子女的义务,推定男方为孩子的生父,夫妻离婚后按照婚姻法有关规定双方都有抚养教育子女的义务。

## 二、体外受精胚胎移植及卵胞浆内单精子注射

### (一)体外受精－胚胎移植

体外受精－胚胎移植(IVF－ET)是将患者夫妇的卵子与精子取出,在培养皿内受精,经体外培养发育成胚胎后移植入女性宫腔内,以达到妊娠的目的,故又称试管婴儿。

1978 年,Edwanrds 和 Steptoe 合作,在世界上首次成功诞生了第 1 例"试管婴儿"Louise Brown,从而开始了人类治疗不孕不育症的新篇章。1988 年 3 月,北京医科大学第三医院诞生了国内首例"试管婴儿",经过 20 多年的努力,我国的辅助生殖技术已达到世界先进水平。

1.适应证

(1)输卵管因素:经输卵管造影或腹腔镜证实双侧输卵管阻塞、积水、结核或切除,先天性输卵管发育不良,严重的盆腔粘连,输卵管造口或输卵管吻合手术失败等。

(2)排卵障碍:顽固性多囊卵巢综合征(PCOS)经反复促排卵治疗,或(和)宫腔内人工授精未孕;未破裂卵泡黄素化综合征(LUFS)经多次药物治疗或卵泡穿刺未孕。

(3)子宫内膜异位症:重度子宫内膜异位症经常规药物或手术治疗未孕,轻至中度子宫内膜异位症经药物或手术治疗,并经≥3 次促排卵＋宫腔内人工授精未孕。

(4)男方因素:男性轻、中度的少、弱、畸精症,经多次宫腔内人工授精未孕。

(5)不明原因不孕:经多次宫腔内人工授精未孕。

(6)免疫性不孕:经其他治疗,包括人工授精未孕。

2.禁忌证

(1)男女任何一方患有严重精神疾患、泌尿生殖系统急性感染、性传播疾病。

(2)患有《母婴保健法》规定的不宜生育的、目前无法进行胚胎植入前遗传学诊断的遗传性疾病。

(3)任何一方具有吸毒等严重不良嗜好。

(4)任何一方接触致畸量的射线、毒物、药品并处于作用期。

(5)女方子宫不具备妊娠功能或严重躯体疾病不能承受妊娠。

3.体外受精－胚胎移植的术前检查

不育夫妇在进入 IVF－ET 治疗前,应完成系统的不孕症检查、常规体格检查及病原体检查,同时排除不能耐受促排卵及妊娠的内、外科疾病和肿瘤等,以确定患者具备 IVF－ET 的适应证并排除禁忌证。

(1)女方检查:①性激素测定:包括促卵泡激素(FSH)、促黄体生成激素(LH)、雌二醇($E_2$)、黄体酮(P)、睾酮(T)、泌乳素(PRL),并进行卵巢储备功能评估。②其他内分泌功能检查:必要时应行甲状腺功能、肾上腺皮质功能的检查。③阴道 B 超检查:在进入 IVF－ET 治疗前,应常规进行阴道 B 超检查,了解子宫及双侧附件的情况。④传染病的检查:在进入 IVF 周期之前,必须排除对胚胎生长发育有影响以及对母亲妊娠有危害的病原体感染,如各种病毒性肝炎、支原体、衣原体、淋球菌、TORCH,梅毒、HIV 等。⑤其他检查:血常规、尿常规、肝功能、肾功能、心电图,以及宫颈细胞学检查。PCOS 患者疑合并糖代谢异常时应行 OGTT.C 肽释放试验。⑥宫腔镜:当疑有子宫内膜息肉、宫腔粘连,子宫内膜增生性疾病、子宫畸形,以及反复 IVF 失败时应行宫腔镜检查,以排除宫腔异常情况。⑦腹腔镜:对严重的输卵管积水予以结扎,严重的子宫内膜异位症进行手术治疗后再进行 IVF－ET。⑧遗传学检查:夫妇双方做染色体和地中海贫血检查。

(2)男方检查:①精液分析:包括精液常规检查、精子形态学检查、顶体酶活性的检测、精子穿透试验、精子 DNA 完整率检测等。②男方病原体的检查:前列腺液的支原体、衣原体、淋球菌、血清梅毒、HIV、乙型肝炎等。③严重少、弱精及无精症患者应查 Y 染色体基因微缺失,必要时测血清 PRL、FSH、LH 及 T 等激素水平。④对于无精子症的患者应行精浆果糖测定,以及附睾/睾丸穿刺活检,如有活动的成熟精子可行单精子卵胞浆内显微注射。

4.经阴道超声引导下穿刺取卵术

(1)术前准备:取卵前 2d(即注射 HCG 日开始),用聚维酮碘(碘附)冲洗阴道,每天 1 次。术时可采用静脉麻醉,或用哌替啶(杜冷丁)50mg 术前 30min 肌内注射。

(2)方法:患者排空膀胱,取膀胱截石位,用生理盐水冲洗外阴及阴道。B 超阴道探头用无毒的专用探头套保护,安置好穿刺导架,用生理盐水冲洗。B 超确认双侧卵巢位置及大小,注意周围血管的分布。穿刺时应避开卵巢内、外的血管,特别要注意不能误伤髂内动、静脉。一般使用 16～17G 单腔取卵针,如患者的卵泡较少,可应用双腔取卵针,用培养液冲洗每个卵泡。在超声监视下沿穿刺线由近至远依次穿刺所有卵泡,抽吸负压为 14.67～16.00kPa,将抽出的卵泡液迅速送入实验室,收集卵子。穿刺完毕,B 超检查盆腔有无出血,并检查阴道壁穿刺点,如有活动性出血,阴道内填塞纱布,4～6h 取出。患者休息 1～2h,复查 B 超 1 次,观察有无内出血等情况。术后口服抗生素 3d,预防感染。

(3)取卵术注意事项:①穿刺时必须小心谨慎,认清卵巢的界限。如卵巢位于子宫上方需经宫体时,可选择直径较小的穿刺针,要尽量避开子宫内膜。②穿刺时避开卵巢内、外的血管,特别要注意不能误伤髂内动、静脉。在转动超声探头时血管的形状有所改变,横断面呈圆形似卵泡,但在纵切面时呈长条形状,而卵泡无论怎样转动,探头形状都不会改变,故可以鉴别。肠管有时贴近卵巢,易被误认为卵泡,但仔细观察肠管有蠕动,可以鉴别。③穿刺时尽量不经膀胱,如卵巢位置特殊须经膀胱时争取 1～2 次内完成,嘱术后多饮水,多解小便,注意出现血尿情况。④巧克力囊肿应在取卵的最后穿刺。如在取卵过程中误穿巧克力囊肿应立即更换穿刺针及试管。

5.体外受精

取卵日男方在专用取精室用手淫法取精。由实验室工作人员进行精子洗涤、体外受精及胚胎培养。

6.黄体支持

由于在超促排卵时多使用降调节,停药后垂体分泌促性腺激素的能力未能及时恢复;并且在取卵时反复抽吸卵泡,回收卵子的同时吸出大量的颗粒细胞,从而导致黄体功能不足,因而一般需要进行黄体期的支持。

(1)黄体酮:取卵较多时应使用黄体酮,目前有 3 种给药途径:①黄体酮针剂:取卵日开始肌内注射 40～60mg/d,持续用至胚胎移植后 12～14d。②阴道栓剂:黄体酮缓释阴道凝胶 90mg/d,放置阴道内,从取卵日起至移植后 12～14d。③口服黄体酮:地屈黄体酮 10mg,每天 2～3 次;或黄体酮胶囊 100mg,每天 2～3 次。通常口服黄体酮与黄体酮针剂或阴道栓剂联合使用。

(2)HCG:取卵适当时可使用 HCG,于取卵日开始注射 2000IU,每 2～3d1 次,共 4 次。因其半衰期长,影响妊娠试验结果,故停止注射 8d 后才能测尿或血 HCG,或于胚胎移植后第 14d、16d 根据血清 HCG 水平来判断是否妊娠。取卵数>15 个,不宜用 HCG。

(3)HCG 与黄体酮联合应用:一般用于超促排卵反应不良,取卵数<3 个者。

7.胚胎移植

(1)移植时间:一般在取卵后 72h,胚胎在 8 细胞期阶段行胚胎移植,也可在囊胚期或取卵后 48h 移植。

(2)移植数目:35 岁以下第 1 个治疗周期移植胚胎数目不得超过 2 个,其他妇女不得超过 3 个。

(3)建议取消移植的指征:①出现较严重的卵巢过度刺激综合征。②胚胎质量差。③子宫内膜厚度≤7mm,或内膜回声异常。④宫腔积液。⑤移植困难。⑥使用 HCG 黄体酮升高。

(4)操作步骤:患者术前适当充盈膀胱,取膀胱截石位,用生理盐水冲洗外阴、阴道、宫颈及周围穹隆部分泌物,清理干净宫颈管内的黏液。在 B 超引导下插入移植外管至子宫中上 1/3 交界处。实验室人员用内管吸取胚胎,准确轻柔地将载有胚胎的移植内管插入移植外管达宫腔相同深度,后退移植外管>2cm,缓慢注入胚胎,静置片刻后缓慢退出移植内、外管,并将导管送回培养室检查胚胎是否已全部移入子宫;若发现有胚胎存留应立即行第 2 次移植。移植术后卧床休息 1~2h 可离院,禁止性生活 2 周。

8.妊娠的确立及监护

自取卵术后起,应注意各种并发症的可能,包括 OHSS,感染、出血等。

(1)胚胎移植后 14d 查尿 HCG/血 β－HCG,确定是否妊娠。如阴性等待月经来潮,如阳性继续用 HCG 或黄体酮至妊娠 10~12 周。

(2)移植术后 28~35dB 超检查,看见妊娠囊为临床妊娠,否则为生化妊娠。还应当注意胎囊的数目及有无宫外孕,特别要注意宫内外同时妊娠的情况。胚胎暴露在 B 超下的时间应尽量短,以避免超声波对胚胎有不利影响。

(3)如为多胎妊娠,应行减胎术。

所有 IVF－ET 后妊娠者均视为高危妊娠,要加强后续的临床追踪及产前保健,预防流产及妊娠并发症。

**(二)卵胞浆内单精子注射**

卵胞浆内单精子注射(ICSI)是在显微镜下将单个精子直接注射到卵细胞质内,使卵母细胞受精。1992 年世界首例 ICSI 婴儿在比利时诞生。1996 年 4 月,我国大陆首例 ICSI 婴儿在中山医科大学附属第一医院诞生。

1.卵胞浆内单精子显微注射适应证

(1)严重的少、弱、畸精子症。

(2)不可逆的梗阻性无精子症。

(3)生精功能障碍(排除遗传缺陷疾病所致)。

(4)免疫性不育。

(5)体外受精失败或受精率低。

(6)精子顶体异常。

(7)种植前遗传学诊断(PGD)治疗周期。

(8)不成熟卵体外成熟培养(IVM)治疗周期。

2.步骤

(1)治疗前准备、超排卵、取卵等同 IVF－ET。

(2)获取精子有手淫法、附睾穿刺抽吸精子术或从睾丸取出曲细精管分离精子。

(3)取卵后 4h 左右,拆除卵母细胞周围的颗粒细胞,挑选成熟卵细胞(MⅡ期),将单个形态正常的活精子直接注入卵细胞质内,放入培养箱培养。

(4)胚胎移植及黄体支持同 IVF－ET。

**(三)冻融胚胎移植**

1.自然周期

其适用于月经规律、内分泌正常者。月经第 6d 开始,阴道 B 超监测卵泡发育情况及子宫内膜的厚度与形态。当优势卵泡直径达 14mm 时,开始检测尿 LH。每 6~8h 1 次,并每天 B 超监测 1 次。如优势卵泡直径为<16mm 及子宫内膜厚度≤6mm 时,即出现尿 LH 阳性,则取消本周期胚胎移植。如优势卵泡直径为 16~18mm,内膜≥8mm,未出现 LH 峰,则注射 HCG 10000IU,诱发排卵。排卵后第 3 天解冻移植卵裂期第 3d 的胚胎;排卵后第 5d 解冻移

植第 5～6d 的囊胚。胚胎移植后酌情用 HCG 2000IU 肌内注射,隔天 1 次,共 4 次,或黄体酮 20～40mg/d 肌内注射,行黄体支持。

2.激素替代周期

其适用于多囊卵巢综合征等月经紊乱及卵巢功能低下者。口服戊酸雌二醇($E_2$):多采用逐渐增量方案,月经第 3～6d,2mg/d,月经第 7～9d,4mg/d;以后根据内膜情况每 3d 增加 2mg/d,一般最大量 10mg/d。用药 7d 开始 B 超监测子宫内膜的厚度及形态:当内膜厚度≥8mm 时,开始加用黄体酮(P)40～60mg/d。使用 P 第 4d 解冻移植卵裂期第 3d 的胚胎,用 P 第 6d 解冻移植第 5～6 天的囊胚。胚胎移植后开始增加 P 至 60～80mg/d,继续用戊酸雌二醇 6～8mg/d,共 14d。妊娠后继续使用 $E_2$、P 维持妊娠,孕 8～9 周后可开始逐渐减量,孕 12～14 周停药。

3.促排卵周期

其适用于下丘脑垂体功能低下的排卵异常及小卵泡排卵者。从月经周期 3～5d 开始肌内注射 HMG75IU/d,注射 4～5d 后开始阴道 B 超监测卵泡发育情况及子宫内膜厚度及形态。根据卵泡发育情况调整 HMG 用量。当优势卵泡≥14mm 时开始检测尿 LH,每 6～8h 1 次,并每天 B 超监测 1 次。当优势卵泡≥18mm 时肌内注射 HCG 10000IU 诱发排卵,其余同自然周期。

### 三、胚胎植入前遗传学诊断

种植前遗传学诊断(PGD)是指从体外受精的胚胎取出部分细胞或从卵子取出极体进行染色体和(或)基因学检测,最终选择正常的胚胎行宫腔移植,从而防止遗传病的发生。

PGD 技术是产前诊断技术的延伸,是一种更早的产前诊断,相比于传统的产前诊断,PGD 具有一些无可比拟的优点。PGD 在妊娠的发生前完成,避免了产前诊断带来的人工流产或中期妊娠引产给母体及家庭带来的精神和体格上的重复创伤。

1989 年 Handside 取出单个卵裂球细胞,运用聚合酶链反应(PCR)技术成功扩增了 Y 染色体特异重复序列。1990 年,Handside 报道了用 PCR 技术对有高风险 DMD(假性肥大型肌营养不良)患者的夫妇进行 PGD 后诞生的首例健康女婴。2000 年 4 月国内首例经 PGD 的婴儿出生。

目前,PGD 主要检测三大内容:①确定移植前胚胎的性别。②单基因遗传病,如地中海贫血、囊性纤维化遗传病等。③染色体异常,包括数目与结构异常,如非整倍体、染色体易位等的种植前诊断。

1990—2009 年,全世界已实施了超过 10000 余例 PGD,PGD 后出生的婴儿达 2000 余人;经评测发育至 2 岁的 PGD 出生儿童,与常规 IVF、ICSI 及自然周期出生的儿童比较,在认知、情感和健康状况方面无差异。

#### (一)PGD 的主要应用范围

进行 PGD 的主要对象是那些可能有遗传异常或高危遗传因素,需要产前诊断的病例,尤其是那些具有异常妊娠结局或(和)具有单基因疾病的不育夫妇。目前,PGD 主要针对有高风险生育染色体病、性连锁隐性遗传病、基因病后代的夫妇。

1.常染色体隐性遗传病

常见的有地中海贫血、镰状细胞贫血、纤维囊性疾病、脊柱性肌萎缩、家族性自主神经失调症。

2.常染色体显性遗传病

常见的有早发性原发性扭转肌张力障碍和腓骨肌萎缩症。

3.X 连锁疾病

其包括 X 连锁隐性遗传病如血友病、色盲、假肥大型肌营养不良等,X 连锁显性遗传病如遗传性肾炎、家族性低磷酸血症佝偻病。

### (二)PGD 中遗传分析材料的获取

1.活检材料

(1)极体活检:极体是卵子减数分裂过程中的产物,根据其检测结果可以推测卵子的遗传信息,从而选择正常卵子发育而来的胚胎进行移植。Verlinsky 等首先于 1990 年报道极体活检 PGD 成功。由于存在染色体的互换,需要分别对第一极体和第二极体进行活检,以避免误诊。目前,大部分学者认为第一极体活检在 HCG 注射后 36～42h,第二极体活检在受精后 18～22h。极体活检的优势在于对操作后胚胎的发育没有明显的影响,因而对胚胎相对安全。但极体活检并不能检测父源性遗传异常。

(2)卵裂球活检:在取卵后第 3 天胚胎发育到 6～10 细胞期进行活检是目前 PGD 的主要方式。因为此时卵裂球仍是全能性的,故取出 1～2 个细胞不会明显影响胚胎的进一步发育。一般 8 细胞期以前的胚胎吸取 1 个卵裂球,8 细胞期以后的胚胎可吸出 1～2 个卵裂球。解冻后的胚胎如果存活良好,也可用于活检。但活检后胚胎进行冷冻会明显降低胚胎的存活率。经 PGD 正常的胚胎可以在同一天移植入子宫。卵裂球活检的优势在于可以同时诊断父方和母方染色体异常或单基因疾病。

(3)囊胚活检:在人类,囊胚大多于受精后第 5d 形成,可从囊胚的滋养外胚层取出 10 个以上的细胞进行检测,为诊断分析提供了更多的细胞。囊胚活检不涉及将来发育成胎儿的内细胞团部分,避免了活检过程对胎儿发育的任何不良影响。但由于受精后仅有 40% 可发育到囊胚,限制了可供 PGD 的囊胚数目。此外,嵌合体现象在滋养外胚层很普遍,将影响 PCD 的准确性。这两个因素使得囊胚活检的临床应用较少。

2.活检方法

主要的胚胎活检方法包括机械法、化学法和激光法。

(1)机械法:应用显微操作针在待检物上方的透明带做一个"一"或"十"型切口。如进行极体活检,首先将卵子固定在固定针上,极体位于 12 点位置,显微穿刺针从 1～2 点位置穿入卵周隙,从 10～11 点位置穿出,然后将卵子从固定针上松开,显微穿刺针带着卵子与固定针的下部进行轻微摩擦,直至透明带裂开。操作完成后释放卵子,重新固定卵子,透明带缺口位于 5 点处,用内径 15～16μm 的抽吸针从缺口吸出极体。

机械法不存在使用化学物质对胚胎的潜在毒性,也没有激光带来的潜在热效应。

(2)化学法:进行化学法透明带打孔前先预备好操作皿放入培养箱中待用,操作皿上包括 Tyrode 酸或链霉蛋白酶及 HEPES 缓冲液液滴,覆盖矿物油。操作时每个胚胎单独放于

HEPES 缓冲液液滴中,通过显微固定针固定待检胚胎,使活检卵裂球或卵周间隙位于 3 点钟的位置,将吸有 Tyrode 酸或者链霉蛋白酶的喷酸针在胚胎 3 点钟位置烧灼透明带,喷酸针环状或上下运动有助于消化透明带,当一见透明带内层溶解,立即停止喷酸,同时回吸透明带破口附近残留的 Tyrode 酸或链霉蛋白酶,并迅速将胚胎移到远离酸液的区域。用活检针自酸打孔处进入胚胎,吸出完整卵裂球 1～2 个。

(3)激光法:激光用于透明带打孔有接触式和非接触式两种方法。目前常用的是非接触式激光,其通过水传播,水或透明带大分子部分位点吸收激光能量产生热效应,使透明带基质发热、透明带熔解挥发,从而达到打孔的目的,通过调整激光能量的大小、作用时间及脉冲次数来控制透明带打孔的大小。激光打孔简捷、快速、污染小、精确度高,近年来在胚胎活检中逐渐得到应用。

### (三)植入前遗传学诊断的方法

目前,PGD 常用的诊断方法有单细胞 PCR 技术、荧光原位杂交(FISH)技术等。

1.巢式 PCR

PCR 通过"内""外"两对引物,首次用外引物进行大片段产物的扩增,二次扩增则以大片段产物为模板,对与其内侧序列互补的内引物进行小片段产物的特异性扩增的方法。与单次 PCR 相比,巢式 PCR 对特定的基因片段连续两次放大后,其诊断的敏感性、特异性大大提高。

2.荧光 PCR

采用荧光标记的不同引物或 dNTP 针对特异性基因片段或基因组内的短串联重复序列进行扩增,PCR 产物经自动 DNA 测序仪或扫描仪分析。

3.多重 PCR

在一次 PCR 反应中,对基因组中多个位点采用不相关的多对引物同时进行扩增,再结合巢式 PCR 技术针对目的基因分别进行内扩增或结合荧光 PCR 自动测序技术得到诊断结果。

4.全基因组扩增(WGA)

在 PGD 中最常用的 WGA 是引物延伸预扩增(PEP)。PEP 采用 15 个碱基的随机引物序列对单个细胞的整个基因组进行扩增,可以在不知道特异性 DNA 序列的情况下检测 DNA 的多态性。在扩增时,能与基因组 DNA 相应位点随机退火结合,把目的基因拷贝为多个,针对该目的基因进行二次扩增。

5.荧光原位杂交(FISH)技术

染色体荧光原位杂交是用荧光染料对 DNA 探针进行标记。着色探针适于对中期染色体进行结构分析。多条染色体 FISH 检测时每个 DNA 探针都要用不同的荧光染料进行标记。运用 FISH 进行 PGD 的适用范围:①染色体数目异常。②染色体结构异常。③X 连锁隐性遗传病进行 PGD。

## 四、未成熟卵母细胞体外成熟培养

在不经过超促排卵或少量应用促性腺激素(Gn)后,从卵巢中获取未成熟卵,在体外经过适宜的条件进行体外成熟培养,使卵母细胞成熟并具有受精能力即为未成熟卵母细胞体外成熟培养(IVM)技术。1992 年已有报道将不成熟的人卵母细胞在体外培养成熟并通过 ICSI 技术获得临床妊娠。迄今,世界上有多个中心开展 1VM 技术的临床应用,临床妊娠率报道差异很大,为 10%～40%,大多在 10%～20%。

## (一)IVM 的意义

(1)免除超促排卵(COH)造成卵巢过度刺激综合征(OHSS)的危险,对于多囊卵巢综合征(PCOS)患者尤为重要。

(2)减少 COH 期间高浓度的 Gn 及雌激素对卵巢、子宫和乳房产生的不良反应。

(3)节省医疗费用和就医时间。

(4)帮助解决卵巢组织或卵泡冷冻保存后卵细胞的成熟问题,以及未成熟卵冷冻后的应用问题,用于为卵巢去势患者保存生育力和建立卵子库。

(5)为有关卵子成熟机制的研究建立体外模型。

由于 IVM 与 1VF 相比活产率低而流产率高,所以目前 IVM 技术尚未成为大多数生殖中心的主流选择。

## (二)适应证

(1)患者不宜接受超促排卵(如乳腺癌、卵巢癌术后)或者不愿意接受超促排卵药物。

(2)COH 高反应:PCOS 或 OHSS 高风险患者。

(3)COH 低反应。

(4)卵巢抵抗综合征。

(5)捐赠卵子或保存生育力。

## (三)IVMI 临床方案

1.自然周期

月经第 2～5d 进行基础状态下的 B 超扫描,观察卵巢体积、窦卵泡数、卵泡大小、内膜厚度和任何的卵巢及子宫异常情况。月经第 6～8d 开始阴道超声监测卵泡发育,优势卵泡发育至 10～12mm 时,肌内注射 HCG 10000IU,注射后 17～36h 在阴道超声引导下取卵。

2.小剂量 Gn 刺激方案

于自然周期或撤退性出血的 3～5d 行阴道超声检查及测定血清 $E_2$ 值,当 B 超检查双侧卵巢均无直径＞5mm 优势卵泡,子宫内膜厚度≤5mm,且血清 E2＜50pg/mL,给予 Gn 每天肌内注射 75～150IU,共 3～6d,随后每天行阴道超声测量卵泡大小及子宫内膜厚度,当优势卵泡发育至 10～12mm,子宫内膜厚度＞5mm 时,肌内注射 HCG 10000IU,注射后 17～36h 在阴道超声引导下取卵。IVM 周期中,取卵前是否使用 HCG 对最终得到的胚胎质量有无影响意见不一,但较多研究认为取卵前使用 HCG 能够提高获卵率及 IVM 的成熟率。

## (四)未成熟卵的采集

未成熟卵的取卵过程与成熟卵基本相同,但是需要用特制的取卵针(针尖端的长度缩短,更锐利),而且需要降低吸引的负压为 10.67～13.33kPa。在 37℃的热台上将收集的卵泡液在细胞过滤网上过滤(70μm),过滤后收集到的组织在培养皿来回滑动,挑选出未成熟卵。

## (五)未成熟卵的体外成熟培养

得到的卵子在立体显微镜下机械法去除卵母细胞周围包裹紧密的卵丘细胞,观察卵母细胞的胞质中是否含有生发泡(GV),或者在卵间隙中是否出现第一极体。如果卵细胞质内见 GV,无极体,为 GV 期卵;如无 GV,也无极体,为第一次减数分裂中期的卵。确认其成熟程度后,将未成熟卵移入 IVM 培养液中培养。体外成熟培养的时间大多在 24～48h,现有研究表明体外培养 30h 以内成熟的 GV 期卵比那些需要更长培养时间的卵有更好的发育潜能。

### (六)体外成熟卵的受精方式

体外培养成熟的卵子可进行 IVF 或 ICSI 受精,如男方精液正常,IVF 与 ICSI 的受精率、卵裂率及临床妊娠率无显著差异。IVF 或 ICSI 后 16～18h 观察受精,第 3 天进行胚胎移植。

### (七)子宫内膜准备及黄体支持

取卵当天子宫内膜厚度≥6mm,补充戊酸雌激素(补佳乐)4～6mg;子宫内膜<6mm,补充补佳乐 8～10mg。取卵第 2 天肌内注射黄体酮 60mg,第 3 天开始 80mg/d,移植当天子宫内膜≥7mm 进行胚胎移植,若子宫内膜<7mm 则进行胚胎冷冻。

胚胎移植后 14d 检查血清 HCG 确定是否妊娠。移植后 35dB 超检查确认胎心。在确定妊娠后雌激素逐步减量至妊娠 2 个月停药,孕激素逐步减量至妊娠 3 个月停药。

### (八)IVM 的前景及安全性

IVM 的妊娠率与常规 IVF 相比有一定差距,但为 PCOS 妇女的治疗开辟了一条新的有效途径,为不孕症患者(特别是某些雌激素依赖性肿瘤术后患者)的辅助生育提供了更安全、更经济的治疗手段。

在提高临床妊娠率的同时,将会有更多的患者愿意接受 IVM 治疗。此外,通过对卵母细胞成熟机制的探讨和研究,可以进一步了解人类卵子和胚胎的发育机制,并为人类生育力的储备提供可能。

目前,IVM 在理论及技术上尚不完善,还有很多问题值得进一步探讨,如:取卵的时机、有效地收集卵子的方法、是否使用 Gn/HCG、培养液及培养条件、子宫内膜的准备等。

关于 IVM 的安全性,已有的文献报道,IVM 与 IVF 相比,未发现 IVM 技术出生的婴儿先天畸形率有明显升高。早产率、多胎率、妊娠期疾病与 PCOS 妇女行 IVF－ET 治疗的发生率相似。

## 五、卵子赠送

1984 年,Lutjen 等实施了世界首例应用捐赠卵子进行体外受精－胚胎移植技术,使一位卵巢早衰患者成功妊娠并分娩正常新生儿。

1994 年,我国首例卵子赠送体外受精－胚胎移植在中山大学附属第一医院成功分娩正常新生儿。

### (一)接受卵子赠送的指征

我国规定,接受供卵治疗必须合乎以下条件:丧失产生卵子的能力,女方是严重的遗传性疾病或患者;具有明显的影响卵子数量和质量的因素。

(1)卵巢功能衰竭:包括卵巢早衰、卵巢抵抗综合征、卵巢去势、严重感染和自身免疫性疾病导致的卵巢功能衰竭等。

(2)女方患有严重遗传病或基因携带者。

(3)反复 IVF 获卵率低或卵子异常导致体外受精失败。

(4)卵巢解剖位置异常,无法取卵。

(5)绝经期妇女。

### (二)供卵者的来源和要求

**1.卵子来源**

有规定:不允许亲属间或未实施辅助生殖技术的女性捐卵,考虑运用促排卵药或取卵会对女性造成伤害,存在卵巢过度刺激综合征(OHSS)、出血、感染等一系列并发症,并且促排卵对于女性生殖系统的远期危害目前并没有大样本资料的统计结果,所以卵子赠送仅限于接受体外受精治疗周期妇女捐赠多余的卵子。要求每周期获取成熟卵子 20 个以上者,在保留 15 个卵子,不影响不孕患者自身治疗的基础上方可进行捐卵。且捐卵者必须行健康检查,配子或赠卵形成的胚胎冻存 6 个月,供者再次检查 HIV 合格后方可使用,每位捐卵者最多只能使 5 名妇女妊娠。我国法规还指出,供卵只能是以捐赠助人为目的,禁止买卖,但可以给予捐赠者必要的误工、交通和医疗补偿。

**2.供卵者的要求**

年龄<35 岁、家谱正常、排除精神疾病及传染病、生理特征尽可能与受者相似,包括人种、血型、皮肤、眼睛和头发的颜色。

### (三)受者条件

(1)年龄上限一般为 50 岁。

(2)健康状况良好。

(3)子宫具备接受胚胎种植的条件。

### (四)受者胚胎移植方案

**1.自然周期**

其适用于卵巢功能正常者。月经第 6d 开始,阴道B超监测卵泡发育情况及子宫内膜的厚度与形态。当优势卵泡直径达 14mm 时,开始检测尿中 LH,每 6～8h1 次,并每天 B 超监测 1 次;如优势卵泡直径<16mm 及子宫内膜厚度≤6mm 时,即出现尿 LH 阳性,则取消本周期胚胎移植。如优势卵泡直径 16～18mm,内膜≥8mm,未出现 LH 峰,则注射 HCG10000IU,诱发排卵。排卵后第 3d 解冻移植卵裂期第 3d 的胚胎;排卵后第 5d 解冻移植第 5～6d 的囊胚。胚胎移植后酌情用 HCG 2000IU,隔天 1 次,共 4 次,或黄体酮 20～40mg/d,肌内注射,行黄体支持。

**2.激素替代周期**

其适用于多囊卵巢综合征等月经紊乱及卵巢功能低下者。口服戊酸雌二醇($E_2V$):多采用逐渐增量方案。月经第 3～6d,2mg/d;月经第 7～9d,4mg/d。以后根据内膜情况每 3d 增加 2mg/d,一般最大量 10mg/d。用药 7d 开始 B 超监测子宫内膜的厚度及形态。当子宫内膜厚度≥8mm 时,开始加用黄体酮(P)40～60mg/d。使用 P 第 4d 解冻移植卵裂期第 3d 的胚胎,用 P 第 6d 解冻移植第 5～6 天的囊胚。胚胎移植后开始增加至 60～80mg/d,继续用戊酸雌二醇 6～8mg/d,共 14d。妊娠后继续使用 $E_2$、P 维持妊娠,孕 9～10 周后可开始逐渐减量,孕 12 周左右停药。

**3.促排卵周期**

其适用于下丘脑垂体功能低下的排卵异常及小卵泡排卵者。从月经周期 3～5d 开始肌内注射 HMG75IU/d,注射 4～5d 后开始阴道 B 超监测卵泡发育情况及子宫内膜厚度及形态。

根据卵泡发育情况调整 HMG 用量。当优势卵泡≥14mm 时开始检测尿 LH,每 6~8h1 次,并每天 B 超监测 1 次。当优势卵泡≥18mm 时肌内注射 HCG 10000IU 诱发排卵,其余同自然周期。

4.降调节后激素替代方案

其适合于有子宫肌瘤、子宫腺肌症的受者。

在激素替代前 1 个月经周期的黄体中期用促性腺激素释放激素激动剂降调节,待月经第 3~5 天测血清 FSH、LH 和 $E_2$ 水平,并做阴道 B 超检测卵泡及子宫内膜,达到垂体降调节的标准时,开始应用雌激素、孕激素序贯治疗准备子宫内膜。

**(五)接受赠卵周期成功率的影响因素**

国外研究发现,接受 30~34 岁赠卵的妇女抱婴率最高,接受＞40 岁赠卵的妇女抱婴率最低。多变量分析显示在获得年轻卵子的情况下,不同年龄的受者妊娠率无明显差异。

接受赠卵的子宫内膜异位症的患者及健康患者做比较,种植率在该两组间无明显差异,但子宫内膜异位症组的患者流产率显著增加。

接受经玻璃化冷冻的卵子与接受新鲜周期的卵子进行对比分析,发现两组的受精率、卵裂率、胚胎质量和临床妊娠没有差异。

# 六、辅助生殖技术并发症

**(一)取卵术的并发症**

1.损伤与出血

阴道 B 超引导下穿刺取卵,一般是安全的,但有可能损伤邻近的肠管、输尿管、膀胱甚至血管,导致出血。引起的主要原因是盆腔粘连、技术操作不熟练等。处理方法如下。

(1)阴道壁或宫颈少量出血,纱布压迫止血。

(2)少量盆腔出血,卧床休息,严密观察血压、脉搏,可给予止血剂。少量出血一般可吸收,不需手术。

(3)卵巢或周围脏器损伤、大量内出血,应在输液或输血条件下,立即开腹手术治疗。

2.盆腔感染

原有慢性生殖器炎症,经阴道操作使重复感染的危险升高。术前注意外阴、阴道、宫颈的清洁和冲洗,手术时尽量减少穿刺次数,必要时用抗生素预防感染。已确诊盆腔感染发生,及时进行相应治疗。

**(二)孕产期并发症**

经辅助生殖治疗获得的妊娠结果不同于自然妊娠,其流产、异位妊娠、多胎妊娠、早产及围产儿病死率较高,产科高危并发症增加,故经 ART 妊娠者均应视为高危妊娠。

1.多胎妊娠

由于促排卵药物在治疗不孕症中的应用,多胎妊娠发生率有所增加,在 ART 中多胎率可达 30％以上。多胎妊娠对母儿均不利,特别是 3 胎及 3 胎以上的高龄多胎妊娠,孕妇易出现妊娠高血压综合征、贫血,羊水过多,前置胎盘、胎膜早破、产后出血、围生期心力衰竭等产科高危并发症。胎儿易发生流产、早产、低体重儿,增加围生期胎婴儿病死率及发病率,故预防多胎是重要环节。

　　发生多胎妊娠后,实施选择性减胎术作为一种补救措施,可以使多胎妊娠转变为单胎或双胎妊娠,提高妊娠成功率,减少母儿并发症,达到安全活产的目的。

　　按减胎时的妊娠期分为早期、中期和晚期妊娠减胎术 3 种;按减胎的途径分为经阴道和经腹部两类,均需在 B 超引导下进行。经阴道途径减胎术主要用于早期妊娠,而中、晚期妊娠减胎则经腹进行;减胎方法可简单分为物理方法和化学方法,早期妊娠减胎术采用物理方法和化学方法均可,中、晚期则以化学方法为主。

　　1)适应证:2 胎及 2 胎以上的早期多胎妊娠。

　　2)禁忌证:①已有阴道流血的先兆流产者,应慎行减胎术。②患有泌尿生殖系统急性感染或性传播疾病。

　　3)减胎术。

　　(1)经腹部减胎术:通常在孕 9～12 周以后进行。B 超引导下穿刺针经腹壁穿过子宫壁,进入拟减灭的胎囊,针刺胎儿心脏,直接向胎心搏动区注射 15% 氯化钾溶液 0.6～1.2mL,致胎心搏动停止。或抽吸部分羊水后注入 5% 氯化钠 3mL;也可单用穿刺针以物理创伤使胎儿心搏停止。次日复查 B 超,观察被穿刺胎儿是否恢复胎心搏动,如恢复应再次行减胎术。减胎后死亡的胎儿逐渐被吸收。

　　(2)经阴道减胎:通常在妊娠 7～10 周进行手术前可预防性使用抗生素,酌情使用镇静剂。患者排空膀胱后取膀胱截石位,用碘附消毒外阴、阴道后擦干,尽量避免碘附残留,注意阴道穹隆的消毒。动作应轻柔,避免刺激子宫颈。阴道超声确认妊娠囊数目、位置及各妊娠囊的相互关系,胚胎数目(注意有无单妊娠囊内双胚胎)及胎心搏动。选择拟减灭的胚胎,一般保留 1～2 个胎儿。综合下列因素选择拟减灭的胚胎;最靠近探头的胚胎,最小的胚胎,靠近宫颈的胚胎。调整超声探头,使拟减灭胚胎的胎心位于超声引导线上,用 16G、长 35fm 穿刺针沿引导线进针,经过阴道穹隆、子宫壁、妊娠囊至胎儿心脏或心脏附近,进一步的处理有以下几种方法。①抽吸法:适于孕 7～8 周,一旦确认胎心搏动即可进行二次穿刺针进入胚胎体内,加 53.33kPa 负压抽吸,直至吸出全部或大部分胚胎组织,不吸或吸出部分羊水,多数情况下,胚胎组织回声完全消失,妊娠囊大小不变或略小。确认胚胎组织被吸出或虽未完全吸出,但无胎心搏动时退针将抽吸物全部送实验室,显微镜下检查,确认胚胎组织被吸出。②物理法:用于妊娠＞8 周,不易抽吸出胚胎组织者。穿刺胚胎心脏,捻动穿刺针,可同时加 53.33kPa 负压抽吸,直至心搏停止。③注射药物法:适用于妊娠＞8 周。经穿刺针向胎儿心脏或心脏附近注入 15% 氯化钾溶液 0.6～1.2mL,使胎心搏动停止。确认被减灭胎儿的胎心搏动消失后,观察3～5min,再次确认后退出穿刺针。

　　尚需减灭另一个胚胎时,可同法处理。一次减灭的胚胎一般不超过 3 个,保留 1～2 个胚胎。减胎完毕,用窥阴器暴露阴道穹隆,检查穿刺点有无出血,有出血者,以干纱布压迫止血。

　　手术操作要点:进针一定要准确直至目标处,在穿刺胎囊中尚有胎心搏动前尽量不要抽吸胎囊中的羊水,保留羊水便于观察并可尽量避免损伤相邻胎囊。

　　4)减胎术后管理:①术后住院观察。卧床休息 6h,严密观察有无腹痛及阴道分泌物情况,保持外阴清洁。②鼓励孕妇多进富含维生素、蛋白质、纤维素的易消化饮食,保持大便通畅。③预防性应用抗生素 2～3d,一般用青霉素 480 万 U 静脉输注,每天 1 次。如术后有阴道出血,则应适当延长抗生素用时间。④黄体酮的应用:黄体酮 40mg 肌内注射,每天 1～2 次,持续应用 2～3 周。⑤术后 24h 及 3d,分别复查 B 超,检查穿刺胎囊中有无胎心搏动,保留的胎囊中胎心搏动是否正常。如穿刺胎囊中可见胎心搏动,则需行第 2 次减胎术。⑥注意保持外阴清洁,每天用温开水清洗外阴。禁止性生活,以免引起流产、早产。

2.自然流产

经 ART 妊娠后自然流产的危险为 18.4％～30％,高于自然妊娠流产率 10％～18％。流产率增加与母亲年龄有关,年龄较大的妇女卵母细胞质量差,年龄<25 岁者流产率大约 18％,而年龄>40 岁者流产率为 40％～58％。多胎妊娠也增加流产发生。在控制性超促排卵和体外培养过程中,卵子的纺锤体可能受到影响,因而易发生流产。此外,可能在 ART 过程中器械操作中断了母体胚胎间的某种联系,或目前尚未发现的原因参与流产。

3.异位妊娠

在经 ART 妊娠者中,异位妊娠发生率为 3.2％。明显高于自然妊娠的 1.23％～2.21％。这可能是由于药物超促排卵,多个卵泡发育,雌激素水平明显高于自然周期等原因使子宫易受到激惹。在进行胚胎移植时,导管进入宫腔可刺激宫缩,子宫内膜有节奏地从子宫内口向子宫底方向蠕动,移植入宫腔的胚胎一旦进入输卵管,由于患者大多有输卵管病变,即使输卵管正常,体内非生理的高水平激素环境可改变输卵管的生理功能,因而不能将胚胎有效地推进返回宫腔,则形成输卵管妊娠。有些患者过去曾多次刮宫,子宫内膜不利于胚胎着床,可发生宫颈妊娠。少数情况下发生宫内孕合并宫外孕,可能与移植多个胚胎有关。ART 的各种器械操作有可能干扰母体胚胎间的微妙联络,亦可能与异位妊娠的发生有关。

4.其他并发症

低体重儿、早产儿增多,使产儿病死率升高;妊娠高血压综合征,前置胎盘、胎膜早破、产后出血等发病率增加,剖宫产率增加。

5.胎儿畸形及染色体异常

目前观察随访的资料显示,在正常人群中采用 ART 出生婴儿的先天畸形及染色体异常率未增高,但也有相反结论。Hansen 等对 25 项相关研究结果进行分析,发现其中 2/3 的研究认为 ART 子代出生,缺陷发生率较自然妊娠者增加 25％或以上。meta 分析结果显示,ART 婴儿出生缺陷发生率较自然妊娠婴儿增高 30％～40％。ICSI 技术应用于临床的时间不长,人们仍然对 NICSI 的安全性担心。因为 ICSI 把自然情况下难以受精的精子直接注入卵细胞内,有可能将遗传缺陷传给下一代,而且 ICSI 操作不可避免地对卵子造成一定程度的损害。研究发现,ICSI 婴儿染色体异常发生率明显增加(1％),与严重少精子症和梗阻性无精子症精子异常相关,而与 ICSI 本身无关。与常规 IVF 相比,ICSI 并不增加子代出生缺陷的风险。但也有多项实验室研究发现,ICSI 子代发生 Y 染色体微缺失、精子非整倍体、性染色体异常等的概率明显增高。这是否会引起子代生长发育不良及成年后的不孕需要进一步随访、观察才能得出结论。

(三)超促排卵与肿瘤

目前认为,某些癌症与诱发排卵相关,常见的是卵巢癌、乳腺癌等。

1.卵巢癌

目前认为促排卵药物诱发卵巢肿瘤的机制有以下两方面:①Gn 促进卵巢上皮组织的增殖分化,从而增加恶变的危险性。②使用 Gn 导致排卵数目及次数增加,卵巢上皮细胞反复损伤和修复可能增加肿瘤发生的危险性。特别是当上皮组织混入卵巢间质内时,该区域最容易恶变。但不排除由于接受超促排卵治疗,临床检查和 B 超监测增加,从而使发现卵巢肿瘤的机会增加。然而,也有研究表明促排卵药物并不是卵巢肿瘤的高危因素。

2.乳腺癌

在超促排卵周期,多个卵泡发育,产生高水平的雌激素、孕激素,使妇女面临乳腺癌潜在性生长的环境。但乳腺癌的发病率是否明显增加仍需进一步研究。

# 第三章  性传播疾病

## 第一节  获得性免疫缺陷综合征

### 一、病因及传播

艾滋病亦称获得性免疫缺陷综合征(AIDS)是由人类免疫缺陷病毒(HIV)引起的一种以人体免疫功能严重损害为临床特征的高度传染性疾病,患者机体完全丧失抵御各种微生物侵袭的能力,极易遭受各种机会性感染及多种罕见肿瘤,病死率极高,确诊后 1 年病死率为50%。HIV 是一种逆转录病毒,即一种含 RNA 的病毒,它能将遗传物质转移到宿主细胞的DNA 中去。HIV 结构简单,有一个被内部的基质蛋白(18P)包裹的核,其外再被一层糖蛋白膜所包裹,其中被称作信封蛋白的 $gp_{120}$ 负责封闭辅助淋巴细胞($CD4^+$)受体,促使 HIV 感染淋巴细胞。这一蛋白具有高度的可变性,因此可逃避免疫监视。

HIV 主要存在于人类的血液、体液、精液、眼泪、唾液、阴道分泌物、胎盘和乳汁中,故其主要传播途径为:①通过性关系直接传播(异性恋、同性恋)。②感染 HIV 的注射器和血制品的血行传播。③母婴通过胎盘垂直传播,分娩时经阴道传播和出生后经母乳传播等途径。

### 二、流行病学

HIV 感染是目前世界范围内流行最严重的性传播疾病(STD),在美国自 1981 年 6 月正式报告第 1 例艾滋病患者以来,10 年间,异性接触感染率由 1.9% 上升至 9%,AIDS 妇女上升了近 3 倍,每年有 7000 例 HIV 阳性孕妇分娩,其中 1000～2000 名新生儿因垂直传播而感染 HIV。

在非洲,东非和中非是最大的流行区域,有 20%～30% 的孕妇感染,在亚洲以泰国 HIV感染率最高,泰国孕妇感染率为 8%,有 25.7% 的垂直传播率。世界卫生组织预测分析至 2000年,全世界将有 4000 万人携带 HIV,其中大部分在发展中国家。非洲的绝对感染数最高,亚洲的感染率上升最快。今后亚洲将是继非洲之后又一艾滋病严重流行地区。

### 三、临床表现

最初感染 HIV 后,超过半数的人有类似普通感冒的症状出现,多易被忽视而成为 HIV 携带者。艾滋病潜伏期不等,儿童最短,妇女最长。小于 5 岁儿童潜伏期为 1.97 年,大于 5 岁者平均为 6.23 年。男性潜伏期为 5.5 年,女性可长达 8 年以上。

艾滋病早期常无明显异常,部分患者早期有原因不明的淋巴结肿大,以颈、腋窝最明显,而成为 AIDS 先兆。

AIDS 发病后,由于 HIV 对宿主免疫系统,特别是细胞免疫系统的进行性破坏,造成宿主的免疫缺陷而致病。多为全身性、进行性病变,主要表现在以下几个方面。

**(一)机会性感染**

本病突出的特征是感染的范围广,发生频率高,引起感染的病原体多是正常宿主中罕见的、对生命有威胁的,与患者有限的免疫反应及无能力控制感染相符合,主要类型有四种。

**1.肺型**

卡氏肺囊虫性肺炎占51%,是致死性感染,最常见,其他感染源为巨细胞病毒、真菌、隐球菌及分支杆菌,主要表现为发烧、咳嗽、胸痛、呼吸困难、排痰。

**2.中枢神经型**

脑脓肿、脑炎、脑膜炎等由鼠弓形体、隐球菌、白色念珠菌等引起,表现为头痛、人格改变、意识障碍、局限性感觉障碍及运动神经障碍。

**3.胃肠型**

常由隐球菌、鞭毛虫、阿米巴、分支杆菌引起,主要表现为慢性腹泻,每日大便由数次至数十次,排粪量大于3000mL,伴有腹痛,吸收不良,体重下降,严重者因腹泻电解质紊乱,酸中毒死亡。

**4.发热型**

发热型为原因不明的发烧、乏力、不适、消瘦。骨髓、淋巴结、肝活检证实为鸟型结核分枝杆菌的细胞内感染。AIDS患者的条件性感染可能是一种致病菌接着另一种致病菌的连续感染,也可能是多种病原体的重复混合感染。

**(二)恶性肿瘤**

在欧美30%以上患者为卡波氏肉瘤,表现为广泛的红褐色或蓝色的斑疹,结节或斑块,半数胃肠黏膜受累,全身淋巴结肿大,多于20月内死亡,患者往往伴有机会性感染。恶性肿瘤中还包括未分化非何杰金氏B细胞淋巴瘤,原发性中枢神经系统淋巴瘤,口或直肠的鳞癌等。

**(三)皮肤表现**

**1.真菌感染**

口腔、咽、食管、腹股沟及肛周念珠菌及真菌感染。

**2.病毒感染**

多核巨细胞病毒所致的慢性、溃疡性肛门周围疱疹及人乳头瘤病毒引起的肛门周围巨大尖锐湿疣。

**3.细菌感染**

AIDS患者皮肤对葡萄球菌及链球菌极易感染,也可引起隐球菌性播散性感染。

**4.非感染性皮肤表现**

非感染性皮肤表现为多发性瘢痕及溃疡,脂溢性皮炎,紫癜等。上述各种临床表现中,以卡氏肺囊虫性肺炎、卡波氏肉瘤、中枢神经并发症、慢性腹泻最易危及生命,在欧美以Kaposi肉瘤及卡氏肺囊虫性肺炎最多见。在非洲以腹泻、消瘦、真菌感染、播散性结核、中枢神经系统弓形体病较多。

## 四、HIV与妇产科的关系

**(一)HIV与STD、妇科病**

在感染HIV的妇女中,无症状的HIV感染常被一般的妇科症状所掩盖,而被临床医师所忽视。当 HIV 感染加重时,淋巴细胞亚群中 CD4$^+$ 细胞明显下降至低于 $50/mm^3$,患者可有无法解释的大量阴道分泌物,严重的阴道疼痛和阴道溃疡。性传播性疾病与 AIDS 的关系已引起人们的关注,其原因是 STD 有利于 HIV 传播,而 HIV 又易增加 STD 的发生,文献报道淋菌与 HIV 感染有明显相关性。HIV 阳性妇女易反复发生生殖道真菌和病毒感染。HIV 感染加速了宫颈上皮内瘤样病变(CIN)的发展,文献报道 HIV 阳性妇女宫颈癌发病率明显高于普通人群。患宫颈癌的 HIV 阳性者中,肿瘤的发展速度也明显增加。为此,1992 年美国疾病控制中心将浸润性宫颈癌包括在 AIDS 监测范围之内。

### (二)HIV 与妊娠

HIV 对妊娠的影响十分不利,可引起流产、早产、低体重儿,死胎,但关于胚胎病和先天畸形尚未见报道。HIV 感染可增加自然流产率,可能是由于 HIV 感染者的蜕膜免疫细胞发生变化,进而影响胚胎着床和滋养细胞层生长发育而致流产。HIV 感染及不正常的胎盘功能引起的胎儿宫内发育迟缓可致低体重儿。感染进程的发展可引起绒毛膜羊膜炎导致早破水及宫内死胎。

### (三)HIV 的垂直传播

与 HIV 病毒的量和母亲的免疫功能状况有关,垂直传播率为 $15\%\sim35\%$,妊娠期以下列三阶段易引起垂直传播:①妊娠 20 周至孕 40 周。②分娩过程中。③母乳喂养期。

(1)分娩前后血清中 HIV RNA 水平与垂直传播明显相关,当病毒 RNA>50000 拷贝/mL 时,常可导致垂直传播的发生,而病毒 RNA<20000 拷贝/mL 时,其传播率减少。也与母体免疫状况有关,当 CD4$^+$ 计数小于 $200/mm^2$ 易发生垂直传播,CD4$^+$ 计数大于 $500/mm^3$ 时,传播概率明显减少。此外孕期损伤性检查,如经腹羊膜腔穿刺或羊膜镜检查均与 HIV 传播有关。

(2)约 2/3 的 HIV 垂直传播发生在分娩时,此时产道出血,胎儿暴露于母血中。此外胎盘剥离,使 HIV 通过胎盘导致感染,胎膜破裂时间与 HIV 垂直传播呈正相关、剖宫产是否降低 HIV 感染率,目前尚有争论。但分娩时大出血、羊膜破裂持续时间及早产与 HIV 在分娩时传播有关,多数人已达共识。传播与分娩状态关系的研究还表明,分娩时 HIV 的垂直传播不仅通过胎盘而且可经上行途径感染。

(3)产后 HIV 传播主要通过母乳喂养,HIV 阳性母亲的母乳喂养可使 HIV 的感染率增加 $7\%\sim22\%$。

### 五、诊断

(1)早期患者可有外周血白细胞计数降低,中性粒细胞降低及淋巴细胞升高,结核菌素试验呈无反应状态。

(2)AIDS 的免疫缺陷主要表现在细胞免疫系统中,T 细胞的两种主要亚群,辅助侦导淋巴细胞(CD4$^+$)减少及抑制/细胞毒性淋巴细胞(CD8$^+$)的升高,以及 CD4$^+$/CD8$^+$ 比值的降低。正常人的 CD4$^+$ 细胞总数应大于 $1000/mm^3$。在临床前期无症状患者,由于每天要有上百万的病毒被复制和消灭,大量淋巴细胞被破坏和消耗,当 CD4$^+$<500/mL 便逐渐出现 AIDS 症状。B 细胞系统被激活,表现为 IgA、IgM 及 IgG 升高。

(3)在感染初期 P24 抗原试验和聚合酶链反应(PCR)检测 HIVRNA 可阳性,但因抗体尚未产生,酶联免疫吸附试验(EILSA)和蛋白印迹法检测结果呈阴性。

（4）抗体检测要在感染后 2～6 个月才出现阳性,EILSA 常为筛选试验,当结果阳性时,需用蛋白印迹法判定 HIV 抗原和抗体结合带,来确定诊断。

（5）对 HIV 血清学（＋）或病毒学（＋）患者定为 HIV 携带者,当确诊有下列疾病之一时可诊为 AIDS:①播散性组织胞浆菌病。②隐孢子虫病引起的腹泻。③支气管或肺念珠菌感染。④弥散性或未分化的非何杰金氏淋巴瘤。⑤年龄小于 60 岁,组织学证实为淋巴肉瘤。⑥年龄＜13 岁组织学上证实有慢性淋巴样间质肺炎。⑦在诊断 AIDS 为标志的条件性感染后 3 个月,发生淋巴网状恶性肿瘤。

## 六、治疗

无特效药,多为对症治疗,主要治疗目标是攻击破坏 HIV 及纠正改善宿主免疫缺陷。

（1）抗病毒药物:苏拉明及利巴韦林。

（2）α－干扰素:治疗 Kaposi 肉瘤效果是暂时的。

（3）免疫刺激剂:白细胞介素－2,γ－干扰素,免疫球蛋白。

（4）对感染的特异性治疗。

（5）HIV 疫苗及免疫球蛋白正在研制中。

# 第二节　淋病

淋病是指由淋病奈瑟菌,又称淋球菌或淋病双球菌引起的急性或慢性传染病,主要引起泌尿生殖器黏膜的化脓性炎症,也可侵犯眼、咽喉、直肠,甚至全身各脏器,引起相应的损害。

淋病是我国最常见的性传播性疾病,发病率占传统性病之首。在妇产科门诊经常可以见到,每一个妇产科医师对其都应该熟悉。它是一种古老的性病,最早记载于《圣经旧约》。1879年 Albert Neisser 从 35 个急性尿道炎、阴道炎及新生儿急性结膜炎患者分泌物中找到淋球菌,并相继为许多学者所证实,淋菌的病原学诊断获得突破性进展。1882 年,Leistikow 和 Loeffler 首次在体外培养淋球菌获得成功。1885 年,Bumm 在人、牛或羊的凝固血清上培养淋菌成功,接种于健康人尿道亦产生同样症状,从而确定了淋球菌为淋病的病原体。淋病在新中国成立前流行甚广,新中国成立后,取缔娼妓、禁止卖淫,仅 15 年时间就基本消灭了性病。但从 20 世纪 80 年代初开始,随着国际交往增多及旅游事业的迅速发展,淋病再次在我国死灰复燃,成为危害人们身体健康的最主要性病。

## 一、微生物学

淋病的病原体是淋病双球菌,属奈瑟菌属,与同属的脑膜炎双球菌在微生物学上十分接近。人类对淋球菌普遍易感,无先天免疫性。虽然多数人在感染后经治疗或自然恢复,但获得性免疫力很低,所以再感染和慢性感染普遍存在。淋病双球菌为严格的人体寄生菌,对其他动物不致病。

在形态上,淋球菌外形呈肾形、卵圆形或豆形,常成双排列,故称淋病双球菌。两球菌邻近面扁平或略凹陷,$0.6\sim0.8\mu m$ 大小,革兰染色阴性。从感染机体内直接取样涂片形态较典型,急性淋病的脓液标本涂片,可见淋球菌多位于多核白细胞胞浆内,而慢性感染患者标本涂片,淋菌多在多核白细胞外。若从人工培养的菌落上取材涂片,由于自溶作用,可见菌体大小和染色深浅差异较大。淋菌表面有菌毛,无鞭毛,无荚膜,不形成芽孢。

在体外,淋球菌对培养的营养要求较复杂,在普通培养基上不易生长,需在含有动物蛋白及细菌生长所需各种因子的特殊培养基,如 Thayer-Martin(T-M)培养基、New York City(NYC)培养基和 Martin Lewis(mL)培养基等上培养。最适宜的培养温度为 $35℃\sim36℃$,pH以 7.5 为宜。淋球菌为需氧菌,但最初从人体分离时,为促进其生长发育,需在 $5\%\sim10\%$ 二氧化碳环境中培养,湿度以 $70\%$ 为宜。淋球菌能分解葡萄糖,产酸不产气,但不分解麦芽糖、蔗糖、乳糖和果糖,不产生靛基质及硫化氧,不还原硝酸盐。氧化酶阳性,过氧化物酶阳性。

淋菌对外界的抵抗力很弱,对热作用很敏感,不耐干燥,干燥环境下 $1\sim2h$ 就死亡,加热至 $55℃$ 时:5min 可灭活,$42℃$ 时存活 15min,室温下可存活 $1\sim2d$。在温暖潮湿的环境中存活时间较长,如附着于衣裤、被褥和潮湿的毛巾上存活 $10\sim24h$,在脓液中可生存数天,在马桶座圈上存活 18h。对各种消毒剂的抵抗力也极差,易被灭活,1:4000 硝酸银能使淋球菌在 2min 内死亡,在 $1\%$ 石炭酸溶液中 $1\sim3min$ 死亡。

## 二、流行病学

人对淋球菌有易感性,而且人是淋球菌唯一的天然宿主,主要通过性接触传染,但是也可以通过污染的衣裤、寝具、毛巾、浴盆、马桶和手等间接传染。成年人淋病几乎都由性行为引起,极少数通过间接方式感染。幼女常通过间接途径受感染。新生儿主要是分娩时通过接触污染的分泌物而感染。口交或肛交可使患者咽喉及直肠受到直接感染,导致淋菌性咽喉炎和淋菌性直肠炎。

淋病经历了第二次世界大战时期及 20 世纪 70 年代两个发病高峰。20 世纪 80 年代以来,淋病发病率呈逐年下降趋势,但是仍然是美国的第 1 位传染性疾病。在病因,1991 年淋菌的年发病率为 233/10 万。

美国在非性病门诊筛查出的淋菌感染率为 $2.7\%$,在公立医院的妇产科门诊为 $5\%$,而在性病门诊的检出率为 $25\%$,妊娠期淋病发病率为 $0.5\%\sim7\%$。东南亚国家和非洲国家,淋病的流行情况较为严重。泰国的淋病年发病率为 400/10 万,非洲撒哈拉南部国家一些城市淋病年发病率高达(3000~10000)/10 万不等。虽然总体上呈下降趋势,但是在某些人群中仍然在不断上升。据世界卫生组织(WHO)估计,1995 年全球新发性病病例 3.4 亿,其中淋病感染6200 万。

解放初期,淋病在我国占性病的第 2 位,到 20 世纪 60 年代中期,已经基本绝迹。20 世纪 70 年代末重新出现,其发病率不断上升。1991—1995 年全国上报性病病例共 1279196 例,其中淋病 804994 例,淋病在性病中的构成比为 $62.93\%$,占性传播疾病的第 1 位。1995 年,全国淋病患者已超过 20 万,城市及农村淋病发病率分别为 81.6/10 万和 31/10 万,好发年龄为 20～29 岁。全国性病控制中心对 1997 年全国性病疫情进行流行病学分析后发现,全国性传播疾病仍然呈上升趋势,1997 年报告性病 461510 例,较 1996 年增长 $15.81\%$,报告总发病率 37.34/10 万。由于梅毒在 8 种性病中增幅大,淋病的构成比降低,非淋病性尿道炎上升为第 1

位,从而使得淋病成为发病率第 2 位的性传播疾病。人群中淋病的检出率以暗娟和嫖客为最高。尽管淋病发病率逐年上升(年增长率 28.1%),但其在性病中所占比重却呈下降趋势。女性淋病增加明显,男女淋病发病比例逐年缩小,1995 年下降至 1.7:1。淋病在我国的流行特点是,南方高于北方,沿海高于内地。并且有逐步向青少年、老年人蔓延,家庭内部感染上升、儿童淋病明显增加、高学历和文盲人群同时增加等趋势。

### 三、发病机制

淋球菌的细胞外层是淋球菌致病的最重要结构,在发病过程中起关键作用。淋球菌细胞外膜主要成分为膜蛋白、脂多糖和菌毛,其中膜蛋白分为蛋白 I、II 及 III。蛋白 I 为外膜主要蛋白,占外膜蛋白的 60%。不同菌株的蛋白 I 不同,其抗原性也不同,但抗原性稳定,故可制成单克隆抗体对淋球菌进行分型。当淋球菌黏附于人体黏膜后,蛋白 I 的分子迅速转移至人体细胞膜,淋球菌即被吞食,被吞食后的淋球菌再从细胞内排至细胞外黏膜下引起感染。蛋白 I 也可在细胞膜上形成孔道,能使嗜水性物质如糖及某些抗生素通过细胞膜进入细胞内。蛋白 II 能使淋球菌与宿主上皮细胞、白细胞及淋球菌本身相互黏合。蛋白 II 性质不稳定,在不同环境下易发生改变。蛋白 III 的性质不明。外膜结构中的脂多糖为淋球菌的内毒素,它在人体黏膜下与体内补体协同作用,引起炎症反应,使上皮细胞坏死脱落,与多核白细胞形成脓液。从淋菌表面伸出的菌毛由 1000 个相同的蛋白亚单位(菌毛蛋白)组成,呈单丝状结构,在致病过程中起重要作用。有学者报告,有菌毛的淋球菌比无菌毛的淋球菌更易黏附到人的黏膜细胞而引起感染。淋球菌感染人体以黏附过程开始。淋球菌外膜的菌毛、蛋白 I、蛋白 II 使淋球菌黏附于柱状上皮细胞(泌尿生殖道、直肠、口咽及眼结合膜上皮细胞)上,淋球菌被上皮细胞吞饮,并在细胞内繁殖直至充满整个细胞。与此同时,淋球菌外膜释放脂多糖内毒素,介导免疫反应,引起黏膜细胞受损、免疫细胞聚集,黏膜上皮脱落、溶解,微脓疡形成,淋球菌随之侵入黏膜下间隙,引起黏膜下组织感染。

淋球菌感染后,黏膜上皮及黏膜下组织充血、水肿、渗出,上皮脱落,白细胞聚集形成脓液。炎症严重时,泌尿生殖道腺体开口阻塞形成脓肿,如女性前庭大腺脓肿。淋球菌沿泌尿道黏膜感染形成急性尿道炎、尿道旁腺炎;淋球菌沿生殖系统黏膜上行感染,在女性引起阴道炎、前庭大腺炎、急性宫颈炎和急性盆腔炎性疾病。孕妇感染淋病后,可发生胎膜早破、羊膜腔内感染、早产。宫内及分娩过程中感染胎儿,可引起新生儿淋菌性眼炎,若治疗不当,可致新生儿失明。约 1% 淋病可经血行扩散引起播散性淋病,引起全身其他器官感染,造成中毒性休克等严重后果。急性淋病治疗不当引起迁延不愈或反复发作,在男性演变成慢性尿道炎、慢性前列腺炎和慢性精囊炎等,被破坏的黏膜上皮可由结缔组织所替代,结缔组织纤维化可引起尿道狭窄,输精管狭窄或闭锁,最后引起继发性不育。在女性引起慢性盆腔炎、输卵管粘连、阻塞、积水,导致不孕、异位妊娠、盆腔内器官粘连以及下腹疼痛等。另外,若治疗不彻底,淋球菌可长期潜伏在腺体(如尿道旁腺、宫颈腺体)深部而反复发作,迁延不愈。

### 四、临床类型与表现

感染淋球菌后,潜伏期一般为 3～7d,在女性侵犯部位常为尿道旁腺、宫颈管、前庭大腺等,最早往往始于宫颈。但 40%～60% 的妇女无明显症状,称为亚临床感染,有传染性,是容易忽略的淋病"感染库"。临床上对这一部分病例,应该予以更多注意。

**(一)女性单纯性淋病(无并发症淋病)**

1.女性急性淋病

(1)淋菌性宫颈炎:症状有白带增多,常为黄绿脓性,有时白带中带血,伴有外阴瘙痒或灼热感。妇科检查会发现宫颈口有脓性分泌物流出,宫颈红肿、糜烂,有触痛,触之易出血。

(2)淋菌性尿道炎:表现为尿频、尿急、尿痛,妇科检查外阴尿道口充血,有脓性分泌物自尿道口溢出,挤压后有脓液流出。

(3)淋菌性前庭大腺炎:外阴部疼痛,双侧多见。检查可见腺体开口处红肿、触痛、溢脓。女性急性淋病常常首先出现尿频、尿急、尿痛等急性尿道炎症状,并有白带增多,外阴瘙痒及前庭大腺炎。但是很多妇女的病变并不局限于某一部位,而是多器官、多部位发病,在临床上很难区分出某一部位为主。另外,由于亚临床感染在女性中尤其多见,所以在临床上对无症状的妇女,要高度重视。

2.女性慢性淋病

急性淋病未经治疗或治疗不彻底,转为慢性。淋球菌潜伏在宫颈腺体、尿道旁腺、前庭大腺深处,反复发作,表现为下腹坠痛、腰酸、背痛或白带增多。实验室检查常常找不到病原体,但具有传染性。

3.幼女淋菌性外阴阴道炎

幼女生殖器自然防御功能不完善,阴道上皮由于缺乏雌激素而十分薄嫩,容易受淋球菌感染。临床表现为外阴红肿,常有抓痕,阴道口有较多脓性分泌物,常有尿痛、尿频、尿急及外阴瘙痒,严重时可见会阴及肛周红肿、糜烂。

4.其他部位的淋病

(1)淋菌性咽炎:多因口交所致,很少因接吻而感染。通常症状轻微,咽部轻度充血、咽痛、急性咽炎、扁桃体炎等,但80%～90%的患者不表现出任何症状,比较难以治疗。

(2)淋菌性直肠炎:多见于男性同性恋者。女性则因为会阴生殖部位的特殊性,系阴道分泌物感染所致,个别情况系肛交感染。女性患者大多无症状,少数患者可主诉肛门烧灼不适感、里急后重、脓血便等,并有黏液及脓性分泌物排出。

(3)肝周围炎:是由于盆腔感染衣原体或淋球菌后,炎症波及肝包膜及邻近腹膜所致。

**(二)有并发症淋病**

有并发症淋病是指单纯性淋病未经治疗而进一步发展,感染了女性盆腔脏器,在这些部位形成了炎症,主要类型有子宫内膜炎、输卵管卵巢炎、盆腔结缔组织炎,甚至形成输卵管脓肿、盆腔脓肿和腹膜炎等。女性淋病发生并发症的主要诱因有:经期卫生不良,如月经期性交、使用不洁月经垫;产后或流产感染;宫腔手术后感染等。10%～20%的单纯性淋病会发展为有并发症淋病,多在月经期或经后1周内发病。临床表现常为经期延长、月经过多,发热,体温38℃以上,伴寒战、头痛、食欲缺乏、恶心、呕吐或下腹痛等,白带量多,脓性;若盆腔内脓液积聚,可有肛门坠痛感。妇科检查两侧下腹有深压痛,若有盆腔腹膜炎则下腹出现肌紧张及反跳痛。妇科检查宫颈充血、水肿,有举痛、颈口有脓性分泌物溢出。扪诊两侧附件增厚或条索状增粗,有明显压痛;若有输卵管积脓或输卵管卵巢脓肿,可触及附件区包块,多为囊性,压痛明显;若有盆腔积脓,则后穹饱满、有波动感,压痛明显;若脓肿破裂,出现弥散性腹膜炎表现。治疗不当,可形成输卵管粘连、阻塞、积液等,常造成不孕不育和异位妊娠,以及盆腔内脏器之间的粘连。

### (三)淋病合并妊娠

妊娠期感染淋病,对母婴危害极大。宫内感染易致自然流产、早产及胎儿宫内发育迟缓。分娩时母婴垂直传播,可致新生儿淋菌性眼炎,治疗不及时可致盲。产妇抵抗力低,加上分娩时软产道损伤出血,淋病易扩散蔓延引起急性子宫内膜炎、子宫肌炎,成为产褥感染的重要病原菌,严重者可致产后败血症、感染性休克,甚至死亡。妊娠期淋病的临床表现与非孕期相同。妊娠期淋病也有部分患者无明显症状而呈亚临床感染状态。据有学者报道,在广州市妇产科门诊常规检查中随机抽取1697例孕妇,检出淋病8例,发病率0.5%。

新生儿淋菌性结膜炎:主要为分娩时胎儿经过母体软产道时感染所致。多在新生儿出生后2~3d发病,新生儿哭闹不安,检查时可见双侧眼睑红肿,有大量脓性分泌物,结膜充血,角膜呈云雾状。若治疗不当或不及时,可致角膜溃疡、穿孔,甚至失明。Kerr曾调查美国及加拿大盲人学校的351名学生,发现有23.9%的学生是由于淋球菌感染导致失明。淋菌性结膜炎也可以见于成年人,主要为自身接种所致。

### (四)播散性淋病

播散性淋病是指淋球菌经血液传播,到达全身各个器官引起全身淋球菌感染,发病率为0.5%~3%。多见于女性月经期、月经后或妊娠期,特别是经期和产后更易导致淋球菌全身扩散。其主要原因是:经期及产后均有阴道流血,为淋球菌的繁殖提供了极为有利的条件;经期及产后宫颈口未很好关闭,也无黏液栓的保护,有利于病原体在宫腔内繁殖,月经期子宫内膜剥脱出血以及分娩时软产道创面的形成,有利于淋球菌直接进入血液中迅速播散。常见症状有寒战高热、关节炎及皮疹等,典型皮疹为脓疱疹,常见于手指及踝等小关节附件,严重者可有心内膜炎及脑膜炎。

播散性淋病分菌血症和关节化脓两个阶段。菌血症阶段持续时间短,有寒战、高热(38℃~40℃)、关节痛、皮疹,多侵犯膝、腕、肘、踝关节。发病2d内,关节液淋球菌培养多阴性而血培养阳性。也可发生腱鞘炎,多见于腿、臂的远端伸、屈肌肌腱的腱膜,表现为局部红肿、压痛。关节化脓阶段多在出现菌血症症状4d以后,全身症状较菌血症阶段轻,很少有皮肤病变。一般侵犯某一个关节,也可侵犯多个关节,关节腔内渗出液较多。关节液中有大量白细胞,可找到淋球菌,但此时血培养阴性。关节化脓多发生在大关节,如膝关节,其次为肩、肘关节。化脓性关节炎如不治疗,关节面可被破坏而形成纤维性或骨性强直。播散性淋病的皮肤病变为出血型及水疱血疹型两种类型。出血型首先出现红斑,不痛不痒,1d内红斑中间隆起一小脓疱,可出血,破溃后形成溃疡,周围为红斑,3~4d后愈合,不留瘢痕,渐变成紫色。多见于手掌及足跖部,也可见于躯干,很少见于面部。水疱血疹型则在红斑上先出现丘疹,后变成水疱再形成脓疱,多见于四肢被侵犯关节的四周,全身分布不对称,病变区有疼痛感,4~5d后隐退,如再发热仍可出现。皮肤损害涂片难以找到淋球菌,但直接荧光染色可找到染成草绿色的淋球菌上的抗原物质。

淋菌性脑膜炎较为少见,其症状与脑膜炎球菌引起的暴发性脑膜炎相似,有脑膜刺激症状,脑脊液中可培养出淋球菌。淋菌性心内膜炎也较少见,严重程度介于金黄色葡萄球菌与绿色链球菌心内膜炎之间。主动脉瓣和二尖瓣易受损,常伴皮肤斑丘疹,分批出现。可并发脑、肾及其他部位动脉栓子栓塞引起的相应病变。

## 五、诊断

淋病虽然是一个常见病,但是容易漏诊误诊。主要原因是 40%~60% 的女性患者表现为亚临床感染,没有任何症状,容易漏诊;另外,淋菌感染与非淋菌性感染的临床表现基本相同,单凭经验容易产生误诊。因此,女性淋病的正确诊断必须建立在病史、临床表现及实验室结果基础之上,其中实验室检查是确定病原体诊断的关键。

### (一)淋病的实验室检查

实验室检查方法主要有涂片法、培养法、药敏试验和产青霉素酶的淋球菌菌株鉴定。

#### 1.涂片法

依据细菌的形态,检测快速、简便,临床上比较常用,是基层医疗单位诊断淋病的主要手段。对男性淋病有较高的价值,敏感性和特异性均在 95% 以上,但对女性淋病,敏感性只有 50%~60%。因此,涂片法在女性仅仅只能作为一种筛查手段。涂片时切忌用力涂擦,应将棉签在玻片上轻轻滚动即可。涂擦过度会导致细胞破裂或变形,使淋球菌从细胞内逸出,造成诊断上的混淆,涂片厚度要合适,过厚容易造成假阳性。

在可疑部位取材涂片后,自然干燥,加热固定,将玻片迅速通过火焰二三次,消除玻片上的水汽,然后进行革兰染色。淋球菌为革兰染色阴性,呈卵圆形或圆形,成对排列,常位于中性粒细胞胞浆内,二菌接触面扁平或稍凹,像二粒黄豆并在一起。不少脓细胞中常含数对,甚至 20~50 对淋球菌。发现多形核白细胞内有革兰阴性双球菌者,为阳性。但在女性患者,符合率仅 50% 左右,故不能作为诊断手段。凡是发现可疑患者,或多形核白细胞的细胞外有革兰阴性双球菌,均需将标本送细菌培养,以证实诊断。

#### 2.培养法

培养法是诊断淋病的标准方法,也是诊断淋病的"金标准",除了能确定淋球菌的病原学诊断外,还能行药敏试验。由于淋病菌耐药问题严重,原则上应对每一个患者都使用培养法确诊,并行药敏试验。淋球菌对营养要求复杂,培养基中应含有动物蛋白及细菌生长所需的各种因子,目前国内常用的是血琼脂或巧克力琼脂。为抑制杂菌生长,通常在培养基中加入了抗生素如多黏菌素 B(25$\mu$g/mL)和万古霉素(3.3$\mu$g/mL)等。所用血液如羊血、兔血和人血均可,浓度 8%~10%,或冻干血红蛋白粉,避免在血液中含有抗凝剂。培养基 pH 以 7.4 为好。国外常用 Thayer-Martin(T-M)培养基、New York City(NYC)培养基和 Martin-Lewis(mL)培养基。T-M 培养基是在 GC 基础培养基中,加入 2% 血红蛋白,抗生素(万古霉素 5$\mu$g/ml、多黏菌素 7.5$\mu$g/mL 和制霉菌素 12.5$\mu$g/mL)和淋球菌增菌剂,使绝大多数杂菌被抑制,淋球菌在平皿中几乎呈纯培养,从而提高了淋球菌培养的阳性率。

为了保证培养成功,取材后应立即接种,标本离体时间越短越好。如离实验室较远,应将标本浸在运送培养箱中,以保证淋球菌存活,标本运送过程中要保温。接种用的培养基应先放在 37℃ 温箱中预温,最适宜温度为 35℃~36℃。淋球菌为需氧菌,但最初从人体分离时,为促进其生长发育,需在 5%~10% 二氧化碳环境中培养,最适宜湿度为 70%。部分淋球菌对万古霉素敏感,因此可出现假阴性,所以培养中最好不要加万古霉素。淋球菌在血平板上培养 36h

后,是最佳观察时间。培养 24h 后,虽也能见到细小的菌落,但难以辨认其特点;超过 36h,菌落特征会有较大改变,对于无任何细菌生长的培养基,应培养到 72h 后,方能报告为培养阴性。

无论是涂片还是培养,取材都是保证正确诊断的关键。在女性患者,取材时最好取膀胱截石位,暴露宫颈后,以无菌棉签拭去宫颈表面分泌物,以另一棉签插入宫颈管 1~2cm,转动并停留 20~30s,取出后作涂片并送培养,取标本时棉签勿碰阴道壁以免影响结果。对于疑有尿道炎的妇女,取材前 4h 内避免排尿,以无菌生理盐水清洁外阴、尿道口后,然后以一手指插入阴道内,向尿道口方向挤压尿道,以无菌棉签自尿道口蘸取分泌物涂片和培养。对于盆腔积液患者,可在消毒下经后穹穿刺取穿刺液送涂片和培养。在腹腔镜手术过程中,怀疑患者有盆腔急性感染,或发现有肝周围炎征象时,应该在腹腔镜下取标本送检。对于疑有播散性淋病患者,或产褥感染者,应在发热时抽血作淋菌培养,一般应送检 4 次,以避免漏诊。对婴幼儿或少女,可采集阴道标本送检。

3. 确证试验

培养出细菌后,根据菌落形态、氧化酶试验及革兰染色等,一般都可以做出诊断。但有少数患者标本难以诊断,应该进行确证试验。主要适用于菌落形态不典型;标本来自咽部、眼和非生殖道部位;就诊者为感染性病的低危人群,尤其是儿童等;涉及性犯罪的法医鉴定病例;治疗失败的病例标本。直接免疫荧光染色也常用来确证淋球菌。

4. 药敏试验

主要用于选择抗生素。

(二)诊断与鉴别诊断

由于性传播性疾病的诊断在我国是一个比较复杂而又敏感的问题,所以对淋病的诊断必须采取谨慎的态度,诊断一定要建立在确凿可信的实验室结果之上,并尊重患者隐私,为患者病情保密。否则会造成夫妻不和、家庭解体,医患纠纷,甚至面临司法诉讼等诸多问题。多聚酶链式反应因其质控难以保证,存在较高的假阳性,卫生部已明令禁止。

在成人,凡是有不洁性交史者,加上典型的症状与体征和实验室结果,诊断并不难。对于其配偶或性伴侣,即使没有症状与体征,也要高度怀疑,加强检查。由于家庭中淋病的患病率不断上升,家中幼女有白带增多等症状时,要考虑到淋病的可能。凡是新生儿眼结膜炎患者,都要取分泌物送检。对无症状感染及有并发症淋病患者,有条件时应在普通淋球菌培养的同时行淋球菌 L 型培养和药敏试验,以避免误诊和漏诊,并提高治疗效果。

在鉴别诊断方面,主要与非淋菌性尿道炎、滴虫性阴道炎、念珠菌性阴道炎及细菌性阴道病等相鉴别,其中最主要的是与非淋菌性尿道炎鉴别。后者主要由生殖道衣原体和支原体感染所致。需要特别指出的是,临床上沙眼衣原体生殖道感染常与淋球菌感染混合存在。

## 六、治疗

淋病的治疗以抗生素治疗为主。1935 年,仅用磺胺药百浪多息就能治愈淋病。青霉素问世后,更是以其疗效确切、治愈率高、不良反应小而一直是治疗的首选药物。1944 年,10 万 U 的青霉素便可治愈 90% 的淋病。但自 20 世纪 70 年代中期分离出 PPNG 后,发现 PPNG 菌株在全世界迅速蔓延。我国 1983 已有 PPNG 的报道,1987—1992 年全国性病耐药协作组监测青霉素对淋球菌 MIC≥1μg/mL 的菌株,平均阳性率高达 56.83%。对四环素的耐药也达到

70％,大观霉素也有1.2％,耐药菌株并且逐年递增。耐药菌株的传播蔓延,给淋病的治疗带来了麻烦。为了有效治疗淋病,控制淋病的蔓延,正确掌握淋病的治疗原则和合理选择抗生素十分重要。目前,WHO已不再把青霉素列为淋病治疗的首选药。

**(一)治疗原则**

(1)按淋病的临床类型,特别是有无并发症,进行针对性治疗。

(2)及时、足量、规范、彻底。

(3)同时治疗配偶及性伴侣。

(4)鉴于淋球菌耐药情况日益严重,故有条件的话,用药前应作药敏试验,或边培养边治疗。久治不愈的患者,均应先培养,并行药敏试验后,根据药敏试验结果用药。

(5)治疗结束后及时复查,判定治疗效果。

(6)治疗其他性传播疾病。

**(二)亚临床感染与无并发症淋病**

WHO1993年推荐治疗方案如下:①环丙沙星500mg,一次口服(孕妇、儿童忌用)。②头孢曲松250mg,一次肌内注射(儿童按25~50mg/kg,一次肌内注射,最大量不超过125mg)。③头孢克肟400mg,一次口服。④大观霉素4g,一次肌内注射(儿童25mg/kg,最大量为75mg)。如应用上述药物有困难,可根据耐药情况选用如下替代方案:卡那霉素2g,一次肌内注射(儿童25mg/kg,最大量75mg);复方磺胺甲基异噁唑,口服10片,每日1次,共3d(每片含TMP 80mg,SMZ 400mg)。上述每种治疗之后应加服抗沙眼衣原体药物多西环素或米诺环素,均为100mg,每日2次,共7d。近年来文献报告阿奇霉素具有抗淋球菌、沙眼衣原体及支原体的作用,半衰期68h,一次口服1g,淋病治愈率95％~97％,沙眼衣原体99％,但此药一般不用于15岁以下儿童。

**(三)有并发症淋病**

所使用的药物及剂量同上,但疗程需延长至10~15d,并同时给予多西环素或米诺环素,100mg,每日2次,2~3周。

对于症状严重,体征明显的淋菌性盆腔炎性疾病,WHO推荐的方法强调同时对衣原体、支原体及某些厌氧菌有效的药物。对于住院治疗的患者,建议使用以下方案:①头孢曲松500mg,肌内注射,每日1次,加多西环素100mg,口服或静脉滴注,每日2次,或四环素500mg,每日4次,再加甲硝唑400~500mg,口服或静脉滴注,每日2次。②克林霉素900mg,静脉滴注,每8小时1次,加庆大霉素1.5mg/kg静脉滴注,每8小时1次。③环丙沙星500mg口服,每日2次;或大观霉素1g,肌内注射,每日2次,加多西环素100mg,口服或静脉滴注,每日2次,或多西环素500mg,口服,每日4次,再加用甲硝唑400~500mg,每日2次,口服或静脉滴注。多西环素或四环素,在患者治疗明显好转后2d再应用,至少2周。前者为100mg口服,每日2次,后者500mg口服,每日4次。

对于无法住院,在门诊治疗的患者,推荐采用无并发症淋病单剂量药物再加多西环素口服,每日2次,或四环素500mg口服,每日4次,均为14d。还需加服甲硝唑400~500mg,每日2次,共14d。也可以采用替代方案,即复方磺胺甲基异噁唑,每日1次口服10片,连续3d,然后改为每次2片,每日2次,连服10d。并加用多西环素100mg口服,每日2次,或四环素500mg

口服,每日 4 次,均连用 14d。再加甲硝唑 400~500mg,每日 2 次,共 14d。有宫内节育器的患者,建议取出宫内节育器(IUD),因为 IUD 是诱发盆腔炎性疾病的危险因素。

对于播散性淋病患者,WHO(推荐使用头孢曲松 1g,肌内注射或静脉注射,每日 1 次,共 7d;也可用其他第三代头孢菌素替代,但每日需用数次,或大观霉素 2g,肌内注射,每日 2 次,共 7d。淋菌性心内膜炎同上述头孢曲松之剂量,但应静脉注射,疗程 4 周。

对于淋病合并妊娠患者,应按有并发症淋病方案选择药物。但忌用四环素族类、喹诺酮类和甲硝唑等药物。新生儿娩出后,以 1%硝酸银溶液、0.5%红霉素眼膏或 1%四环素眼膏预防新生儿淋菌性眼结膜炎。发生新生儿眼结膜炎后,使用头孢曲松 50mg/kg,一次肌内注射,最大量为 125mg;或卡那霉素或大观霉素,均为 25mg/kg 肌内注射,每日 1 次,最大 75mg,应用时间以 5~7d 为宜,并以 1%硝酸银溶液点眼或 1%四环素眼膏涂眼。使用卡那霉素时,注意药物对肾脏功能和听力的损害,最好在能够检测药物浓度的情况下使用。没有条件检测药物浓度的,最好使用其他药物。

对于淋菌性咽炎患者,使用头孢曲松 250mg,一次肌内注射;或环丙沙星 500mg,一次顿服。淋菌性直肠炎患者,使用头孢曲松 250mg,一次性肌内注射;或头孢克肟 400mg,一次口服;或环丙沙星 500mg,一次口服。

**(四)治愈标准**

治疗结束后 2 周内,在无性病接触史的情况下,符合如下标准,即判为治愈:①症状体征全部消失。②尿液常规检查阴性。③在治疗结束后第 4 日和第 8 日,分别对女性患者宫颈和尿道取材进行涂片和培养,两次均阴性。

## 七、特殊淋球菌感染的诊断与处理

**(一)L 型淋球菌**

临床上,主要依靠分离培养加药敏试验来确诊。分离培养指除用常规培养外,还要行 L 型细菌培养。凡在 L 型细菌培养基上发现有呈多形态性、细胞壁缺损、染色不规则的菌落,就可以考虑为 L 型菌株。将 L 型菌落接种于血平板等传代返祖直至恢复细胞壁。返祖后行糖发酵试验来鉴定是否为 L 型淋球菌,或者使用免疫染色抑制试验进行鉴定。

由于 L 型淋球菌缺乏细胞壁,所以治疗时应该联合应用作用于细胞壁与抑制蛋白质合成的药物,如头孢唑啉、头孢曲松加琥珀红霉素或阿米卡星等,或者在高渗培养的基础上行药敏试验,根据药敏结果使用药物。

**(二)产青霉素酶的淋球菌**

怀疑有产青霉素酶菌株时,应使用 Whatman Ⅰ号滤纸,检测淋球菌菌株是否对青霉素耐药。产青霉素酶阳性菌株会使其颜色由蓝变黄,表明菌株具有分解青霉素的 β-内酰胺酶。

治疗上最好是进行药敏试验后,根据药敏试验结果选择敏感药物。

# 第三节　梅毒

梅毒是由梅毒螺旋体引起的一种性传播疾病。早期主要侵犯皮肤、黏膜,晚期侵犯心血管系统和中枢神经系统。梅毒螺旋体只感染人类,人是梅毒的唯一传染源。梅毒螺旋体只有通过紧密的直接接触,经由皮肤黏膜处的破损或微小损伤,才能进入人体,造成感染,其中性接触感染占95％以上,通过间接途径如患者的污物、毛巾、食具、医疗器械等传播者,相当罕见。输入含有梅毒螺旋体的血液,可引起二期梅毒病变。梅毒螺旋体可通过胎盘传给胎儿,引起胎儿先天性梅毒或死胎,对胎儿危害极大,为此应当引起妇产科医师的高度重视。

## 一、病史采集

### (一)现病史

1.一期梅毒

初期表现为在外阴、阴道处出现无痛性红色炎性硬结,称为硬下疳。经过1个月左右时间,可不治而愈,留下表浅瘢痕。在硬下疳出现1～2周后,局部淋巴结(多为腹股沟)肿大,多为单侧,较硬,表面无炎,症,不化脓。

2.二期梅毒

硬下疳消失至二期梅毒疹出现前无明显症状,在感染后7～10周或硬下疳出现后4～12周,出现流感样综合征以及全身无痛性淋巴结肿大,皮肤出现斑疹、丘疹、脓疱疹等。二期梅毒疹经2～3个月后可自行消退。

3.三期梅毒(晚期梅毒)

在感染后3～4年,出现结节性梅毒疹、树胶肿,累及骨、眼、心血管和神经系统时,出现相应的症状。

4.先天梅毒(胎传梅毒)

先天梅毒指经胎盘传染的梅毒,孩子出生后在早期(2岁以内)出现类似于成人二期梅毒的症状,晚期(2岁以上)出现类似成人三期梅毒的症状。

### (二)过去史

有婚外性行为,不洁性交史,配偶感染史,新生儿母亲感染史。

## 二、体格检查

### (一)一期梅毒

硬下疳90％发生在外阴、阴唇、阴道、宫颈或肛周,也可以出现在口腔、乳房、眼等处。呈圆形或椭圆形,直径1～2cm,边界清楚,周围堤状隆起,基底平整,呈肉红色。上有少量浆液渗出物,内含大量梅毒螺旋体,传染性强。边缘毛细血管扩张成红晕,与周围表皮分界明显。

### (二)二期梅毒

皮疹形态多样,表现多种多样如斑疹、丘疹、斑丘疹或脓疱疹,常出现在躯干前面和侧面、四肢屈侧、手掌等处,也可出现在面部与前额部。在肛门、外阴等皮肤摩擦和潮湿部位,可见丘疹性梅毒疹的特殊类型即扁平湿疣,其形态为扁平或分叶的疣状损害,基底宽而无蒂,直径1

～3cm,周围有暗红色浸润。颜面部毛发或阴毛受到螺旋体浸润性损伤后,发生梅毒性秃发,表现为 0.5cm 左右大小的虫蛀状秃发斑。此外,在 50%～85% 的患者,有全身淋巴结肿大,但不痛、不化脓、不破溃。

### (三)三期梅毒

皮肤黏膜损害有结节性梅毒疹和树胶肿,前者多发生于感染后 3～4 年内,好发于头、面、肩、背及四肢伸侧,表现为直径 0.3～1.0cm 大小的结节,质硬,有浸润,结节可吸收,留下小的萎缩斑,愈后可留下表浅瘢痕。后者多在感染后 3～5 年内发生,多发生在皮肤黏膜,开始为无痛性皮下结节,暗红色,逐渐增大,而后中心破溃,形成特异性马蹄形溃疡,边界清楚,基底紫红,无疼痛,分泌黏稠脓汁似树胶,故为树胶肿。

### (四)先天梅毒

早期先天梅毒相当于后天二期梅毒,但病情较重,出生后 1～3 周才出现临床症状,新生儿发育营养差,老人貌,梅毒疹与成人二期梅毒疹相似。晚期先天梅毒一般在 5～8 岁才开始发病,13～14 岁才表现出多种症状,如间质性角膜炎、神经性耳聋、畸形牙、梅毒疹、鼻中隔穿孔、马鞍鼻等。早期先天性梅毒的特点是没有硬下疳,有传染性,病变较后天梅毒为重,晚期先天性梅毒病变较轻,无传染性,心血管受累少,骨骼、感官系统如耳、眼、鼻受累多见。

## 三、辅助检查

### (一)梅毒螺旋体检查

梅毒螺旋体检查包括暗视野显微镜检查、免疫荧光染色检查、活体组织检查,均可以见到梅毒螺旋体。

### (二)梅毒血清学检查

梅毒血清学检查主要包括非螺旋体抗原血清试验和梅毒螺旋体抗原血清试验。非螺旋体试验有快速血浆反应素试验(RPR),螺旋体试验有苍白螺旋体颗粒凝集试验(TPPA)。RPR操作简便,但特异性低,适用于普查。TPPA 可以作为确诊试验,适用于 RPR 阳性患者。

## 四、诊断

### (一)病史

有婚外性行为,不洁性交史,梅毒感染史,配偶感染史,生母患梅毒等,梅毒患者临床表现比较复杂,早期梅毒的表现不典型,可以出现各种各样的皮疹,晚期可有结节性梅毒疹和树胶肿的出现。

### (二)临床表现

1.一期梅毒

主要在外阴、阴唇、阴道、宫颈或肛周出现硬下疳。

2.二期梅毒

全身出现斑疹、丘疹、斑丘疹或脓疱疹,有全身淋巴结肿大,但不痛、不化脓、不破溃。

3.三期梅毒

皮肤黏膜损害有结节性梅毒疹和树胶肿。

4.先天梅毒

早期先天梅毒的症状相当于后天二期梅毒,晚期先天梅毒的症状相当于后天三期梅毒。

**（三）辅助检查**

暗视野显微镜检查见梅毒螺旋体。梅毒血清学检查呈阳性。

## 五、鉴别诊断

（1）一期梅毒应与软下疳、生殖器疱疹、急性女阴溃疡等鉴别。

（2）二期梅毒应与银屑病、玫瑰糠疹、病毒疹、药疹、脂溢性皮炎、扁平苔藓、汗斑、伤寒玫瑰疹等鉴别。

（3）三期梅毒应与寻常性狼疮、慢性下肢溃疡、麻风、结节病、孢子丝菌病、着色真菌病等鉴别。不同期别的梅毒与其他疾病的鉴别诊断，除了在临床表现方面有一定不同以外，最主要的鉴别手段还是实验室检查。看到梅毒螺旋体，或者是梅毒血清学检查呈阳性是鉴别的最重要标准。

## 六、治疗

梅毒治疗最有效的方法是药物治疗，以青霉素为首选，要早期、足量、正规使用，妊娠期梅毒与非妊娠期梅毒治法基本相同。

（1）对于一期、二期梅毒患者及早期潜伏梅毒患者，治疗上使用：①苄星青霉素 240 万 U（皮试阴性后），分两侧臀部肌内注射，一期患者一次性肌内注射即可。对于二期及早期潜伏梅毒患者，则每周 1 次，连续 2～3 周。②或普鲁卡因青霉素 80 万 U，肌内注射，每日一次，连续 10～15d。对青霉素过敏者选用四环素或红霉素，0.5g，每日 4 次，连用 15d。③或口服多西环素 100mg，每日 2 次，连续 15d。

（2）晚期患者使用：①苄星青霉素 240 万 U（皮试阴性后），分两侧臀部肌内注射，每周 1 次，连续 3 周。②或普鲁卡因青霉素 80 万 U，肌内注射，每日一次，连续 20d。对青霉素过敏者选用四环素或红霉素，0.5g，每日 4 次，连用 30 日；或口服多西环素 100mg，每日 2 次，连续 30d。

（3）妊娠期梅毒或潜伏梅毒患者，治疗上以青霉素为主，剂量和疗程与非妊娠期相同。青霉素治疗可有效阻止和治疗胎儿感染，常规应用青霉素治疗后，婴儿先天性梅毒发生率极低。相反，70%～100% 未治疗患者的胎儿发生宫内感染，其中 1/3 发生死产。首选苄星青霉素治疗，推荐对早期梅毒在治疗后 1 周再予苄星青霉素 G240 万 U 肌内注射 1 次。对青霉素过敏孕妇，应在有抢救条件下脱敏处理（如重复青霉素皮试或口服青霉素）后应用青霉素治疗。多西环素和四环素对胎儿发育有影响，不能用于孕妇。

（4）对于先天梅毒，可采取水溶性青霉素 G 每日 10～15 万 U/kg（皮试阴性后），最初 7d，每次 5 万 U/kg，静脉注射，每 12 小时 1 次，以后每 8 小时 1 次，总疗程 10d。或苄星青霉素 G5 万 U/kg，肌内注射 1 次。对青霉素过敏者，可用红霉素治疗。8 岁以下儿童禁用四环素。

青霉素是高效抗梅毒螺旋体的药物，血清浓度高于 0.03U/mL 时，即可杀灭梅毒螺旋体。由于青霉素注射后引起大量的螺旋体死亡放出异性蛋白，可引起 Herxheimer 反应，在早期患者这种反应常在注射后 3～12h 出现发热、乏力及皮肤损害或骨膜炎疼痛等症状加重，一般于 24h 左右缓解。但在晚期梅毒偶可引起病灶性反应，如注射后心血管梅毒患者出现心绞痛、心律不齐，甚至发生主动脉瘤破裂等；亦可使神经梅毒症状加重，如耳聋加重或出现头痛症状。有人主张在用青霉素治疗心血管或神经梅毒前 2～3d 开始用泼尼松，可减轻 Herxheimer 反应。具体用法为,每日 20～30mg 口服,治疗开始 2～3d 后,如无反应或反应较轻即逐渐减量,然后停药。

# 第四节 尖锐湿疣

尖锐湿疣是由人乳头瘤病毒(HPV)在两性生殖器、会阴或肛门周围等皮肤黏膜所致的病毒感染,主要经性接触传染,或与污染的物品如内裤、浴盆、浴巾等密切接触传染,胎儿经感染的产道传染。我国尖锐湿疣的发病逐年上升,已居性传播疾病的第三位,并仍有扩大蔓延的趋势。此外,研究表明,尖锐湿疣的慢性感染直接导致了宫颈癌的发病,对此应引起重视。

## 一、病史采集

### (一)现病史

在阴道口、肛周、会阴和阴阜出现单个或多个散在或密集成片的小丘疹,逐渐发展为指头或粟子大小。皮损可孤立存在,也可互相融合形成大片肿块,皮损间的裂隙内可溢出有臭味的分泌物。患者多无不适,如合并感染,可有痒痛感。

### (二)过去史

有不洁性交史,配偶有感染史。

## 二、体格检查

对于大多数典型的尖锐湿疣,肉眼就可以诊断。表现为在生殖器、会阴、肛门等经常发生尖锐湿疣部位出现乳头状、蒂状、指状、鸡冠状、半球状、菜花状或鸡冠状增生物,表面为灰白色密集颗粒。

## 三、辅助检查

对于肉眼不能确诊的病变,可以采用醋酸白试验或阴道镜检查。

(1)醋酸白试验的具体做法是,在病变部皮肤处涂上 5％醋酸,3～5min 后,可疑部位的皮肤若变白,表明该处可能有 HPV 感染。醋酸白试验的敏感性很高,特异性较低,故仅对病变区域有提示作用,没有确诊作用。

(2)对于阴道、宫颈上的病变,可以在阴道镜指引下进行活检。也可以先涂上醋酸后,再在阴道镜指导下进行活检,阳性率较高。

(3)病理组织学检查有较大的诊断价值,目前是诊断尖锐湿疣的基本方法和标准。在显微镜下,尖锐湿疣部位的上皮呈假性上皮瘤样增生。表皮角化不全,角化不全细胞核增大,浓染,有不典型增生倾向。棘层肥厚,皮突延长。基底细胞也增生,层次增多。表皮各层内可见特征性挖空细胞。挖空细胞体积大,核大深染或双核,核固缩或不规则,核周有空晕,呈环状,核周胞浆淡、空化或有少许细丝状结构。真皮层有血管周围炎性细胞浸润。绝大多数病变经组织学检查都可以确诊。

(4)由于 HPV 感染和宫颈癌的发生密切相关,因此对于尖锐湿疣患者应当常规进行宫颈刮片检查,以期早期发现宫颈癌变。

#### 四、诊断

##### (一)病史

患者可能有不洁性交史或配偶感染史,在阴道口、肛周、会阴和阴阜可有小丘疹、瘙痒、分泌物增多等。

##### (二)临床表现

在阴道口、肛周、会阴和阴阜发现形状为蒂状、指状、鸡冠状、半球状,表面为灰白色密集颗粒的增生物,状如菜花。

##### (三)辅助检查

阴道脱落细胞涂片呈特征性变化。阴道镜检查见泡状、山峰状、结节状指样隆起。病理组织学检查可见典型表现。

#### 五、鉴别诊断

##### (一)外阴肛周恶性肿瘤

皮损体积大,呈肿块状,多态性浸润,病理检查有核异形变。

##### (二)扁平湿疣

扁平湿疣好发于肛周及会阴等皱褶潮湿部位,其丘疹密集成片,表面潮湿,刮取液镜检查到大量梅毒螺旋体,梅毒血清试验阳性。

##### (三)绒毛状小阴唇

绒毛状小阴唇又称假性湿疣,皮损多发于小阴唇内侧,对称分布,大量密集,如针头大小,醋酸白试验阴性。

##### (四)其他疣

也有扁平疣、寻常疣、传染性软疣等发生于外阴部,但多伴有身体其他部位的皮损。

#### 六、治疗

##### (一)一般治疗

现在主要使用干扰素或其类似物对尖锐湿疣进行治疗。干扰素具有调节免疫功能、抗增殖和抗病毒作用,可在皮损内、肌内及皮下注射,每次 100 万～300 万 U,一周 3 次,10 次为一疗程。在局部治疗的基础上,加用干扰素全身治疗,可以提高疗效、降低复发率。

##### (二)药物治疗

1.三氯醋酸

传统的方法是使用三氯醋酸对局部病变进行腐蚀。其作用机制是通过使蛋白质沉淀而杀死细胞,使疣体脱落,临床常用 50%三氯醋酸溶液外擦,每周一次,3 次为一疗程,可重复用药 2～3 个疗程。对微小的病变效果非常好。

2.鬼臼毒素

传统的治疗药物,其作用机制是抑制受 HPV 感染细胞的有丝分裂,有致畸作用,所以禁止用于孕妇。也只能治疗病变较小的疣,对于大的、融合成片的病变无效。临床用 0.5%酊剂,每日 2 次外用,连续 3d,停用 4d,为一疗程,可用 1～3 个疗程。

3.5-氟尿嘧啶(5-FU)

在治疗 HPV 感染方面被广泛的认同接受,最大的优点就是可以用于阴道内,或者外用。

也能用于较大面积的病变,减少亚临床复发。在药理机制上,它是抑制 HPV 病毒的 DNA 合成酶,选择性地抑制病毒 DNA 的合成。有 5％霜剂和 2.5％溶液两种剂型,每日 2 次外用,7 天为一疗程。但是也不能用于孕妇。

**(三)手术治疗**

对于体积大、孤立的尖锐湿疣病变,可以手术切除病变。但是当病变广泛或妊娠时,也有困难。因为病变广泛或孕期时,血管增加,血液供应丰富,手术会引起失血过多、术后水肿。由于激光气化在治疗尖锐湿疣方面更加优越,所以有条件时,最好选用激光气化。

**(四)其他治疗**

**1.激光气化**

在治疗生殖道 HPV 病变方面,二氧化碳激光是一个有利的工具。其优点是准确性高,可以去除面积较大的病灶,治疗阴道上部和宫颈病变。激光治疗具有痛苦小、瘢痕少、愈合时间短等优点。

**2.冷冻治疗**

冷冻治疗的优点就在于它不会使母婴双方产生任何并发症,并且不需要麻醉,但复发率高。

**3.电凝与微波治疗**

电凝与微波治疗属于局部治疗方法,前者主要用于治疗病灶比较小的尖锐湿疣,其原理与外科手术刀切除、气化病灶的原理一样;后者的适用范围与前者基本相同,但是主要是利用微波产生的高热凝固局部的病变组织,使病变部位的组织产生蛋白质凝固、变性和坏死。这两种方法与激光治疗一样,对肉眼看不到的亚临床感染病灶都无法进行治疗。在妊娠合并尖锐湿疣的患者,比较小的病灶也可以使用电凝或微波进行治疗。

# 第五节　生殖器疱疹

## 一、病因

生殖器疱疹是由单纯疱疹病毒(HSV)引起的性传播疾病。特点是引起生殖器及肛门皮肤溃疡,易复发。HSV 属双链 DNA 病毒,分 HSV－1 及 HSV－2 两型。70％～90％原发性生殖器疱疹由 HSV－2 引起,由 HSV－1 引起者占 10％～30％。复发性生殖器疱疹主要由 HSV－2 引起。生殖器疱疹感染后,经过一定的静止期复发。引起复发的因素有发热、月经期、精神创伤等。

## 二、传播途径

由于 HSV 在体外不易成活,主要由性交直接传播。有疱疹病史而无症状的带菌者也是传染源。孕妇合并 HSV 感染时,HSV 可通过胎盘造成胎儿宫内感染(少见)或经软产道感染新生儿(多见)。

## 三、发病机制

HSV 是嗜神经病毒,经破损的皮肤黏膜进入角质形成细胞,在细胞内复制,细胞肿胀、变性、坏死,产生皮肤损害。感染细胞可与未感染细胞融合,形成多核巨细胞。HSV 也可不产生临床症状而沿感觉神经轴索迁移到骶神经节,形成潜伏感染。HSV 感染后 1 周血中出现特异性 IgM 抗体,2 周左右出现特异性 IgG 抗体,抗体可中和游离病毒,阻止病毒扩散,但抗体不能清除潜伏的病毒,也不能防止疱疹复发。在机体免疫力降低或某些因素如日晒、月经、寒冷、发热、劳累等可激活潜伏的 HSV,病毒沿感觉神经轴索下行到末梢而感染邻接的皮肤黏膜细胞并进行增殖,导致局部疱疹复发。

### 四、临床表现

#### (一)原发性生殖器疱疹

潜伏期为 3~14d。原发病灶是外阴部出现一个或多个小而瘙痒的红色丘疹,丘疹很快形成水疱,疱液中可有病毒。2~4d 疱疹破裂形成溃疡,伴有疼痛,随后结痂自愈,若未继发细菌感染,不留痕迹。好发部位为大阴唇、小阴唇、阴道口、尿道口、阴道、肛门周围、大腿或臀部,约90% 累及宫颈。亦有原发疱疹仅累及宫颈,宫颈表面易破溃而产生大量排液。发病前可有全身症状如发热、全身不适、头痛等。有骶 2~4 节段神经细胞感觉异常。几乎所有患者均出现腹股沟淋巴结肿大、压痛。部分患者出现尿急、尿频、尿痛等尿道刺激症状。病情平均经历 2~3 周缓慢消退,但预后容易复发。

#### (二)复发性生殖器疱疹

50%~60% 原发性感染患者在半年内复发。发病前局部烧灼感、针刺感或感觉异常,随后群簇小水疱很快破溃形成糜烂或浅溃疡。复发患者症状较轻,水疱和溃疡数量少,面积小,愈合时间短,病程 7~10d,较少累及宫颈,腹股沟淋巴结一般不肿大,无明显全身症状。

#### (三)妊娠妇女感染

孕妇感染 HSV-2 型后,可导致流产、死产、胎儿畸形,主要是阴部疱疹引起的病毒血症造成。患阴部疱疹的孕妇,易发生早产或流产,其中所生的婴儿 40%~60% 在通过产道时感染,新生儿可出现高热、呼吸困难和中枢神经系统症状,约有 60% 的新生儿死亡,幸存者也常留后遗症,如胎儿畸形、眼部及中枢神经系统疾病。

### 五、诊断

根据病史、典型临床表现可做出临床诊断,若下列实验室检查中的 1 项阳性即可确诊。

#### (一)细胞学检查

将水疱疱疹顶除去,用一刮板在新暴露出的溃疡边缘(不包括底)取材,取玻璃片用蜡烛划一圆圈,圈内滴少许 95% 酒精,将所取材料迅速放在玻璃片内与酒精混合,酒精蒸发 5min,再用巴氏染色,加盖玻片后镜下观察。如显微镜下见到具有特征性的多核巨细胞或核内嗜酸性包涵体,对 HSV 感染有诊断意义。

#### (二)病毒抗原检测

从皮损处取标本,以单克隆抗体直接免疫荧光试验或酶联免疫吸附试验检测 HSV 抗原,是临床常用的快速诊断方法。

#### (三)病毒培养

取皮损处标本进行病毒培养、分离、鉴定、分型,是诊断 HSV 感染的金标准方法,注意准确取材和尽快接种,是获得病毒分离的成功关键。

(四)核酸检测

已有报道应用核酸杂交技术及 PCR 技术诊断生殖器疱疹,可提高诊断的敏感性,并可进行分型。

(五)免疫荧光检查

常用皮损细胞涂片,丙酮固定后,用 FITC 标记的抗 HSV 抗体染色,在荧光显微镜下观察,HSV 感染细胞可见亮绿色荧光。

## 六、治疗

生殖器疱疹为易复发疾病,尚无彻底治愈方法。治疗目的是减轻症状,缩短病程,减少 HSV 排放,控制其传染性。

(一)一般治疗

(1)保持疱疹壁完整、清洁与干燥。阴部用生理盐水冲洗,每日 2～3 次,无菌巾吸干水分,防止继发感染。

(2)合并细菌感染时,应用敏感抗生素。

(3)局部疼痛明显,可外用盐酸利多卡因软膏或口服止痛药。

(4)宫颈病变反复发作的患者,应早期做宫颈细胞涂片检查,除外子宫颈癌,减少思想负担,避免精神恐惧,积极治疗本病。

(二)抗病毒治疗

1.原发性生殖器疱疹

阿昔洛韦 200mg,每日 5 次,口服,连用 7～10d;或伐昔洛韦 300mg,每日 2 次,口服,连用 7～10d;或伐昔洛韦 250mg,每日 3 次,口服,连用 5～10d。

2.复发性生殖器疱疹

最好在出现前驱症状或损害出现 24h 内开始治疗。阿昔洛韦 200mg,每日 5 次,连 5d;或伐昔洛韦 300mg,每日 2 次,连服 5d;或伐昔洛韦 125～250mg,每日 3 次,连服 5d。

3.频繁复发患者(1 年内复发 6 次以上)

为减少复发次数,可用抑制疗法。阿昔洛韦 400mg,每日 2 次口服;或伐昔洛韦 300mg,每日 1 次口服;或伐昔洛韦 125～250mg,每日 2 次口服。这些药物需长期服用,一般服用 4 个月至 1 年。

4.严重感染

严重感染指原发感染症状严重或皮损广泛者。阿昔洛韦每次 5～10mg/kg 体重,每 8 小时 1 次,静脉滴注,连用 5～7d 或直至临床症状消退。

(三)局部治疗

保持患处清洁、干燥。皮损处外涂 3%阿昔洛韦霜、喷 1%阿昔洛韦乳膏或酞丁胺霜等。

(四)早期妊娠妇女

患生殖器疱疹,应终止妊娠。晚期妊娠感染 HSV 者,应做剖宫产,避免传染新生儿。

# 第六节　衣原体感染

生殖道衣原体感染是指由沙眼衣原体引起的泌尿生殖道的炎症,如宫颈炎、盆腔炎、尿道炎、附睾炎和前列腺炎等,以及由 L 型血清型引起的性病性淋巴肉芽肿(第四性病)。就目前所知,沙眼衣原体共有 15 个血清型,其中 A、B、Ba 和 C 型引起沙眼,D、E、F、G、H、I、J、K8 个型引起泌尿生殖道的炎症、肝周炎和 Reiter 综合征等,而 L$_1$、L$_2$ 和 L$_3$ 引起性病性淋巴肉芽肿。可见,虽然在分类学上同属于沙眼衣原体属,但由于血清型不同,所引起的疾病在症状和体征上也有很大差别。

## 一、病因

衣原体感染是由衣原体引起的。早期人们曾将衣原体视为细菌,后来发现它的某些性状和细菌有显著不同。现在的分类方法是 20 世纪 70 年代建立的,衣原体被列为独立的目即衣原体目,它含一个科即衣原体科,一个属即衣原体属。同处于衣原体属的微生物,除沙眼衣原体外,还有鹦鹉热衣原体和肺炎衣原体。在沙眼衣原体中又可分为 3 个生物变种,即沙眼变种(含 A、B、Ba、C 和 D~K12 个血型)、LGV 变种(L$_1$、L$_2$ 和 L$_3$ 个血清型)和鼠肺炎变种。引起泌尿生殖道感染的为 D~K 血清型和 L 型,其中 D、E 和 F 型最为常见。新近由于单克隆技术的发展,除上述 15 个型以外,还鉴定出 la、Da、L$_{2a}$、D-和 I-等血清型。

沙眼衣原体由于缺少某些酶系统,需由宿主细胞提供能量,因而它是严格的细胞内寄生物。它的生命周期可分为原体和始体(网状体)两个阶段。原体呈球形,直径为 0.2~0.4$\mu$m,代谢缓慢。它具有一层保护性细胞壁,使其能在细胞外存活。它具有感染性,能吸附于敏感细胞表面的受体蛋白,进而侵入敏感细胞。进入细胞后原体体积增大,胞浆变松成为始体(网状体)。网状体体积稍大,直径为 0.6~1.5$\mu$m,代谢活跃,能在细胞内行二分裂增殖,但它无细胞壁。多个原体进入同一细胞后,它们可相互融合,形成一个含多个原体的吞噬体。随着增殖复制,吞噬体体积越长越大,填充了整个胞浆,将细胞核挤在一边。吞噬体内原体和始体可同时存在,因而又称为包涵体。包涵体有糖原产生,因而在碘染色时呈红棕色。通常在吸附后的18~24h,网状体开始转化为原体,原体释放出来再去感染新的细胞。从原体到始体再到原体整个生长周期需 48~72h 才得以完成。

衣原体的细胞壁缺乏胞壁酸,但含有青霉素结合蛋白。在体外试验中青霉素可抑制衣原体的增殖,但不能将它杀死。衣原体能通过细菌滤器,且为多途径感染。因而操作时应该小心谨慎,把一切未知标本都当成阳性标本对待。衣原体对常用消毒剂敏感,加热能将其迅速杀死,这为医院和实验室的污物处理提供了方便条件。

L 型衣原体的生物学性状和 D~K 型类同,唯其侵袭力较强,能侵入多种不同类型的细胞,可在巨噬细胞中增殖,因而在细胞内培养 L 型衣原体较培养 D~K 型衣原体容易。

## 二、流行病学

目前,在经典性病如梅毒和淋病的发病趋于稳定的情况下,衣原体生殖道感染却迅速上升。在某些工业化国家已超过淋病占据各种 STD 的首位。但由于检测手段的匮乏和相当数量无症状感染者的存在,衣原体感染的人数尚难精确统计,在很多情况下只能用 NGU 的年发病数来估计衣原体感染的发病情况(NGU 中近一半是由衣原体引起)。在英格兰和威尔士,1960—1986 年上报的 NGU 病例数已从 2.2 万上升到 11 万,而淋病在 1971 年达到高峰后已逐年下降。在美国,1972 年到私人诊所就医的 NGU 人数首次超过了淋病。1993 年发表的一份资料表明,衣原体感染的发病率已从 1987 年的 91.4/10 万上升到 1991 年的 197.5/10 万,36个州报告的病例为 282810 例,但实际发病例数可能远远大于这个数字,估计 1990 年就已为400 万例,成为最常见的 STD。也有一些国家用实验室报告系统来估计衣原体感染的发病情况。如在瑞典,1983 年检查 16.7 万份标本,阳性达 3.8 万份,但实际年发病数预计在 10 万例以上。近年来由于艾滋病流行,人们的性行为和性态度发生改变,在部分人群中多性伴和随便的性接触已减少,避孕套使用增多,医生们也比以往更加重视衣原体感染,积极治疗患 NGU的男性及其性伴,给予积极的咨询和教育,使衣原体感染有下降的趋势。

生殖道衣原体感染率在不同人群中变化很大。在女性中,年轻和性活跃者是生殖道衣原体感染的好发人群。妓女对衣原体的传播起着核心人群的作用。作人流的孕妇中感染率也相当高。男性中除年轻者感染率较高外,其他因素对衣原体感染率的影响常不易确定,原因是沙眼衣原体不是法定传染病,医生尚不够重视,或不易做微生物学检查,以及无症状者较多等。

泌尿生殖道衣原体感染在我国呈逐年上升趋势。当然,病例构成比的上升也与医务工作者和患者对该病的重视和诊断手段的逐步改进有关。

国内不同人群中衣原体感染率有所差别,各地报告结果也迥异,但总起来说要低于国外。广州报告男性 NGU 患者中衣原体感染率为 16.1%;女性中,婚外性行为者为 12.2%,宫颈炎者为 14.8%,有尿道炎为 8.3%,阴道炎者为 7.9%,早孕人流者为 5.7%。从性病门诊或劳教人员中分离的衣原体株以 B 组(B、D、E 型)占优势,为 54.2%,GF 型为 18%,C 组(C、LH、I型)为 18%。血清型分布与国外报道基本一致,提示这些病原多为境外传入。南京地区的调查材料也表明,生殖道衣原体感染在 STD 门诊的男性为 8.7%,女性为 8.7%,妇科门诊患者为3.0%,卖淫妇女为 20.8%,性活跃男性为 1.3%。感染的危险因素为年轻(小于 30 岁)、多性伴、有性病史和合并有其他性病。此外,在重庆、上海、南宁等地所进行的衣原体感染和 HIV感染之间关系的调查表明,在 456 例 STD 门诊患者和卖淫嫖娼人员中,衣原体感染为 22.2%。

LGV 在东西非、印度、东南亚的部分国家和南美与加勒比地区呈地方性流行。在北美、欧洲、澳大利亚和南美与亚洲的部分地区呈散在发生。在非流行区,患者多为海员、士兵和旅游者,常因去过流行区而感染。患者多为性乱者及低经济收入阶层人员。我国自 20 世纪 80 年代以来偶有报告,但多为临床诊断,未做实验室检查,因而其真实程度有待考证。

### 三、临床表现

男女性生殖道沙眼衣原体感染的表现有所不同。在男性主要引起 NGU、附睾炎、直肠炎、不育和 Reiter 综合征。NGU 最为常见,好发于 15～25 岁的年轻人。潜伏期为 2～35d,常为 7～21d。尿道炎的症状有尿急、尿频、尿痛和尿道分泌物。但症状比淋病时轻或阙如,分泌物较少且较清稀,多为黏液性、浆液性和黏液脓性。附睾炎是男性 NGU 最重要的并发症,在衣原体性尿道炎就诊者中,约 1% 同时患有附睾炎。衣原体性附睾炎常为单侧。其主要表现为附睾肿大、变硬和触痛,输精管常增粗和疼痛。睾丸被累及时可有疼痛和触痛。Reiter 综合征多发生于男性,其主要临床表现为非特异性生殖道感染(主要为 NGU)、多发性关节炎和眼结膜炎,目前认为是沙眼衣原体感染激发了具有某种遗传素质(HLA－B27)的人而发生此种综合征。

女性生殖道衣原体感染的症状不如男性典型,开始时常无症状,但可分离出衣原体,并可通过性接触传染给他们的性伴。尿道炎和宫颈炎是其主要表现。患者可有尿频、排尿困难和尿道分泌物增多等症状,但往往不明显。衣原体性宫颈炎时,宫颈常有肥大和滤泡样外观,有水肿、红斑、黏膜易碎,宫颈内有黏液脓性分泌物流出。因感染只发生在宫颈柱状上皮,不感染阴道的复层鳞状上皮,故不引起阴道炎。衣原体的上行感染可引起子宫内膜炎、输卵管炎和盆腔炎。输卵管炎是女性最常见的并发症,约有 10% 衣原体感染的女性发生上行性感染,可出现输卵管炎。输卵管炎如不积极控制,可导致盆腔炎,这是下生殖道感染中最严重的并发症,包括子宫内膜炎、卵巢炎、卵巢输卵管脓肿和盆腔腹膜炎等。近 10 年来的研究还证实,衣原体可引起肝脏表面和邻近腹膜的局限性纤维性炎症,可导致肝和隔肌粘连,引起右上腹疼痛,临床上表现为发热、盆腔痛和肝区痛。此外,衣原体感染尚可引起流产和不孕症。

LGV 时主要侵犯的是淋巴组织。初疮为阴茎上或阴道内的一过性无症状溃疡,也可为尿道炎或宫颈炎。第二期表现为发热、急性淋巴腺炎,腹股沟横痃形成。横痃多为单侧,有疼痛或触痛,可形成"沟槽征"和喷水壶状瘘管,并可伴急性出血性肠炎。部分患者进而发展成慢性炎症、瘘管、直肠狭窄和生殖器象皮肿。

### 四、诊断

(1)有婚外性行为或配偶感染史,潜伏期常为 1～3 周。

(2)典型的临床表现为尿道刺痛、刺痒,伴有或轻或重的尿急、尿痛和排尿困难。女性有白带增多,宫颈水肿和下腹疼痛等。而 LGV 主要是淋巴结肿大、淋巴结炎,及由此而产生的横痃形成、瘘管和生殖器象皮肿。

(3)实验室检查:男性尿道分泌物涂片,平均每油镜视野(1000 倍)中脓细胞数≥5 个,女性宫颈分泌物涂片中≥30 个有诊断意义;尿道或宫颈取材作衣原体培养或衣原体抗原检查阳性。国外目前用连接酶联试验(LCR)检查患者的尿沉淀,避免了侵袭性取材方法,试验的敏感性和特异性均好。但由于试剂和仪器较贵,还不可能作常规使用。

### 五、治疗

衣原体对四环素敏感,目前仍为治疗沙眼衣原体感染的首选药物。红霉素为次选药物,且可用于孕妇及儿童。此外,多西环素、米诺环素、环丙沙星及复方新诺明等均有良好效果。

治疗方案主要有以下几种。

(1)四环素:口服,每次 0.5g,每日 4 次,共 7～10d。

(2)红霉素:口服,每次 250～500mg,每日 4 次,共 5～7d。

(3)多西环素:口服,每次 100mg,每日 2 次,共 7～10d。

(4)米诺环素:口服,每次 100mg 每次 2 次,共 10d。

(5)环丙沙星:口服,每次 500mg 每日 1～2 次,共 7d。

(6)交沙霉素:口服,每次 400mg,每日 4 次,共 10d。

(7)阿奇霉素:口服,每次 1g。

(8)罗红霉素：口服,300mg,每日 1 次,或 150mg,每日 2 次,共 7d。

如有并发症,可适当加大剂量或延长疗程。治疗结束 1 周后应复查,如症状、体征消失,衣原体检查转阴,即可判为治愈。

## 六、预防和控制

生殖道沙眼衣原体感染及其产生的并发症给人们的健康造成很大危害,尤其是隐性感染和不典型症状患者的存在更加重了预防工作的难度。归纳起来,预防和控制措施大致有以下几点。

(1)提倡性行为改变以降低获得和传播感染的危险性。包括推迟首次性交的年龄,减少性伴数,慎重选择性伴及使用避孕套。这种行为学的改变不仅对衣原体感染有效,也对控制其他性病起着重要作用。

(2)对已受感染者应预防并发症的发生。主要措施是筛选和治疗无症状感染者;治疗感染的性伴;对可疑的临床征象进行确诊和治疗。工作重点应放在易发生盆腔炎的年轻妇女。

此外,还应考虑预防衣原体感染的某些特殊策略。如在社区开展有效的宣传,使公众知道衣原体及其并发症和及时诊疗的重要性;父母、教师和卫生工作者需要知道年轻的性活跃者中衣原体的高发病率和不良后果;在制订和实施 HIV 和 STD 预防方案时应特别强调衣原体感染的高度危险性,达到有效改变行为;HIV 和 STD 的宣教材料中应包括衣原体感染;在体检项目中应增加衣原体检查并进行治疗;卫生保健人员应该了解衣原体的流行情况和疾病表现,参与筛查无症状者、治疗患者和性伴;医生应经培训,以掌握生殖道衣原体感染的诊断和治疗。

# 第七节　支原体感染

## 一、概述

支原体是能自行复制的,介于病毒和细胞之间的独立微生物,直径为 0.125～3.0um,至今从人体分离出的支原体有 20 多种,其中解脲支原体(UU)和人型支原体(MH)是人类生殖道最常见有致病作用的支原体。人群对支原体广泛易感,女性无症状带病原体是最主要的传染源,传播方式主要有:性接触传染,为主要传播方式;母婴传播,为血液传播,足月儿传播率为55％,早产儿的传播率为 58％;间接接触传染。可通过生活用品、不洁医疗器械等媒介传染。支原体不侵入组织和血液,仅能黏附于.上皮细胞表面,正常情况下,支原体属于人体正常菌群的一部分,阴道微环境破坏,则支原体大量繁殖,其有毒代谢产物可引起宿主细胞损伤而致病。

## 二、临床表现

支原体感染潜伏期为1～3周,少数可达 6 周以上。

### (一)生殖道感染

支原体可寄居于整个下生殖道,多数元明显自觉症状,少数症状明显者有阴道下坠感、分泌物增多,呈均质性,混浊有异味。检查可见阴道、宫颈黏膜充血,宫颈糜烂。支原体可上行扩散至子宫内膜,至输卵管及盆腔感染。据报道,阴道或宫颈支原体培养阳性者,子宫内膜炎发生率为 55％～63％,在急性盆腔炎中输卵管可培养出支原体者约占 2％～16％。

## （二）支原体感染

对妊娠的影响支原体感染可导致不良妊娠结局，自然流产胎膜早破、早产、低体重儿、产褥期及围生儿并发症明显升高。

### 三、诊断要点

支原体感染多数无症状，临床表现无特异性，诊断主要靠实验室检查。

#### （一）支原体培养

取阴道分泌物、羊水、脐血、脑脊液等标本，接种于培养基，用荧光或免疫酶法直接对菌种进行鉴定，此法费时，临床很少应用。

#### （二）血清学方法

酶联免疫吸附试验（ELISA）检测患者血清文原体 IgM 抗体和感染组织或分泌物中的特异性抗原。方法简便，用于常规筛查。免疫荧光试验（MIIF）适用于大量标本的血清学鉴定。

#### （三）生物学方法

DNA 探针、PCR 检测支原体 DNA。

### 四、治疗方案

治疗药物有 3 类：四环素类（四环素、米诺环素等），大环内酯类（红霉素、阿奇霉素）及喹诺酮类（氧氟沙星）。最近的研究发现，四环素类药物对部分病例疗效不佳。阿奇霉素 1g 顿服方案治愈率为 85%，而第 1 日 500mg，后 4d 每日 250mg。治愈率达 95%。喹诺酮类中新药莫西沙星较环丙沙星、氧氟沙星疗效好，但有耐药风险，建议为二线应用药物。现国内治疗方案。

#### （一）四环素类

1.盐酸四环素

每次 500mg，每日 4 次，连续 10～14d。

2.米诺霉素

每次 100mg，每日 2 次，连续 10～14d。

#### （二）大环内酯类

1.红霉素

每次 500mg，每日 4 次，连续 14d。

2.阿奇霉素

每次 0.5～1g，每日 1 次，连续 7d。

#### （三）喹诺酮类

1.氧氟沙星

每次 200mg，每日 2 次，连续 14d。

2.环丙沙星

每次 250mg，每日 2 次，连续 14d。

注意：孕妇不宜用四环素治疗，应考虑用红霉素或其他药物。

对孕妇和新生儿必须及早做病原学检查，以便早期诊断、早期治疗。及时合适的抗生素治疗是改善妊娠结局、预防母婴传播及减少产褥期发病率的有效手段。

# 第八节　人类乳头状瘤病毒

早在古希腊时期，人类就认识到尖锐湿疣是一种性病，但是直到 20 世纪 80 年代初期，科学界才对其病原人类乳头状瘤病毒（HPV）产生兴趣。在 20 世纪初，就已将 HPV 感染到人类自愿试验者身上；在 20 世纪 30 年代，又用 Shope 乳头状瘤病毒诱发了子宫鳞状细胞癌。1949 年，在电镜上观察到这种病毒颗粒。但由于无法培养这种病毒，也没有发现这种病毒的医感动物，所以对这种病毒的研究，近 20 年才得以较大规模进行。

20 世纪 70 年代末期，德国海德堡癌症研究中心 ZurHausen 教授通过一系列实验，证实 HPV 与良性湿疣、宫颈上皮内瘤变和浸润性宫颈癌之间的关系。最近 20 多年间，使用分子生物技术，发现了大约 70 多种 HPV 亚型，以及宿主细胞对这种致癌性病毒的抑制、调节和失控。DNA 探针的发明，使得我们可以收集这种病毒的流行病学特征。尽管在这个领域内，分子生物学已经取得了很大的进展，对 HPV 在致癌过程中的作用有了比较明确的认识，但是在临床研究方面，与生物学研究方面的进展却很不同步。分子生物学技术目前尚不能直接用于患者。

## 一、微生物与流行病学

人类乳头状瘤病毒属于乳头瘤病毒科 A 属成员，是一种非包膜病毒，直径 $20\sim55nm$，具有 72 个病毒微粒，星一种 20 面体衣壳，其 DNA 呈双链闭环结构，有 $7200\sim8000bp$，共有 70 多个亚型。所有病毒基因结构都十分相似，当在严格条件下进行 DNA 进行杂交时，若病毒 DNA 仅在 50％ 的序列出现杂交，即定义为不同的亚型。

到目前为止，对 HPV 的致癌机制还不是十分清楚。

对于 HPV 在人类的确切感染率，目前还不是很清楚。由于 HPV 亚型的类型多，加之在各地人群中感染的类型又有着极大的不同，所以实际上也很难查清 HPV 在人类的准确流行率。唯一一次大规模研究是德国科学家使用 DNA 斑点杂交技术完成的。一共普查了 9000 多名无症状妇女，发现有近 1/3 的妇女宫颈分泌物中有 HPV 的存在。但是由于研究方法的多样性以及这种方法的局限性，这个结果尚未被学术界普遍接受。另外一个对研究很困难的情况是，HPV 在全世界各地流行时，其主要流行种类不完全相同，所引起的疾病也不完全一样。

HPV 亚型常常有部位上的偏爱性，HPV 的某些亚型只感染特定部位的鳞状上皮细胞，并控制其形态转化与病毒复制。也就是说，HPV 可以引起各种不同的皮损、生殖器病变和口腔病变。例如，HPV1、2、3、4、7 等类型都可以引起皮肤的角化过度、角化不全。而 HPV1～9 这 9 种类型的亚型都可以引起皮肤的乳头状瘤。HPV6 往往引起外阴湿疣，而 HPV6、11 和 42 则与宫颈非湿疣相关（扁平湿疣）；HPV16,18 则与宫颈上皮肉瘤病变（CIN）有关。HPV16 还与外阴上皮肉瘤病变（VIN）以及喉的疣状癌有关。但是，这些病变的程度与流行状况在世界各地是不一样的。我国尚未对 HPV 流行状况进行大规模调查。

生殖道其他上皮肉瘤样病变也表现出 HPV 感染多中心性。在 CINII 的妇女中，至少有

7%的患者合并有 VIN,3%的患者合并有阴道上皮肉瘤样病变(VAIN)。HPV 对整个下生殖道的潜在威胁,不仅影响诊断方法,而且影响医师对疾病的处理方案。HPV6、11 是呼吸道复发性乳头状瘤病的最常见致病类型,在分娩时常常会使胎儿发生感染。

现在证据表明,HPV 在浸润性宫颈癌及其癌前病变的发生发展中,是一种潜在的致癌因素。某些其他因素如烟草代谢产物、某些微生物感染如 HSV 感染、创伤与放射线的作用,在肿瘤的发生发展过程中,可能对 HPV 的注意用起了促进或延迟作用。宿主因素,尤其是母亲在妊娠期间的生理变化,也非常重要。

HPV 与宿主细胞之间的特殊作用,与特定的病毒类型在良性、癌前病变和恶性病变之间的分布上,有着密切的关系。随着组织病理异常发展,宿主细胞核 DNA 含量也随之变化,二倍体转化为多倍体和非整倍体。

## 二、发病机制与临床表现

患者接触 HPV 后,一般通过破损的皮肤或黏膜,进入人体。病毒一般经性交传播,也可以经间接途径传播,但是相当罕见。皮肤、黏膜等对病毒感染很敏感。一般而言,每一种病毒都对一定部位的皮肤黏膜具有亲和性。在生殖道 HPV 感染中,最主要的是 HPV6、11、16 和18。前两种类型的病毒主要引起尖锐湿疣,后两者主要引起宫颈与外阴的慢性感染,最终在其他致癌因素的协同下,导致宫颈癌与外阴癌的发生。

HPV6、11 感染后,潜伏期一般为 1~6 个月,通常为 3 个月左右。引起的病变主要是尖锐湿疣,多见于性活动期男女,发病高峰在 20~25 岁。最初的症状为淡红色丘疹,顶端稍尖,以后逐渐增大、增多,最后融合成乳头状、菜花状或鸡冠状新生物。尖锐湿疣根部有蒂,因为分泌物的作用,表面可以呈白色、污灰色、红色或有出血表现,颗粒间有脓液,发出恶臭。在女性,病变多见于外阴、肛门周围、阴道与宫颈。在有口交的患者,有时也会在口腔内发现病变。还可发生于脐部及腋窝等部位。

由于 HPV16、18 两型可能是外阴癌、阴道鳞癌和宫颈癌的致病因素,尤其是宫颈癌前病变与这两型的关系密切,因此,基本上可以将 CIN 看作是 HPV16、18 感染的临床表现。由于CIN 在临床上没有特征性症状,唯一确诊手段是病理组织学检查,所以在对宫颈进行细胞学涂片检查时,应该将寻找挖空细胞作为一项常规任务。一旦发现挖空细胞,就应该对患者进行阴道镜下病理组织学检查,以排除宫颈的恶性病变。

除了尖锐湿疣外,临床上更多的病例表现为亚临床感染。所谓亚临床感染,是指虽有病毒感染,但临床上肉眼无法见到有病变,当使用 3%~5%醋酸在局部涂抹或湿敷 5~10min 后,在 HPV 局部感染的部位出现局部皮肤变白,称为"醋酸白现象",该试验称为醋酸白试验。这是因为醋酸与蛋白质结合后,产生了感染的蛋白质发生凝固、变性,该部位的皮肤颜色发生变化,而未感染的正常皮肤颜色则不发生改变。这种亚临床感染病例,病变一般在 1~3mm,呈乳突状突起,多见于女性的前庭、阴道,有时候可以见到多个病变融合,形成颗粒状外观,多与HPV6 感染有关。另外,HPV16 感染的亚临床感染,外观上没有任何异常,只是在涂敷醋酸液时,才可以观察到经常部的皮肤表现。这种病多见于女性的外阴、阴道与宫颈。也有人认为这是外阴前庭炎综合征的病理基础。

### 三、尖锐湿疣的诊断

对于大多数典型的尖锐湿疣,肉眼就可以诊断。若在生殖器、会阴、肛门等经常发生尖锐湿疣部位发现有乳头状、菜花状或鸡冠状增生物。结合不洁性交史,一般都能做出初步诊断。

对于肉眼不能确诊的病变,可以采用阴道镜检查或醋酸白试验。醋酸白试验的具体做法是在病变部皮肤处涂上 3%～5% 醋酸,3～5min 后,可疑部位的皮肤若变白,表明该处可能有 HPV 感染。醋酸白试验的敏感性很高,特异性较低,仅对病变区域有提示作用,没有确诊作用。对于阴道、宫颈上的病变,可以在阴道镜指引下进行活检。也可以先涂上醋酸后,再在阴道镜指导下进行活检,阳性率较高。但是很多医疗单位没有阴道镜,所以在醋酸指导下进行活检也是可行的。

无论是肉眼可见的病变还是肉眼无法见到的病变,最好都进行病理组织学检查。在显微镜下,尖锐湿疣部位的上皮呈疣状或乳头状增生,伴有上皮脚延长、增宽呈假上皮瘤样增生。

表皮角化不全,角化不全层细胞核增大,浓染,有非典型增生倾向。棘层细胞增生肥厚,表皮突增粗延长,呈乳头瘤样增生。基底细胞也增生,层次增多。表皮层内可见特征性挖空细胞。挖空细胞体积大,核大深染或双核,变形或不规则形,核周有空晕,呈环状,核周胞质淡、空化或有少许细丝状结构。真皮层有血管周围炎性细胞浸润。绝大多数病变经组织学检查都可以确诊。对于病理组织学无法确诊的病例,可以事业 DNA 原位杂交技术,检测病变组织中的 HPV DNA,或对 HPV 进行分型。临床上有少数人没有明显可变的病变。对于这些称为亚临床感染的病变,应通过醋酸白试验或在阴道镜下活检后进行组织学检查确诊。但是这些方法仅在少数学术单位的研究中使用,临床上并不常见。至于使用电镜、分子生物学杂交等方法对 HPV 感染进行研究,是可行的。但是,没有任何证据表明,必须用这些方法在临床上对这些可疑疾病进行诊断。

### 四、尖锐湿疣的治疗

对于尖锐湿疣的治疗,原则上要根据病变的大小、部位、数量来决定。如果不考虑妊娠的话,方法多种多样。妊娠对治疗不会造成特殊的问题。至于妊娠合并尖锐湿疣的治疗指征,在后面进行讨论。

#### (一)表面化学药物

传统的方法是使用三氯醋酸(TCA)对局部病变进行腐蚀。TCA 是一种腐蚀剂,通过使蛋白质沉淀而杀死细胞,从而使表面的病变腐烂、脱落,在局部引起轻微的炎症反应,因此用来治疗表面尖锐湿疣。但使用时要小心,85% 的 TCA 溶液会引起患者的轻微不适,但没有全身不良反应。然而,单独使用 TCA 的治疗只有 20%～30%,这样就要每周都使用药物进行治疗。因为它对微小的病变效果非常好,所以至今没有被淘汰。但是,对于范围比较大的、融合片的病变,不要使用 TCA 治疗。

除 TCA 外,鬼臼也是传统治疗药物。因为它抑制细胞的有丝分裂,所以禁止用于孕妇。与 TCA 一样,只能治疗病变较小的疣,对于大的、融合成片的病变无效。25% 的鬼臼治疗妊娠合并大面积尖锐湿疣病变后,可发现严重的全身不良反应,甚至引起胎儿宫内死亡,还有肌肉弛缓性麻痹低钾、昏迷,甚至导致患者死亡。还有人报道了鬼臼与致畸之间的关系,但是这种关系目前还没有很多的科学根据来支持。尽管对鬼臼在孕期的药理学知识所知甚少,但是最好不要将鬼白用于孕妇。现在有很多方法可以代替鬼臼。

氟尿嘧啶在治疗 HPV 感染方面也具有广泛的认同。最大的优点就是可以用于阴道内，或者外用。也能用于较大面积的病变，减少亚临床复发。在药理机制上，它是抑制细胞生长的氟化嘧啶，直接抑制细胞分裂。应用于阴道中时，大约有 6% 的药物会被阴道黏膜吸收。不过，尽管它是全身化疗药，被吸收的部分很少，但是也不能用于孕妇。

### (二)局部物理治疗

#### 1.激光气化

在治疗生殖道 HPV 病变方面，二氧化氮激光是一个有利的工具。优点是准确性高，可以去除面积较大的病灶，治疗阴道上部和宫颈病变。激光治疗具有痛苦小、瘢痕少、治愈时间短等优点。

成功治疗生殖道尖锐湿疣的关键是早期处理，尽量减少疾病的增生、出血以及感染等并发症。该病复发率很高，有必要对病变进行多次治疗，治疗时机也非常关键。激光治疗后复发的主要原因是肉眼看不到的病变以及亚临床感染病灶，在治疗后 3~6 个月，会成为肉眼可以见到的病变；或者配偶没有得到及时的治疗，使患者发生了再感染。治疗妊娠期生殖道巨大尖锐湿疣时，疗效不是很好。因此，对于宫颈穹隆部的巨大尖锐湿疣，最好不要在产前治疗，而应等到胎儿能够存活之后，再对患者进行治疗。

临床医师应认真对待尖锐湿疣是否伴有其他疾病，如感染、细菌性阴道炎、细菌，尤其是 B 组链球菌的感染等问题。这些疾病可以使患者容易感染，产生绒毛羊膜炎以及早产，在尖锐湿疣变巨大时应该加以注意。

#### 2.冷冻治疗

冷冻治疗的优点就在于它不会使母婴双方产生任何并发症，并且不需要全麻。

#### 3.电凝与微波治疗

电凝与微波治疗，属于局部治疗方法。前者主要用于治疗病灶比较小的尖锐湿疣，其原理与外科手术刀切除、气化病灶的原理一样；后者的适用范围与前者基本相同，但是主要是利用微波产生的高热凝固局部的病灶组织，使病变部位的组织产生蛋白质凝固、变性和坏死。但这两种方法与激光治疗一样，对肉眼看不见的亚临床感染病灶都无法进行治疗。在妊娠合并尖锐湿疣的患者，比较小的病灶也可以使用电凝或微波进行治疗。由于微波不能将所有肉眼无法见到的病变消除，有人使用微波加干扰素进行治疗，疗效较好。

### (三)外科切除

对于生殖道的尖锐湿疣病变，可以使用手术切除病变，但是当病变广泛或妊娠时，也有困难。因为病变广泛或孕期时，血管增加，血液供应丰富，手术会引起失血过多、术后水肿。由于激光在治疗尖锐湿疣方面更加优越，所以在有条件的地方，最好选用激光气化。

### (四)治疗

至目前为止，还没有一种全身治疗方法。现在主要使用干扰素或其类似物对尖锐湿疣进行治疗。干扰素具有调节免疫功能、抗增殖和抗病毒作用，一般使用全身肌肉注射。但是也有局部注射或表面给药的。众多的临床报告表明，单纯的干扰素治疗疗效并不肯定，结果往往是相互矛盾或不能印证。最近的报告表明，在局部治疗的基础上，加用干扰素全身治疗，可以提高疗效,降低复发率。也有在局部激光或手术基础上再进行 TCA 治疗,以防止复发。

### (五)合并其他性传播疾病时的治疗

HPV 常常与其他性传播疾病一起感染,因此,单纯治疗尖锐湿疣并不能完全治愈疾病。一旦发现患者感染 HPV,应该积极对患者是否有其他性疾病进行筛查,尤其是淋病、生殖道衣原体和支原体感染等,也不要忽略 HPV 感染的可能。尖锐湿疣合并滴虫的更多。因此,在治疗上,要根据合并疾病的性质、治疗手段、医院仪器设备以及患者的经济承受能力等综合考虑。一般而言,如果不首先治疗这些细菌性感染,对尖锐湿疣进行局部创伤性治疗,有可能使创面继发细菌感染,或使原有感染扩大,HPV 感染本身也难以得到根治。

## 五、妊娠合并尖锐湿疣

对于 HPV 在孕妇中的感染率,目前还不是很清楚。但总体来说是 HPV 感染越来越多。因为有许多患者属于亚临床感染,所以要准确地估计发生率也非常困难。有人对早孕期妇女进行普查发现,HPV 感染率有 11%。

体内雌激素水平过高,会促使 HPV 亚临床感染转变为明显的 CIN。对于 HPV 与妊娠之间的这种相互关系,为什么妊娠会刺激 HPV 的生长,目前还不清楚。现在已经知道,雌激素可以促使宫颈鳞-柱状上皮交界处的鳞状上皮化生,而恰恰是这个地方,最容易发生肿瘤。而且,妊娠期间颈管内柱状上皮外翻,使大范围的柱状上皮暴露在感染的危险之中。这样,妊娠就可以使已有的 HPV 病变加速生长,或者使以前的亚临床感染显现出来。

免疫功能受到抑制的妇女,无论这种抑制是遗传性的、药物诱发的或与感染相关的,都可以使患者增加获得 HPV 感染、再次感染以及病变进展至恶性肿瘤的机会。

### (一)尖锐湿疣对母亲的影响

HPV 感染对妊娠究竟有什么影响,目前还不是很清楚。Tseng 等人报道,39.7% 的 HPV 阳性孕妇所生的新生儿,也有 HPV 感染,且阴道产较剖宫产出生率的要高。一般认为,这些新生儿感染主要是在分娩过程中获得的。但是,有人发现在 60% 的自然流产和 20% 的人流排除物中,检测到 HPV E6、E7 DNA 序列,说明早早孕期间,HPV 就有可能感染胚胎,并引起对于巨大的、阻塞阴道或宫颈的尖锐湿疣,在孕早期就要进行治疗。因为阴道巨大尖锐湿疣可导致分娩时大出血,甚至引起死亡。从产科角度考虑,一旦下生殖道如宫颈、阴道或外阴出现了尖锐湿疣,就应在产前进行治疗,以避免产时并发症。

对于无症状孕妇,没有必要进行治疗。但是,学术界尚缺乏充足的前瞻性研究,以确定是否有必要基于胎儿因素而治疗,或者对致癌性强的类型如 HPV16 和 HPV718 引起的病变,进行治疗。如果病变巨大,对治疗没有反应,或者临近分娩,无法在短期内治愈,为了避免引起产时阻塞或严重的产道损伤、出血等,应该尽量采用剖宫产。如果尖锐湿疣引起尿潴留、便秘或者特殊不适,则应该对患者及时进行治疗。在对尖锐湿疣进行治疗之前,应该对同时存在的其他 STDs 进行治疗,对湿疣表面的感染也要进行处理。另外,从对胎儿的角度考虑,也要积极处理。

临床上不断有巨大湿疣被误诊为浸润性鳞状细胞癌的情况。如果对孕期外观"典型的"尖锐湿疣病例不做组织学检查,也可能将外生型分化程度高的宫颈癌误诊为湿疣。虽然尖锐湿疣的临床诊断比较简单,但是无论如何都要对病变进行病理检查。在妊娠期间,宫颈鳞状上皮本身就是类似非典型性增生样变化,所以如果在送检活检标本时,一定要写明妊娠这一特殊情况,并随时与病理医师沟通,以免误诊。如果考虑了这一点,这方面的误诊一般都可以避免。

与非孕期一样,如果发现孕妇巴氏涂片异常,就一定要患者行宫颈阴道镜检查,并同时进行活检。如果有指征,还要对患者进行宫颈锥切。

### (二)尖锐湿疣对胎儿的影响

巨大的尖锐湿疣常常继发阴道细菌感染。巨大的宫颈湿疣可能含有许多脓性小腔,但是临床上并不明显,直到进行激光气化,才显露出来。有报道表明患者在接受了阴道上 1/3 部的巨大宫颈湿疣激光部分切除后 8h 内,出现绒毛膜羊膜炎。婴儿出生时患有重度先天性肺炎伴脓毒血症。因此,在考虑妊娠合并尖锐湿疣时,要考虑对胎儿方面的影响。虽然尖锐湿疣是目前国内最常见的性传播性疾病之一,但是对于妊娠合并尖锐湿疣,尤其是病毒对胎儿的长期影响问题,目前研究很少。

国外研究较多而又尚未定论的是青少年时期发生的呼吸道乳头状瘤病与胎儿时期暴露于 HPV 感染关系问题。

青少年时期发病的呼吸道乳头状瘤病,以前称为青少年喉乳头状瘤病,是新生儿和少年儿童最常见的肿瘤。在 5 岁左右,这些孩子表现出典型的症状:从无痛性的声音嘶哑到呼吸道阻塞。对于复发性呼吸道乳头瘤,常常需要在几周之内进行好几次的内镜肿瘤切除。复发性呼吸道乳头瘤在成人的表现形式不是浸润性的,仅仅只代表了出生时获得了 HPV 感染,现在处于潜伏状态而已。然而,这也可以通过口—生殖器性行为的接触而感染。无疑,复发性呼吸道乳头瘤在病因上应该归于 HPV 感染,而且好几项研究表明是 HPV6 和 HPV11 感染。这两种类型在女性生殖道的感染中都很常见。然而,在疣状喉癌中,探测到了 HPV16 相关的 DNA 序列。

除了喉外,很少报道新生儿其他部位的 HPV 感染。是什么因素使得喉部黏膜容易在分娩时感染 HPV,目前还不清楚。也有人报道过 1 例新生儿肛周尖锐湿疣的病例。这可能是在胎儿时期,HPV 上行性感染所致。至今为止,还没有发现血源性 HPV 感染的报道。

### (三)妊娠合并尖锐湿疣的治疗原则

妊娠合并尖锐湿疣时,在治疗方式的选择方面,原则上与非妊娠期基本一直。既要考虑 HPV 类型,又要考虑病变大小及对产妇分娩过程中的影响,更重要的是还要考虑将来对儿童的影响,从而给予患者一个正确的处理。

无论使用什么治疗方式,都应该在治疗后对患者进行密切随访,以排除微小的残余病灶或者早期复发。常见的复发总是在首次治疗后 2~8 周内出现。有复发的患者要每 2 周随访 1 次,最好使用阴道镜检查进行随访。用喉镜对婴儿进行仔细检查,以排除复发性呼吸道乳头瘤的发生。

# 第九节　非淋菌性尿道炎

非淋菌性尿道炎是由淋菌以外的多种病原体引起的淋病样性传播疾病。较常见的病原为沙眼衣原体和支原体。非淋菌性尿道炎在西方国家的发病居性传播疾病之首。英国报道非淋菌性尿道炎的发病率为 181/10 万个人口,每年约有 7 万病例;美国的统计男性患者 400 万～900 万,女性患者 400 万。我国报告 1987 年有 464 例,占性传播疾病中的 1.16％,而 1988 年上半年比 1987 年同期增加 225.17％,但这并不代表真正的发病率。

## 一、沙眼衣原体所致尿道炎

非淋菌性尿道炎中 50％是由沙眼衣原体感染所致。目前发现沙眼衣原体至少有 15 种血清型,不同型的沙眼衣原体引起不同的疾病。其中的 A、B、Ba 及 C 型引起沙眼,D 型引起性病性淋巴肉芽肿。衣原体在生长繁殖周期中有感染和繁殖两个生物相。

其感染方式主要是接触传播,以性交传播为主,其次是由手、眼或患者污染的器皿、衣物、器械等媒介物传染。

沙眼衣原体常与淋菌混合感染,有统计在生殖道淋菌感染者中,20％～40％的男患者和40％～60％的女患者同时有衣原体感染。

### (一)临床表现

衣原体主要侵犯柱状上皮细胞,一般不会累及深层组织。临床上会引致泌尿生殖道感染外,尚会致呼吸道及眼结膜感染。泌尿生殖道感染具体表现是:

1.尿道炎

常见症状为急性尿频、尿痛,尿道口周围可有红肿及压痛。有报告 25％以上女性急性尿路综合征患者是由沙眼衣原体引起。

2.前庭大腺炎

前庭大腺充血、水肿、疼痛。有报告在 30 例前庭大腺炎患者,9 例分泌物中找到衣原体。

3.子宫颈炎

子宫颈肥大,有黏液脓性分泌物。

4.急性输卵管炎

近年来才认识由沙眼衣原体引致的急性输卵管炎。有报告从腹腔镜直视下吸取炎症输卵管的分泌物,有 30％的病例培养分离出沙眼衣原体。Ripa 报告在 165 例急性输卵管炎患者中,51 例(33％)在子宫颈液中找到沙眼衣原体。

5.Fitz-Hugh-Curtis 综合征

此为肝周围炎。过去认为是急性淋菌性输卵管炎所致。近年来 Wang 报告 19 例本征患者中,17 例沙眼衣原体抗体阳性。另有报告 11 例患者中,6 例从子宫颈或尿道分泌物中分离出沙眼衣原体。

孕妇患生殖道衣原体感染可引致新生儿结膜炎或新生儿沙眼衣原体性肺炎。

**（二）诊断**

将患处分泌物涂片,吉姆萨染色查包涵体。本法简易迅速,但子宫颈分泌物涂片阳性率不高。如查不到包涵体不能排除生殖道衣原体感染。培养法可接种于鸡卵黄囊内、人羊膜等。血清学可用补体结合试验和荧光免疫试验,但不很正确;因20%～40%性生活活跃人群中可有阳性抗体滴度。

淋菌感染者必须同时作衣原体检查以作鉴别诊断,因两者常见合并存在。

## 四、治疗

**（一）无并发症的尿道炎、子宫颈管内膜炎及直肠炎患者**

1.多西环素(强力霉素)

多西环素100mg,口服每日2次,共7d。

2.红霉素

红霉素500mg,口服每日4次,共7d。

3.磺胺异恶唑

磺胺异恶唑500mg,口服每日4次,共10d。

对患者配偶亦应同时采用上述方法之一做治疗。治疗完成后应随访、培养再复查。治疗一般要3～6周培养才阴性。

**（二）妊娠期泌尿生殖道感染**

1.红霉素

红霉素500mg,口服每日4次,共7d。

2.红霉素

红霉素250mg,口服每日4次,共14d。

3.对不能耐受上述治疗方案者

可用红霉素碳酸乙酯800mg,口服每日4次,共7d;或红霉素碳酸乙酯400mg,口服每日4次,共14d。对患者配偶需用多西环素(强力霉素)治疗一疗程。

**（三）新生儿结膜炎**

红霉素糖浆每日50mg/kg,分4次口服,2周为一疗程。

**（四）新生儿肺部沙眼衣原体感染**

红霉素糖浆每日50mg/kg,分4次口服,3周为一疗程。

## 二、支原体所致尿道炎

约30%的非淋菌性尿道炎与支原体有关,特别是溶脲型支原体及人型支原体。患者受感染后可无自觉症状,有的则觉尿道瘙痒、尿频、尿痛或排尿困难。妊娠期感染可致死胎或早产。

治疗:多西环素(强力霉素)100mg,口服每日2次,共7d;红霉素500mg,口服每日4次,共7d;红霉素碳酸乙酯800mg,口服每日4次,共7d。

上述方案任选一种。

性伴侣要同时做检查,必要时做治疗。

# 第四章　异常妊娠

## 第一节　前置胎盘

正常位置的胎盘附着于子宫体部。妊娠 28 周后若胎盘附着在子宫下段,甚至胎盘下缘达到或者覆盖子宫颈内口,位置低于胎儿先露部,称为前置胎盘。前置胎盘是妊娠晚期严重的并发症,也是妊娠晚期阴道流血的主要原因之一。其发病率为 $0.24\%\sim1.57\%$,国外报道为 $1\%$。患者多为经产妇。

### 一、病因

尚不清楚,高龄初产妇,经产妇及多产妇、先前有剖宫产史的、吸烟或吸食毒品妇女为高危人群。其病因可能与下列因素有关:

#### (一)子宫内膜病变或损伤

多产、流产、引产、放置宫内节育器、多次刮宫、剖宫产、感染等引起的子宫内膜炎和子宫内膜损伤,位子宫内膜血管生长不全,蜕膜发育不良,孕卵植入后血液供应不足。胎盘为了摄取足够的营养不断扩大面积,因而伸展到子宫下段。

#### (二)受精卵滋养层发育迟缓

有时受精卵到达子宫腔时,其滋养层尚未具有着床能力,势必继续下行而着床于子宫下段。

#### (三)胎盘异常

双胎妊娠引起的胎盘面积过大、副胎盘等均可使胎盘延伸至子宫下段,形成前置胎盘。

### 二、分类

根据胎盘下缘与子宫颈内口的关系,将前置胎盘分为 3 种类型。

#### (一)完全性前置胎盘

或称中央性前置胎盘,胎盘组织完全覆盖子宫颈内口。

#### (二)部分性前置胎盘

胎盘组织部分覆盖子宫颈内口。

#### (三)边缘性前置胎盘

胎盘附着于子宫下段,胎盘边缘达到宫颈内口,未覆盖宫颈内口。

胎盘附着于子宫下段,胎盘边缘并未达到宫颈内口,但非常接近宫颈内口,称胎盘低置。胎盘下缘与宫颈内口的关系可因子宫下段的延伸、宫颈管的消失、宫颈内口的扩张而改变。因此,前置胎盘的类型可随妊娠的继续,产程进展而发生变化。如临产前的完全性前置胎盘,可因临产后宫颈口扩张而变为部分性前置胎盘。故诊断时期不同,类型也可不同,目前临床上均以处理前最后一次检查来确定其类型。

### 三、临床表现

#### (一)症状

妊娠晚期或临产时发生无诱因,无痛性反复阴道流血是前置胎盘的特征性症状。由于妊娠晚期或临产后,子宫下段肌纤维被动伸展,附着在子宫下段及宫颈内口上的胎盘不能相应地随之扩展,导致前置部分的胎盘与其附着处之间发生错位、分离,血窦破裂而出血。随着子宫下段继续扩张,剥离部分逐渐扩大,故可多次反复出血,出血量多少不一,间隔时间愈来愈短。前置胎盘发生出血的时间早晚、长短,出血量的多少,间隔时间,发作的次数与其种类有关。初次出血量一般不多,剥离处血液凝固,出血自然停止;也有初次即发生致命性大出血而导致休克,危及母婴生命。完全性前置胎盘初次出血时间早,约在妊娠28周左右,称为"警戒性出血"。边缘性前置胎盘出血时间较迟,多在妊娠37~40周或临产后,出血量较少,部分性前置胎盘的初次出血时间、出血量及反复出血次数介于两者之间。

#### (二)体征

患者的一般情况与出血量的多少有关,大量出血时呈现面色苍白,血压下降甚至休克;反复出血者可出现贫血,贫血程度与失血量成正比。腹部检查:子宫大小与停经月份相符,子宫较软而无压痛,胎位、胎心音清楚,若出血量过多,可引起胎儿窘迫,甚至胎死宫内。由于胎盘附着在子宫下段,先露不易入盆而高浮,易出现胎位异常,如臀位等。在耻骨联合上偶可听到胎盘杂音。

### 四、诊断

#### (一)病史及临床表现

多次刮宫、多产,剖宫产史者,或者高龄孕妇,双胎等,妊娠晚期或临产时突然无明显原因发生无痛性反复阴道流血,应考虑为前置胎盘。患者一般情况与出血量有关,大量出血呈现面色苍白、脉搏增快微弱、血压下降等休克表现。腹部检查:子宫软无压痛,宫高与妊娠周数相符。由于子宫下段有胎盘占据,胎先露入盆受影响,故胎先露多高浮、易并发胎位异常。

#### (二)辅助检查

B超检查能清楚地判断子宫壁、胎先露、胎盘和宫颈的位置,并根据胎盘边缘与子宫颈内口的关系可以进一步明确前置胎盘的类型。阴道B超能更准确地确定胎盘边缘和宫颈内口的关系。B超诊断前置胎盘须注意妊娠周数,由于胎盘覆盖宫腔的面积在妊娠中期约为1/2,至妊娠晚期为1/3或1/4。因此,妊娠中期胎盘近宫颈的机会较大,此时不宜过早诊断前置胎盘。

#### (三)产后检查胎盘与胎膜

发现胎盘边缘或部分胎盘有陈旧性凝血块和压迹,胎膜破口距胎盘边缘<7cm者,诊断即可成立。

### 五、鉴别诊断

前置胎盘应与Ⅰ型胎盘早剥、脐带帆状附着、前置血管破裂、胎盘边缘血窦破裂及宫颈病变如宫颈息肉,宫颈糜烂及子宫颈癌等相鉴别。

### 六、对母儿的影响

#### (一)产后出血

由于前置胎盘附着的子宫下段肌肉菲薄、组织疏松而充血,胎儿娩出时易被撕裂,产后收缩力差,血窦不易闭合,容易发生产后出血。

**(二)产后感染**

由于反复多次阴道出血,产妇贫血,抵抗力下降,又因胎盘剥离面距离阴道较近,易发生产褥感染。

**(三)植入性胎盘**

因子宫蜕膜发育不良等原因,胎盘绒毛可植入子宫肌层,使胎盘剥离不全而发生大出血。

**(四)羊水栓塞**

因胎盘附着于或接近子宫颈内口处,故胎膜破裂时,如羊膜腔内压力大,羊水可经血窦进入母体血循环,造成羊水栓塞。虽罕见,一旦发生危及生命。

**(五)早产儿及围生儿发病率,病死率高**

前置胎盘因母体出血,休克发生胎儿窘迫,甚至胎死宫内,为挽救孕妇或胎儿生命而提前终止妊娠,早产率增加,围生儿病率,病死率高。

## 七、预防

搞好计划生育,推广避孕,防止多产,避免多次刮宫、引产,预防宫内感染,减少子宫内膜损伤或子宫内膜炎;拟受孕及已受孕的妇女应戒烟、戒毒、避免被动吸烟;加强产前检查、监护及正确的孕期指导,做到对前置胎盘的及时诊断,正确处理。

## 八、处理

处理原则是抑制宫缩、制止出血、纠正贫血和预防感染。根据前置胎盘的类型,阴道流血量、妊娠周数,产次,胎位,胎儿存活情况,是否临产,宫口开大程度,有无休克等全面考虑,选择恰当处理方法。

**(一)期待疗法**

适用于妊娠<34周,胎儿体重<2000g,阴道流血量不多,全身情况好的孕妇。目的是在确保孕妇安全的前提下,继续延长胎龄至达到或接近足月,以提高围生儿的存活率。

阴道流血期间应住院治疗,取左侧卧位,绝对卧床休息,血止后方可轻微活动。严密观察阴道流血情况,配血备用;定时间断吸氧每日3次,每次30分钟;禁止性生活、阴道检查,肛门检查;给予镇静及止血药物,积极纠正贫血;必要时可给予宫缩抑制剂,如硫酸沙丁胺醇,硫酸镁等;密切监护胎儿宫内生长情况,估计近日需终止妊娠者,若胎龄<34周,应促胎肺成熟,可给予地塞米松5～10mg肌内注射,每日两次,连用2～3日,有利于减少新生儿呼吸窘迫综合征的发生,紧急时可羊膜腔内一次性注射。

**(二)终止妊娠**

对阴道大出血或反复多次出血致贫血甚至休克者、无论胎儿成熟与否,为了母亲安全应终止妊娠;胎龄达36周以上;胎儿成熟度检查提示胎儿肺成熟者;胎龄未达36周,出现胎儿窘迫征象,或胎儿电子监护仪发现胎心率异常者应终止妊娠。根据具体情况,选择终止妊娠的方式。

1.剖宫产术

由于剖宫产能迅速结束分娩,并能在直视下处理胎盘而迅速止血,对母儿较安全,已成为前置胎盘的主要急救措施及分娩方式。完全性前置胎盘必须行剖宫产终止妊娠,近年来对部分性或边缘性前置胎盘也倾向行剖宫产。

剖宫产术的注意事项为:①术前应积极纠正休克、备血、输液。②子宫切口视胎盘位置而定。术前B超检查胎盘位于子宫下段前壁,选下段偏高纵切口或体部切口,胎盘附着于后壁可行下段横切口。③胎儿娩出后,立即子宫肌壁注射缩宫素10～20U或麦角新碱0.2～0.4mg,加强子宫收缩,并徒手剥离胎盘。由于子宫下段肌层菲薄,收缩力弱,胎盘附着面的血窦不易闭合止血,因而出血较多,最简捷的方法是在吸收性明胶海绵上放凝血酶,快速置于出血部位再加纱垫压迫,持续压10分钟。或宫腔及下段填纱条,或用可吸收线8字缝合血窦,双侧子宫动脉或髂内动脉结扎。若以上方法无效或合并胎盘植入,应行子宫全切术或子宫次全切除术。

2.阴道分娩

边缘性前置胎盘,枕先露,阴道流血不多,估计在短时间内能结束分娩者,可予试产。决定阴道分娩后,先行人工破膜,破膜后使先露部下降压迫胎盘止血,并可促进子宫收缩,加速分娩。若破膜后胎先露部下降不理想,仍有出血或分娩不顺利,应立即改行剖宫产。

**(三)预防产后出血及感染**

当胎儿娩出后,及早使用宫缩剂,以防产后大出血。产时,产后给予抗菌药物,预防感染,并注意纠正贫血。

# 第二节　胎盘早剥

妊娠20周以后或分娩期,正常位置的胎盘在胎儿娩出前,部分或全部从子宫壁剥离称胎盘早剥。胎盘早剥是妊娠晚期严重并发症,其起病急、发展快,处理不及时可危及母儿生命,因此必须予以重视。

**一、病因**

胎盘早剥确切的病因不清,可能与下列因素有关。

**(一)母体血管病变**

妊娠合并重度子痫前期、慢性高血压、慢性肾脏疾病或全身血管病变时,由于血管变性坏死甚至破裂出血,致使胎盘与子宫壁分离,胎盘早剥的发生率增高。

**(二)机械性因素**

腹部直接受到撞击或挤压等外伤时,脐带过短或相对过短时、羊膜腔穿刺时刺破前壁胎盘附着处等情况均可引起胎盘早剥。

**(三)宫腔内压力骤减**

双胎分娩时第一胎儿娩出过速,羊水过多时破膜后羊水流出过快,均可使宫腔内压力骤减,子宫骤然收缩,胎盘与子宫壁发生错位剥离。

**(四)子宫静脉压突然升高**

妊娠晚期或临产后,孕妇长时间仰卧位,巨大妊娠子宫压迫下腔静脉,回心血量减少,血压下降,此时子宫静脉淤血,静脉压升高,蜕膜静脉床淤血或破裂,形成胎盘后血肿,导致部分或全部胎盘剥离。

**（五）其他因素**

胎盘早剥史、吸烟、滥用可卡因、孕妇代谢异常、孕妇有血栓形成倾向、胎盘附着部位子宫肌瘤等，也与胎盘早剥发生有关。

## 二、病理

**（一）病理变化**

胎盘早剥主要病理变化是底蜕膜出血，形成血肿，使胎盘从附着处分离。

**（二）病理分型**

按病理类型，胎盘早剥可分为显性、隐性及混合性 3 种。①底蜕膜出血形成胎盘后血肿，胎盘剥离面随之扩大，血液冲开胎盘边缘并沿胎膜与子宫壁之间经宫颈管向外流出，称显性剥离或外出血。②如果胎盘边缘仍附着于子宫壁或胎先露部固定于骨盆入口，使胎盘后血液不能外流，而积聚于胎盘与子宫壁之间，即为隐性剥离或内出血。③内出血时胎盘后血液越积越多，宫底随之升高。当出血达到一定程度时，血液最终会冲开胎盘边缘及胎膜而外流，或偶有出血穿破胎膜溢入羊水中成为血性羊水，称为混合型出血。

**（三）子宫胎盘卒中**

胎盘早剥发生内出血时，血液积聚于胎盘与子宫壁之间，随着胎盘后血肿压力的增加，血液逐渐浸入子宫肌层，引起肌纤维分离，断裂甚至变性，当血液渗透至子宫浆膜层时，子宫表面呈现紫蓝色瘀斑，称为子宫胎盘卒中。

**（四）弥散性血管内凝血**

严重的胎盘早剥可以发生凝血功能障碍，从剥离处的胎盘绒毛和蜕膜中释放大量组织凝血活酶，进入母体血循环，激活凝血系统导致弥散性血管内凝血。肺、肾等脏器的毛细血管内有微血栓形成，造成脏器损害。

## 三、临床表现及分类

目前我国采用 Sher 分度，依据病情严重程度，将胎盘早剥分为三度。

Ⅰ度：盘剥离面小，无腹痛或腹痛轻微，贫血体征不明显；子宫软，大小与妊娠周数相符，胎位清楚，胎心正常；产后见胎盘母体面有凝血块及压迹，多见于分娩期。

Ⅱ度：突发持续性腹痛，腰酸或腰背痛，疼痛的程度与胎盘后积血多少成正比。无阴道流血或流血量不多，贫血程度与阴道流血量不相符。检查可见子宫大于妊娠周数，宫底随胎盘后血肿增大而升高。胎盘附着处压痛明显（胎盘位于后壁则不明显），宫缩有间歇，胎位可查及，胎儿存活。

Ⅲ度：胎盘剥离面超过胎盘面积的 1/2，临床表现较Ⅱ度加重。患者可出现恶心，呕吐、面色苍白，四肢湿冷，脉搏细数、血压下降等休克症状。检查可见子宫硬如板状，宫缩间歇时不能放松，胎位触不清，胎心消失。

## 四、辅助检查

**（一）B 超**

典型声像图显示胎盘与子宫壁之间出现边缘不清楚的液性低回声区，胎盘异常增厚或胎盘边缘"圆形"裂开，并可排除前置胎盘。Ⅰ度胎盘早剥血液流出，则见不到上述典型图像。

## (二)实验室检查

包括全血细胞计数、凝血功能检查。

## 五、诊断与鉴别诊断

胎盘早剥的诊断主要依据病史,临床表现,结合辅助检查结果而做出。但 B 超对诊断胎盘早剥不是很敏感,因此胎盘早剥的诊断不能完全依靠 B 超,同时要与前置胎盘、先兆子宫破裂等妊娠晚期出血性疾病相鉴别。

## 六、并发症

### (一)DIC 和凝血机制障碍

胎盘早剥时发生 DIC 和凝血机制障碍的概率很高,是妊娠期发生凝血功能障碍最常见的原因,临床表现为皮肤、黏膜及注射部位出血,子宫出血不凝或凝血块较软,甚至发生血尿、咯血和呕血。

### (二)产后出血

胎盘早剥发生子宫胎盘卒中时可影响子宫肌层收缩致产后出血,若并发 DIC 则难以纠正。

### (三)急性肾衰竭

胎盘早剥及其并发症严重影响肾血流量,导致肾皮质或肾小管缺血坏死,出现急性肾衰竭。

### (四)羊水栓塞

羊水可经胎盘早剥面开放的血管进入母血循环,羊水中的有形成分形成栓子栓塞肺血管致羊水栓塞。

## 七、预防

1.建立健全的孕产妇三级保健制度,早期发现治疗妊娠期血管病变。

2.有创性检查或操作时动作应轻柔,羊膜腔穿刺应在 B 超引导下进行;避免腹部外伤等。

3.妊娠晚期或分娩期,避免长时间仰卧,应进行适量的活动。

## 八、治疗

胎盘早剥危及母儿生命,故必须及时做出诊断并给予相应的治疗。

### (一)纠正休克

积极开放静脉通道,迅速补充血容量,改善循环。注意补液量和速度,最好输新鲜血。

### (二)及时终止妊娠

一旦确诊重型胎盘早剥应及时终止妊娠。分娩方式取决于病情轻重、胎儿宫内状况、产程进展以及胎方位等。

#### 1.阴道分娩

仅适用于以外出血为主,患者一般情况良好,宫口已扩张,估计短时间内能结束分娩可经阴道分娩。人工破膜使羊水缓慢流出,缩小子宫容积,用腹带裹紧腹部压迫胎盘使其不再继续剥离,必要时静脉滴注缩宫素缩短第二产程。产程中应密切观察心率、血压、宫底高度、阴道流血量以及胎儿宫内状况,一旦发现病情加重或出现胎儿窘迫征象,应行剖宫产结束分娩。

#### 2.剖宫产

病情较重或进行性加重的胎盘早剥,无论胎儿是否存活,不能在短时间结束分娩者均应剖宫产。胎儿与胎盘取出后,立即注射宫缩剂并按摩子宫;子宫胎盘卒中时在按摩子宫和热盐水湿敷后,多数子宫收缩转佳,可以保留子宫。若发生难以控制的大量出血可行子宫次全切除术。

**(三)并发症的处理**

**1.凝血功能障碍**

必须在迅速终止妊娠同时纠正凝血机制障碍。补充凝血因子以及输纤维蛋白原;DIC 高凝阶段主张及早应用肝素,但不应在有显著出血倾向或纤溶亢进阶段应用;在肝素化和补充凝血因子的基础上应用抗纤溶药物。常用的药物有氨基己酸、氨甲环酸、氨甲苯酸等。

**2.肾衰竭**

若血容量已补足而尿量<17mL/h,可给予 20% 的甘露醇 500mL 快速静脉滴注,或呋塞米 20～40mg 静脉推注,必要时可重复用药,通常 1～2 日尿量可以恢复。若短期内尿量不增且血清尿素氮、肌酐、血钾进行性升高,并且二氧化碳结合力下降,提示肾衰竭。出现尿毒症时,应及时行透析治疗。

**3.产后出血**

胎儿娩出后立即给促宫缩药物,如缩宫素,麦角新碱,米索前列醇等;胎儿娩出后人工剥离胎盘,持续子宫按摩。若子宫出血不能控制,或 DIC 出血不止,可在快速输入新鲜血,补充凝血因子的同时行子宫切除术。

# 第三节　胎膜早破

胎膜早破(PRM)可发生在妊娠各期,但绝大多数胎膜早破发生在临产前,胎膜早破可引起早产、脐带脱垂、感染等,以增加围生儿病死率,并可引起宫内感染及产褥感染。宫颈内口松弛、妊娠期性交、生殖道感染、头盆不称、胎位异常、微量元素缺乏等均可引起胎膜早破。发病率在 3%～17%。

**一、诊断**

**(一)症状**

孕妇突然感觉阴道有水样液流出,以后有间断或持续少量的阴道流液。在腹压增加,如咳嗽、打喷嚏等时,阴道流液会增加。

**(二)体征**

有液体自阴道流出。打开窥阴器可见阴道后穹隆有积液,有液体自宫颈管内流出。触诊时胎体明显。患者咳嗽或按压宫底可有液体自宫口流出。

**(三)辅助检查**

**1.实验室检查**

(1)阴道流液 pH 测定:阴道自身分泌物的 pH 为 4.5～5.5,羊水的 pH 为 7～7.5。用 pH 试纸测定阴道液体时,如果 pH≥6.5,胎膜早破的可能性极大。但是一些污染因素,例如精液、尿液、宫颈黏液等,会导致假阳性的出现。

（2）阴道液涂片检查：用消毒吸管吸取阴道液，滴于玻片上，干燥后用显微镜观察。如果见到羊齿植物叶状结晶，就可以确定液体是羊水。

（3）阴道液染色检查：吸取的阴道液，经用0.5％尼罗蓝染色，在显微镜下找到毳毛、橘黄细胞即可以证实为羊水，证实胎膜已破。

2.特殊检查

（1）羊膜镜检查：在外阴消毒后，将羊膜镜放入阴道观察胎儿先露部，如果看不到前羊膜囊，即可以诊断胎膜早破。

（2）超声检查：通过超声检查，可以了解羊水量，如果羊水量比较少，而且在先露部位以下未发现羊水，则有可能是胎膜早破。不过超声检查只能辅助检查，不能进行确诊。

**（四）诊断要点**

（1）未临产突然出现阴道流液，量时多时少，活动后增加。

（2）肛诊触不到前羊膜囊，向上推胎先露或腹部宫底处加压时，液体流出量增多。

（3）阴道窥器检查后穹隆有积液，宫颈管内有液体流出。

（4）阴道酸碱度检查 pH＞7。

（5）阴道液涂片检查悬滴液可见到成堆的胎儿上皮细胞和毳毛，加温烘干后镜下可见羊齿状结晶可以确诊。

（6）B超检查羊水量少。

（7）破水后是否并发感染的诊断为体温升高、羊水有臭味和（或）宫底有压痛，胎心≥160次/分。

**（五）鉴别诊断**

1.宫颈分泌物增多

临产前伴随宫颈条件的成熟，会分泌较多的液体自阴道排出，易被误诊为胎膜早破。宫颈分泌物为黏性，量较典型的胎膜破裂流出的羊水少，实验室检查可证实无羊水内容物。

2.尿失禁

观察液体从尿道口排出而不是来自阴道，压迫膀胱时明显，涂片无羊水内容物。

## 二、治疗

**（一）足月妊娠胎膜早破**

胎先露已入盆，等待自然临产。破膜超过12小时，应用抗生素预防感染，并用缩宫素静脉滴注引产。胎先露高浮者，需抬高臀部，防止脐带脱垂。

**（二）早产胎膜早破**

（1）已达孕35周者其处理原则与足月胎膜早破相同。

（2）不足孕35周者，无感染体征，可采取期待疗法，予以抗生素预防感染，子宫收缩抑制药抑制宫缩预防早产，在严密观察下使妊娠继续，延长胎龄，以提高胎儿存活率。

（3）疑有宫内感染者，产后胎盘胎膜送病检。一旦出现宫内感染征象，立即终止妊娠。

（4）妊娠不足34周者，应给予糖皮质激素促胎儿肺成熟。常用地塞米松10mg，肌内注射或静脉滴注，连用2日。

（5）破膜时间距分娩时间超过12小时者，产后以抗生素预防产褥感染。新生儿予以抗生素预防感染,如氨苄西林 30~~40mg/(kg·d),静脉滴注 3 日。

(6)行宫颈分泌物培养及药敏,培养阳性者,按药敏结果给予抗生素治疗。

### 三、病情观察

在进行期待治疗时,要注意是否有宫缩出现,羊水的量、性状以及气味。每日测量体温,每周检查 2 次血常规。

### 四、病历记录

#### (一)门诊病历的书写

要详细询问并记录患者的末次月经、目前孕周、胎膜破裂发生的时间、羊水流出量、羊水的性状、是否伴有生殖道感染等。在决定收入院时还要记录是否有宫缩、胎心变化情况以及是否有脐带脱垂等。

#### (二)住院病历的书写

入院后除了要记录每日症状变化,检查结果等资料以外,还要记录与患者和家属谈话的情况。特别是有关保守治疗可能导致宫内感染、保守失败、脐带脱垂等并发症,最好有患者或家属对谈话记录认可的签字。

### 五、注意事项

#### (一)医患沟通

(1)为了预防脐带脱垂,胎膜早破患者需要卧床休息,孕周越小,需要卧床的时间越长。患者心理压力很大,因此,在决定治疗方案时需要患者和家属的知情选择。如果选择进行保守治疗,需要与患者和家属谈话,进行积极有效的沟通,告知保守治疗的利弊以及有可能保守治疗失败,这样可以减轻患者的心理压力。

(2)脐带脱垂是胎膜早破的严重并发症,一旦发生,有可能导致胎儿窘迫和胎儿死亡。因此,在患者入院后,要告知其可能的风险,并要求患者积极配合医生的治疗。

(3)保守治疗的另外一个风险是宫内感染,严重者可能导致胎儿窘迫、新生儿脑瘫、母亲由宫内感染发展为全身感染等,这需要事先与患者和家属进行沟通。

#### (二)经验指导

(1)宫内感染应做宫腔内分泌物细菌培养及药敏试验,以指导抗生素的选择和应用;胎盘也应送病理切片检查。

(2)怀疑宫内感染的新生儿出生后,立即送咽喉分泌物或耳拭子分泌物做细菌培养,同时静脉滴注氨苄西林 100mg/(kg·d),连用 3 日防治感染。

(3)阴道液体酸碱度检查时,如阴道内有血液,可出现假阳性结果;破膜时间较长,或较长时间无羊水流经阴道时,则可出现假阴性结果,故诊断时应综合考虑。

(4)重视孕期卫生指导。避免负重及腹部撞击,妊娠后期避免性交,积极预防和治疗下生殖道感染。

(5)宫颈口内松弛者,妊娠后应卧位休息,于妊娠 14~16 周施行宫颈内口环扎术。

# 第四节　妊娠剧吐

妊娠后恶心呕吐频繁,不能进食,食人即吐,以致影响身体健康,甚至威胁其生命者,称为妊娠剧吐。其发生率约在 4% 左右,多发生在 6～12 周左右,妊娠 3 个月后多逐渐消失。一般孕妇在早孕时仅出现择食,食欲缺乏、轻度恶吐,头晕、倦怠等症状,称为早孕反应,可不作疾病论治。

## 一、病因和发病机制

本病的确切病因至今尚未探明,多数学者认为有以下几种因素。

### (一)绒毛膜促性腺激素的作用

由于绒毛膜促性腺激素的含量在受孕后 9～13 天开始急剧上升,到妊娠 8～10 周时达到高峰,恰与早孕反应出现的时间相符合。葡萄胎、多胎妊娠的孕妇,绒毛膜促性腺激素水平显著增高,妊娠反应亦较重,甚至发生妊娠剧吐,而且在妊娠终止后,症状立即消失。因此,目前多认为绒毛膜促性腺激素的水平增高与妊娠呕吐关系密切。但症状的轻重,个体差异很大,不一定和激素含量成正比。HCG 刺激造成呕吐可能是间接的,有人认为 HCG 可使胃酸的分泌减少,正常胃液的酸度为 0.5%,当盐酸浓度降低时,胃的蠕动减慢,肌壁张力降低,排空时间延长,胃内压力增高,引起迷走神经兴奋,以致呕吐。

### (二)雌激素的作用

早孕阶段,卵巢的妊娠黄体及胚胎的合体细胞滋养层含有丰富的芳香酶,不断地增加雌激素的分泌量,以供胚胎生长之需,妊娠早期雌激素的分泌骤然增加,以致刺激了延髓的化学受体板机带或称化学感受器触发区,再将冲动传递至呕吐中枢,产生呕吐反射,妊娠呕吐是由雌激素过度分泌而诱发的。

### (三)胃肠道的输入冲动

由于过夜的胃肠液积存过多,直接刺激呕吐中枢,诱发呕吐。晨吐就是这个原因,在睡醒后食用干粮或饼干胃液减少,可使呕吐暂时消失,便是佐证。

### (四)精神神经因素

妊娠早期大脑皮质及皮质下中枢的兴奋和抑制过程平衡失调,大脑皮质的兴奋性降低而皮质下中枢的抑制过程减弱,即产生丘脑下部的各种自主神经功能紊乱而引起妊娠剧吐。

### (五)肾上腺皮质功能低下

皮质激素分泌不足,从而使体内水及糖类代谢紊乱,出现恶心呕吐等消化道症状,而且应用促肾上腺皮质激素或皮质激素治疗时,症状可明显改善,故亦认为肾上腺皮质功能降低也与妊娠剧吐有一定关系。

### (六)绒毛异物反应

孕早期胎盘绒毛碎屑持续进入母体血流,异物可导致母体发生剧烈变态反应,引起一系列自主神经系统功能紊乱症状。

### (七)酮病

呕吐严重,持久不能进食,代谢紊乱,产生酮体,酮体刺激延脑的 CTZ,再将冲动传至呕吐中枢,诱发呕吐。酮病常是妊娠呕吐的一个结果,而不是它的诱因,一旦出现酮症可加重病情及呕吐,成为恶性循环的一个环节。

### (八)维生素 $B_6$ 缺乏

也可能是发病的原因之一。

### (九)其他

在早孕阶段,子宫感受器不断受到刺激,冲动传到大脑中枢,可引起各种不同反射性反应。当大脑皮质与皮质下中枢功能失调时,则产生病理反射性反应而引起妊娠剧吐。妊娠剧吐者的病理变化都是继发于失水和饥饿。严重呕吐失水:严重持续性呕吐,胃液损耗,$Cl^-$,$K^+$,$Na^+$ 丢失,造成电解质紊乱,出现低血钾。

失水使血液浓缩,肾功能变损,肾小管通透性增加,血浆清蛋白漏出,尿中出现尿蛋白和管型,尿比重降低,尿少;肾脏继续损害,肾上管退行性变,在部分患者可产生广泛细胞坏死,肾小管的正常排泄功能消失,以至血内肌酐、非蛋白氮、尿素、尿酸增高,血中二氧化碳结合率升高,发生酸中毒。

饥饿状态时糖、蛋白质、脂肪代谢障碍的表现:由于呕吐纳食少,饥饿使体内热量不足,动用体内储存的脂肪,造成脂肪氧化不全,产生许多中间产物,使血和尿中酮体增加,出现酸中毒;由于饥饿,糖原不足,肝实质受损,肝细胞脂肪变性,表现出血转氮酶升高,血胆红素及尿胆红素升高,出现黄疸;由于饥饿,蛋白分解加速,肌蛋白分解成氨基酸,进入肝脏脱氨基,通过糖原异生途径变成葡萄糖以供体内所需要的能量,因此出现氨的负平衡,造成营养缺乏,体重下降,尿素氮增加。

## 二、临床表现

多见于年轻初孕妇,停经 40 日左右出现早孕反应,逐渐加重直至频繁呕吐不能进食,呕吐物中有胆汁或咖啡样物质。严重呕吐引起失水及电解质紊乱,动用体内脂肪,其中间产物丙酮聚积,引起代谢性酸中毒。患者体重明显减轻,面色苍白,皮肤干燥,脉搏细数,尿量减少,严重时出现血压下降。

由于血浆蛋白及纤维蛋白原减少,孕妇出现倾向增加,可发生骨膜下出血,甚至视网膜出血。病情继续发展,可出现嗜睡、意识模糊,澹忘甚至昏迷。

## 三、实验室及其他检查

妊娠试验阳性。为鉴别病情轻重,可测定尿量、尿比重,尿酮体、血红细胞计数及血细胞比容,血红蛋白、钾、钠、氯、二氧化碳结合力,检查胆红素、转氨酶、尿素氮、肌酐以判断脱水程度及有无代谢性酮症酸中毒,有无血液浓缩、水电解质紊乱及酸碱失衡,肝肾功能是否受损及受损的程度。

必要时还应进行心电图检查,眼底检查。

## 四、诊断和鉴别诊断

### (一)诊断

根据病史和妇科检查,首先确诊为妊娠,排除因葡萄胎引起的呕吐,然后根据孕妇的临床表现和上述检查即可诊断为妊娠剧吐。

**(二)鉴别诊断**

1.急性胃肠炎

本病无停经史,有饮食不洁史。与妊娠剧吐相似处也有恶心,呕吐,伴有上腹部或全腹部阵痛及腹泻,甚至脱水,但血压下降与妊娠无关。粪便检查有白细胞及脓细胞。经抗感染后,症状迅速消失。

2.急性病毒性肝炎

严重妊娠剧吐可出现黄疸,肝功能损害,应与本病相鉴别。但此病与妊娠无关,有肝炎接触史。本病呕吐不如妊娠剧吐严重,除恶心,呕吐全身乏力外,常伴有肝区疼痛。除肝功能谷丙转氨酶明显升高,血清学抗体检查常呈阳性。

其他尚与神经官能症性呕吐,溃疡病,胆囊炎、颅内病变、尿毒症相鉴别。另外胃癌,胰腺癌等恶性肿瘤妊娠期罕见并发症,虽属罕见,但一旦漏诊,可以贻误病情危及患者性命,亦应在考虑之列。

## 五、治疗

**(一)轻度妊娠呕吐**

一般不需特殊治疗。医生需了解患者的精神状态并进行心理治疗。指导患者少吃多餐,吃易消化、低脂肪的食物。

**(二)严重呕吐或伴有脱水、酮尿症**

均应住院治疗,治疗方法除上述治疗方法外,重点应补足量葡萄糖及液体,纠正失水,代谢性酸中毒并补充营养。治疗最初48h患者应禁食,使胃肠得以休息,给予静脉输液或全胃肠外营养。

1.补充液体

首先补充葡萄糖,纠正脂肪代谢不全导致的代谢性酸中毒。为更好利用输入的葡萄糖,可适量加用胰岛素。失水患者宜输入等渗液。除补充水外,还需同时补充电解质,以维持细胞内,外渗透压平衡。输入液量根据失水量而定。

(1)轻度脱水者:临床表现不明显,稍有口渴,皮肤弹性略差,尿量尚正常,体液丢失量约占体重的 2%～3%,输液量约为 30mL/(kg·d)。

(2)中度脱水者:口渴明显,舌干燥,皮肤弹性差,尿量减少。体液丢失占体重的 4%～8%,输液量约为 60mL/(kg·d)。

(3)重度脱水者:除上述症状和体征更加明显外,可出现神志不清、嗜睡,昏迷、血压降低等症状,尿极少或无尿。体液丢失占体重的 10%～13% 以上,输液量约为 80mL/(kg·d)。失水的纠正可依据尿量及尿比重判断,失水纠正良好者,24h尿量不少于 600mL,尿比重不高于 1.018。

2.纠正酸碱失衡及电解质紊乱

严重失代偿性代谢性酸中毒,pH≤7.20 者,可选择乳酸钠或碳酸氢钠静脉滴注。对于 pH 正常的混合性酸碱失衡,应以充分补充液体、热能(如脂肪乳、必需氨基酸)及纠正电解质紊乱作为治疗基础,无须补酸或补碱,以免加重另一种酸碱失衡。往往代谢性碱中毒比代谢性酸中毒对患者的危害更大,补充碳酸氢钠可使细胞外液中的钾离子进入细胞内,引起致命的低血钾。监测阴离子间隙,对判断有无三重酸碱失衡有重要意义,AG升高提示可能有产酸代谢性酸中毒,故连续观察血气分析、电解质和AG,判断有无酸碱失衡及其类型,对正确指导治疗起重要作用。值得注意的是,病程较长者,细胞内钾离子外移,使血钾在正常范围低值,造成血钾正常的假象,实际血钾总量及细胞内钾可能严重缺失,如能监测细胞内钾,可提高治疗质量。补钾,常用剂量3~5g/d,一般用10%氯化钾10~15mL,加入500mL液体中缓慢静脉滴注。治疗过程中必须动态观察血生化各指标及心电图变化情况,及时调整治疗。

3.镇静及止吐治疗

维生素B$_6$50mg,2次/天,或100~200mg加入液体中静脉滴注;地西泮2.5mg,3次/d,或10mg,1次/d肌内注射,或苯巴比妥0.03~0.06g,3次/d;氯丙嗪12.5~25mg,3次/d;抗组胺药物,苯海拉明25mg,3次/d。

**(三)终止妊娠的指征**

本病发生下列情况时应终止妊娠。

(1)治疗5~7日后仍持续频繁呕吐,体温超过38℃。

(2)黄疸加重。

(3)脉搏持续超过130次/min。

(4)遗忘或昏睡。

(5)视网膜出血。

(6)多发性神经炎。

**(四)妊娠期Wernicke脑病治疗**

妊娠期Wernicke脑病病死率较高,常死于肺水肿及呼吸肌麻痹。妊娠剧吐的孕妇在治疗过程中出现精神症状,提示并发Wernicke脑病,应考虑及时终止妊娠,同时继续补充大量维生素B$_1$及B族维生素。为预防Wernicke脑病的发生,以及时合理治疗妊娠剧吐甚为重要。但目前尚无重大突破,主要是对症治疗。

## 六、预防

妊娠早期,应注意稳定情绪,消除紧张心理,并注意饮食调养,少食多餐,以流质、半流质饮食为主,以其所思任意食之,同时保持大便通畅。


# 第五节 异位妊娠


受精卵在子宫体腔以外着床称为异位妊娠,习称宫外孕。根据受精卵种植的位置不同,异位妊娠分为:输卵管妊娠、宫颈妊娠、卵巢妊娠,腹腔妊娠、阔韧带妊娠,其中以输卵管妊娠最常见(占90%~95%)。此外,子宫残角妊娠由于其临床表现与异位妊娠类似。异位妊娠是妇产科常见的急腹症之一,发病率约为1%,有逐年增加的趋势。

## 一、输卵管妊娠

输卵管妊娠多发生在壶腹部(75%~80%),其次为峡部。伞部及间质部妊娠少见。

## (一)病因与发病机制

1.确切病因

病因尚未明了

2.输卵管妊娠的结局

(1)输卵管妊娠流产:多发生在妊娠 12 周内的输卵管壶腹部妊娠。

(2)输卵管妊娠破裂:输卵管峡部妊娠多在妊娠 6 周左右破裂,而间质部妊娠时往往持续到 3 个月~4 个月才发生破裂。输卵管妊娠破裂,可致短期内大量出血,盆腔或腹腔积血,患者出现肛门坠胀、剧烈腹痛、休克、昏厥等临床症状。

3.继发性腹腔妊娠

输卵管妊娠流产或破裂后,胚囊掉入腹腔多死亡。偶有存活者,可重新种植于腹腔内脏器生长,形成继发性腹腔妊娠。

## (二)临床症状

典型的临床表现包括停经,腹痛及阴道出血。

1.症状

(1)停经:多有 6 周~8 周停经史。当月经延迟几日即出现阴道不规则流血时,常被误认为月经来潮。约有 25% 无明显停经史。仔细询问病史,若有腹痛与阴道不规则流血的生育期妇女,即使无停经史,亦不能完全排除输卵管妊娠。

(2)阴道流血:常为短暂停经后出现不规则流血,量少,点滴状,色暗红。约 5% 患者表现为大量阴道流血。

(3)腹痛:95% 以上输卵管妊娠患者以腹痛为主诉就诊。输卵管妊娠破裂时,突感患侧下腹部撕裂样剧痛,持续性或阵发性;血液积聚在直肠子宫陷凹处,膈出现肛门坠胀感;出血多时,流向全腹引起全腹疼痛,恶心呕吐;血液刺激横膈,出现肩胛部放射痛。

(4)昏厥与休克:腹部剧痛后出现昏厥,腹腔内出血过多出现失血性休克。

2.体征

(1)腹部体征:下腹有明显压痛及反跳痛,以患侧为著,可有移动性浊音。

(2)盆腔体征:妇科检查见阴道有来自宫腔的少许血液,宫颈举痛,后穹隆饱满有触痛,子宫稍大质软有漂浮感,宫旁可触及不规则包块,触痛明显。

## (三)诊断

输卵管妊娠流产或破裂后,多有典型临床症状。根据停经,阴道流血,腹痛,休克等表现可以初步诊断。若临床表现不典型,则应密切监护病情变化,观察腹痛是否加剧、盆腔包块是否增大、血压及血红蛋白下降情况,从而做出诊断,结合辅助检查,有助于明确诊断。

1.B 超检查

输卵管妊娠的典型声像图为:①子宫内不见妊娠囊,内膜增厚;②宫旁一侧见边界不清,回声不均的混合性包块,有时可见宫旁包块内有妊娠囊,胚芽及原始心管搏动,为输卵管妊娠的直接证据;③直肠子宫陷凹处有积液。

2.妊娠试验

测定血 $\beta$-HCG 为早期诊断异位妊娠的常用手段。血 3-HCG 呈阳性时,异位妊娠其值往往低于正常宫内妊娠。

3.穿刺

包括经阴道后穹隆穿刺和经腹腔穿刺,简单可靠。抽出暗红色不凝血,即可诊断。

4.腹腔镜检查

镜下见一侧输卵管肿大,表面紫蓝色,腹腔内有出血。

前两种检查为无创性,患者易接受;后两种检查为微创手术,对早期无症状者或宫内妊娠希望保留者,则较难接受。

**(四)鉴别诊断**

1.流产

停经后出现阴道少量流血,伴下腹正中阵发性腹痛。检查:子宫增大变软,宫口松弛,后穹隆穿刺为阴性。HCG 阳性,B 超检查宫腔内有妊娠囊,或排出物见到绒毛。

2.黄体破裂

无停经史,在黄体期突发下腹一侧剧痛,伴肛门坠胀,无阴道流血。检查:子宫正常大小,质地中等,附件一侧压痛,后穹隆穿刺可抽出不凝血,HCG 阴性。

3.卵巢囊肿蒂扭转

常有卵巢囊肿病史,突发下腹一侧剧痛,伴恶心呕吐,无阴道流血及肛门坠胀。检查:子宫正常大小,一侧附件扪及触痛明显、张力较大的包块。HCG 阴性,B 超检查可见一侧附件肿块。

4.卵巢子宫内膜异位囊肿破裂

有子宫内膜异位症病史,突发下腹一侧剧痛,伴肛门坠胀,无阴道流血。检查:下腹压痛及反跳痛,宫底韧带可扪及触痛结节,一侧附件区压痛,以前发现的包块消失。B 超检查见后穹隆积液,可穿刺出巧克力样液体。

5.急性盆腔炎症

患者有不洁性生活史,表现为发热,下腹持续性疼痛,白细胞计数明显升高。检查:下腹压痛,有肌紧张及反跳痛,阴道灼热感、宫颈举痛,附件增厚或有包块。后穹隆穿刺可穿出脓液或渗出液。一般无阴道流血,HCG 阴性。

6.急性阑尾炎

无阴道流血。典型表现为转移性右下腹痛,伴恶心呕吐、白细胞计数增高。检查:麦氏点压痛,反跳痛明显,盆腔无压痛。HCG 阴性。

**(五)治疗原则**

根据病情缓急,进行相应处理。

1.大量内出血时的紧急处理

内出血多出现休克时,应快速备血,建立静脉通道、输血,吸氧等抗休克治疗,并立即进行手术。快速开腹后,迅速控制出血,同时快速输血输液,纠正休克。清除腹腔积血后,视病变情况采取以下手术方式:

(1)输卵管切除术:适用于腹腔大量出血,伴有休克的急性患者。

(2)保守性手术:适用于要求生育的年轻妇女。

2.无或少量内出血的治疗

可药物治疗或手术治疗。

(1)药物治疗:目前以氨甲蝶呤为首选。

适应证:①一般情况良好,无活动性腹腔内出血;②盆腔包块最大直径≤4cm;③血清β－HCG 值＜2000 1U/L;④B 超未见胚胎原始血管搏动;⑤肝,肾功能及血红细胞、白细胞、血小板计数正常;⑥无氨甲蝶呤禁忌证。

治疗方案:①单次给药:剂量为 $50mg/m^2$,肌内注射 1 次,可不加用四氢叶酸,成功率达 87%以上;②分次给药:MTX 0.4mg/kg 肌内注射,1 次/日,共 5 次。给药期间应测定血清β－HCG 值及 B 超严密监护。

用药后随访:①单次或分次用药后 2 周内,宜每隔 3 日复查血清β－HCG 值及 B 超;②β－HCG 呈下降趋势,症状缓解或消失,包块缩小为有效;③若用药后第 7 日 β－HCG 下降 15%～25%,B 超检查元变化,可考虑再次用药(方案同前);④β－HCG 下降＜15%,症状不缓解或反而加重,或有内出血,应考虑手术治疗;⑤用药后 35 日,3－HCG 也可为低值(＜15miu/mL),也有至用药后 109 日血 β－HCG 才降至正常。故用药 2 周后应每周复查β－HCG,直至β－HCG 值达正常范围。

(2)手术治疗:可采用腹腔镜或开腹方式行输卵管保守性手术,方法同前。

## 二、其他类型的异位妊娠

### (一)宫颈妊娠

指受精卵在宫颈管内着床和发育。这种情况十分罕见,一旦发病,病情严重,处理也较困难。临床表现为:停经,早孕反应,阴道流血或血性分泌物,可突然阴道大量流血而危及生命,其特点是不伴腹痛。检查:宫颈紫蓝色,软,膨大,流血多时宫颈外口扩张,可见胚胎组织,但宫体大小及硬度正常。除β－HCG 外,B 超检查见宫颈管内妊娠囊可以确诊。

确诊后根据阴道流血量的多少采用不同方法。

1.流血量多或大出血时的处理:在备血后刮除宫颈管内胚胎组织,纱条填塞创面止血。

2.流血量少或无流血:首选氨甲蝶呤全身用药,用药方案见输卵管妊娠;或经宫颈注射于胚囊内。

### (二)卵巢妊娠

指受精卵在卵巢组织内着床、生长,发育。发病率占异位妊娠的 0.36%～2.74%。临床表现与输卵管妊娠相似。腹腔镜检查极有价值,但确诊仍需病理检查。诊断标准:①双侧输卵管必须完整,并与卵巢分开;②胚囊应位于卵巢组织内;③卵巢与胚囊必须以卵巢固有韧带与子宫相连;④胚囊壁上有卵巢组织。治疗可行卵巢楔形切除。

### (三)腹腔妊娠

指位于输卵管、卵巢及阔韧带以外的腹腔内的妊娠,分为原发性和继发性两种。原发性少见,继发性多见于输卵管妊娠流产或破裂后,或继发卵巢妊娠时胚囊落入腹腔。腹腔妊娠时,胎儿往往不能存活,可被大网膜及腹腔脏器包裹,日久后可干尸化或成石胎。B 超检查子宫内无胎儿,或胎儿位于子宫以外。确诊腹腔妊娠后,应立即剖腹取出胎儿。胎盘处理应视情况而定。

**（四）宫内、宫外同时妊**

指宫腔内妊娠与异位妊娠同时存在,极罕见(10000 次～30000 次妊娠中一例)。辅助生育技术的开展及促排卵药物的应用,使其发生率增高。诊断较困难,B 超检查可协助诊断,但确诊需行病理检查。

## 三、护理

非手术治疗患者的护理

*1.绝对卧床休息*

尽量少搬动患者,勿按压下腹部以防止发生大出血和休克。

*2.严密观察患者的一般情况*

有无腹痛加剧,肛门坠胀感明显等,及时发现病情变化。腹痛时,禁止应用止痛药,教会患者放松疗法,如听音乐,看书等。注意阴道流血情况,如有组织样物排出时,应保留送检。保持外阴清洁,预防感染。

*3.指导患者摄取足够的营养物质*

尤其是富含铁蛋白的食物,以促进血红蛋白的增加,增强患者的抵抗力。

## 四、健康教育

*1.休息环境*

空气新鲜,温、湿度适宜,安静、舒适。

*2.饮食指导*

进高蛋白,高维生素、高营养饮食,如瘦肉、牛奶、新鲜蔬菜及水果等。

*3.保守治疗者要卧床休息*

保持大便通畅,防止用力排便而增加腹压,保持外阴清洁,预防感染。勤洗浴,勤换内裤,性伴侣稳定。必要时到医院行手术治疗。

*4.介绍有效的避孕方法*

如工具避孕,节育器、安全期及药物避孕。

*5.有关注意事项*

需告知由于输卵管妊娠中约有 10% 的再发生率和 50%～60% 的不孕率,下次妊娠时要及时就医。

# 第六节　过期妊娠

过期妊娠是指既往月经周期规则,妊娠达到或超过 42 周(≥294 日)尚未分娩者。过期妊娠是胎儿窘迫、胎粪吸入综合征、新生儿窒息围生儿死亡的重要原因。

## 一、病因

过期妊娠可能与下列因素有关。①维持妊娠的黄体酮水平增高,促进分娩发动的前列腺素和雌二醇分泌不足。②胎位不正或头盆不称时,胎先露部对宫颈内口及子宫下段的刺激不强等。

## 二、病理

### (一)胎盘

过期妊娠的胎盘有两种情况。一种是胎盘功能正常,除重量略有增加外,胎盘外观和镜检均与妊娠足月胎盘相似。另一种是胎盘功能减退。

### (二)羊水

妊娠足月羊水量约为 800mL,以后随妊娠进展羊水量逐渐减少。30％的过期妊娠发生羊水减少(300mL 以下);羊水胎粪污染率明显增高。

### (三)胎儿

过期妊娠时胎儿可以正常生长,约 25％体重增加成为巨大儿,导致阴道分娩困难;胎儿还可能发生成熟障碍,使得围生儿病率及围生儿病死率增高。过期妊娠时发生小样儿,胎儿生长受限,更增加胎儿的危险性。

## 三、对母儿影响

### (一)对母体的影响

因胎儿窘迫、头盆不称,产程延长,使手术产率增加。

### (二)对围生儿的影响

胎儿成熟障碍,胎儿窘迫、新生儿窒息、胎粪吸入综合征,巨大儿、围生儿病死率高等。

## 四、诊断

诊断过期妊娠之前必须核实预产期,确认妊娠是否真正过期。应详细询问平时月经情况。对于月经不规律者,可根据排卵期,性交日期,早孕反应出现的时间、孕早期曾检查的子宫大小,初感胎动的时间,B超检查胎儿的大小,以及孕晚期根据羊水量推算预产期等。子宫符合孕足月大小,宫颈已成熟,羊水量渐减少,孕妇体重不再增加或稍减轻,应视为过期妊娠。

## 五、处理

应根据胎盘功能、胎儿大小、宫颈成熟度等综合分析,选择恰当的分娩方式。

### (一)产前处理及监护

已确诊过期妊娠,必须让孕妇自数胎动。胎动计数＞30 次/12h 为正常,＜10 次/12h 或逐日下降＞50％,应视为胎盘功能减退,同时可测孕妇单次尿雌三醇/肌酐(E/C)比值:E/C 比值＞15 为正常值,E/C 比值＜10 表明胎盘功能减退。对胎儿的监护包括胎儿电子监护、B超监测以及羊膜镜检查等。

### (二)终止妊娠

若有下列情况之一应立即终止妊娠。①宫颈条件成熟。②胎儿体重≥4000g 或胎儿生长受限。③12h 内胎动＜10 次或 NST 为无反应型,OCT 阳性或可疑阳性。④尿持续低 E/C 比值。⑤羊水过少和(或)羊水胎粪污染。⑥并发重度子痫前期或子痫。

### (三)终止妊娠方法的选择

宫颈条件成熟、Bishop 评分＞7 分者,应予引产;宫颈条件未成熟者可用促宫颈成熟药物引产;出现胎盘功能减退或胎儿窘迫征象,不论宫颈条件是否成熟,均应行剖宫产结束分娩。

（四）剖宫产指征

1.引产失败。

2.产程长，胎先露部下降不满意。

3.产程中出现胎儿窘迫征象。

4.头盆不称。

5.巨大儿。

6.臀先露伴骨盆轻度狭窄。

7.高龄初产妇。

8.破膜后，羊水少，黏稠、胎粪污染。

9.存在糖尿病、慢性肾炎等并发症。

（五）阴道分娩过程中的注意事项

1.过期妊娠临产后宫缩应激力显著增加，超过胎儿储备力，常出现隐性胎儿窘迫甚至死亡。最好应用胎儿监护仪，及时发现问题以便采取应急措施。

2.鼓励产妇左侧卧位、吸氧。产程中最好连续监测胎心，注意羊水性状，必要时取胎儿头皮血测 pH，及早发现胎儿窘迫，并及时处理。

3.过期妊娠时，常伴有胎儿窘迫、羊水粪染，分娩时应做相应准备。对羊水 Ⅲ 度污染者，要求在胎肩娩出前吸净胎儿鼻咽部黏液，胎儿娩出后立即在喉镜直接指引下行气管插管吸出气管内容物，以减少胎粪吸入综合征的发生。

# 第七节  多胎妊娠

一次妊娠同时有 2 个或 2 个以上的胎儿，称多胎妊娠。其中双胎最多见，3 胎以上妊娠少见。根据大量统计资料推算，多胎妊娠发生率可按 $1:80^{n-1}$ 计算（n 代表多胎数），即双胎发生率为 80 例妊娠中有一例。发生率在不同国家、地区、人种之间有一定差异。根据我国统计双胎与单胎之比为 $1:(66\sim104)$。多胎妊娠发生率与家族史有关，孕妇年龄越大，胎次越多，多胎机会也就越多。近年来，应用促排卵药物如氯米芬，人绝经促性腺素，人绒毛膜促性腺素等诱发排卵，双胎与多胎妊娠发生率明显增高。多胎妊娠，孕产妇并发症较多，围生儿及新生儿病死率也增高，因此对多胎妊娠应做到早期诊断，加强孕期保健，正确处理，对母儿安全非常重要。以下重点介绍双胎妊娠。

## 一、分类

双胎妊娠根据形成机制的不同，可分为双卵双胎及单卵双胎两种类型。单卵双胎占双胎妊娠 20%～25%，双卵双胎占双胎妊娠 75%～80%。

### （一）双卵双胎

由两个卵子分别受精形成的双胎妊娠，称为双卵双胎。其发生与种族、遗传、胎次及促排卵药物的应用有关。两个卵子可以由一侧的卵巢成熟排出，或由两侧卵巢分别排出，分别受精形成。因双卵双胎两个胎儿基因不同,故胎儿性别,血型可以相同也可以不同,其容貌相似程度同其他兄弟姐妹,两个受精卵各自种植于子宫腔内不同部位,形成两个独立的胎盘和胎囊。两个羊膜囊间的中隔,在显微镜下,可分为四层,即两层羊膜,两层绒毛膜。有时两个胎盘紧靠在一起,相互融合,甚至两层胎膜亦融合一层,形成两层羊膜一层绒毛膜,但两者的血液循环并不相通。因此,妊娠期两个胎儿血循环一般不出现相互影响。

### (二)单卵双胎

由一个受精卵分裂而成的双胎称为单卵双胎。单卵双胎原因不明,其发生与种族、遗传、年龄,胎次或促排卵药的应用无关。由于胎儿基因相同,其性别及血型相同,容貌相似,单卵双胎的胎盘和胎膜根据受精卵复制时间的不同而有差别,可有 4 种不同类型。

1.分裂发生在桑葚胚期前(受精 3~4d)

复制成两个独立的受精卵,形成两个胚囊,可着床于宫腔的不同部位,形成各自胎盘,如双卵双胎,这种类型的单卵双胎常被误认为双卵双胎,其发生率占单卵双胎的 18%~36%。

2.囊胚期(受精 5~8d)

内细胞团与滋养细胞明显分化后,内细胞团复制为两个,形成两个胎儿。两个胎儿有共同的胎盘和绒毛膜,但有各自的羊膜囊,两个囊间的中隔为两层羊膜无绒毛膜,其发生率占单卵双胎的 2/3。

3.羊膜囊形成后(受精后 9~13d)

胚胎才分裂复制成各自的胎儿,两个胎儿共用一个胎盘,且在同一个羊膜腔内,形成单羊膜囊双胎。2 个胎儿共用一个胎盘,共存于一个羊膜囊内,一旦脐带扭转,胎儿可因血循环障碍而死亡。因此这类双胎病死率较高,约占双胎病死率 60%。此类较罕见,不足 1%。

4.分裂复制

发生在原始胚盘形成后(受精 13d 以上)则可能导致不同程度、不同形式的联体畸形。

由于单卵双胎 2 个胎儿血循环通过胎盘互相通连,可发生双胎输血综合征,即一个胎儿接受另一个胎儿大量血液,致使受血胎儿血量增多、心脏肥大、体重增快,由于多尿而导致羊水量过多;另一个供血胎儿因而发育不良,贫血、体重轻、羊水少,严重时,可因营养缺乏、缺氧死亡。而死亡后可被另一个胎儿压成薄片,称为纸样儿。

## 二、诊断

### (一)病史及临床表现

多有家族史,孕前曾用排卵药或体外受精多个胚胎移植。早孕反应较重,子宫增大速度比单胎快,羊水量也较多。孕晚期可出现压迫症状。孕中晚期体重增加过快,不能用水肿及肥胖解释。

### (二)产科检查

子宫大于停经月份,孕中晚期腹部可触及多个肢体或 3 个以上胎极。不同部位可听到 2 个胎心,其间有无音区。多为纵产式,以 2 个头位和一头一臀位常见。

### (三)辅助检查

1.超声检查

可早期诊断及为分娩方式的选择提供依据。

2.多普勒胎心仪

孕 12 周后听到两个频率不同的胎心。

## 三、并发症

### (一)孕妇并发症

1.妊娠期高血压疾病：是双胎妊娠最重要并发症，易发生子痫。

2.贫血：发生率是单胎的 2.4 倍。

3.羊水过多：双胎妊娠羊水过多的发生率为 12%。

4.胎膜早破：由于双胎胎位异常并羊水过多，子宫张力大，易发生胎膜早破。

5.胎盘早剥及前置胎盘。

6.妊娠肝内胆汁淤积症：其发生率是单胎的 2 倍。

7.宫缩乏力：由于子宫过度膨胀，肌纤维过度延伸，易发生原发性宫缩乏力，使产程延长。

8.胎位异常：双胎妊娠常伴有羊水过多，胎儿较小，常发生胎位异常。当第 1 胎儿娩出后，宫腔空间变大，第 2 胎儿容易转为横位。

9.产后出血及产褥感染：子宫过度扩张导致宫缩乏力，胎盘娩出后易致产后出血，产后出血发生率为正常产的 3 倍。双胎并发症多，阴道助产机会增多，加之产前贫血，产后出血，故产褥期感染机会也增多。

### (二)围生儿并发症

1.早产：50% 双胎妊娠发生早产，多因胎膜早破，宫腔压力高所致。

2.胎儿生长受限：原因尚不清楚，可能与胎儿拥挤，胎盘面积相对较小，双胎输血综合征有关。

3.双胎输血综合征：通过胎盘间的动脉、静脉吻合支，血液从动脉向静脉分流，使得一个胎儿成为供血儿，一个胎儿成为受血儿，造成供血儿贫血，血容量减少、生长受限、肾灌注不足、羊水过少，甚至营养不良而死亡；受血儿血容量增多、动脉压增高、各器官体积增大、胎儿体重增加，可发生充血性心力衰竭，胎儿水肿、羊水过多。双羊膜囊单绒毛膜单卵双胎的 2 个胎儿体重相差≥20%、血红蛋白相差＞50%，提示双胎输血综合征。

4.脐带异常：易发生脐带互相缠绕、扭转及脐带脱垂。

5.胎头交锁及胎头碰撞：如第 1 个胎儿为臀位，第 2 胎儿为头位，当第 1 个胎儿尚未娩出时，第 2 个胎儿已降入骨盆，两个胎头可以相交锁嵌顿在骨盆内，即双头交锁。多发生在胎儿小，产妇骨盆较大。如 2 个胎儿均为头位，产妇骨盆较大，两头同时入盆而胎头碰撞造成难产。

6.胎儿畸形。

## 四、治疗

### (一)妊娠期

定期产前检查，孕期增加营养，补充微量元素，纠正贫血，增加胎儿体重。预防和治疗并发症。孕晚期应多休息，以减少早产的发生。

### (二)分娩期

双胎多能阴道分娩。分娩过程中，严密观察产程进展及胎心变化，对有并发症的产妇进行母、儿监护。

1.第一产程

首先要明确 2 个胎儿的胎位,尤其第 1 个胎儿的胎位与分娩是否顺利,关系密切。若第 1 个胎儿为纵产式,可任其自然分娩,并做好输血,输液及抢救新生儿准备工作。一旦出现下列情况之一可行剖宫产术结束分娩。①第 1 个胎儿横位;②联体双胎;③脐带脱垂,胎心存在;④妊娠期高血压疾病已发生子痫;⑤前置胎盘(中央型);⑥胎膜早破、羊水污染、胎心异常。如阴道分娩在第一产程出现宫缩乏力,可用缩宫素 2.5~5U 加入 5％葡萄糖液 500mL 静脉滴注加强宫缩。

2.第二产程

第 1 个胎儿娩出后,立即断脐,靠胎盘端脐带应注意扎紧,以免在单卵双胎时因胎盘端脐带出血影响第 2 个胎儿。随后行阴道检查,确定第 2 个胎儿的胎先露。在腹部固定第 2 个胎儿,保持纵产式并勤听胎心。第 2 个胎儿娩出时间,掌握在距离第 1 个胎儿娩出后约 20min。若 15min 时仍无宫缩,可行人工破膜加缩宫素静脉滴注促进子宫收缩。若发现脐带脱垂或胎盘早剥,及时用产钳或臀牵引术娩出第 2 个胎儿。若胎头高浮,则应行内倒转术,娩出胎儿。第 1 个胎儿为臀位,第 2 个胎儿为头位时,为预防胎头交锁,以手在腹部上推第 2 个胎儿,以便使第 1 个胎儿顺利娩出。若出现胎头交锁,并且第 1 个胎儿已死,可行断头术,确保第 2 个胎儿。当两个胎儿均为头位,第 1 个胎儿娩出时,助手应从腹部推开第 2 个胎儿,以免妨碍第 1 个胎儿的肩娩出。

3.第三产程

预防产后出血及休克,当第 2 个胎儿娩出后,立即行腹部包扎或腹部放置 2kg 重的沙袋,以防腹压突然下降致休克。由于双胎妊娠子宫过度膨胀,产后子宫收缩较差,在第 2 个胎儿娩出后,静脉快速滴注缩宫素,胎盘娩出后持续按摩子宫防止产后大出血。

**(三)产褥期**

应加强营养,可适当选用抗生素预防感染。

**(四)产后注意事项**

1.胎盘娩出后应详细检查胎盘是否完整,并识别单卵双胎或双卵双胎。

2.剖宫产术后、阴道助产术后常规用抗生素以防感染。

3.新生儿体重低于 2500g,按早产儿护理。


# 第八节　胎儿生长受限


胎儿生长受限指胎儿体重低于其孕龄平均体重第 10 百分位数或低于其平均体重的 2 个标准差。将新生儿的出生体重按孕龄列出百分位数,取 10 百分位数及 90 百分位数 2 根曲线,在 10 百分位以下者称小于胎龄儿,在 90 百分位以上称大于胎龄儿,90~10 百分位之间称适于胎龄儿。

20 世纪 60 年代后上海地区将小于胎龄儿统称为小样儿,分为早产小样儿,足月小样儿及过期小样儿。但并不是出生体重低于第 10 百分位数的婴儿都是病理性生长受限,有些偏小是因为体质因素,仅仅是小个子。1992 年 Gardosi 等认为,有 25%～60% 婴儿诊断为小于胎龄儿,但如果排除如母体的种族、孕产次及身高等影响出生体重的因素,这些婴儿实际上是适于胎龄儿。1969 年 Usher 等提出胎儿生长的标准定义应基于正常范围平均值的 ±2 标准差,与第 10 百分位数相比,此定义将 SGA 儿限定在 3%,后一种定义更有临床意义,因为这部分婴儿中预后最差的是出生体重低于第 3 百分位数。

国外报道宫内生长受限儿的发生率为全部活产的 4.5%～10.0%,交通大学医学院附属新华医院资料小样儿的发生率为 3.1%。

## 一、病因学

胎儿生长受限的病因迄今尚未完全阐明。约有 40% 发生于正常妊娠,30%～40% 发生于母体有各种妊娠并发症或并发症者,10% 由于多胎妊娠,10% 由于胎儿感染或畸形。下列各因素可能与胎儿生长受限的发生有关。

### (一)孕妇因素

#### 1.妊娠并发症和并发症

妊娠期高血压疾病,慢性肾炎、糖尿病血管病变的孕妇由于子宫胎盘灌注不够易引起胎儿生长受限。自身免疫性疾病、发绀型心脏病、严重遗传型贫血等均引起 FGR。

#### 2.遗传因素

胎儿出生体重差异,40% 来自父母的遗传基因,又以母亲的影响较大,如孕妇身高、孕前体重,妊娠时年龄以及孕产次等。

#### 3.营养不良

孕妇偏食、妊娠剧吐以及摄入蛋白质、维生素、微量元素和热量不足的,容易产生小样儿,胎儿出生体重与母体血糖水平呈正相关。

#### 4.烟、酒和某些药物的影响

吸烟、喝酒、麻醉剂及相关药品均与 FGR 相关。某些降压药由于降低动脉压,降低子宫胎盘的血流量,也影响胎儿宫内生长。

### (二)胎儿因素

#### 1.染色体异常

21、18 或 13－三体综合征、Turner 综合征,猫叫综合征常伴发 FGR。超声没有发现明显畸形的 FGR 胎儿中,近 20% 可发现核型异常,当生长受限和胎儿畸形同时存在时,染色体异常的概率明显增加。21－三体综合征胎儿生长受限一般是轻度的,18－三体综合征胎儿常有明显的生长受限。

#### 2.胎儿畸形

如先天性成骨不全和各类软骨营养障碍等可伴发 FGR,严重畸形的婴儿有 1/4 伴随生长受限,畸形越严重,婴儿越可能是小于胎龄儿。许多遗传性综合征也与 FGR 有关。

#### 3.胎儿感染

在胎儿生长受限病例中,多达 10% 的人发生病毒、细菌、原虫和螺旋体感染。宫内感染如风疹病毒、巨细胞病毒、弓形虫、梅毒螺旋体等均可引起 FGR。

4.多胎

与正常单胎相比,双胎或更多胎妊娠更容易发生其中一个或多个胎儿生长受限。

### (三)胎盘因素

胎盘结构和功能异常是发生 FGR 的病因,在 FGR 中孕 36 周后胎盘增长缓慢、胎盘绒毛膜面积和毛细血管面积均减少。

慢性部分胎盘早剥、广泛性梗死或绒毛膜血管瘤均可造成胎儿生长受限。脐带帆状附着也可导致胎儿生长受限。

## 二、分类和临床表现

### (一)内因性均称型 FGR

少见,属于早发性胎儿生长受限,在受孕时或在胚胎早期,不良因素即发生作用,使胎儿生长、发育严重受限。其原因包括染色体异常、病毒感染,接触放射性物质及其他有毒物质。因胎儿在体重、头围和身长三方面均受限,头围与腹围均小,故称均称型。

特点:①体重、身长,头径相称,但均小于该孕龄正常值。②外表无营养不良表现,器官分化或成熟度与孕龄相符,但各器官的细胞数量均减少,脑重量轻,神经元功能不全和髓鞘形成迟缓。③胎盘体积重量小,但组织结构无异常,胎儿无缺氧表现。④胎儿出生缺陷发生率高,围生儿病死率高,预后不良。产后新生儿多有脑神经发育障碍,伴小儿智力障碍。

### (二)外因性不匀称型 FGR

常见,属于继发性生长发育不良,胚胎发育早期正常,至妊娠中晚期受到有害因素的影响,常见于妊娠期高血压疾病、慢性高血压、糖尿病、过期妊娠,导致胎盘功能不全。

特点:①新生儿外表呈营养不良或过熟儿状态,发育不匀称,身长,头径与孕龄相符而体重偏低。②胎儿常有宫内慢性缺氧及代谢障碍,各器官细胞数量正常,但细胞体积缩小,以肝脏为著。③胎盘体积正常,但功能下降,伴有缺血缺氧的病理改变,常有梗死、钙化、胎膜黄染等。④新生儿在出生以后躯体发育正常,易发生低血糖。

### (三)外因性均称型 FGR

为上述两型的混合型,其病因有母儿双方的因素,常因营养不良,缺乏叶酸、氨基酸等微量元素,或有害药物的影响所致。有害因素在整个妊娠期间均产生影响。

特点:①新生儿身长,体重,头径均小于该孕龄正常值,外表有营养不良表现。②各器官细胞数目减少,导致器官体积均缩小,肝脾严重受累,脑细胞数也明显减少。③胎盘小,外观正常。胎儿少有宫内缺氧,但存在代谢不良。④新生儿的生长与智力发育常受到影响。

## 三、诊断

### (一)产前检查

准确判断孕龄,详细询问孕产史及有无高血压,慢性肾病,严重贫血等疾病史,有无接触毒有害物质及不良嗜好,判断是否存在导致 FGR 的高危因素。

### (二)宫高及体重的测量

根据宫高推测胎儿的大小和增长速度,确定末次月经和孕周后,产前检查测量子宫底高度,在孕 28 周后如连续 2 次宫底高度小于正常的第 10 百分位数时,则有 FGR 的可能。另外从孕 13 周起体重平均每周增加 350g 直至足月,孕 28 周后如孕妇体重连续 3 周未增加,要注意是否有胎儿生长受限。

### (三)定期 B 超监测

1.头臀径

是孕早期胎儿生长发育的敏感指标。

2.双顶径

对疑有胎儿生长受限者,应系统测量胎头双顶径,每 2 周 1 次观察胎头双顶径增长情况。正常胎儿在孕 36 周前其双顶径增长较快,如胎头双顶径每 2 周增长<2mm,则为胎儿生长受限,若增长>4mm,则可排除胎儿生长受限。

3.腹围

胎儿腹围的测量是估计胎儿大小最可靠的指标。妊娠 36 周前腹围值小于头围值,36 周时相等,以后腹围大于头围,计算腹围/头围,若比值小于同孕周第 10 百分位,有 FGR 可能。

### (四)多普勒测速

与胎儿生长受限密切相关的多普勒异常特征是脐动脉、子宫动脉舒张末期血流消失或反流,胎儿静脉导管反流等,说明脐血管阻力增加。

### (五)出生后诊断

1.出生体重

胎儿出生后测量其出生体重,参照出生孕周,若低于该孕周应有的体重的第 10 百分位数,即可做出诊断。

2.胎龄估计

对出生体重<2500g 的新生儿进行胎龄判断非常重要。由于约 15% 的孕妇没有正确的月经史加上妊娠早期的阴道流血与月经混淆,FGR 儿与早产儿的鉴别就很重要。外表观察对胎龄估计较为重要,对于胎龄未明的低体重儿可从神态、皮肤耳壳、乳腺跖纹,外生殖器等方面加以鉴定是 FGR 儿还是早产儿。

临床上往往可以发现一些低体重儿肢体无水肿躯体缺磊毛,但耳壳软而不成形,乳房结节和大阴唇发育差的矛盾现象,则提示为早产 FGR 儿的可能。

## 四、治疗

### (一)一般处理

1.卧床休息

左侧卧位可使肾血流量和肾功能恢复正常,从而改善子宫胎盘的供血。

2.吸氧

胎盘交换功能障碍是导致 FGR 的原因之一,吸氧能够改善胎儿的内环境。

3.补充营养物质

FGR 的病因众多,其中包括母血中营养物质利用度的降低，或胎盘物质交换受到影响,所以 FGR 治疗的理论基础有补充治疗,包括增加营养物质糖类和蛋白质的供应。治疗越早效果越好,小于孕 32 周开始治疗效果好,孕 36 周后治疗效果差。

4.积极治疗引起 FGR 的高危因素

对于妊娠期高血压病,慢性肾炎可以用抗高血压药物、肝素治疗。

**5.口服小剂量阿司匹林**

抑制血栓素 $A_2$ 合成,提高前列环素与血栓素 $A_2$ 比值,扩张血管,改善子宫胎盘血供,但不改变围产儿病死率。

**6.钙离子拮抗剂**

扩张血管,改善子宫动脉血流,在吸烟者中可增加胎儿体重,对非吸烟者尚无证据。

**(二)产科处理**

适时分娩:胎儿确定为 FGR 后,决定分娩时间较困难,必须在胎儿死亡的危险和早产的危害之间权衡利弊。

**1.近足月**

足月或近足月的 FGR,应积极终止妊娠,可取得较好的胎儿预后。孕龄达到或超过 34 周时,如果有明显羊水过少应考虑终止妊娠。胎心率正常者可经阴道分娩,但这些胎儿与适于胎龄儿相比,多数不能耐受产程与宫缩,故应采取剖宫产。如果 FGR 的诊断尚未确立,应期待处理,加强胎儿监护,等待胎肺成熟后终止妊娠。

**2.孕 34 周前**

确诊 FGR 时如果羊水量及胎儿监护正常继续观察,每周 B 超检查 1 次,如果胎儿正常并继续长大时,可继续妊娠等待胎儿成熟,否则考虑终止妊娠。须考虑终止妊娠时,酌行羊膜腔穿刺,测定羊水中 L/S 比值、肌酐等,了解胎儿成熟度,有助于临床处理决定。为促使胎儿肺表面活性物质产生,可用地塞米松 5mg 肌内注射,每 8 小时 1 次或 10mg 肌内注射 2 次/天,共 2 天。

**(三)新生儿处理**

FGR 儿存在缺氧容易发生胎粪吸入,故应即时处理新生儿,清理声带下的呼吸道吸出胎粪,并做好新生儿复苏抢救。及早喂养糖水以防止低血糖,并注意低血钙,防止感染及纠正红细胞增多症等并发症。

## 五、预后

FGR 近期和远期并发症发生均较高。

1.FGR 儿出生后的个体生长发育很难预测,一般对称性或全身性 FGR 在出生后生长发育缓慢,相反,不对称型 FGR 儿出生后生长发育可以很快赶上。

2.FGR 儿的神经系统及智力发育也不能准确预测,1992 年 Low 等在 9～11 年长期随访研究,发现有一半的 FGR 存在学习问题,有报道 FGR 儿易发生脑瘫。

3.FGR 儿成年后高血压,糖尿病和冠心病等心血管和代谢性疾病发病率较高。

4.再次妊娠 FGR 的发生率有过 FGR 的妇女,再发生 FGR 的危险性增加。有 FGR 史及持续存在内科并发症的妇女,更易发生 FGR。

# 第九节　母儿血型不合

母儿血型不合是因孕妇与胎儿之间血型不合而产生的同种免疫。1938 年 Darrow 认识到胎儿血是致病的抗原。胎儿由父亲遗传而获得的血型抗原恰为母亲所缺少,此抗原通过胎盘进入母体,使母体发生同种免疫,产生的抗体再通过胎盘进入胎儿体内,引起胎儿、新生儿红细胞破坏,称新生儿溶血病。这类溶血性疾患仅发生在胎儿与早期新生儿,是新生儿溶血性疾患中相当重要的病因。该病因与免疫和遗传有关,故可连续数胎均得病。本病对孕妇无不良影响,对胎儿和新生儿可因严重贫血而死亡,或因溶血所产生的大量胆红素渗入脑组织发生新生儿胆红素脑病。

## 一、诊断

### (一)症状

(1)孕妇有早产、死胎、流产,其新生儿皮肤发黄。

(2)新生儿有贫血、水肿、肝脾大、皮肤黏膜黄染、胎盘有水肿。

### (二)体征

母亲产前检查往往无特殊表现,只是在超声检查时发现胎儿水肿。

### (三)辅助检查

1.实验室检查

(1)母血中抗体测定。一般采用抗 A(抗 B)IgG 定量法测定,抗体检查的时间应在第一次妊娠的第 16 周或第二次妊娠的 28~30 周开始,每 2~4 周测查 1 次。当抗 A 或抗 B 血型的 IgG 滴度达到 1:128,或 RhD 抗体滴度>1:64 或>2.5μg/mL 时,提示胎儿可能发生溶血。如果母血抗 A(抗 B)IgG 滴度>1:512,或抗 RhD>20pg/mL 时,提示病情严重。

(2)羊水中胆红素测定。当母血中抗体水平升高时,应行羊水穿刺做胆红素测定。通常在 28~30 周时进行,3~4 周后再复查一次。羊水胆红素△OD450 吸光度>0.06 为危险值,0.03~0.06 为警戒值,<0.03 为安全值。晚期妊娠时羊水中胆红素定量检查时水平应为"0",如果妊娠 36 周后羊水胆红素值增至 3.42μmol/L 以上,提示胎儿有溶血发生。羊水中 Rh 抗体效价>1:8 时,提示胎儿宫内溶血,>1:32 时提示病情严重。

(3)脐带血穿刺。因 B 超引导下的脐带血穿刺术有 1% 左右的流产率和一定的并发症,因此在羊水检查能充分诊断的情况下,一般不做该项检查。胎儿脐带血的检查有两个主要作用:①早期鉴定胎儿血型。如果胎儿血型和母亲一致,则不需要进行其他处理,但为防止取样时对母血的污染,应再复测母血抗体一次。②可以准确测定胎儿血循环中的抗体水平和胎儿血的血红蛋白值以及脐血中的胆红素水平。

2.特殊检查

(1)B 超检查:通常每个月一次,如果母血抗体升高,应增加检查次数。B 超图像在严重病例可表现为典型的胎儿水肿状态,胎儿胸、腹腔积液,头皮水肿,心脏增大、肝脏增大,胎盘水肿增厚。

(2)产后检查:分娩时可见胎盘明显水肿、增大增厚、苍白。新生儿贫血貌,全身水肿。若脐带血血红蛋白<140g/L、脐血胆红素>51μmol/L、新生儿网织红细胞百分比>0.06、有核红细胞>0.02~0.05、出生后 72 小时血胆红素>342μmol/L,即可诊断新生儿溶血病。出生后 1~2 日应严密观察新生儿黄疸出现的时间和程度。新生儿出生后 2~7 日,应严密监测新生儿黄疸程度的变化以及胆红素血症的进展。当间接胆红素浓度达 308~342μmol/L 时,可出现胆红素脑病,新生儿表现为嗜睡、肌张力下降、吸吮反射消失、脑性尖叫、抽搐、角弓反张和发热等。

### (四)诊断要点

**1.临床表现**

在胎儿期出现重度贫血、水肿,重症者出现全身水肿、腹腔积液、肺水肿、胎盘水肿,甚至胎死宫内。

**2.体格检查**

常规产前检查母亲无特殊。

**3.辅助检查**

产前常规进行配偶双方的血型 ABO 和 Rh 血型鉴定。

(1)母血中抗体测定可发现有 ABO 抗体或 RhD 抗体:羊水中胆红素测定可发现有胆红素不同水平的升高。

(2)B 超检查时,严重病例可表现为典型的胎儿水肿状态:胎儿胸腹腔积液、头皮水肿、心大、肝大、胎盘水肿增厚。B 超引导下的脐带血穿刺可早期鉴定胎儿血型,测定脐血中的胆红素水平。

(3)产后检查可见胎盘明显水肿,增大增厚,苍白;新生儿贫血貌,全身水肿。

### (五)鉴别诊断

典型的母儿血型不合的诊断并不困难,但新生儿黄疸症状要和下列疾病相鉴别。

**1.新生儿生理性黄疸**

出生后 2～3 日出现,4～6 最明显,10～14 日自然消退。一般情况好,无伴随症状。未成熟儿生理性黄疸往往较重,可持续 2～3 周。

**2.新生儿感染或败血症**

各种感染或败血症都可以出现黄疸,多有感染病灶,伴发热及其他中毒症状,血培养阳性可鉴别。

**3.先天性胆管闭锁**

初生后可无黄疸,在 1～2 周后出现,进行性加重,肝大质硬、尿色深、粪便灰色或淡黄,血胆红素升高,以直接胆红素为主。

**4.新生儿病毒性肝炎**

常在生后 1～3 周出现,病程缓慢,表现为生理性黄疸已消退又出现或持续或加重。多伴恶心、呕吐,消化不良,肝、脾大等。多项肝功能异常。

**5.其他**

维生素 K3、磺胺等药物中毒,半乳糖血症、呆小症及先天性遗传性高胆红素血症等,均可在新生儿期出现黄疸。

## 二、治疗

### (一)妊娠期处理

**1.综合治疗**

在妊娠 24 周、30 周、33 周各给予 25％葡萄糖液 40mL 加维生素 C1g 静脉注射,每日 1 次,共 10 日;吸氧每日 2 次,每次 30 分钟;维生素 E100mg,每日 2 次口服,可提高胎儿在宫内分解代谢胆红素的能力。

2.促胆红素代谢

孕 38 周始,苯巴比妥(鲁米那)30mg,每日 3 次口服,以促进胎肝细胞葡萄糖醛酸与胆红素的结合能力、缓解病情。

3.子宫内输血

孕 33 周前,当胎儿有宫内危险时,在 B 超引导下,向胎儿脐血管或胎盘血管灌注安全的红细胞,可提高足月胎儿的存活率。

4.注射 Rh 抗 D-丙种球蛋白

对 Rh 血型阴性的母亲,在任何有可能造成母-儿血液交换的情况下,如人工流产、胎盘早剥、羊水或脐血穿刺等手术的同时,给抗 D-丙种球蛋白(Rh-IgG)300$\mu$g 肌内注射,可中和可能进入母体的抗原,避免母体抗体的产生。

5.血浆置换

是目前最为有效的治疗措施。应用血液细胞分离机置换胎儿含高效价抗体的血浆,可用于宫内或出生后的患儿,特别适用于 Rh 抗 D 效价＞1∶64 的病例。

**(二)产时处理**

(1)向刚出生的新生儿脐静脉内注入 20％葡萄糖 2～4mL/kg、维生素 C100mg、地塞米松1mg,推注速度每分钟 1mg。

(2)保留脐带 10cm 长,以备必要时行血浆置换或输液用。

(3)胎盘剥离后,可给 Rh 血型阴性的母亲在产后 72 小时内肌内注射抗 D,丙种球蛋白300$\mu$g,以中和进入母体的 Rh 阳性抗原。

**(三)新生儿期**

1.综合治疗

对较轻型的患儿,输血浆 20～30mL,25％人血清蛋白 20mL 静脉滴注,葡萄糖静脉滴注以及苯巴比妥 5mg/kg,每日分 3 次口服,共 5～7 日。

2.光照疗法

波长 425～475nm 的蓝光照射后,能明显加速间接胆红素水解成双吡咯和胆绿素从尿液排出。以 20W 或 40W 的蓝色荧光灯 8～10 支弧形环绕排列,对裸体及戴眼罩的患儿(男婴应保护睾丸),距皮肤 35cm 处照射,每次光疗 8～12 小时,可降低胆红素 17～34$\mu$mol/L。一般对溶血病例持续照射 96 小时。治疗中注意,体温＞38℃或腹泻较重则应停止照射,光照时应给予足够水分和补充维生素 B2(核黄素),并注意皮肤颜色和皮疹等,"青铜皮肤综合征"为肝脏不能排出胆红素的氧化产物所致,停止光照后能自愈。如果光照后胆红素不降,提示病情严重,应考虑换血。

3.血浆置换

指征:①严重贫血、水肿或腹腔积液、肝脾大,出生后 72～96 小时的胆红素值,成熟儿达342pmol/L,早产儿达 257pxmol/L;(多经中西医治疗效果不显著;③出现早期胆红素脑病症状;④对缺氧、酸中毒或低蛋白血症者应将换血指征放宽。方法:Rh 血型不合者选用 Rh 阴性和新生儿同型血,ABO 血型不合者选用新鲜 O 型红细胞和 AB 型血浆,或血浆抗 A(B)抗体效价<1∶32的新鲜O型血。可经脐静脉进行换血治疗,每次血浆交换率不低于70%,每2分钟交换一次,每次20mL,以新生儿体重3kg计算,交换450～600mL血,可清除85%～90%的致敏红细胞。换血过程中,防止输入过多过快而引起心力衰竭、气栓或血栓形成、电解质和代谢紊乱、出血和感染等并发症。

### 三、病情观察

(1)由于母儿血型不合在严重时容易导致胎儿宫内死亡,因此在妊娠期要加强胎儿宫内监测。

(2)产后对新生儿的生命体征以及血胆红素水平要进行严密观察,一旦出现问题,要及时处理。

### 四、病历记录

#### (一)门诊病历的书写

产前常规进行配偶双方的血型检查,ABO和Rh血型检查的结果要记录清楚,并告知家属检查结果及可能的后果。

#### (二)住院病历的书写

产时新生儿的情况及产后新生儿的观察情况要详细记录。

### 五、注意事项

#### (一)医患沟通

告知家属有严重母儿血型不合的病例时,胎儿可出现全身水肿、腹腔积液、肺水肿、酸中毒、循环衰竭,甚至胎死宫内。出生后,可发生胆红素脑病,新生儿病死率很高。

#### (二)经验指导

(1)ABO血型不合主要发生在O型血的母亲,当胎儿血型携带来自父方的A或B抗原,母体有抗A或抗B抗体时,即为母儿血型不合。因ABO类物质在环境中常见并可引起母亲致敏,所以40%～50%的ABO血型不合发生在第一胎,ABO血型不合导致新生儿溶血的机会和程度比较小。

(2)父亲的血型为Rh阳性,母亲的血型为Rh阴性时,很容易发生母儿血型不合,可能产生严重的胎儿或新生儿溶血。在我国,汉族人的血型绝大多数为Rh阳性,Rh阴性比较少见。

(3)提前分娩是一项挽救新生儿的果断措施,在终止妊娠之前必须对新生儿的存活能力做出客观的评价,同时还应对本单位的早产儿监护水平有充分的估计。

(4)生后1～2小时,应注意黄疸出现时间、胆红素升高速度,若有指征,及时换血治疗。

(5)发生胆红素脑病的胆红素临界浓度是308～342$\mu$mol/L,在此之前应采取积极的预防措施,一旦发生病死率极高。

(6)注意光疗中可能出现的情况,如发热、一过性皮疹、青铜皮肤综合征,应与其他疾病相鉴别,并给予适当的处理。若光照后胆红素不降甚至升高,应考虑换血。

(7)严密监测换血过程中可能出现的并发症,如心力衰竭、心律失常、血栓形成、电解质紊乱、酸中毒等,及时给予处理。

# 第十节 胎儿窘迫

胎儿窘迫系指胎儿在宫内缺氧,继之发生酸中毒,表现为胎心率及一系列代谢与反应的改变,可以发生在妊娠后期,但主要发生在临产过程中,可因母血含氧量不足,脐带血运受阻或胎盘功能低下,胎儿心血管系统功能障碍引起,是当前剖宫产的主要适应证之一。

## 一、诊断

### (一)症状

孕期发现胎心率的改变,胎心率>160 次/分,或胎心率<120 次/分;胎动明显减少或增多,或出现胎儿监护的异常。

### (二)体征

1.母亲检查

对母亲进行全面体格检查,以了解是否有各种内外科并发症或产科并发症。

2.胎心率变化

胎心率的改变是急性胎儿窘迫最明显的临床征象。胎心率>160 次/分,尤其是>180 次/分;胎心率<120 次/分,尤其是<100 次/分,为胎儿危险的征象。

3.羊水胎粪污染

胎儿缺氧则肠蠕动亢进,肛门括约肌松弛,使胎粪排入羊水中,羊水 Ⅰ 度呈浅绿色,Ⅱ 度为黄绿色,Ⅲ 度呈混浊棕黄色。

### (三)检查

1.胎心监护

①出现频繁的晚期减速,多为胎盘功能不良。②重度可变速度的出现,多为脐带血运受阻表现,若同时伴有晚期减带速,表示胎儿缺氧严重,情况紧急。连续描记孕妇胎心率 20~40 分钟,正常胎心率基线为 120~160 次/分。若胎动时胎心率加速不明显,基线变异频率<5 次/分,持续 20 分钟,提示可能有胎儿窘迫,也可能是胎儿处于睡眠状态或是受药物影响。

2.胎儿头皮血检查

破膜后,获取胎儿头皮血进行血气分析。诊断胎儿窘迫的标准为血 pH<7.20(正常值 7.25~7.35),$PaO_2$<10mmHg(正常值 15～30mmHg),$PaCO_2$>60mmHg(正常值 35～55mmHg)。

3.胎盘功能检查

测 24 小时尿 E3 值并动态连续观察,若急骤减少 30%～40%,或于妊娠末期多次测定 24 小时尿 E3 值在 10mg 以下;E/C 比值<10;妊娠特异 β1-糖蛋白(SPI)<100mg/L;胎盘生乳素<4mg/L,均提示胎盘功能不良。

4.羊膜镜检查

见羊水混浊呈浅绿色至棕黄色,有助于胎儿窘迫的诊断。

## (四)诊断要点

(1)胎心率>160次/分,或胎心率<120次/分;胎动明显减少或增多甚至消失。

(2)胎心加快或减慢,羊水有不同程度的污染。

(3)辅助检查

①频繁的晚期减速,重度变异减速同时伴有晚期减速。胎动时胎心率加速不明显,基线变异频率<5次/分,持续20分钟。

②胎儿头皮血血气分析时,pH<7.20,$PaO_2$<10mmHg,$PaCO_2$>60mmHg。

③24小时尿E3值急骤减少30%~40%或妊娠末期多次测定24小时尿E3值在10mg以下;E/C比值<10;妊娠特异β1-糖蛋白(SP1)<100/L;胎盘生乳素<4mg/L。

④羊膜镜检查见羊水混浊呈浅绿色至棕黄色。

## (五)鉴别诊断

1.胎儿心律失常

胎儿心律失常也会出现胎心率的不规则变化,通过胎儿心电图的检查可鉴别诊断。

2.母亲腹主动脉脉率

有时在听胎心时会误将母亲的腹主动脉脉率当成胎心率,超声检查或是进行胎儿心电监护可以鉴别。

# 二、治疗

## (一)慢性胎儿窘迫

针对病因处理,视孕周、胎儿成熟度和窘迫程度决定妊娠是否继续。

1.一般处理

定期产前检查,监测胎儿宫内状况,左侧卧位,定时吸氧,治疗孕妇的并发症,尽量延长孕周。

2.期待疗法

若胎龄过小,估计胎儿出生后生存机会不大,即使胎儿宫内状况难以改善,也应尽可能保守治疗,延长胎龄。可补充氨基酸、人工羊水等,同时促胎儿肺成熟。

3.终止妊娠

各项监测指标提示胎儿宫内状况难以改善,如接近足月妊娠,或妊娠34~35周且估计胎儿出生后存活机会极大时,均应及时行剖宫产终止妊娠。

## (二)急性胎儿窘迫

应紧急处理,改善胎儿缺氧状态。

1.一般处理

应用面罩吸入高浓度氧。为防止高氧引起的脐血管、脑血管痉挛,应每吸30分钟停5分钟。纠正脱水,酸中毒及电解质紊乱。

2.病因处理

左侧卧位可纠正仰卧位低血压综合征,改善子宫胎盘血液灌注,或变动体位,有可能缓解脐带受压。如出现缩宫素应用不当而导致的强直宫缩,应停用宫缩药,给予抑制子宫收缩的药物,如硫酸镁、β2-受体兴奋药等。如羊水过少,可羊膜腔内注入温生理盐水,减轻脐带受压。

**3.尽快终止妊娠**

在胎儿足月或接近足月时，如宫口未开全，出现下列情况之一者，即应剖宫产：①羊水污染Ⅱ度或Ⅲ度，而且胎心率<110次/分，或>180次/分；②羊水污染Ⅲ度，伴羊水过少；③持续胎心减慢达100次/分以下；④频发晚期减速、重度变异减速，基线变异<5次/分甚至消失；⑤胎头皮血测定 pH<7.20。若宫口开全，有阴道分娩的条件时，应阴道助产；无阴道分娩的条件时，应做剖宫产。

**4.新生儿的处理**

新生儿窒息常是胎儿窘迫的延续，分娩前应做好新生儿复苏的一切准备，清理新生儿呼吸道非常重要。

### 三、病情观案

在期待治疗时，注意观察胎动变化，定期进行胎心监护；在分娩过程中，除了要进行胎心监护外，还要观察羊水性状。

### 四、病历记录

**(一)门诊病历的书写**

胎动计数是简单但非常实用的自我监护手段，门诊督促孕妇数胎动，并做好记录。

**(二)住院病历的书写**

(1)嘱咐孕妇每日要认真、仔细地数胎动，医生查房时每次必须询问，并认真做好记录。

(2)认真听胎心并做好记录，听胎心时间必须持续1分钟。

(3)认真记录各种提示胎儿窘迫的检查结果，保留好所有的原始检查报告。

### 五、注意事项

**(一)医患沟通**

如在观察过程中出现胎心异常，应及时向患者交代病情，在知情同意的前提下选择合适的分娩方式。

**(二)经验指导**

(1)每日监测胎动可预知胎儿的安危，胎动过频往往是胎动消失的前驱症状。胎动消失后，胎心在24小时内也会消失，对此应予注意，以免延误抢救时机。

(2)胎心窘迫的诊断不能单靠一种手段，要结合胎动、胎心率、B超、胎心监护、羊水性状、B超生物物理评分、生化等各方面的指标进行综合判断。

(3)对于临产的孕妇，一般建议在宫颈口开至3cm和7cm时进行宫缩应激试验检查，以便及时发现胎儿窘迫。

(4)怀疑有胎儿窘迫者，可在宫口开大2cm时行人工破膜检查羊水性状。

(5)有并发症的孕妇或高危妊娠或孕周≥41周，每3日行一次B超检查。

(6)孕妇不规则宫缩时间长要进行密切观察与及时处理，临床上常见此种情况伴有胎心窘迫。

(7)有胎儿窘迫可能者，要做好抢救新生儿的准备，包括请新生儿科医生、麻醉师会诊，输液设备、各种型号的插管、暖箱等。

# 第十一节 巨大儿

巨大儿的定义国内外尚无统一的标准,目前普遍能接受的标准是新生儿出生体重达到或超过 4000g 者称为巨大儿,发生率为 7％～8％。巨大儿在临床上尚无一个准确的估计方法,常在产程中发现,给分娩带来困难,尤其是发生肩难产时更易造成围生儿的损伤,因此应特别注意对巨大儿的早期发现,做到早期发现、早期预防、制订合理的分娩方案,降低母婴并发症。

## 一、诊断

### (一)症状

有巨大儿分娩史、糖尿病史及过期妊娠史,孕妇多肥胖或身材高大。妊娠晚期出现呼吸困难、腹部明显沉重及两肋胀痛等症状,孕期体重迅速增长。

### (二)体征

腹部明显隆起,根据宫高及腹围计算出胎儿体重大于 4000g,先露高浮,到临产尚未入盆。

### (三)辅助检查

B 超检查可观察胎儿腹围增长速度,每周腹围增长＞1.2cm 者,巨大儿阳性预测值为 79％。如胎儿双顶径(BPD)达 10cm,股骨长度(FL)达 8.0cm,胎儿腹围(AC)＞33cm,应考虑巨大儿的可能,如以上三个数值均达标,巨大儿准确率达 80％以上。

### (四)诊断要点

(1)患有糖尿病、孕妇肥胖、过期妊娠而胎儿继续长大者。另外,孕妇营养及遗传因素与胎儿体重也有一定关系。

(2)孕妇常有腹部沉痛、腹痛、呼吸困难等,伴体重增长迅速。

(3)根据宫高、腹围及先露高低计算出胎儿体重≥4000g 者,可能为巨大儿。

(4)B 超检查测定胎儿双顶径、腹径、股骨长度等估测胎儿体重。当测得胎儿双顶径＞10cm,腹径/股骨长度＞1.385 时 80％～85％为巨大儿。

### (五)鉴别诊断

#### 1.双胎

双胎时腹部检查往往大于单胎,但可触及两个或三个以上的胎体,胎儿肢体较多,可听到两个胎心音,B 超检查可确诊。

#### 2.羊水过多

羊水过多时腹部膨隆明显,但检查时宫内羊水较多,胎体浮动感明显,胎心音较遥远,B 超可确诊,其双顶径多在正常范围内,常伴有胎儿畸形。

#### 3.脑积水

脑积水胎头大而有弹性,与胎体大小不成比例。阴道检查胎头大,囟门骨缝宽,颅骨壁薄如乒乓球感。B 超可确诊。

## 二、治疗

(1)孕期疑有巨大儿应行糖尿病筛查试验,以便及早发现糖尿病。应积极控制血糖,处理参照妊娠合并糖尿病。

（2）骨盆及胎位正常者,可在严密观察下试产。如产程进展不顺利应行剖宫产术。

（3）巨大儿阴道分娩,应注意肩难产,如有肩难产应采取下列措施分娩。

①助前肩娩出法:接产者手伸入阴道置于胎儿前肩后,于宫缩时,将前肩推向骨盆斜径使之较易入盆,然后下引胎头,助手并在耻骨联合上加压。

②助后肩娩出法:接产者手伸入阴道置胎儿后肩后,并使胎臂滑向胎儿腹部,同时下引胎头,助后肩娩出。

（4）胎位不正及并发糖尿病孕妇的巨大儿应行宫产。

（5）巨大儿阴道分娩前应及时行会阴侧切,娩出后,应仔细检查软产道,如有损伤,应予修补。并注意预防及处理产后出血。

### 三、病情观察

（1）动态观察胎儿生长发育情况,及时发现巨大儿。

（2）临产后密切观察产程,及时发现头盆不称。

### 四、病历记录

#### （一）门诊病历的书写

孕妇的体重、身高、孕周、宫高、腹围均要详细记录,填写好妊娠图。产前检查要筛查妊娠期糖尿病、Rh血型。准确记录有无过期妊娠、胎盘功能减退、过去有无巨大儿史等情况。

#### （二）住院病历的书写

在选择分娩方式时,需要讲明巨大儿对产妇与婴儿的不利影响,取得患者和家属的知情同意,并在病史中记录。

### 五、注意事项

#### （一）医患沟通

胎儿大则易发生相对头盆不称、产程延长,手术助产机会大。难产可引起新生儿窒息、颅内出血、锁骨骨折、臂丛神经损伤甚至死亡。由于阴道分娩难产致盆底组织受损,日后可导致子宫脱垂或尿失禁,给生活带来不便。因此,在选择分娩方式时,需要讲明巨大儿对产妇与婴儿的不利影响,并取得患者和家属的知情同意。

#### （二）经验指导

1.巨大儿的发生率国内外报道不一,有逐年增高的趋势。其发生与孕妇的体重、身高、孕周、宫高、腹围都有一定关系。孕前母亲体重是影响新生儿出生体重的重要因素,肥胖妇女有发生巨大儿的危险。

2.妊娠期糖尿病,尤其是饮食控制不佳、没有经过胰岛素治疗者,胎儿生长快,发生巨大儿者可达20%以上。过去有过巨大儿史的经产妇,发生巨大儿的可能性更大。

3.目前要准确做出巨大儿的诊断有时有一定难度,许多巨大儿往往在出生后才做出诊断。

4.由于胎儿大,宫腔容积相对减少,胎儿不易活动而造成持续性枕后、枕横位,易发生难产,常需手术助产,发生肩难产时,软产道易损伤,处理不当有时发生子宫破裂,对产妇与胎儿都有威胁。

5.选择合适的分娩方式非常重要,虽然巨大儿也可以经阴道分娩,但是毕竟发生难产、软产道损伤、新生儿产伤的机会增加，一般建议放宽剖宫产指征。

6.一般认为对糖尿病孕妇巨大儿选择性剖宫产是合理的，而对非糖尿病孕妇的巨大儿，应根据头盆情况决定分娩方式。

7.胎头娩出后，不要急于将胎头外旋转及复位，待再次宫缩双肩径入盆后，再协助胎头复位及外旋转，可有助于减少肩膀难产的发生。

# 第十二节　胎儿先天畸形

胎儿先天畸形是出生缺陷的一种，指胎儿在宫内发生的结构异常。发生原因主要包括遗传、环境，食品、药物、病毒感染等。发生胎儿畸形的孕妇多无不适，诊断的关键在于妊娠期间进行必要的产前B超检查。妊娠18～24周之间进行B超大结构筛查，能检查出一些常见的胎儿畸形。我国出生缺陷总发生名13.07‰，男性13.1‰，女性12.5‰，其缺陷发生顺序为无脑儿，脑积水、开放性脊柱裂脑脊膜膨出、腭裂、先天性心脏病、21-三体综合征、腹裂脑膨出。在围产儿死亡中胎儿先天畸形居第一位，因此及时检测出严重胎儿畸形并进行引产是提高出生人口质量的重要手段之一。临床上最常见的严重胎儿畸形有无脑儿、脊柱裂、脑积水。

## 一、无脑儿

无脑儿是先天畸形胎儿中最常见的一种，系前神经孔闭合失败所致，是神经管缺陷中最严重的一种类型。女胎比男胎多4倍，由于缺少颅盖骨，眼球突出呈"蛙样"面容，颈项短，无大脑，仅见颅底或颅底部分脑组织，不可能存活。若伴羊水过多常早产，不伴羊水过多常过期产。无脑儿有两种类型，一种是脑组织变性坏死突出颅外，另一种是脑组织未发育。

### （一）诊断

由于B超诊断准确率提高，基本能早期诊断。妊娠14周后，B超探查见不到圆形颅骨光环，头端有不规则"瘤结"。腹部扪诊时，胎头较小。肛门检查和阴道检查时可扪及凹凸不平的颅底部。无脑儿应与面先露、小头畸形、脑脊膜膨出相区别。

无脑儿垂体及肾上腺发育不良，孕妇尿E，常呈低值。无脑儿脑膜直接暴露在羊水中，使羊水甲胎蛋白（AFP）呈高值。

### （二）处理

无脑儿一经确诊应引产。因头小不能扩张软产道而致胎肩娩出困难，有时需耐心等待。伴有脑脊膜膨出造成分娩困难者，可行毁胎术或穿刺脑膨出部位放出其内容物后再娩出。

## 二、脊柱裂

脊柱裂属脊椎管部分未完全闭合的状态，也是神经管缺陷中最常见的一种，发生率有明显的地域和种族差别。

脊柱在妊娠8～9周开始骨化，如两半椎体不融合则形成脊柱裂，多发生在胸腰段。脊柱裂有3种：①脊椎管缺损，多位于腰低部，外面有皮肤覆盖，称为隐性脊柱裂，脊髓和脊神经多正常，无神经系统症状。②两个脊椎骨缺损，脊膜可从椎间孔突出，表面可见皮肤包着的囊，囊大时可含脊膜、脊髓及神经,称为脊髓脊膜膨出,多有神经系统症状。③形成脊髓部分的神经管缺失,停留在神经褶和神经沟阶段,称为脊髓裂,同时合并脊柱裂。

### (一)诊断

隐形脊柱裂在产前 B 超检查中常难发现。较大的脊柱裂产前 B 超较易发现,妊娠 18～20 周是发现的最佳时机,B 超探及某段脊柱两行强回声的间距变宽,或形成角度呈 V 或 W 形,脊柱短小、不完整,不规则弯曲,或伴有不规则的囊性膨出物。开放性脊柱裂胎儿的母血及羊水甲胎蛋白都高于正常。

### (二)处理

脊柱裂患儿的病死率及病残率均较高,在有生机儿之前诊断为脊柱裂者,应建议引产。

## 三、脑积水和水脑

脑积水是脑脊液过多(500～3000mL)地蓄积于脑室系统内,致脑室系统扩张和压力升高,常压迫正常脑组织。脑积水常伴有脊柱裂、足内翻等畸形。水脑指双侧大脑半球缺失,颅内充满了脑脊液。严重的脑积水及水脑可致梗阻性难产、子宫破裂生殖道瘘等,对母亲有严重危害。

### (一)诊断

在耻骨联合上方触到宽大、骨质薄软、有弹性的胎头,且大于胎体并高浮,跨耻征阳性。阴道检查盆腔空虚,胎先露部过高,颅缝宽,颅骨软而薄,囟门大且紧张,胎头有如乒乓球感觉。

严重的脑积水及水脑产前 B 超易发现:妊娠 20 周后,颅内大部分被液性暗区占据,中线漂动,脑组织受压变薄,胎头周径明显大于腹周径,应考虑为脑积水。水脑的典型 B 超表现是头颅呈一巨大的无回声区,内无大脑组织及脑中线回声。

### (二)处理

有生机儿前诊断严重脑积水及水脑,应建议引产,处理过程应以产妇免受伤害为原则。头先露,宫口扩张 3cm 时行颅内穿刺放液,或临产前 B 超监视下经腹行脑室穿刺放液,缩小胎头娩出胎儿。

## 四、单心房单心室

单心房单心室是一种严重的先天性心脏发育异常,预后不良。在 B 超声像图仅见一个心房、一个房室瓣及一个心室。在有生机儿前诊断单心房单心室畸形,应建议终止妊娠。

## 五、腹裂

腹裂也称内脏外翻,是一侧前腹壁全层缺损所致。在产前 B 超检查中,可见胎儿腹腔空虚,胃、肠等内脏器官漂浮在羊水中,表面无膜覆盖。随着小儿外科手术技术的提高,腹裂的总体预后较好,但腹裂伴肝脏突出,病死率有所上升。对于继续妊娠者,孕期应严密随访羊水量,胎儿有无肠梗阻表现及胎儿生长发育情况。

## 六、致死性侏儒

致死性侏儒是一种致死性的骨骼畸形,表现为长骨极短且弯曲、窄胸、头颅相对较大,多伴有羊水过多。B 超检查可见胎儿长骨呈"电话听筒"样表现,尤以股骨和肱骨更为明显。本病的死因与胸腔极度狭窄致肺发育不良、心肺衰竭有关。一旦发现为致死性侏儒,应尽早终止妊娠。

## 七、联体儿

联体儿极少见,系单卵双胎在孕早期发育过程中未能分离,或分离不完全所致,多数性别相同。分为:①相等联体儿:头部、胸部、腹部等联体。②不等联体儿:常为寄生胎。腹部检查不易与双胎妊娠相区别。B超诊断不困难。联体双胎所涉及的脏器越多越重要,预后就越差。有生机儿前一旦发现为联体儿,可考虑终止妊娠。足月妊娠应行剖宫产术。

## 八、21-三体综合征

21-三体综合征也称为唐氏综合征、先天愚型,是染色体异常中最常见的一种,为第 21 号染色体多一条所致。该疾病随着母亲的年龄上升发病率增加。唐氏综合征通常还会合并有胎儿心脏畸形、唇腭裂等畸形。唐氏综合征筛查是产前筛查的重点,目前有妊娠早期胎儿颈项透明层(NT)测定联合血清学筛查、妊娠中期血清学筛查及外周血无创性产前筛查方法。其诊断主要依靠细胞遗传学方法。有生机儿前诊断为21-三体综合征,建议终止妊娠。

# 第十三节　羊水过多

羊水量可随孕周而有所增减,妊娠 16 周时约 250mL,妊娠晚期达 1000mL(800～1800mL),但最后 2～4 周开始逐渐减少,过期妊娠可减少至 550mL,凡妊娠任何时期内羊水量超过 2000mL 者称为羊水过多。羊水量有多达 15000～20000mL 者。羊水过多发病率,大约占分娩数的 0.5%～1%。在数天内羊水急剧增多者称为急性羊水过多,在数周内或更长时间逐渐增加者,称为慢性羊水过多。临床上大多数患者羊水增加缓慢,羊水过多时的羊水外观性状与正常羊水相同。

## 一、病因与发病机制

通过放射性同位素示踪测定,证明羊水不是静止的,而是在母体和胎儿间不断地进行交换以维持动态平衡。每小时交换量可达 500mL。胎儿吞咽羊水和胎儿排尿与保持羊水量的正常有关。由于母体与胎儿任何一方调节机制不平衡或运输发生障碍,都可导致羊水的交换失去平衡而出现羊水的积蓄或减少。临床上羊水过多可见于下列几种情况。

### (一)胎儿畸形

羊水过多患者中 22%～43%合并胎儿畸形。

#### 1.神经管缺陷性疾病

神经管缺陷性疾病最常见,占 50%,如无脑儿,脊柱裂等,无脑儿无吞咽反射及缺乏抗利尿激素,以致不能吞咽羊水,并排出大量尿而造成羊水过多。全部脑脊液裸露、脉络组织增生,渗出液增加的疾病均可导致羊水过多。

#### 2.消化道畸形

消化道畸形约占 25%,食道,小肠闭锁,腭裂、脐疝、膈疝及甲状腺肿大引起的颈中隔受压、肺发育不全等畸形,影响羊水的交换和吸收,均会造成羊水过多。

3.多发畸形

多发畸形占 5％～10％,少数心脏病及肾脏畸形如多囊肾、肾盂积水以及肾脏未分化胚叶瘤,也可合并羊水过多。

### (二)多胎妊娠

多胎妊娠并发羊水过多为单胎妊娠的 10 倍,多见于单卵双胎,且常发生在其中的一个胎儿,乃由于单卵双胎之间,血液循环互相沟通,其中占优势的胎儿循环量多、心脏、肾脏肥大,尿量增多,致使羊水量过多。有时羊水过多与多胎中的胎儿畸形有关。

### (三)孕妇或胎儿的各种疾病

孕妇或胎儿的各种疾病约占 20％,如孕母合并有糖尿病,母儿 Rh 血型不合,妊娠期高血压疾病,孕妇严重贫血时亦可合并羊水过多。可能孕妇有糖尿病血糖过高,胎儿血糖亦会增高,引起多尿而排入羊水中。母儿血型不合时由于绒毛水肿,影响母体交换,以致羊水过多。

### (四)原因不明的羊水多

原因不明的羊水多占 30％～40％。临床上常见羊水在 2500mL 以上而母儿未合并任何异常。

## 二、病情分析

一般羊水超过 3000mL 时,才出现临床症状,其症状完全由于子宫胀大的机械性压迫所致,羊水量越多,发生时间越早,临床症状越明显。

### (一)急性羊水过多

急性羊水过多少见,大多发生在妊娠 20～24 周,数天内子宫胀大迅速,可达孕足月甚至如双胎妊娠大小,孕妇表情痛苦,腹部胀痛,行走不便,不能平卧。呼吸困难,甚至出现发绀。检查腹壁过度膨胀,严重病例皮肤变薄,皮下静脉均能看清,触诊时皮肤张力大,满腹可有压痛,有液体震颤感,胎位不清。有时可扪及胎儿部分浮沉感,胎心遥远或听不见,胀大的子宫压迫下腔静脉导致下肢及外阴水肿。

### (二)慢性羊水过多

慢性羊水过多多见于妊娠 28～32 周,出于羊水增长较慢,子宫逐渐膨大,症状比较缓和,多数孕妇能逐渐适应。仅检查时发现腹围、宫底高度均大于正常同孕周子宫。胎位一般不清或易于变换胎位。胎心听不到或模糊、有时检查能感觉到胎儿浮动在大量羊水中。

羊水过多的孕妇常并发妊娠期高血压和胎位异常。因子宫张力大,容易发生早产。胎膜破裂时,大量羊水流出迅速,子宫骤然体积缩小,宫腔负压突然降低引起胎盘早剥,破膜时随羊水大量冲出,脐带随之脱出,引起脐带脱垂,由于子宫过度膨胀,产后可因子宫收缩乏力而引起产后出血,这些均为羊水过多时易发生之并发症,需随时引起注意。

## 三、诊断

妊娠期子宫迅速增大,胎位、胎心音不清者首先考虑羊水过多。根据病史及体征,诊断无困难。但应排除双胎、胎儿畸形、腹腔积液及妊娠合并卵巢囊肿,还应除外糖尿病,母儿血型不合溶血所致的胎儿水肿、胎儿染色体异常。对羊水过多者必须进行以下辅助检查。

### (一)超声检查

B 超发现羊水过多,胎儿宫壁间距离增大。羊水最大暗区垂直深度测定(羊水池),(AFV)

超过7cm,为羊水过多也有学者认为越过8cm方能诊断羊水过多,胎儿肢体间距离较宽,且在羊水中自由活动。羊水指数法(AFI)是指孕妇平卧,头抬高30°,将腹部经脐横线与腹白线作为标志点,分为4个区,测定各区最大暗区垂直深度相加而得。国内资料显示,羊水指数大于18cm方能诊断羊水过多,国外资料则认为羊水指数大于20cm方可诊断,多数认为AFI法优于AFV法。如同时确诊双胎,胎儿畸形,则B超检查有其优越性,可能见到胎儿异常情况。妊娠14～15周时,如胎儿为无脑儿,未出现羊水过多前经B超检查也可确诊,以便早期处理。

### (二)羊水甲胎蛋白(AFP)含量测定

胎儿开放性神经管缺陷性疾病,由于脑脊膜裸露,AFP随脑脊液渗入羊水,羊水中AFP含量可比正常高4～10倍,故羊水中AFP含量测定对无脑儿,脊柱裂、脑膜膨出的诊断很有意义。此外脑膜膨出、上消化道闭锁、先天性肾脏畸形胎儿的羊水AFP含量亦可能增高。总之,当羊水AFP含量显著增高时,往往提示有严重的胎儿畸形。但闭合性神经管缺陷或病变较小的畸形胎儿,羊水中AFP含量有可能在正常范围内,需注意此假阴性结果。

### (三)羊膜囊造影

了解胎儿有无消化道畸形,用76%泛影葡胺20～40mL注入羊膜腔内,3h后摄片,羊水中造影剂减少,胎儿肠道内出现造影剂。然后再根据羊水多少决定将40%碘化油20～40mL注入羊膜腔内,左右翻身数次,于注药后0.5h、1h、24h分别摄片,胎儿的体表(头、躯干、四肢及外生殖器)均可显影,应注意造影剂对胎儿有一定损害,还可能引起早产及宫腔内感染,应慎用,目前已很少应用。

## 四、治疗要点

对羊水过多处理,取决于胎儿有无畸形,孕周及羊水过多的严重程度。

### (一)孕妇自觉症状严重时治疗

#### 1.穿刺放羊水

根据羊水过多的程度及胎龄而决定处理方法,对症状严重,无法忍受子宫内张力,胎龄不足孕37周者,可经腹壁行羊膜腔穿刺,放出一部分羊水,以暂时缓解症状。放水前先行B超检查,确定胎盘位置,选择穿刺点以免盲目穿刺损伤胎盘及胎儿。然后用15～18号腰椎穿刺针进行穿刺,放水不宜过快,以500mL/h为宜。为避免诱发早产,每次放水量不宜过多(一般不超过1500mL),以孕妇症状缓解。经腹壁抽取羊水应严格消毒,预防感染,并给镇静剂以防早产。如果羊水继续增长,隔3～4周后重复穿刺减压,以延长妊娠时间。症状较轻者可不必做羊膜腔穿刺放水。应嘱其注意休息,进低盐饮食,必要时酌用镇静剂,继续妊娠。

#### 2.应用前列腺素合成酶抑制剂

吲哚美辛有抗利尿作用。妊娠晚期羊水主要由胎尿形成,抑制胎儿排尿可以减少羊水的生成。用量为2.2～2.4mg/(kg·d),分3次口服。用药后1周胎尿减少最明显,羊水可减少。若羊水再增多,可重复应用。用药期间,每周做一次B超检查以监测羊水量。有报道吲哚美辛可致动脉导管闭合,不宜长期应用。

#### 3.病因治疗

积极治疗糖尿病等并发症。

（二）合并有胎儿畸形

应终止妊娠。

1.孕妇无明显心肺压迫症状，一般情况尚好，可经腹羊膜腔穿刺放出适量羊水，注入依沙叶啶（利凡诺）50～100mg引产。

2.人工破膜加催产素静脉滴注引产：人工破膜时宜采用阴道高位破膜引产，高位破膜器沿胎膜向上送入15～16cm处刺破胎膜，使羊水缓慢流出，以每小时流出500mL左右的速度为宜，以免羊水大量流出引起胎盘早剥及腹压骤降以致休克。万一胎膜因羊水压力过大人工破膜被撕破，以致羊水流出过快，术者可用手堵住宫颈口，抬高患者臀部，控制羊水流出速度，在放水过程中，注意观察患者血压，脉搏的改变以及产妇自觉症状。腹部可加压包扎以预防休克的发生。如破膜12h后尚无宫缩，应给抗生素预防感染，24h后仍未临产，可给静脉滴注催产素引产。也有人主张先经腹部穿刺放出一部分羊水后，使羊水压力降低，再作人工破膜，可以防止胎盘早剥的发生。人工破膜时羊水流出，应注意保持胎儿纵位，避免发生横产式难产，密切观察宫缩、宫口开大情况的进展，防止脐带脱垂，预防产后出血。

（三）正常胎儿

应根据胎龄及孕妇的自觉症状决定处理方案。

1.症状较轻者可以继续妊娠，嘱患者注意卧床休息，低盐饮食。酌情使用镇静药。密切注意羊水量的变化。

2.症状重者可以穿刺放羊水或间断应用吲哚美辛治疗。

3.妊娠已足月，可行人工破膜，终止妊娠。

# 第十四节　羊水过少

妊娠晚期羊水量少于300mL者，称羊水过少。羊水过少时，羊水呈黏稠，混浊、暗绿色。羊水过少的发病率为0.4％～4％。羊水过少严重影响围生儿的预后，据报道若羊水量少于50mL，胎儿窘迫发生率达50％以上，围生儿病死率达88％。

## 一、病因

羊水过少主要与羊水产生减少或者羊水吸收，外漏增加有关，临床上多见以下情况。

1.胎儿畸形：如胎儿先天性肾阙如、肾发育不全，输尿管或尿道狭窄等畸形导致尿少或无尿而引起羊水过少。另有肺发育不全、短颈或巨颌畸形也可引起羊水过少。

2.胎盘功能减退，灌注量不足，胎儿脱水，导致羊水过少。也有学者认为过期妊娠时，胎儿成熟过度，其肾小管对抗利尿激素的敏感性增高，尿量减少导致羊水过少，由过期妊娠导致羊水过少的发生率达20％～30％。

3.胎儿生长受限：慢性缺氧引起胎儿血液循环重新分配，主要供应脑和心脏，而肾血流量下降，胎尿生成减少致羊水过少。羊水过少是胎儿宫内发育迟缓的特征之一。

4.羊膜病变：电镜观察发现羊膜上皮层在羊水过少时变薄，上皮细胞萎缩，微绒毛短粗，尖端肿胀,数目少,有鳞状上皮化生现象。细胞中粗面内质网及高尔基复合体也减少,上皮细胞和基膜之间桥粒和半桥粒减少。认为有些原因不明的羊水过少可能与羊膜病变有关。

5.胎膜早破:羊水外漏速度超过羊水生成速度,导致羊水过少。

6.孕妇患病:脱水,血容量不足,服用药物如利尿药、吲哚美辛等,均能引起羊水过少。

## 二、临床表现及诊断

### (一)临床表现

1.孕妇于胎动时常感腹痛,孕期检查发现腹围,宫高均较同期妊娠者小,子宫敏感性高,轻微刺激即可引起宫缩,临产后阵痛剧烈,宫缩多不协调,宫口扩张缓慢导致产程延长。常易发生早期胎儿宫内窘迫,羊水过少容易发生胎儿窘迫和新生儿窒息,增加围生儿病死率。上海统计围生儿病死率,羊水过少者较正常妊娠者高 5 倍。因此是重点防治的疾病之一。

2.羊水过少发生在妊娠早期,胎膜可与胎体粘连,造成胎儿畸形,甚至肢体短缺。若发生在妊娠中、晚期,子宫四周的压力直接作用于胎儿,容易引起肌肉骨骼畸形,如斜视、曲背、手足畸形或胎儿皮肤干燥呈羊皮纸状。现已证实妊娠期胎儿吸入少量羊水有助于胎肺膨胀和发育,羊水过少可致肺发育不全。

3.有学者认为对过期妊娠、胎儿宫内发育迟缓、妊高征孕妇,在正式临产前已有胎心变化,应考虑羊水过少的可能。

### (二)B 超诊断法

近年此法对羊水过少的诊断取得很大的进展。B 超诊断羊水过少的敏感性为 $77\%$,特异性为 $95\%$,但其诊断标准尚未统一,妊娠 $28\sim40$ 周期间,B 超测定最大羊水池与子宫轮廓相垂直深度测量法(AFV)$\leqslant2cm$ 为羊水过少;$\leqslant1cm$ 为严重羊水过少。近年提倡羊水指数(AFI)法,此法比 AFV 更敏感、更准确。将 $AFI\leqslant8.0cm$ 作为诊断羊水过少的临界值;以 $\leqslant5.0cm$ 作为诊断羊水过少的绝对值。除羊水池外,B 超还发现羊水和胎儿交界不清,胎盘胎儿面与胎体明显接触以及肢体挤压卷曲等。

### (三)羊水直接测量

破膜时以羊水少于 $300mL$ 为诊断羊水过少的标准,其性质黏稠、混浊、暗绿色。另外,在羊膜表面常可见多个圆形或卵圆形结节,直径 $2\sim4mm$,淡灰黄色,不透明,内含复层鳞状上皮细胞及胎脂。直接测量法最大缺点是不能早诊断。

### (四)羊膜镜检查

如羊水过少可见羊膜紧贴胎头,同时可观察羊水性质有无污染,及早做出诊断。

## 三、治疗

1.确诊有胎儿畸形者,应立即引产终止妊娠。

2.羊水过少是胎儿危险极其重要的信息。若妊娠已足月,应尽快破膜引产,破膜后羊水少而且黏稠,有严重胎粪污染,同时出现胎儿窘迫的其他表现,估计短时间内不能结束分娩,在除外胎儿畸形后,应选择剖宫产结束分娩,剖宫产比阴道分娩可明显降低围生儿病死率。

3.近年来应用羊膜腔输液防治妊娠中晚期羊水过少取得满意效果。方法之一是产时羊膜腔安放测压导管及头皮电极监护胎儿,将 $37℃$ 的 $0.9\%$ 氯化钠液,以每分钟 $15\sim20mL$ 的速度灌注羊膜腔,一直滴注至胎心率变异减速消失,或 AFI 达到 8cm。通常解除胎心变异减速约需输注 0.9％氯化钠液 250mL(200～300mL)。通过羊膜腔输液可解除脐带受压,使胎心变异减速率,胎粪排出率以及剖宫产率降低, 提高新生儿成活率,是一种安全,经济、有效的方法,但多次羊膜腔输液有发生绒毛膜羊膜炎等并发症的可能。

4.无论有无宫内窘迫,均应做好新生儿抢救及复苏准备工作,因临产前后,由于宫缩时宫壁压迫脐带及胎体,易有胎儿宫内窒息。若羊水中有胎粪,在分娩时应特别注意预防新生儿胎粪吸入综合征的发生,避免诱发新生儿肺炎。

# 第十五节　流产

妊娠不足 28 周,胎儿体重不足 1000g 而终止者称流产。在妊娠 12 周前终止者称早期流产,在妊娠 12 周至不足 28 周终止者称晚期流产。孕 20 周至不足 28 周流产的胎儿有存活的可能,称为有生机儿。流产分为自然流产和人工流产,本节仅阐述自然流产。自然流产发生率占全部妊娠的 10％～15％,多数为早期流产。

## 一、病因
导致流产的原因较多,主要有以下几方面。

### (一)染色体异常
染色体异常是流产的主要原因。早期自然流产时,染色体异常的胚胎占 50％～60％,多为染色体数目异常,其次为染色体结构异常。数目异常有三体、单体、三倍体及四倍体等;结构异常有染色体断裂、倒置,易位和缺失。染色体异常的胚胎多数结局为流产,极少数可能继续发育成胎儿,但出生后也会发生功能异常或合并畸形。若已流产,妊娠产物有时仅为一空孕囊或已退化的胚胎。

### (二)环境因素
影响生殖功能的外界不良因素很多,可以直接或间接对胚胎或胎儿造成损害。过多接触某些有害的化学物质(如砷、铅、苯、甲醛、氯丁二烯,氧化乙烯等)和物理因素(如过量的放射线、噪声及高温等),均可引起流产。

### (三)母体因素
#### 1.全身性疾病
妊娠期患急性病,高热可引起子宫收缩而致流产;细菌毒素或病毒(单纯疱疹病毒,巨细胞病毒等)通过胎盘进入胎儿血循环,使胎儿死亡而发生流产。此外,孕妇患严重贫血或心力衰竭可致胎儿缺氧,也可能引起流产。孕妇患慢性肾炎或高血压,胎盘可能发生梗死而引起晚期流产。

#### 2.生殖器官疾病
孕妇因子宫畸形(如双子宫,纵隔子宫及子宫发育不良等),盆腔肿瘤(如子宫肌瘤等),均可影响胎儿的生长发育而导致流产。宫颈内口松弛或宫颈重度裂伤,易发生晚期流产。

### 3.内分泌失调

黄体功能不足往往影响蜕膜、胎盘而发生流产。甲状腺功能低下者,也可能因胚胎发育不良而流产。

### 4.创伤

妊娠期特别是妊娠早期时行腹部手术或妊娠中期受外伤,可刺激子宫收缩而引起流产。

### (四)免疫因素

妊娠犹如同种异体移植,胚胎与母体间存在复杂而特殊的免疫学关系,这种关系使胚胎不被排斥。若母儿双方免疫不适应,则可引起母体对胚胎的排斥而致流产。有关免疫因素主要有父方的组织相容性抗原、胎儿特异抗原、血型抗原,、母体细胞免疫调节失调、孕期母体封闭抗体不足及母体抗父方淋巴细胞的细胞毒抗体不足等。

## 二、病史

应询问患者有无停经史和反复流产史,有无早孕反应,阴道流血,应询问阴道流血量及持续时间,有无腹痛,腹痛部位,性质,程度,有无阴道排液及妊娠物排出。了解有无发热,阴道分泌物有无臭味可协助诊断流产感染。

## 三、临床表现

主要症状为停经后出现阴道流血和腹痛。孕12周前发生的流产,开始时绒毛与蜕膜剥离,血窦开放,出现阴道流血,下腹部疼痛。晚期流产的临床过程与早产及足月产相似,先出现腹痛,后出现阴道流血。

## 四、临床类型

### (一)先兆流产

妊娠28周前,先出现少量阴道流血,常为暗红色或血性白带,无妊娠物排出,相继出现阵发性下腹痛或腰背痛。妇科检查宫颈口未开,胎膜未破,子宫大小与停经周数相符,经休息及治疗,,症状消失,可继续妊娠;若阴道流血量多或下腹痛加剧,可发展为难免流产。

### (二)难免流产

流产不可避免。在先兆流产基础上,阴道流血量增多,阵发性下腹痛加剧,或出现阴道流液(胎膜破裂)。妇科检查宫颈口已扩张,有时可见胚胎组织或胎囊堵塞于宫颈口内,子宫大小与停经周数相符或略小。

### (三)不全流产

难免流产继续发展,部分妊娠物排出体外,尚有部分残留于宫腔内或嵌顿于宫颈口处,影响子宫收缩,导致大量出血,甚至发生失血性休克。妇科检查见宫颈口已扩张,宫颈口有妊娠物堵塞及持续性血液流出,子宫小于停经周数。

### (四)完全流产

妊娠物已全部排出,阴道流血逐渐停止,腹痛逐渐消失,妇科检查宫颈口已关闭,子宫接近正常大小。

## 五、流产的3种特殊情况

### (一)稽留流产

胚胎或胎儿已死亡滞留宫腔内尚未自然排出者。胚胎或胎儿死亡后子宫不再增大反而缩小,早孕反应消失。妇科检查宫颈口未开,子宫较停经周数小,质地不软,未闻及胎心。

### (二)习惯性流产

连续自然流产 3 次或以上者。每次流产多发生于同一妊娠月份,其临床经过与一般流产相同。宫颈内口松弛者常于妊娠中期,胎囊自宫颈内口突出,宫颈管逐渐缩短、扩张。患者多无自觉症状,一旦胎膜破裂,胎儿迅速排出。

### (三)流产感染

若阴道流血时间长,有组织残留于宫腔内或非法堕胎等,有可能引起宫腔感染,严重时感染可扩展到盆腔、腹腔甚至全身,并发盆腔炎、腹膜炎,败血症及感染性休克,称流产感染。

## 六、辅助检查

### (一)B 超检查

可根据妊娠囊的形态,大小,有无胎心搏动及胎动情况,确定胚胎或胎儿是否存活,并协助诊断流产的类型。宫颈内口关闭不全患者,B 超下可见宫颈内口呈漏斗状扩张,直径一般 >15mm。

### (二)妊娠试验

用早早孕诊断试条可于停经 3~5d 即出现阳性结果。另外,可行血 β－HCG 的定量测定,并进行跟踪观察,以判断先兆流产的预后。

### (三)激素测定

血中孕激素测定在先兆流产的诊断及预后评估方面有较实用的价值,研究表明在异常妊娠(包括异位妊娠)中,99% 的患者血黄体酮水平低于 25ng/mL,如孕激素水平低于 5ng/mL,则无论是宫内或宫外妊娠,娠物均已死亡。有学者认为如 B 超已见孕囊,血 β－HCG 水平< 1000U/mL,血清孕激素水平<5ng/mL,宫内妊娠基本已死亡。

## 七、鉴别诊断

首先区别流产类型,同时需与异位妊娠及葡萄胎、功能失调性子宫出血、盆腔炎及急性阑尾炎等进行鉴别。

### (一)异位妊娠

B 超检查已成为诊断宫内妊娠和异位妊娠的重要方法之一。输卵管妊娠的典型声像图为:①子宫内不见妊娠囊,内膜增厚;②宫旁一侧见边界不清、回声不均的混合性包块,有时可见宫旁包块内有妊娠囊、胚芽及原始心管搏动,为输卵管妊娠的直接证据;③直肠一子宫凹陷处有积液。

### (二)葡萄胎

1.绒毛膜促性腺激素测定

正常妊娠时,随孕周增加,血清 HCG 值逐渐升高,在孕 10~12 周达高峰。以后随孕周增加,血清 HCG 值逐渐下降。但葡萄胎时,滋养细胞高度增生,产生大量 HCG,血清 HCG 值通常高于相应孕周的正常妊娠值,且在停经 12 周以后,随着子宫增大继续持续上升,利用这种差异可作为辅助诊断。但也有少数葡萄胎,HCG 升高不明显。

2.超声检查

完全性葡萄胎的主要超声影像学表现为子宫明显大于停经月份,无妊娠囊或胎心搏动,宫腔内充满不均质密集状或短条状回声,呈"落雪状",若水泡较大而形成大小不等的回声区,则呈"蜂窝状"。子宫壁薄,但回声连续,无局灶状透声区。常可测到两侧或一侧卵巢囊肿,多房,囊壁薄,内见部分纤细分隔。彩色多普勒超声检查可见子宫动脉血流丰富,但子宫肌层内无血流或仅稀疏"星点状"血流信号。部分性葡萄胎宫腔内可见由水泡状胎块所引起的超声图像改变及胎儿或羊膜腔,胎儿常合并畸形。

3.多普勒胎心测定

葡萄胎时仅能听到子宫血流杂音,无胎心音。

### (三)功能失调性子宫出血

尿妊娠试验阴性,B超检查宫腔内无妊娠图像。

### (四)盆腔炎及阑尾炎

一般无停经史,尿妊娠试验阴性,血清 HCG 水平正常,B超检查宫腔内无妊娠图像,血白细胞总数$>10\times10^9/L$。

## 八、治疗

### (一)先兆流产

卧床休息,禁性生活,必要时给予对胎儿危害小的镇静剂。黄体功能不足者可给予黄体酮$10\sim20$mg,每日或隔日肌内注射 1 次,或 HCG $2000\sim3000$U 隔日肌内注射 1 次。其次,维生素 E 及小剂量甲状腺片也可应用。经过治疗,如阴道流血停止,B超提示胚胎存活,可继续妊娠。若临床症状加重,B超发现胚胎发育不良,HCG 持续不长或下降表明流产不可避免,应终止妊娠。

### (二)难免流产

一旦确诊,应尽早使胚胎及胎盘组织完全排出。早期流产应及时行刮宫并对刮出物仔细检查,并送病理检查。晚期流产时,子宫较大,出血较多,可用缩宫素 $10\sim20$U 加入 5% 葡萄糖液 500mL 中静脉滴注,促进子宫收缩。当胎儿及胎盘排出后检查是否完全,必要时刮宫清除宫腔内残留的妊娠物。

### (三)不全流产

一经确诊,应及时行刮宫术或钳刮术,以清除宫腔内残留组织。出血多或伴有休克者应同时输血输液,并给予抗生素预防感染。

### (四)完全流产

症状消失,B超检查宫腔内无残留物,如无感染、一般不需特殊处理。

### (五)稽留流产

处理较困难。处理前应检查血常规、出凝血时间、血小板计数、血纤维蛋白原、凝血酶原时间,凝血块收缩试验及血浆鱼精蛋白副凝试验等,并做好输血准备。口服炔雌醇 1mg 每日 2 次,或己烯雌酚 5mg 每日 3 次,连用 5d 以提高子宫肌对缩宫素的敏感性。子宫小于 12 周者,可行刮宫术,术中肌内注射缩宫素,若胎盘机化并与宫壁粘连较紧,手术应特别小心,防止子宫穿孔,一次不能刮净,可于 $5\sim7$d 后再次刮宫。如凝血功能障碍,应尽早使用肝素,纤维蛋白原及输新鲜血等,待凝血功能好转后,再行引产或刮宫。

## （六）习惯性流产

染色体异常夫妇应于孕前进行遗传咨询,确定是否可以妊娠,在孕前应进行卵巢功能检查、夫妇双方染色体检查与血型鉴定及其丈夫的精液检查,女方尚需进行生殖道检查,包括有无肿瘤、宫腔粘连,并作子宫输卵管造影或（及）宫腔镜检查,以确定子宫有无畸形与病变,有无宫颈内口松弛等。子宫有纵隔的患者,可于宫腔镜下行子宫纵隔切除术；有宫腔粘连者可用探针横向钝性分离粘连；宫颈内口松弛者应在妊娠前行宫颈内口修补术,或于孕 14～18 周行宫颈内口环扎术,术后定期随诊,提前住院,待分娩发动前拆除缝线,若环扎术后有流产征象,应及时拆除缝线,以免造成宫颈撕裂；黄体功能不足或原因不明的习惯性流产妇女当有怀孕征兆时,可按黄体功能不足给以黄体酮治疗,每日 10～20mg 肌内注射,或 HCG 3000U,隔日肌内注射 1 次,确诊妊娠后继续给药直至妊娠 10 周或超过以往发生流产的月份,并嘱其卧床休息,禁性生活,补充维生素 E,注意心理疏导,安定患者情绪。对不明原因的习惯性流产患者,可予免疫治疗。

## （七）流产感染

治疗原则为积极控制感染,尽快清除宫内残留物。若阴道流血不多,应用广谱抗生素 2～3d,待控制感染后再刮宫。若阴道流血量多,静脉滴注抗生素及输血的同时,用卵圆钳将宫腔内残留组织夹出,使出血减少,切不可用刮匙全面搔刮宫腔,以免造成感染扩散,术后应继续给予广谐抗生素,待感染控制后再行彻底刮宫。若已合并感染性休克者,在抗感染同时,应积极抢救休克。若感染严重或腹盆腔有脓肿形成。应予手术引流,必要时切除子宫。

## 九、治疗中应注意问题

### （一）对先兆流产

应积极进行预后评估,对估计预后良好者,应积极进行保胎治疗,对估计预后不良者应严密观察,或及时给予终止妊娠。

### （二）对稽留流产

一定要注意其凝斑功能,如发现凝血功能异常,应先纠正凝血功能后,再予清宫。

### （三）对习惯性流产

应进行全面检查明确病因后,再对症处理。

# 第十六节　早产

孕期满 28 周至不足 37 周（196～258 日）间分娩者称为早产。此间娩出的新生儿称早产儿。早产的发病率为 5%～15%。早产儿出生体重常低于 2500g,由于各器官发育不够成熟,病死率和患病率较高,围生儿死亡中 75% 与早产有关,近年由于对早产儿监护和治疗方法的进步,其生存率明显提高。

## 一、病因

诱发早产的常见因素有:①胎膜早破,绒毛膜羊膜炎,30%～40% 的早产与此有关；②下生殖道及泌尿系感染,如 B 族链球菌,沙眼衣原体,支原体的下生殖道感染、细菌性阴道病以及无症状菌尿、急性肾盂肾炎等;③妊娠并发症与并发症,如妊娠期高血压疾病、妊娠肝内胆汁淤积症,妊娠合并心脏病、慢性肾炎等;④子宫膨胀过度及胎盘因素,如多胎妊娠、羊水过多、前置胎盘,胎盘早剥等;⑤子宫畸形,如纵隔子宫,双角子宫等;⑥宫颈内口松弛;⑦部分早产原因不明。

## 二、临床表现及诊断

早产与足月妊娠的临产过程相似。最初出现不规则子宫收缩,宫缩间隔逐渐缩短,持续时间逐渐延长,宫颈管缩短,或伴有少量阴道血性分泌物或阴道流液,临床上可诊断为先兆早产。一旦出现规律宫缩(20 分钟内≥4 次或 60 分钟内≥8 次),同时伴有宫颈管缩短≥75%、宫颈进行性扩张 2cm 以上者,可诊断为早产临产。随着规则宫缩不断加强,宫颈口开大至 4cm,或胎膜早破,早产则不可避免。常用的辅助诊断方法为:①B 超确定胎儿大小,了解胎盘成熟度及羊水量等;②胎心监护仪监测宫缩,胎盘功能、胎儿血供情况;③羊水卵磷脂/鞘磷脂比值测定了解胎肺成熟度。近年来预测早产的方法有 B 超检查宫颈长度及宫颈内口漏斗形成情况;阴道后穹隆棉拭子检测胎儿纤维连接蛋白预测早产的发生。

## 三、治疗

### (一)一般治疗

左侧卧位休息,给氧,对精神紧张、估计短时间不会分娩的患者可用苯巴比妥镇静,胎膜早破的患者加用抗生素。

### (二)抑制宫缩

先兆早产以及早产临产孕妇无继续妊娠禁忌证、胎膜未破,初产妇宫颈扩张在 2cm 以内、胎儿存活、无宫内窘迫者,原则上尽可能抑制宫缩,维持妊娠。除卧床休息外,给予宫缩抑制剂药物,常用药物如下:

#### 1.β 受体激动剂

此类药物作用于子宫的 β 受体,抑制子宫收缩。主要不良反应有:母儿心率加快、血糖升高、恶心、出汗、头痛等。故有糖尿病、心血管器质性病变、心动过速者禁用或慎用。目前临床上常用的药物有:①沙丁胺醇每次口服 2.4～4.8mg,6～8 小时 1 次,通常首次剂量 4.8mg,宫缩消失后停药。②利托君 150mg 加入 5% 葡萄糖液 500mL 静脉滴注,开始保持 50～100ug/min 滴速,每 30 分钟增加 50pg/min,最大给药浓度不超过 300ug/min,宫缩抑制后至少持续滴注 12 小时,再改为口服 10mg,4～6 次/h。

#### 2.硫酸镁

镁离子对钙离子有拮抗作用,能抑制子宫收缩。一般首次使用 25% 硫酸镁 10mL 加入 25% 葡萄糖液,缓慢静脉注射。然后用 25% 硫酸镁 60mL 加入 5% 葡萄糖液 1000mL 中,以每小时 2g 的速度静脉滴注,直到宫缩停止。用药过程中要求每分钟呼吸不少于 16 次,膝腱反射存在、每小时尿量不少于 25mL。

#### 3.钙离子拮抗剂

钙离子拮抗剂是一类能选择性减少慢通道 $Ca^{2+}$ 内流,因而干扰细胞内 $Ca^{2+}$ 浓度而影响细胞功能的药物,能抑制子宫收缩。常用硝苯地平 5～10mg 舌下含服,每日三次,应密切注意孕妇心率及血压变化。已用硫酸镁者慎用。

**(三)提高早产儿成活率**

若孕妇宫口开大,胎膜早破,则早产已不可避免。①给予氧气吸入。②分娩前给予孕妇地塞米松5mg肌内注射,每日3次,连用3日,时间紧迫时也可静脉注射或羊膜腔内注射地塞米松防止新生儿呼吸窘迫综合征的发生。③为减少新生儿颅内出血的发生,产前孕妇肌内注射维生素K 10mg,每日一次,连用3日。产时适时作会阴后一侧切开,缩短第二产程。对早产胎位异常者,估计胎儿有可能存活可考虑剖宫产。④临产后一般不用有抑制胎儿呼吸作用的镇静剂;如吗啡,哌替啶等。

## 四、预防

1.积极治疗泌尿生殖道感染,妊娠晚期节制性生活,预防胎膜早破。

2.妊娠前积极治疗基础疾病,把握好妊娠时机;妊娠后积极预防各种妊娠并发症及并发症的发生。

3.宫颈内口松弛者宜于妊娠14～18周时作子宫颈内口环扎术。

# 第五章　异常分娩

## 第一节　产力异常

子宫收缩力是分娩过程中最重要的产力,具有节律性、对称性、极性和缩复作用。子宫收缩力异常分为子宫收缩乏力(简称宫缩乏力)和子宫收缩过强(宫缩过强)两类,每类又分为协调性和不协调性。

### 一、子宫收缩乏力

**(一)病因**

1.头盆不称或胎位异常

胎儿先露部不能紧贴子宫下段及宫颈内口,内源性缩宫素释放减少,导致继发性宫缩乏力。

2.子宫肌源性因素

子宫肌纤维过度伸展(如多胎妊娠、巨大胎儿等);经产妇子宫肌纤维变性;子宫发育不良、子宫畸形(如双角子宫等)、子宫肌瘤等,均能引起宫缩乏力。

3.精神因素

产妇恐惧及精神过度紧张使大脑皮质功能紊乱;临产后过多消耗体力、进食不足及水、电解质紊乱,均可导致宫缩乏力。

4.内分泌失调

临产后,产妇体内雌激素、缩宫素及前列腺素合成与释放减少,影响肌细胞收缩。

5.药物影响

临产后使用大量镇静剂及麻醉药,如氯丙嗪、硫酸镁、哌替啶等,可使宫缩受到抑制。

**(二)临床表现**

1.协调性宫缩乏力

特点为宫缩具有正常的节律性、对称性和极性,但收缩力弱。宫缩高峰时,宫体隆起不明显,指压宫底仍可出现凹陷;宫腔内压力低于 15mmHg,持续时间短,间歇期长且不规律,宫缩每 10min 小于 2 次。

(1)原发性宫缩乏力:指产程开始即出现宫缩乏力,表现为潜伏期延长,需排除假临产。

(2)继发性宫缩乏力:临产开始宫缩正常,进入活跃期后宫缩减弱,致产程延长或停滞,常见于骨盆狭窄、枕位异常等。

2.不协调性宫缩乏力(高张性宫缩乏力)

特点为子宫收缩的极性倒置,宫缩的兴奋点来自子宫下段的一处或多处冲动;收缩波小而不规律,频率高,由下往上扩散,节律不协调。宫腔内压仅达 20mmHg,但间歇期宫壁不能完全松弛,宫口不能扩张,胎先露不下降,属无效宫缩。产妇持续腹痛、拒按、烦躁不安,甚至出现脱水、电解质紊乱、肠胀气、尿潴留;由于宫缩间歇子宫不能完全放松,影响胎盘循环导致胎儿窘迫。

3.产程曲线异常

(1)潜伏期延长:初产妇超过 16h。

(2)活跃期延长:初产妇超过 8h;宫口扩张速度初产妇小于 1.2cm/h,经产妇小于 1.5cm/h。

(3)活跃期停滞:进入活跃期后,宫口不再扩张达 2h 以上。

(4)第二产程延长:第二产程初产妇超过 2h,经产妇超过 1h 尚未分娩。

(5)第二产程停滞:第二产程达 1h 胎头下降无进展。

(6)胎头下降延缓:活跃期的减速期及第二产程,胎头下降速度初产妇小于 1.0cm/h,经产妇小于 2.0cm/h。

(7)胎头下降停滞:活跃期的减速期后胎头停留在原处不下降达 1h 以上。

(8)滞产:总产程超过 24h。

(三)处理

1.协调性收缩乏力

出现协调性宫缩乏力,首先寻找原因。若发现有头盆不称,估计不能经阴道分娩者,及时行剖宫产术;否则应采取加强宫缩的措施。

1)第一产程:除一般处理外,还需加强宫缩。

(1)一般处理:消除精神紧张,多休息,鼓励进食,注意营养与水分的补充等。对潜伏期出现的宫缩乏力,首先应与假临产鉴别,强镇静剂哌替啶 100mg 或吗啡 10mg 肌内注射后,宫缩停止者为假临产。经充分休息,大多数能自然转入活跃期。

(2)加强宫缩。①人工破膜:适用于宫口开大≥3cm、胎头已衔接除外头盆不称者。使胎头直接紧贴子宫下段及宫颈内口,引起反射性宫缩,加速产程进展,尤其 Bishop 评分≥7 分者,成功率较高。破膜应在宫缩间歇进行,并注意有无脐带先露。②地西泮静脉推注:地西泮 10mg 缓慢静脉推注,能使宫颈平滑肌松弛,促进宫口扩张;镇静缓解产妇的疲惫状态。尤其适用于宫颈水肿时。③缩宫素静脉滴注:从小剂量开始,将缩宫素 2.5U 加于 5% 葡萄糖液 500mL 内,每 1mL 中含有 5mU 缩宫素。开始滴速为 8 滴/分(剂量为 2.5mU/min);渐增加滴速,通常不超过 30～45 滴/分(10～15mU/min),维持有效宫缩,间隔 2～3min,持续 40～60s,宫腔内压力不超过 60mmHg。对于不敏感者,可酌情增加给药浓度。专人观察宫缩、听胎心率及测量血压,出现宫缩持续 1min 以上或胎心率有变化,应立即停止静脉滴注。缩宫素的血浆半衰期平均为 5min,故停药后能迅速好转。发现血压升高,减慢滴注速度。若仍无进展或出现胎儿窘迫,及时行剖宫产术。

2)第二产程:出现宫缩乏力,除外头盆不称,给予缩宫素加强宫缩。若胎头双顶径已通过坐骨棘平面,指导自然分娩,或行会阴后一侧切开以胎头吸引术或产钳术助产;否则,应行剖宫产术。

3)第三产程:胎肩娩出时,静脉推注缩宫素 10U,同时缩宫素 10～20U 静脉滴注,预防产后出血。产程长、破膜时间长,给予抗生素预防感染。

**2.不协调性宫缩乏力**

原则是调节子宫收缩,恢复其正常节律性和极性。给予哌替啶 100mg 或吗啡 10mg 肌内注射,产妇充分休息后多能恢复为协调性宫缩。在恢复为协调性宫缩之前,严禁应用缩宫素。若不协调宫缩未能纠正,并伴有头盆不称或胎儿宫内窘迫征象时禁用镇静剂,应行剖宫产术。

## 二、子宫收缩过强

### (一)协调性子宫收缩过强

**1.临床表现**

子宫收缩的节律性、对称性和极性均正常,仅收缩力过强。宫口常迅速开全,分娩短时间内结束。宫口扩张速度≥5cm/h(初产妇)或≥10cm/h(经产妇),总产程小于 3h 为急产。经产妇多见。

**2.对母儿影响**

产程过快,导致初产妇产道撕裂伤;胎先露部下降受阻,则导致子宫破裂。子宫肌纤维未能及时缩复,易发生胎盘滞留及产后出血。宫缩过强过频导致胎儿窘迫、死产、新生儿窒息;颅内压变化过快导致颅内出血。急产来不及消毒导致产褥感染、新生儿感染等。

**3.处理**

有急产史者应提前住院待产。有临产征象立即卧床待产,提前做好接产及抢救新生儿窒息的准备。发生强直性宫缩时,给予吸氧及宫缩抑制剂如硫酸镁 5g 缓慢静脉推注。产后仔细检查软产道。因急产未消毒及新生儿坠地者,新生儿及早肌内注射精制破伤风抗毒素 1500U;维生素 $K_1$ 10mg 以预防颅内出血,产妇给予抗生素预防感染。

### (二)不协调性子宫收缩过强

**1.子宫痉挛性狭窄环**

子宫痉挛性狭窄环为子宫壁局部肌肉呈痉挛性不协调收缩形成的环状狭窄,持续不放松。狭窄环多发生在子宫上下段交界处及胎体狭窄部,如胎儿颈部。与产妇精神紧张、使用缩宫素不当或粗暴阴道操作有关。

(1)临床表现:产妇烦躁不安,持续性腹痛;宫口扩张缓慢、胎先露下降停滞,胎心快慢不均。阴道检查可在宫腔内触及硬而无弹性的狭窄环,与病理缩复环不同,不随宫缩上升。

(2)处理:及时发现并查找原因。停止阴道操作及缩宫素使用。可给予哌替啶 100mg 或吗啡 10mg 肌内注射;或硫酸镁 5g 缓慢静脉推注抑制宫缩。宫缩恢复协调,可继续试产;若狭窄环不能缓解,胎先露不下降或胎儿窘迫,需行剖宫产术。

**2.强直性子宫收缩**

多由于缩宫素使用不当或胎盘早剥引起。产妇烦躁不安,持续性腹痛,拒按;宫缩间歇期短或无间歇;胎位、胎心不清;有时可出现病理缩复环、血尿等先兆子宫破裂征象。确诊后,立即给予宫缩抑制剂,如硫酸镁等静脉推注。若属梗阻性原因,或出现胎儿窘迫,立即行剖宫产术。

# 第二节　产道异常

产道异常包括骨产道(骨盆腔)异常及软产道(子宫下段、宫颈、阴道、外阴)异常。

## 一、骨产道异常

### (一)定义与分类

骨盆径线过短或形态异常,致使骨盆腔小于胎先露部可通过的限度,阻碍胎先露部下降,影响产程顺利进展,称狭窄骨盆。可以为一个或多个径线及一个或多个平面同时狭窄。

1.骨盆入口平面狭窄

骨盆入口平面狭窄以骨盆入口平面前后径狭窄为主,分为单纯扁平骨盆和佝偻病性扁平骨盆。可分为3级。

(1)Ⅰ级:临界性狭窄。骶耻外径18cm,对角径11.5cm,骨盆入口前后径10.0cm。

(2)Ⅱ级:相对性狭窄。骶耻外径16.5～17.5cm,对角径10.0～11.0cm,骨盆入口前后径8.5～9.5cm。

(3)Ⅲ级:绝对性狭窄。骶耻外径≤16.0cm,对角径≤9.5cm,骨盆入口前后径≤8.0cm。

2.中骨盆平面狭窄

中骨盆平面狭窄亦分为3级。常见有漏斗骨盆和横径狭窄(即类人猿型骨盆)骨盆。

(1)Ⅰ级:临界性狭窄。坐骨棘间径10.0cm,坐骨棘间径加后矢状径13.5cm。

(2)Ⅱ级:相对性狭窄。坐骨棘间径8.5～9.5cm,坐骨棘间径加后矢状径12.0～13.0cm。

(3)Ⅲ级:绝对性狭窄。坐骨棘间径≤8.0cm,坐骨棘间径加后矢状径≤11.5cm。

3.骨盆出口平面狭窄

骨盆出口平面狭窄常见于男性骨盆,骨盆侧壁内收及骶骨平直导致坐骨切迹小于两横指,耻骨弓角度小于90°,表现为漏斗型骨盆,亦分为3级。

(1)Ⅰ级:临界性狭窄。坐骨结节间径7.5cm,坐骨结节间径与出口后矢状径之和15.0cm。

(2)Ⅱ级:相对性狭窄。坐骨结节间径6.0～7.0cm,坐骨结节间径与出口后矢状径之和12.0～14.0cm。

(3)Ⅲ级:绝对性狭窄。坐骨结节间径≤5.5cm,坐骨结节间径与出口后矢状径之和≤11.0cm。

4.骨盆三个平面狭窄

骨盆三个平面狭窄又称均小骨盆,外形呈正常女型骨盆,骨盆三个平面各径线均比正常值小2cm或以上,见于身材矮小但匀称的女性。

5.畸形骨盆

畸形骨盆较少见,如骨软化症骨盆、偏斜骨盆等。

### (二)临床表现

1.骨盆入口平面狭窄

胎头衔接受阻导致胎位异常,臀先露、肩先露等的发生率增加2倍,脐带脱垂的发生率亦增加。初产妇常在预产期前1~2周胎头已衔接,若入口狭窄时,临产后胎头仍未入盆,检查胎头跨耻征阳性。临产后,根据骨盆狭窄程度、产力强弱、胎儿大小及胎位情况不同,结局也不相同。

(1)骨盆临界性、相对性狭窄:若胎儿不大且产力好,胎头常以矢状缝在骨盆入口横径衔接,多取后不均倾势。充分试产后,后顶骨逐渐进入骶凹处,再使前顶骨入盆,则矢状缝位于骨盆入口横径上呈头盆均倾势。临床表现为潜伏期及活跃期早期延长,活跃期后期进展顺利。若胎头迟迟不入盆,常出现胎膜早破及继发性宫缩乏力。偶有宫缩过强的,因产道梗阻,出现尿潴留、血尿、下腹压痛拒按等先兆子宫破裂征象。

(2)骨盆绝对性狭窄:若胎儿不大、产力好,胎头仍不能入盆,属绝对性头盆不称,需剖宫产。

2.中骨盆平面狭窄

(1)若胎头能正常衔接,则潜伏期及活跃期早期进展顺利。当胎头下降达中骨盆时,由于中骨盆横径狭窄,胎头内旋转受阻,出现持续性枕横(后)位,导致继发性宫缩乏力、胎头下降受阻、活跃期晚期及第二产程延长或停滞。产妇过早出现排便感,需及时发现并纠正。

(2)胎头受阻于中骨盆,胎头受压塑形、颅骨重叠、软组织水肿,产瘤较大,严重时可发生脑组织损伤、颅内出血及胎儿宫内窘迫。若中骨盆狭窄严重,宫缩又较强,可发生先兆子宫破裂及子宫破裂。强行阴道助产,导致严重软产道裂伤及新生儿产伤,如硬脑膜甚至大脑镰、小脑幕等撕裂引起颅内出血。胎头滞留产道过久,压迫尿道与直肠,易发生排尿困难、血尿,甚至尿瘘或粪瘘。

3.骨盆出口平面狭窄

骨盆出口平面狭窄常与中骨盆平面狭窄并存。若为单纯骨盆出口平面狭窄,第一产程进展顺利,胎头达盆底后受阻,导致继发性宫缩乏力及第二产程停滞。强行阴道助产,可导致软产道、骨盆底肌肉严重损伤及新生儿产伤。

**(三)狭窄骨盆的诊断**

1.病史

询问病史:如佝偻病、脊髓灰质炎、骨结核及外伤史;既往有否难产史等。

2.查体

孕妇身高小于145cm,易合并均小骨盆;脊柱侧凸或跛行者可伴偏斜骨盆畸形;骨骼粗壮、颈部较短者易伴漏斗型骨盆。

3.腹部检查

悬垂腹孕妇,提示骨盆入口狭窄。充分估计胎儿大小及头盆关系。临产后,行胎头跨耻征检查:产妇排空膀胱仰卧,两腿伸直,检查者一手放在耻骨联合上方,一手向骨盆腔推压胎头。若胎头低于耻骨联合平面,表示头盆相称,胎头跨耻征阴性;若胎头与耻骨联合在同一平面,表示可疑头盆不称,胎头跨耻征可疑阳性;若胎头高于耻骨联合平面,表示头盆不称,胎头跨耻征阳性。但也不能仅凭一次检查来做出决定,还应综合考虑、动态观察,根据产程进展做出最后判断。

4.骨盆测量

(1)骨盆外测量:各径线＜正常值 2cm 或以上为均小骨盆。骶耻外径＜18cm 为扁平骨盆。坐骨结节间径＜8cm,耻骨弓角度＜90°,为漏斗型骨盆。

(2)骨盆内测量:外测量发现异常,需行骨盆内测量。对角径＜11.5cm,骶岬突出为骨盆入口平面狭窄,属扁平骨盆。并测量骶骨前面弯度、坐骨棘间径、坐骨切迹宽度(即骶棘韧带宽度)。若坐骨棘间径＜10cm,坐骨切迹宽度小于两横指,为中骨盆平面狭窄。若坐骨结节间径＜8cm,应测量出口后矢状径及检查骶尾关节活动度;坐骨结节间径与出口后矢状径之和＜15cm,为骨盆出口平面狭窄。

**(四)狭窄骨盆分娩时处理**

1.骨盆入口平面狭窄

(1)绝对性骨盆狭窄:骶耻外径≤16cm,骨盆入口前后径≤8cm,胎头跨耻征阳性者,足月活胎不能入盆经阴道分娩,应行剖宫产术。

(2)相对性骨盆狭窄:骶耻外径 16.5～17.5cm,骨盆入口前后径 8.5～9.5cm,胎头跨耻征可疑阳性。足月胎儿＜3000g,胎心正常,产力好,可严密监护下试产。试产过程中行人工破膜或缩宫素静脉滴注加强宫缩。试产 2～4h 或宫口扩张至 3～4cm,胎头仍不能入盆,宫口扩张缓慢,或胎儿窘迫,应行剖宫产术。

(3)临界性骨盆狭窄:中等大小胎儿多可经阴道分娩。

2.中骨盆及骨盆出口平面狭窄

中骨盆平面狭窄导致胎头俯屈及内旋转受阻,易发生持续性枕横(后)位,表现为活跃期或第二产程延长及停滞、继发性宫缩乏力等。若宫口开全,胎头双顶径达坐骨棘水平或更低,多能转至枕前位自然分娩,少数需手转胎头阴道助产;若胎头双顶径未达坐骨棘水平,或出现胎儿窘迫,应行剖宫产术。

诊断为骨盆出口狭窄,不应试产。若出口横径与出口后矢状径之和＞15cm,多数可经阴道分娩,但有时需阴道助产并行较大的会阴后一侧切开。若两者之和＜15cm,需剖宫产术。

3.骨盆三个平面狭窄

若估计胎儿小、胎位正常、产力好,可试产,以胎头最小径线通过骨盆腔,可能经阴道分娩。若胎儿较大,有明显头盆不称,尽早剖宫产。

4.畸形骨盆

若畸形严重、明显头盆不称者,应行剖宫产术。

## 二、软产道异常

**(一)先天发育异常**

1.阴道横隔

阴道横隔多位于阴道上段,影响胎先露部下降。当横隔被撑薄,可自横隔孔处作 X 形切开。隔被切开后,胎先露部压迫,通常无明显出血;分娩结束再缝合残端。若横隔高且坚厚,阻碍胎先露部下降,需行剖宫产术。

2.阴道纵隔

阴道纵隔若伴有双子宫、双宫颈,位于一侧子宫内的胎儿下降,通过该侧阴道分娩时,纵隔被推向对侧,分娩多无阻碍。阴道纵隔发生于单宫颈时,纵隔阻挡胎先露部下降,可将纵隔剪断,分娩结束后缝合残端。

### (二)软产道瘢痕

**1.子宫下段瘢痕**

随着剖宫产率的增加,子宫下段瘢痕者增多。若前次剖宫产切口为子宫下段横切口,再孕后有可能阴道试产。瘢痕子宫破裂时多无子宫破裂先兆症状。对两次及以上剖宫产史者再孕不宜试产。

**2.宫颈瘢痕**

宫颈行冷冻、高频电刀或锥形切除术后、宫颈裂伤修补术后等可导致宫颈形成瘢痕、狭窄。若宫缩强,宫口仍不扩张,应行剖宫产术。

**3.阴道瘢痕**

若位置低、狭窄轻,可作较大的会阴后一侧切开,经阴道分娩。若瘢痕严重,位置高或曾行生殖道瘘修补术,应行剖宫产。

### (三)盆腔肿瘤

**1.子宫肌瘤**

子宫下段及宫颈肌瘤影响胎先露部衔接,应行剖宫产术。

**2.宫颈癌**

若经阴道分娩,可导致裂伤、出血及癌肿扩散,应行剖宫产术。

# 第三节 胎位异常

## 一、持续性枕后位、枕横位

在分娩过程中,胎头以枕后位或枕横位衔接,经充分试产,胎头枕骨不能转向前方,直至分娩后期仍位于母体骨盆后方或侧方,致使分娩发生困难者,称持续性枕后位或持续性枕横位。

### (一)原因

**1.骨盆异常**

常发生于男型骨盆或类人猿型骨盆:由于骨盆入口平面前半部较狭窄,胎头容易以枕后位或枕横位衔接,不利于胎头俯屈;同时常伴有中骨盆及出口平面狭窄,影响胎头内旋转,成为持续性枕后(横)位。而扁平骨盆前后径短小,均小骨盆各径线均小,胎头常以枕横位入盆,亦旋转困难成为持续性枕横位。

**2.其他**

子宫收缩乏力、前置胎盘、胎儿过大或头盆不称等均影响胎头下降、俯屈及内旋转,容易造成持续性枕后(横)位。

### (二)诊断

**1.临床表现**

由于枕后位的胎先露部不易紧贴子宫下段及宫颈内口,常导致协调性宫缩乏力及宫口扩张缓慢。因枕骨持续位于骨盆后方压迫直肠,产妇自觉肛门坠胀及排便感,宫口未开全时过早使用腹压,易导致宫颈水肿和产妇疲劳,常致活跃期晚期及第二产程延长。若在阴道口已见到胎发,但多次宫缩屏气后胎头无明显下降时,应想到持续性枕后位的可能。

**2.腹部检查**

胎背偏向母体后方或侧方,在对侧明显触及胎儿肢体。胎心在脐下一侧偏外方听得最响亮。

**3.肛门检查或阴道检查**

枕后位时,盆腔后部空虚,胎头矢状缝位于骨盆斜径上。前囟在骨盆右前方,后囟在左后方为枕左后位;反之,为枕右后位。胎头矢状缝位于骨盆横径上,后囟在骨盆左侧方为枕左横位。因胎头产瘤囟门触不清时,可借助胎儿耳廓及耳屏位置判定胎位,若耳廓朝向骨盆后(侧)方,诊断为枕后(横)位。

**4.B超检查**

B超检查能准确探清胎头位置。

**(三)分娩机制**

多数枕横位或枕后位在有效宫缩作用下,胎头枕部向前转 90°～135°,以枕前位分娩。不能自然转为枕前位的分娩机制如下。

**1.枕后位**

胎头枕部向后行 45°内旋转,使矢状缝与骨盆前后径一致,胎儿枕部朝向骶骨呈正枕后位,分娩方式如下。

(1)胎头俯屈较好:胎头继续下降至前囟抵达耻骨联合下时,以前囟为支点,胎头继续俯屈使顶部及枕部自会阴前缘娩出。随后胎头仰伸相继由耻骨联合下娩出额、鼻、口、颏。为枕后位阴道助产时最常见的方式。

(2)胎头俯屈不良:当鼻根抵达耻骨联合下时,以鼻根为支点,胎头先俯屈,自会阴前缘娩出前囟、顶部及枕部。然后胎头仰伸,自耻骨联合下方相继娩出额、鼻、口、颏。因胎头以较大的枕额周径旋转,胎儿娩出困难,多需阴道助产。

**2.枕横位**

可由于内旋转受阻或枕后位仅向前旋转 45°而来。多需用手或胎头吸引器、产钳将胎头转成枕前位娩出。

**(四)处理**

持续性枕后(横)位在骨盆无异常、胎儿不大时,可以试产。

**1.第一产程**

保证产妇充分休息,睡眠不好可给予哌替啶或地西泮。让产妇朝向胎背对侧方向侧卧,以利胎头枕部转向前方。宫缩欠佳,及时静脉滴注缩宫素。宫口开大 3cm 以上,可人工破膜,使胎头下降。出现产程停滞、胎儿窘迫征象,及时行剖宫产术。嘱产妇不要过早屏气用力,以免引起宫颈前唇水肿。

**2.第二产程**

经加强宫缩、屈髋加腹压用力后,胎头下降迟缓,及时行阴道检查,查清为持续性枕后(横)

位,手转胎头,争取自然分娩。若初产妇宫口开全 1h,经产妇已近 1h,胎头双顶径已达坐骨棘平面或更低时,可手转胎头或用胎头吸引器(或产钳)辅助将胎头枕部转向前方后阴道助娩。若转成枕前位有困难时,也可转成正枕后位产钳助产。以枕后位娩出时,需作较大的会阴后一侧切开,以免会阴裂伤。若胎头位置较高,疑有头盆不称或伴胎儿窘迫,需行剖宫产术。

3.第三产程

产程延长,易发生产后宫缩乏力,应防治产后出血。有软产道裂伤者,应及时修补;给予抗生素预防感染。新生儿应重点监护。

## 二、胎头高直位

胎头以不屈不仰姿势衔接于骨盆入口,其矢状缝与骨盆入口前后径相一致,称胎头高直位。胎头枕骨向前靠近耻骨联合者称高直前位,又称枕耻位;向后靠近骶岬者称高直后位,又称枕骶位。胎头高直前位时,若骨盆正常、胎儿不大、产力强,应给予充分试产机会,促使胎头俯屈转为枕前位。试产失败及胎头高直后位应行剖宫产术。

## 三、前不均倾位

枕横位的胎头(胎头矢状缝与骨盆入口横径一致)以前顶骨先入盆称前不均倾位。阴道检查:胎头矢状缝在骨盆入口横径上,向后移靠近骶岬,同时前后囟一起后移。前顶骨紧嵌于耻骨联合后方,产瘤大部分位于前顶骨,因后顶骨的大部分尚在骶岬之上,致使盆腔后半部空虚。除极个别胎儿小、宫缩强、骨盆宽大者可给予短时间试产外,均应尽快剖宫产。

## 四、面先露

面先露多于临产后发现。系因胎头极度仰伸,使胎儿枕部与胎背接触。面先露以颏骨为指示点,有颏左前、颏左横、颏左后、颏右前、颏右横、颏右后 6 种胎位,以颏左前及颏右后位较多见。经产妇多见。阴道检查可触到高低不平、软硬不均的颜面部,若宫口开大时可触及胎儿口、鼻、颧骨及眼眶。颏前位时,若无头盆不称,产力良好,有可能自然分娩,必要时产钳助娩。持续性颏后位应行剖宫产术。

## 五、复合先露

胎先露部(胎头或胎臀)伴有肢体(上肢或下肢)同时进入骨盆入口,称复合先露。多发生于早产,以一手或一前臂沿胎头脱出。发现复合先露,首先查清有无头盆不称。无头盆不称,让产妇向脱出肢体的对侧侧卧,肢体常可自然缩回。脱出肢体与胎头已入盆,待宫口近开全后上推回纳肢体,然后经腹部下压胎头,经阴道分娩。胎臀合并手复合先露,一般不影响分娩,不需特殊处理。若还纳失败、伴有头盆不称明显或出现胎儿窘迫征象,应尽早行剖产宫术。

# 第四节　脐带异常

脐带是胎儿与母体进行物质和气体交换的唯一通道。脐带异常可使胎儿血供受限或受阻,导致胎儿窘迫、甚至胎儿死亡。

## 一、脐带长度异常

脐带正常长度为 30～70cm,平均 55cm。

### (一)脐带过短

脐带的安全长度须超过从胎盘附着处达母体外阴的距离。若胎盘附着于宫底,脐带长度至少 32cm 方能正常分娩,故认为脐带短于 30cm 称为脐带过短,发生率 1%。脐带过短分娩前常无临床征象,临产后可因胎先露部下降受阻,脐带被牵拉过紧致使胎儿血循环受阻,缺氧而出现胎心率异常;可导致胎盘早剥,脐带断裂,甚至子宫内翻;引起产程延长,以第二产程延长多见。若临产后怀疑脐带过短,应改变体位并吸氧,胎心无改善应尽快行剖宫产术。

### (二)脐带过长

指脐带长度超过 70cm。脐带过长容易引起脐带打结、缠绕、脱垂及受压。

## 二、脐带缠绕

脐带围绕胎儿颈部、四肢或躯干者,称为脐带缠绕,是常见的脐带并发症,发生率为 13%～20%。约 90% 为脐带绕颈,以绕颈 1 周者居多,绕颈 3 周以上罕见。

其发生原因和脐带过长、胎儿过小、羊水过多及胎动过频等有关。

对胎儿的影响与脐带缠绕松紧、缠绕周数及脐带长短有关。脐带绕颈 1 周需脐带 20cm 左右,因此脐带长度正常者绕颈 1 周对胎儿的影响并不大。

脐带缠绕的临床特点如下。

1.胎先露部下降受阻

由于脐带缠绕使脐带相对变短,影响胎先露下降,导致产程延长或产程停滞。

2.胎儿窘迫

当缠绕周数过多、过紧时或胎先露下降时,脐带受到牵拉,可使胎儿血循环受阻,导致胎儿窘迫,甚至胎死宫内。

3.电子胎心监护

出现频繁的变异减速。

4.彩色多普勒超声检查

可在胎儿颈部发现脐带血流信号。

5.B超检查

脐带缠绕处的皮肤有明显的压迹,脐带缠绕 1 周者皮肤为∪形压迹;脐带缠绕 2 周者,皮肤为 W 形压迹;脐缠绕 3 周或 3 周以上,皮肤压迹为锯齿状。

当产程中出现上述情况,应高度警惕脐带缠绕,尤其当胎心监护出现异常,经吸氧、改变体位不能缓解时,应及时终止妊娠。临产前 B 超诊断脐带缠绕,应在分娩过程中加强监护,一旦出现胎儿窘迫,及时处理。

## 三、脐带打结

脐带打结分为假结和真结两种。脐带假结是指脐静脉较脐动脉长,形成迂曲似结或由于脐血管较脐带长,血管卷曲似结。假结一般不影响胎儿血液循环,对胎儿影响不大。脐带真结是由于脐带缠绕胎体,随后胎儿又穿过脐带套环而成真结。脐带真结较少见,发生率约 0.4%～1.1%。真结一旦影响胎儿血液循环,妊娠期可导致胎儿生长受限,真结过紧可造成胎儿血循环受阻,严重者导致胎死宫内,多数在分娩后确诊。

### 四、脐带扭转

胎儿活动可使脐带顺其纵轴扭转呈螺旋状,生理性扭转可达 6～11 周。若脐带过度扭转呈绳索样,使胎儿血循环受阻,造成胎儿缺氧,严重者可致胎儿血循环中断,导致胎死宫内。

### 五、脐带附着异常

#### (一)脐带边缘性附着

指脐带附着在胎盘边缘者,因其形状似球拍,故又称为球拍状胎盘。在分娩过程中,脐带边缘性附着一般不影响胎儿血液循环。多在产后胎盘检查时才被发现。

#### (二)脐带帆状附着

指脐带附着于胎膜上,脐带血管通过羊膜与绒毛膜之间进入胎盘。附着在胎膜上的脐带血管位置高于胎儿先露部,一般对胎儿无影响。如附着在胎膜的脐带血管跨过宫颈内口,位于先露部前方时,称为前置血管。前置血管受胎先露压迫,可导致胎儿窘迫或死亡。分娩过程中,如前置血管破裂,胎儿血液外流,出血量达 200～300mL 时,可发生胎儿死亡。前置血管破裂表现为胎膜破裂时有血液随羊水流出,伴胎心率异常或消失,胎儿死亡。取血检查见有核红细胞或幼红细胞及胎儿血红蛋白可确诊。

### 六、脐带先露和脐带脱垂

胎膜未破时脐带位于胎先露部前方或一侧称为脐带先露,也称隐性脐带脱垂。胎膜破裂后,脐带脱出于宫颈口外,降至阴道甚至外阴,称为脐带脱垂。脐带脱垂发生率约为 1/300 次分娩,是导致胎儿窘迫、新生儿窒息、死胎及死产的重要原因之一。

#### (一)病因

脐带脱垂容易发生在胎先露部不能衔接时,常见原因有:①胎位异常,因胎先露与骨盆入口之间有间隙使脐带滑落,多见于臀先露、肩先露和枕后位等;②胎头高浮或头盆不称,使胎头与骨盆入口间存在较大间隙;③胎儿较小或多胎妊娠第二胎儿娩出前;④羊水过多、羊膜腔内压力过高,破膜时脐带随羊水冲出;⑤脐带过长。

#### (二)诊断

有脐带脱垂危险因素存在时,应警惕脐带脱垂的可能。若胎膜未破,于胎动、宫缩后胎心率突然减速,改变体位、上推胎先露部及抬高臀部后迅速恢复者,应考虑有脐带先露的可能。彩色多普勒超声检查在胎先露部一侧或其下方找到脐血流声像图即可确诊。胎膜已破者一旦胎心率出现异常,应行阴道检查,如在胎先露旁或胎先露下方以及阴道内触及脐带者,即可确诊。检查时应动作轻柔迅速,以免延误处理时间及加重脐血管受压。

#### (三)处理

1.脐带脱垂

一旦发现脐带脱垂,胎心尚好,胎儿存活者,应争取尽快娩出胎儿并做好新生儿窒息的抢救准备。

(1)宫口开全,胎头已入盆,应根据不同胎位行产钳术、胎头吸引术或臀牵引术等阴道手术助产。阴道助产有困难则行剖宫产术。

(2)若宫颈未开全,应立即就地行剖宫产术。在准备期间,产妇应取头低臀高位,必要时用手将胎先露推至骨盆入口以上，以减轻脐带受压。在准备手术时，必须抬高产妇臀部，以防脐带进一步脱出。检查者的手保持在阴道内，将胎儿先露上推，避免脐带受压。

（3）若宫口未开全又无立即剖宫产条件者，可采用脐带还纳术，但施术困难，成功率不高，已少用。

2.脐带先露

经产妇、胎膜未破、宫缩良好者，取头低臀高位，由于重力作用使胎先露退出盆腔，可减轻脐带受压，脐带也可能退回。密切观察胎心率，等待胎头衔接，宫口逐渐扩张，胎心仍保持良好者，可经阴道分娩。否则应行剖宫产终止妊娠。

**（四）预防**

（1）做好妊娠期保健，有胎位异常者及时纠正，如纠正有困难，或骨盆狭窄者应提前住院，及早确定分娩方式。

（2）临产后胎先露未入盆或胎位异常者，应卧床休息，少做肛查或阴道检查，检查的动作要轻柔，以防胎膜破裂。一旦胎膜破裂，应立即听胎心，出现胎心率异常者立即做阴道检查。

（3）胎头未入盆而需行人工破膜者，应在宫缩间歇时行高位破膜，缓慢放出羊水以防脐带被羊水冲出。

## 七、脐带病变

### （一）单脐动脉（SUA）

人类正常脐带有两条脐动脉和一条脐静脉。如脐带中只有一条脐动脉，称为单脐动脉。单脐动脉的发生有两种学说：一种学说认为是先天性未发育，从胚胎发育开始就只有一支脐动脉；另一种学说是胚胎开始发育时存在两支脐动脉，但在以后的发育过程中，一支脐动脉继发性萎缩而逐渐消失。

单脐动脉的发生率文献报道差异很大，在单胎妊娠中发生率约为1%，在双胎中约为5%。1986年有学者报道连续检查1018例脐带，距新生儿脐轮3cm处取材，作肉眼和显微镜观察，发现SUA6例，发生率为0.59%，其中3例为FGR。后又于2001年报道对410例死亡围生儿尸检与胎盘病理检查，发现SUA16例，发生率为3.9%；说明FGR的发生与SUA有关。由于脐动脉在将进入胎盘前，可有吻合支（Hyrtl吻合支）或融合成一支主干后再分成两支，故取材部位过低，即在距胎儿面3cm以内，可能做出SUA的误诊。SUA在白人中的发生率较黑人者高。妊娠合并糖尿病、高胎产次、羊水过多或过少及双胎妊娠中SUA的发生率均增高。

单脐动脉对胎儿有一定影响，常与胎儿畸形共存，其发生率约在30%。SUA新生儿的平均体重较轻，且SUA在低体重儿中的发生率也较正常体重儿高。导致低体重儿发生率增高的原因，可能是胎盘部分面积萎缩，回流血量减少，使胎儿发育不良。由于SUA病死率高，常伴发胎儿畸形及FGR，故在产前检查时，常规应用B超检测脐动脉，及时做出诊断，提高围生期诊疗质量。有的SUA婴儿可能是完全正常者，而有的SUA婴儿可能有畸形，故对SUA外观正常的新生儿除作B超等无损伤性检查，观察有无肾脏等畸形外，无须行其他创伤性检查。

### （二）脐带囊肿

发生率为3%，可位于脐带的任何部分，分为真性囊肿和假性囊肿。假性囊肿为华通胶液化，无上皮包膜，常见于脐带的胎儿端。真性囊肿为胚胎期卵黄囊或尿囊的遗迹，有上皮性包膜,常在妊娠早期吸收。残留物衍化的囊肿一般均很小,没有特殊临床意义,偶有达鸡蛋大小,则可压迫脐带血管。来源于卵黄囊的囊肿,与尿囊管残留相比,前者有肌层、上皮可分泌黏液,且可成对,周围往往有小的卵黄囊血管网;而残留的尿囊管大小不一,可有或无管腔,无上皮或有扁平、立方上皮,偶为移行上皮,无平滑肌。肠系膜管连接胎儿回肠和卵黄囊,当原肠旋转并退回到腹腔时,肠系膜管萎缩,一般在妊娠第7周到第16周内完全萎缩,Jones等观察在第10周萎缩。若未完全萎缩退化,则残留在胎儿体内形成回肠的Meckel憩室;残留于脐带内者一般均为小管状,罕见较大的残留管,残留管内可有肝、胰、胃及小肠。扩张的肠系膜管残留还可伴有小肠闭锁,故在钳夹粗大脐带时,应注意此种异常情况。羊膜上皮包涵囊肿很罕见、囊肿多很小、囊内被覆羊膜上皮。

### (三)脐带血肿

指脐带血管内的血液流出到周围的华通胶内。常发生于脐带近胎儿端,发生率为1/13000~1/5000次分娩。发生原因为:①脐动脉肌层或脐静脉弹力纤维发育不良,导致血管破裂;②脐带扭转、过短、脱垂,在分娩时被牵拉;③脐血管黏液或脂肪变,或华通胶缺乏,脐血管保护缺乏。脐带血肿易引起胎儿窘迫,围生儿病死率高达50%。

### (四)脐带肿瘤

极罕见,多为脐带血管上皮性肿瘤。包括畸胎瘤、血管瘤、黏液瘤等,可发生于脐带任何部位,多发生于脐带的胎盘端。增大的肿瘤压迫脐带血管,影响胎儿血供,可导致胎儿死亡。

### (五)脐血管血栓

较少见,可发生于孕早期而导致SUA,多发生于近足月妊娠时。脐血管血栓在分娩中的发生率为1/1300,在围生儿尸检中为1/1000,在高危妊娠中的发生率为1/250。血栓形成多因脐带受压,脐带帆状附着,在胎膜上行走的血管缺乏华通胶的保护、更易受压;脐带严重感染导致附壁血栓形成;脐带静脉曲张或脐带扭曲、打结;经脐带内输血和血肿引起。脐血管血栓可破裂;栓子可进入胎儿或胎盘导致梗死,甚至血栓广泛使循环受到影响导致胎儿死亡,有学者报道产前引起胎儿心肌梗死;栓子还可引起胎儿截肢或由于DIC而广泛出血。围生儿病死率很高,也可能是造成脑瘫的原因。值得注意的是,脐血管血栓形成可能是由于其他原因引起胎儿死亡后的继发性变化,而不是胎儿直接致死的原因。孕妇发生DIC或缺乏C蛋白、S蛋白者,其胎盘血管中亦会有血栓形成;常伴发脐带炎和(或)绒毛膜羊膜炎。

### (六)脐带水肿

有学者报道水肿的脐带中水分含量可达93.5%,而起皱的脐带中水分含量89.2%。随着妊娠的进展羊水量逐渐减少,脐带中的水分亦相应地减少。10%的新生儿脐带有水肿,早产儿中较多,这种单纯的脐带水肿对胎儿无甚影响。不过,脐带水肿往往是胎儿水肿的并发症,此种情况常见于母胎Rh或ABO血型不合、HbBart胎儿水肿综合征、母亲有糖尿病、早产和浸软胎儿。在肉眼观察水肿的脐带增粗、反光增强,显微镜观察水肿液呈弥散性或局限性分布,华通胶内有大小不等的空泡,并可伴有炎症细胞浸润及血栓形成;而浸软胎儿脐带常伴有轻度水肿和着色。

### (七)无盘绕脐血管

由于脐静脉较脐动脉长,脐血管又比脐带长,故在脐带华通胶质中,不仅脐静脉围绕脐动脉,且脐血管还呈弯曲、迂回状。若脐血管直,与整个脐带平行则为无盘绕脐血管。有学者观察 894 例胎儿,其中 38 例(4.3%)为无盘绕脐血管。无盘绕脐血管组胎儿窘迫、产时胎心反复减缓、早产、死胎、因胎儿窘迫而行剖宫产、羊水胎粪污染、核型异常等均显著高于脐血管有盘绕组。文献报道无盘绕脐血管的胎儿宫内病死率达 10%,故产儿病率及病死率增高的原因可能是这种脐血管的结构对外来压力的抗压强度减弱有关。

## 八、无脐带

极罕见。此种发育异常导致胎盘直接与胎儿腹壁相连,合并内脏外翻(无脐带综合征),是一种致死性畸形。在胚胎发育过程中,当胚盘经周围合拢转变为圆柱胚时,胚胎体部闭合,体蒂(即脐带的前身)形成,胚内体腔(腹腔)与胚外体腔(绒毛膜腔)分开,与此同时,羊膜生长迅速将胎儿包于其中,绒毛膜腔闭合,并包围了脐带。由于胚盘合拢失败、体蒂发育异常,常伴有多种先天性缺陷。

# 第五节 子宫破裂

子宫破裂是指妊娠期子宫破裂即子宫体或下段于妊娠时期或分娩期发生的子宫裂伤。子宫破裂发生率不同的地区有很大的差异,城乡妇幼保健网的建立和健全的程度不同,其发挥的作用也有明显差异,子宫破裂在城市医院已很少见到,而农村偏远地区时有发生。子宫破裂按发生时间可分为产前和产时,按程度可分为完全性和不完全性破裂,还可根据破裂的原因分为自发性和创伤性子宫破裂。

## 一、病因

主要因为子宫曾经手术或有过损伤和高龄多产妇。

### (一)子宫自然破裂

#### 1.阻塞性难产

为常见的和最主要的原因。胎先露下降受阻,如骨盆狭窄,胎位异常,胎儿畸形,软产道畸形,以及盆腔肿瘤阻塞产道等均可造成胎先露下降受阻。临产后子宫上段强烈收缩,向下压迫胎儿,子宫下段被迫过度伸展过度而变薄,造成子宫破裂。

#### 2.损伤性子宫破裂

不适当的实行各种阴道助产手术,如宫口未开全作产钳助娩或臀牵引术手法粗暴,忽略性横位,不按分娩机制,强行做内倒转术;或作破坏性手术如毁胎术,胎盘植入人工剥离胎盘等由于操作用力不当,损伤子宫。暴力压腹压助产即人工加压子宫底部促使胎儿娩出,也可使子宫破裂。

#### 3.催产素应用不当

产程延长,未查明原因即滥用催产素,或宫颈未成熟应用催产素强行引产,有时胎儿从阴道前或后穹隆排出,造成子宫破裂。

4.子宫发育异常

如残角子宫,双角子宫,子宫发育不良在妊娠后期或分娩期发生破裂。

**(二)瘢痕子宫破裂**

1.剖宫产术或其他原因子宫切开术

如子宫畸形整形术、子宫穿孔或肌瘤剔除进宫腔修补术。妊娠晚期子宫膨大,分娩过程中瘢痕自发破裂。

2.子宫破裂以剖宫产瘢痕破裂

最为常见,与前次剖宫产的术式有关,子宫切口分为下段横切口或纵切口,一般术式选为下段横切口,妊娠晚期子宫下段拉长、变薄,易切开及缝合,易愈合,若子宫下段未充分伸展而施行手术,术中不能选子宫下段横切口而行子宫纵切口,子宫肌层相对厚,缝合对合不齐,使切口愈合不良,易发生子宫破裂及产后晚期出血。与前次剖宫产缝合技术有关,无论子宫下段横切口或纵切口,如果切口缝线太密、太紧,影响血运,边缘对合不齐或将内膜嵌入肌层、感染等因素使切口愈合不良,再次妊娠分娩易发生子宫破裂。

**(三)本次妊娠的影响**

1.胎盘的位置

因滋养叶细胞有侵袭子宫肌层的作用,若胎盘位置于瘢痕处,可造成瘢痕的脆弱。

2.妊娠间隔的时间

瘢痕子宫破裂与妊娠间隔有一定的关系,有资料表明,瘢痕子宫破裂最短为1年,最长为10年,一般2年之内子宫破裂为多。

3.妊娠晚期子宫膨大

如双胎、羊水过多、巨大儿等,一般孕周达38周胎头入骨盆,子宫下段撑薄,易发生子宫瘢痕破裂。

4.产力的影响

临产后子宫收缩牵拉瘢痕,易发生瘢痕的破裂。

## 二、临床表现

根据子宫破裂的发展过程,可分为先兆子宫破裂与子宫破裂两种。先兆破裂为时短暂,若无严密观察产程往往被忽略,发展为破裂。尤其为前次剖宫产史,常见于瘢痕破裂,有时在手术时才发现子宫肌层裂开。

**(一)先兆破裂**

(1)多见与产程延长与先露下降受阻,产妇突然烦躁不安,疼痛难忍,呼吸急促,脉搏细速。

(2)子宫肌层过度收缩与缩复而变厚,子宫下段逐渐变长变薄。腹部检查时子宫上下段明显出现病理缩复环此环每次宫缩时逐渐上升,阵缩时子宫呈葫芦形,子宫下段有明显压疼。

(3)胎动活跃,胎心变慢或增快。提示胎儿宫内窘迫。

(4)产妇往往不能自解小便,膀胱因过度压迫而发生组织损伤,导致血尿。

**(二)破裂**

子宫破裂发生一刹那,产妇感到剧烈的疼痛。宫缩停止,腹痛稍感轻些,此后产妇出现的全身情况与破裂的性质(完全或不完全)、出血的多少有关。完全破裂,内出血多,患者血压下降,很快出现休克,胎动停止,胎心消失。出血和羊水的刺激有腹膜刺激症状,如压疼反跳痛及肌紧张等,不完全破裂症状可不典型,但在破裂处有固定的压痛。典型的子宫破裂诊断不困难,但若破裂发生在子宫后壁或不完全破裂则诊断较困难。

## 三、诊断

### (一)腹部检查

腹部检查全腹压痛和反跳痛,腹肌紧张,可叩及移动性浊音,腹壁下胎体可清楚扪及,子宫缩小,位于胎儿一侧,胎动停止,胎心消失。

### (二)阴道检查

子宫破裂后,阴道检查可发现胎先露的上移,宫颈口缩小,可有阴道流血,有时可触到破裂口;但若胎儿未出宫腔,胎先露不会移位,检查动作要轻柔,有时会加重病情。

### (三)B超诊断

可见胎儿游离在腹腔内,胎儿的一边可见收缩的子宫,腹腔的积液。

### (四)腹腔或后穹隆穿刺

可明确腹腔内有无出血。

## 四、鉴别诊断

### (一)胎盘早剥与子宫破裂

均有发病急,剧烈腹部疼痛,腹腔内出血,休克等症状,但前者患有妊高征,B超提示胎盘后血肿,子宫形状不变,亦不缩小。

### (二)难产并发感染

个别难产病例,经多次阴道检查后感染,出现腹痛症状和腹膜炎刺激征,类似子宫破裂征象,阴道检查宫颈口不会回缩,胎儿先露不会上升,子宫亦不会缩小。

## 五、治疗

### (一)先兆子宫破裂

早期诊断,及时恰当处理,包括输液、抑制宫缩的药物及抗生素的应用。一旦诊断子宫先兆破裂,希望能挽救胎儿,同时为了避免发展成子宫破裂,应尽快剖宫产术结束分娩。

### (二)子宫破裂

一方面输液、输血、氧气吸入等抢救休克,同时准备剖腹手术,子宫破裂时间在12小时以内,破口边缘整齐,无明显感染,需保留生育功能者,可考虑修补缝合破口。破口大或撕裂不整齐,且又感染可能,考虑行次全子宫切除术。破裂口不仅在下段,且沿下段至宫颈口考虑行子宫全切术。如产妇已有活婴,同时行双侧输卵管结扎术。

### (三)开腹探查子宫破裂外的部位

仔细检查阔韧带内、膀胱输尿管、宫颈和阴道,如发现有损伤,及时行修补术。

## 六、预防与预后

做好孕期检查,正确处理产程,绝大多数子宫破裂可以避免。孕产期发生子宫破裂的预后与早期诊断抢救是否及时、破裂的性质有关。减少孕产妇及围生儿的病死率。

(1)建立健全的妇幼保健制度,加强围生期保健检查,凡有剖宫产史,子宫手术史,难产史,产前检查发现骨盆狭窄,胎位异常者,应预产期前2周入院待产。充分做好分娩前的准备,必要时择期剖宫产。

（2）密切观察产程,及时发现异常,出现病理缩复环或其他先兆子宫破裂征象时应及时行剖宫产。

（3）严格掌握催产素和其他宫缩剂的使用适应证:胎位不正,头盆不称,骨盆狭窄禁用催产素。双胎,胎儿偏大,剖宫产史,多胎经产妇慎用或不用催产素。无禁忌证的产妇,应用催产素应稀释后静脉滴注,由专人负责观察产程。禁止在胎儿娩出之前肌内注射催产素。

（4）严格掌握各种阴道手术的指征:遵守手术操作规程困难的阴道检查,如产钳,内倒转术后,剖宫产史及子宫手术史,产后应常规探查宫颈和宫腔有无损伤。

（5）严格掌握剖宫产指征:近年来,随着剖宫产率的不断上升,瘢痕子宫破裂的比例随之上升。因此,第一次剖宫产时,必须严格掌握剖宫产的指征。术式尽可能采取子宫下段横切口。

# 第六节　产后出血

胎儿娩出后 24 小时内阴道流血量超过 500mL 者,剖宫产时超过 1000mL 者,称为产后出血(PPH)。包括胎儿娩出至胎盘娩出前、胎盘娩出后至产后 2 小时及产后 2 小时至 24 小时内三个时期。产后出血是产科常见的严重并发症,位居我国目前孕产妇死亡原因的首位,其发生率占分娩总数的 2%～3%,且 80% 以上发生在产后 2 小时内。产后出血的预后随失血量、失血速度及产妇体质不同而异。若在短时间内大量失血可迅速发生失血性休克,严重者危及产妇生命,休克时间过长可引起脑垂体缺血性坏死,继发腺垂体功能减退,发生席汉综合征,因此应予以特别重视。

产后出血发生在产后 24 小时以后的产褥期,称为晚期产后出血,亦称为产褥期出血。以产后 1～2 周发病最为常见。引起晚期产后出血的原因主要是胎盘胎膜残留,其次是胎盘附着部复旧不全,应予高度警惕,以免导致严重后果。

**一、病因**

引起产后出血的原因临床上依次有以下几方面。

**（一）子宫收缩乏力**

宫缩乏力约占产后出血原因总数的 70%～80%。在正常情况下,胎盘娩出后,子宫肌纤维的收缩和缩复,使胎盘剥离面内开放的血窦闭合形成血栓而止血。因此,凡一切影响子宫正常收缩和缩复功能的因素均可引起产后出血。常见的因素如下。

1.全身性因素

产妇精神过度紧张,临产后过多使用镇静剂、麻醉剂;产程延长或难产产妇体力衰竭;妊娠合并急慢性全身性疾病,如重度贫血等。

2.局部因素

子宫过度膨胀,影响子宫肌纤维的缩复功能(如多胎妊娠、巨大儿、羊水过多等);子宫肌纤维发育不良或退行性变(如子宫畸形、妊娠合并子宫肌瘤、多产、剖宫术和肌瘤剔除术等),影响子宫肌纤维正常收缩;子宫肌水肿、渗血(如妊娠期高血压疾病、严重贫血、子宫胎盘卒中)以及前置胎盘附着于子宫下段,血窦不易关闭等,以上均可发生宫缩乏力引起产后出血。

### (二)胎盘因素

胎儿娩出后超过 30 分钟胎盘尚未娩出者,称为胎盘滞留。根据胎盘剥离情况,胎盘因素所致产后出血的类型如下。

#### 1.胎盘剥离不全

见于宫缩乏力,或胎盘未剥离前过早牵拉脐带或揉挤子宫,使部分胎盘或副胎盘自宫壁剥离不全,影响子宫收缩使剥离面的血窦不易关闭,引起出血不止。

#### 2.胎盘剥离后滞留

因宫缩乏力,或膀胱充盈等因素的影响,使已全部剥离的胎盘未能及时排出,滞留在宫腔影响子宫收缩而出血。

#### 3.胎盘嵌顿

缩宫剂使用不当或粗暴按摩子宫等,引起宫颈内口的子宫平滑肌呈痉挛性收缩形成狭窄环,使已全部剥离的胎盘嵌顿在宫腔内引起出血。

#### 4.胎盘粘连

胎盘全部或部分粘连于宫壁,不能自行剥离者,称为胎盘粘连。当全部粘连时无出血,若部分粘连可因剥离部分的子宫内膜血窦开放以及胎盘滞留影响宫缩易引起出血。胎盘粘连的常见原因有子宫内膜炎和多次人工流产导致子宫内膜损伤。

#### 5.胎盘植入

如子宫蜕膜层发育不良时,致胎盘绒毛深入到子宫肌层者,称为胎盘植入,临床上较少见。根据植入的面积分为完全性与部分性两类,前者胎盘未剥离不出血,后者往往发生致命的大量出血。

#### 6.胎盘和胎膜残留

部分胎盘小叶、副胎盘或部分胎膜残留于宫腔内,影响子宫收缩而出血,常因过早牵拉脐带或用力揉捏子宫所致。

### (三)软产道裂伤

宫缩过强、胎儿过大、产程过快、接产时保护会阴不当或阴道手术助产操作粗暴等,均可引起会阴、阴道、宫颈裂伤,严重者裂伤可达阴道穹隆、子宫下段,甚至盆壁,形成腹膜后血肿和阔韧带内血肿。如过早行会阴正中或侧切开术也可引起失血过多。

### (四)凝血功能障碍

临床少见,但后果严重。任何原发和继发的凝血功能障碍均可引起产后出血。包括妊娠并发症(如血小板减少症、白血病、再生障碍性贫血、重症肝炎等)和妊娠并发症(如妊娠期高血压疾病的子痫前期、重型胎盘早剥、羊水栓塞、死胎滞留过久等)均可因凝血功能障碍导致难以制止的产后大量出血。

## 二、临床表现及诊断

产后出血的主要表现为阴道流血量过多,继发失血性休克和感染。病因诊断有利于及时有效地抢救。诊断中应注意有数种病因并存引起产后出血的可能。

## (一)准确估计出血量

常用的方法如下。

1.目测法

实际出血量≈目测量×2。

2.面积法

$10cm^2 \approx 10mL$ 出血量。

3.称重法

(应用后重−应用前重)÷1.05＝出血的毫升数。

4.容积法

用有刻度的器皿测定弯盘或专用产后接血器中的血液,较简便、准确。

5.根据休克指数粗略估计失血量

休克指数＝脉搏/收缩压。休克指数＝0.5为血容量正常。若休克指数＝1,则失血量约 $10\% \sim 30\%$（$500 \sim 1500mL$）；休克指数＝1.5,失血量约 $30\% \sim 50\%$（$1500 \sim 2500mL$）；休克指数＝2.0,则失血量约 $50\% \sim 70\%$（$2500 \sim 3500mL$）。

## (二)诊断步骤

从以下两个时期进行分析判定引起出血的原因。

1.胎盘娩出前出血

胎儿娩出后立即持续性出血,血色鲜红,多考虑软产道裂伤;胎儿娩出后稍迟间歇性出血,血色暗红,多考虑胎盘因素引起。

2.胎盘娩出后出血

仔细检查胎盘、胎膜的完整性,有无副胎盘,子宫收缩情况,有无软产道损伤及凝血功能障碍等。

## (三)病因诊断

作为抢救产后出血采取相应措施的主要依据。

1.子宫收缩乏力

多有产程延长、产妇衰竭、胎盘剥离延缓等。出血特点:阴道流血量多,为间歇性、暗红色,常伴血凝块。如短期内迅速大量出血,则产妇很快进入休克状态。检查子宫体松软似袋状,甚至子宫轮廓不清。有时阴道流血量不多,而子宫底升高,按压宫底有大量血块涌出,考虑为隐性出血。

2.胎盘因素

胎盘娩出前有间歇性、暗红色阴道多量流血时,首先考虑胎盘因素所致。如胎盘部分粘连或部分植入、胎盘剥离不全或剥离后滞留,常表现为胎盘娩出延迟和(或)伴有子宫收缩乏力。若胎盘嵌顿时,在子宫下段可发现狭窄环。根据胎盘尚未娩出,或徒手剥离胎盘时胎盘与宫壁粘连面积大小、剥离的难易程度以及胎盘娩出后通过仔细检查其完整性,容易做出病因诊断。

3.软产道损伤

发生在胎儿娩出后,立即持续不断流血,血色鲜红能自凝。出血量与裂伤的程度、部位以及是否累及大血管有关。宫颈裂伤多发生在两侧,也可呈花瓣状,严重者延及子宫下段,出血凶猛;阴道裂伤多发生在侧壁、后壁和会阴部,多呈不规则裂伤;会阴裂伤按其程度分为3度。Ⅰ度系指会阴皮肤及阴道入口黏膜撕裂,未达肌层,一般出血不多。Ⅱ度系指裂伤已达会阴体肌层,累及阴道后壁黏膜,甚至阴道后壁两侧沟向上撕裂,裂口形状多不规则,使原有的解剖结构不易辨认,出血量较多。Ⅲ度系指肛门外括约肌已断裂,甚至阴道直肠隔及部分直肠前壁有裂伤,此种情况虽严重,但出血量不一定太多。

4.凝血功能障碍

在孕前或孕期已患有出血倾向的原发病,在胎盘剥离或软产道有裂伤时,由于凝血功能障碍,表现为皮下、注射针孔、伤口、胃肠道黏膜等全身不同部位的出血,最多见子宫大量出血或少量持续不断出血,出血不凝。根据病史、出血特点及血小板计数、凝血酶原时间、纤维蛋白原等有关凝血功能的实验室检查可协助诊断。

## 三、预防

预防工作能明显降低产后出血的发生率,预防措施应贯穿于下列各环节中。

### (一)产前预防

1.做好孕前及孕期保健工作

对患有凝血功能障碍疾患者,应积极治疗,严格避孕,已经妊娠的妇女,应在早孕期终止妊娠。

2.积极治疗各种妊娠并发症和并发症

对有可能发生产后出血倾向的孕妇,如羊水过多、妊娠期高血压疾病、妊娠合并糖尿病、血液病等,应提前住院。对胎盘早剥死胎不下、宫缩乏力、产程延长等应及时处理,防止产后出血的发生。

### (二)产时预防

1.密切观察第一产程

消除产妇紧张情绪,保证充分休息,加强营养,密切观察产程进展,防止产程延长和宫缩乏力。

2.重视第二产程的处理

指导产妇适时正确运用腹压,防止胎儿娩出过快;掌握会阴正中或斜侧切开术的适应证及手术时机,接生操作要规范,防止软产道损伤。对已有宫缩乏力者,恰当选用收缩子宫的药物,减少产后出血量。

3.正确处理第三产程

若胎盘未娩出前有较多量阴道流血,或胎儿娩出后30分钟未见胎盘自然剥离征象,应行宫腔探查及人工剥离胎盘术。剥离有困难者,切勿强行挖取。胎盘娩出后应仔细检查胎盘、胎膜是否完整,有无副胎盘,检查软产道有无撕裂或血肿,如有裂伤者及时按解剖层次缝合。产后按摩子宫以促进收缩。准确收集并测量产后出血量。

### (三)产后预防

在胎盘娩出后继续观察产妇2小时,注意产妇的面色、血压、脉搏、子宫收缩及阴道出血情况;鼓励产妇按时排尿;早期哺乳可反射性刺激子宫收缩,减少流血量;送返休养室前尽可能挤出子宫和阴道内积血。产后2小时,向产妇交代注意事项,医护人员定时巡视病房,发现问题及早处理。

## 四、处理

针对出血原因迅速有效地止血,补充血容量,纠正失血性休克及预防感染。

### (一)制止出血

1.子宫收缩乏力性出血

(1)按摩子宫:①腹壁按摩子宫底,助产者一手置于宫底部,拇指在前壁,其余四指在后壁,另一手在耻骨联合上缘下压,将子宫向上推,均匀有节律地按摩宫底;②腹部－阴道双手按摩子宫,一手握拳置于阴道前穹隆,顶住子宫前壁,另一手自腹壁按压子宫后壁使宫体前屈,双手相对紧压子宫并作按摩。按压时间以子宫恢复正常收缩,并能保持收缩状态为止。按摩时应注意无菌操作。

(2)应用缩宫剂按摩子宫的同时,肌内或静脉(缓慢)注射缩宫素10U,然后将缩宫素10～20U加入10％葡萄糖注射液500mL内静脉点滴,以维持子宫处于良好收缩状态。也可运用麦角新碱(心脏病、高血压患者慎用)使子宫体肌肉及子宫下段甚至宫颈强烈收缩,前置胎盘胎儿娩出后出血时应用效果较佳。

(3)宫腔填塞纱条:若经上述处理仍出血不止,当地无条件抢救,在转诊患者时应用无菌纱布条填塞子宫腔,有明显局部止血作用。

方法:在严密的消毒下,术者一手于腹壁固定宫底,另一手持卵圆钳,将无菌纱条由宫底逐渐向外不留空隙地填紧宫腔。术后24小时取出,取出前应先肌内注射宫缩剂。宫腔填塞纱条后,密切观察生命体征及宫底高度和子宫大小,警惕因填塞不紧,宫腔内继续出血而阴道不流血的止血假象。

(4)结扎盆腔血管:用于子宫收缩乏力、前置胎盘及DIC等所致的严重产后出血而又迫切希望保留生育功能的产妇。①结扎子宫动脉上行支:消毒后用两把长鼠齿钳分别夹住宫颈前后唇,轻轻向下牵引,在宫颈阴道部两侧上端用2号肠线缝扎双侧壁,深入组织约0.5cm。若无效应迅速开腹,结扎子宫动脉上行支,即在宫颈内口平面距宫颈侧壁1cm处,触之无输尿管时进针,缝扎宫颈侧壁,进入宫颈组织约1cm,两侧同样处理,若见到子宫收缩则有效。②结扎髂内动脉:经上述处理无效,可分离出髂内动脉起始点,以7号丝线结扎。结扎后一般可见子宫收缩良好。此法可保留子宫,在剖宫产时易于实行。

(5)髂内动脉栓塞术:近年来髂内动脉栓塞术治疗难以控制的产后出血受到重视。该法经股动脉穿刺,将介入导管直接导入髂内动脉或子宫动脉,有选择性地栓塞子宫的供血动脉。选用中效可溶解的物质作栓塞剂,常用明胶海绵颗粒,在栓塞后2～3周可被吸收,血管复通。若患者处于休克状态应先积极抗休克,待一般情况改善后才行栓塞术,且应行双侧髂内动脉栓塞以确保疗效。

(6)子宫切除术:用于难以控制并危及产妇生命的产后出血。在积极输血补充血容量的同时施行子宫次全切除术,若合并中央性或部分性前置胎盘应施行子宫全切术。

2.胎盘因素引起的出血

根据不同原因,尽早采取相应措施去除胎盘因素达到止血。处理前应排空膀胱,术中严格无菌操作。

(1)胎盘剥离后滞留：如为膀胱过度充盈，在导尿排空膀胱后，一手按摩宫底，另一手轻轻牵拉脐带协助胎盘娩出。

(2)胎盘剥离不全或粘连：行人工徒手剥离胎盘术。术前要备血，操作宜轻柔，切忌强行剥离或用手抓挖宫腔，以免损伤子宫。剥离困难或找不到疏松面时，应疑为植入性胎盘，不可强行剥离。取出胎盘后应详细检查其完整性，如有不全，必须再次清理宫腔，但应注意尽量减少宫腔内操作次数。术后使用宫缩剂和抗生素，仍需严密观测。

(3)植入性胎盘：在徒手剥离胎盘时，发现胎盘与宫壁关系紧密，难以剥离，当牵拉脐带而子宫壁凹陷时，可能为胎盘植入，应立即停止剥离，考虑行子宫切除术，如出血不多，需保留子宫者，可保守治疗，目前采用氨甲蝶呤治疗，效果较佳。

(4)胎盘、胎膜残留：如果残留量少徒手取出困难，出血不多时，严密观察，应用抗生素及宫缩剂2～3天后，可用大号刮匙行清宫术。

(5)胎盘嵌顿：当胎盘剥离后嵌顿于狭窄环以上者，可在解痉或麻醉下，待环松解后用手取出胎盘。

3.软产道裂伤

做到及时、准确、有效缝合裂伤，尽可能恢复原有的解剖层次。

(1)子宫颈裂伤：疑为子宫颈裂伤时应在消毒下充分暴露宫颈，用两把卵圆钳并排钳夹宫颈前唇，并向阴道口方向牵拉，顺时针方向逐步移动卵圆钳1周，直视下观察宫颈情况。若裂伤浅且无明显出血，可不予缝合也不作子宫颈裂伤诊断，如裂伤深、出血多，用肠线缝合。第一针缝合应从裂口顶端上0.5cm处开始，彻底结扎已断裂回缩的血管，最后一针应距子宫颈外口0.5cm处止，以减少日后子宫颈口狭窄的可能性。如裂伤已累及子宫下段，经阴道难以修补时，可开腹行裂伤修补术。

(2)阴道裂伤：缝合时第一针从裂口上0.5cm处开始，注意缝合至裂伤的底部，避免遗留无效腔，更要避免缝线穿过直肠壁，缝合结束后常规行肛诊检查，若有缝线穿过直肠壁，应拆除重新缝合。

(3)会阴裂伤：按解剖关系逐层缝合，最后以处女膜缘为标志缝合会阴皮肤。

4.凝血功能障碍引起的出血

如患有全身性出血性疾病，在妊娠早期应在内科医生的协助下，尽早行人工流产术。于妊娠中、晚期发现者应积极治疗争取去除病因，尽量减少产后出血的发生。对分娩期已有出血的产妇除积极止血外，还应注意针对病因治疗，如血小板减少、再生障碍性贫血等患者应输新鲜血或成分输血。如发生弥散性血管内凝血应与内科医生共同抢救。

5.剖宫产术中大出血

可采用按摩子宫、注射宫缩剂、子宫局部缝扎止血(子宫浆肌层缝合术、剖宫产切口撕裂缝合术)、纤维蛋白封闭剂(纤维蛋白胶)、宫腔填塞纱布、血管结扎、子宫切除等。

6.晚期产后出血

(1)胎盘胎膜残留大量出血时应立即刮宫，术中、术后使用子宫收缩剂、抗生素治疗。

(2)出血量不多时，可先采用子宫收缩剂和抗生素治疗后，再行清宫术。

(3)胎盘附着部位复旧不良，应用子宫收缩剂、抗菌药物，辅以中药治疗。

(4)剖宫产切口裂开,出血不多时先保守治疗,应用子宫收缩剂和抗生素后再行手术,出血量大时,应及时行介入治疗或子宫切除术。

## (二)补充血容量纠正失血性休克

产妇取平卧位,保暖、吸氧,立即快速输血、输液,以新鲜血为好,或低分子右旋糖酐,注意及时纠正酸中毒。

## (三)合理使用抗生素预防感染

产后宜用大剂量抗生素预防感染,同时注意体温,恶露的量、气味及性状,保持外阴清洁干燥,加强营养,积极纠正贫血。

# 第六章　产褥期疾病

## 第一节　乳腺炎

### 一、病因与发病机制

乳腺炎是产褥期常见病，以初产妇较多见，发病多在产后 2～4 周。病原菌以金黄色葡萄球菌为主，链球菌次之。根据病变发生过程可分：

#### (一)淤积性阶段

由于乳头发育不良，妨碍哺乳，或初产妇缺乏哺乳经验，易致乳汁淤积、未按时排空；加之乳头皮肤娇嫩，易受婴儿吸吮而破裂，化脓细菌趁机而入。

#### (二)化脓性阶段

细菌可沿输乳管先至乳汁淤积处，发生乳管炎，再至乳腺实质，引起实质性乳腺炎。细菌亦可从乳头皲裂的上皮缺损部位侵入表浅淋巴管，引起丹毒样淋巴管炎，使局部皮肤出现红点红线及肿胀；或沿淋巴管深入乳腺间质，引起间质性乳腺炎。

炎症病变可自表面至基底部横贯乳房组织，化脓则形成间质部脓肿，此脓肿可局限于单一乳腺小叶，亦可扩散至大部乳腺。如感染迅速扩散，深达乳房基底部与胸大肌之间的乳房后疏松结缔组织，则形成乳房后脓肿。

### 二、临床表现

疾病发展的不同阶段有不同的临床表现。

发病前常有乳头皲裂，乳腺肿胀或乳汁淤积现象，乳房局部疼痛、肿胀、出现硬结。检查见乳房表面皮肤发红，囊肿块，硬结触痛明显，患侧腋窝淋巴结肿大、压痛，可伴寒战、高热、全身不适。白细胞计数增多。病情进展可形成脓肿而出现搏动性疼痛，若部位表浅，检查局部可有波动感，B 超检查有助于深部脓肿的诊断，并可在 B 超引导下穿刺抽脓。乳房脓肿可以是单房，也可以是多房，表浅脓肿可自行向外破溃，或穿破乳管自乳头流出脓液，深部脓肿除缓慢地向外溃破外，也可向深部穿至乳房与胸肌间的疏松结缔组织中，形成乳房后脓肿，感染严重者可并发败血症。脓液细菌培养可检出病原菌。

### 三、治疗

乳腺炎一旦发现必须采取积极的治疗措施，避免炎症继续扩散，破坏更多的小叶组织，使病程延长。

#### (一)物理治疗

用绷带或乳托将乳房托起，乳汁淤积患者可继续哺乳，局部用冰敷，以减少乳汁分泌。蜂窝组织炎应暂停授乳，并以吸乳器吸净乳汁，乳房用 25% 的硫酸镁溶液持续湿敷或理疗，促使炎症局限化。在脓肿形成前应用超短波理疗，多数患者的炎症可自行消失。

### (二)抗生素应用

由于乳腺炎常是金葡菌感染引起,所以应选择当地平时对金葡菌有效的抗生素,疗程要足,一般用 10～14d。

(1)青霉素:主要对革兰阳性球菌和革兰阴性球菌有杀菌作用,但目前约 80% 的金葡菌对青霉素耐药,因此主要用于农村地区,平时用抗生素很少的人群。用法:320 万 U,静脉滴注,2次/d。

(2)新青霉素 Ⅱ:为半合成青霉素,耐青霉素酶,故对产酶金葡菌有效。可用 1～2g,静脉滴注,3 次/d。持续 10～14d。

(3)青霉素类加酶抑制剂合成的抗生素如复方阿莫西林、复方替卡西林等对金葡菌有效,目前在临床上应用较广。复方阿莫西林 2.4g,静脉滴注,2 次/d;复方替卡西林 3.2g,静脉滴注,2 次/d;持续 10～14d。

(4)头孢唑啉钠:抗菌谱广,对金葡菌、链球菌等均有效,2.0g,静脉滴注,2 次/d。

(5)对青霉素和头孢菌素过敏者可选用红霉素,500mg,灭菌水溶解后加到 500mL 的 5% 的葡萄糖或生理盐水中,静脉滴注,2 次/d;或环丙沙星 200mg,静脉滴注,2 次/d。

### (三)手术治疗

较小的脓肿可先采用穿刺排脓,在局麻下用粗针头刺入脓肿,吸出脓液,注入抗生素,1次/d,至无脓时为止。较大范围的脓肿,应在局麻下或静脉复合麻醉下进行切开引流。切开引流的办法主要根据脓肿的部位而定,原则是引流通畅,尽量少损伤乳腺组织。

切开引流注意事项:①为避免手术损伤乳管而导致乳瘘,应按轮辐方向做切口,深部或乳房后脓肿可沿乳房下缘做弧形切口,经乳房后间隙引流。乳晕下脓肿则做沿乳晕边缘的弧形切口。②切开后应以手指伸入脓腔,轻轻分离多房脓肿的房间隔膜,以利引流。③为使引流通畅,可在探查脓腔时,找到脓腔的最低部位,另加切口做对口引流。

### 四、预防

关键在于避免乳汁淤积,同时防止乳头损伤并保持其清洁。妊娠期应经常用温水、肥皂清洗两侧乳头。要养成定时哺乳、婴儿不含乳头睡眠等良好哺乳习惯,每次哺乳应将乳汁吸空,如有乳汁淤积,可用按摩或吸乳器帮助排空。乳头如有破损或皲裂要及时治疗,注意婴儿口腔卫生。

# 第二节　产褥感染

产褥感染分娩与产褥期因生殖道的创面受致病菌的感染引起局部或全身的炎症变化,称为产褥感染。多为产妇抵抗力下降,细菌侵入和繁殖而致。

### 一、病因

产褥感染病因常与产前贫血或营养不良、合并慢性疾病、产道损伤或术时失血较多、妊娠晚期性交等有关,而分娩时的某些因素亦可诱发产褥感染:如胎膜早破、产程延长。剖宫产及其他一些阴道助产术、胎盘滞留等因素均会引起产褥感染。产褥感染的细菌,多数来自机体本身如阴道、宫颈、肠道及其他感染源,多为内源性需氧菌与厌氧菌的混合感染,致病菌包括需氧菌如大肠埃希菌、B 组链球菌、淋球菌:厌氧菌如脆弱类杆菌、消化球菌等;以及支原体和衣原体。

## 二、诊断

### (一)临床表现

发热、腹痛、恶露变化是三大主要症状。依感染发生部位及其轻重程度可分为:

(1)急性会阴、阴道、宫颈炎外阴疼痛明显,创口处有脓液流出,伴有低热,体温不超过38C,阴道裂伤处感染时有阴道大量脓性分泌物流出,若有组织大片坏死脱落,可形成膀胱阴道瘘或尿道阴道瘘。

(2)急性子宫内膜炎、子宫肌炎是产后感染最常见的类型。一般在产后 3～4d 发病,轻者有低热(38℃左右),恶露增多,有臭味,伴下腹痛。体检子宫复旧缓慢,子宫有压痛。重者出现:寒战、高热、体温达 39～40℃、头痛、全身不适。

(3)急性子宫周围结缔组织炎寒战、高热、伴一侧或双侧下腹痛,并常在宫旁触及有压痛边界欠清的包块。若为淋球菌感染,可引起脓肿、高热不退。若累及结肠、直肠,表现为腹泻及里急后重。

(4)急性腹膜炎出现全身中毒症状,如高热、寒战、全身剧痛、恶心、呕吐、腹胀等,检查全腹压痛,肌紧张,伴反跳痛。若脓液流至后穹隆形成脓肿,可在后穹隆抽出脓液。

(5)感染性血栓性静脉炎可累及子宫静脉、髂总静脉、下肢静脉。脓栓可随血流达全身各处,严重可致死,一般分为两类。

1)盆腔血栓性静脉炎产后 1～2 周,出现寒战、高热,持续数周,呈弛张热型,持续性腹痛,可向腹股沟、腰背部放射,触诊深压痛。

2)下肢血栓性静脉炎产后 1～2 周出现寒战、高热、下肢水肿、疼痛、皮肤紧张发白,称"股白肿",有明显触痛。

(6)败血症临床表现为持续高热、寒战、全身中毒症状明显、谵妄、昏迷、休克,细菌栓子可达许多器官,如至肺部发生肺炎,肺脓疡,肺梗死,可危及生命。

### (二)辅助检查

1.血常规

血象白细胞计数升高、中性粒细胞分类增加伴核左移。

2.宫腔分泌物细菌培养＋药敏试验。

3.血培养＋药敏试验

在败血症中可分离出致病菌。

4.盆腔 B 超

在子宫肌炎中若肌壁间形成小脓肿,B 超可见子宫增大、肌层回声不均及小液性暗区。

5.超声多普勒检查

帮助诊断下肢血栓性静脉炎。

**6.盆腔 CT**

可用于诊断盆腔血栓静脉炎。

### 三、鉴别诊断

与之相鉴别的病主要有:上呼吸道感染、肾盂肾炎、乳腺炎等。

### 四、治疗

#### (一)非手术治疗

**1.一般治疗**

半卧位;多饮水;高热者物理降温;纠正贫血与电解质紊乱;重症者少量多次输新鲜血与白蛋白。

**2.应用抗生素**

在药敏试验出来前,抗生素首选头孢菌素及甲硝唑。可选用青霉素 G 240 万～1000 万 u/d,静脉滴注;氨苄青 4～6g/d;先锋Ⅵ号 4～6g/d;庆大霉素 16 万～24 万 u/d;甲硝唑 1.5～2g/d。严重感染时,第三代头孢菌素较佳:头孢曲松钠(头孢三嗪)1g,1/d,静脉注射;重症时,头孢曲松钠(头孢三嗪)2g,每日 2 次,静脉注射。耐药菌:泰能 0、5～1g,6～8h 1 次,静脉注射;头孢哌酮钠(先锋必)1～2g,每 12h 1 次,静脉注射。

**3.肌内注射催产素、麦角新碱,促进宫缩。**

**5.对于下肢血栓性静脉炎,应抬高患肢,热敷止痛,应用抗生素,必要时应用肝素治疗。肝素 6250u(50mg)/d,静脉滴注,持续 1 周,停药后口服双嘧达莫(潘生丁)抗凝药。**

#### (二)手术治疗

**1.会阴切口局部感染**

拆线后局部红外线照射,若形成脓肿,行脓肿切开引流;盆腔脓肿经后穹隆切开排脓引流。

**2.子宫切除**

子宫严重感染,积极治疗无效,予子宫切除。

# 第三节　产褥期出血

指分娩24h后,在产褥期内发生的子宫大出血,又称晚期产后出血。

### 一、病因

主要是子宫复旧不良,特别是胎盘附着部位复旧不全。此外胎盘、胎膜残留,宫腔感染,剖宫产后子宫壁创口感染坏死以及会阴伤口感染及愈合不佳,子宫肌瘤,产后滋养细胞肿瘤,凝血机能障碍等亦有产褥期出血之可能。

### 二、临床表现及诊断

#### (一)症状

分娩24h后,在产褥期(42d)内发生阴道大出血。胎盘、胎膜残留的出血多发生于产后10d左右。胎盘附着面复旧不全的出血多在产后 2～4 周。剖宫产后子宫壁切口感染愈合不良或裂开出血多在产后 2～6 周,绒癌及子宫黏膜下肌瘤的出血多在产后 4 周左右。

### (二)了解病史

应询问分娩方式,胎盘娩出是否完整顺利及出血发生的时间。

### (三)检查

子宫大小,有无炎症、子宫颈及阴道有无出血病灶。如可疑滋养细胞肿瘤,确诊常须刮宫送病理检查。

## 三、治疗

### (一)一般处理

按产后出血立即给予宫缩剂及抗生素,纠正贫血,抗休克,抗感染等治疗。

### (二)病因治疗

疑有胎盘胎膜残留或胎盘附着处复旧不全者,抗感染同时或感染控制后做刮宫术。剖宫产后子宫切口裂开引起的出血多需切除子宫。

# 第四节　产褥期抑郁症

产褥期抑郁症又称产后抑郁症,是指产妇在分娩后出现抑郁症状,是产褥期精神综合征中最常见的一种类型。易激惹,恐怖、焦虑,沮丧和对自身及婴儿健康过度担忧,常失去生活自理及照料婴儿的能力,有时还会陷入错乱或嗜睡状态。多于产后 2 周发病,于产后 4～6 周症状明显,既往无精神障碍史。有关其发生率,国内研究资料多为 10%～18%,国外资料高达 30%以上。

## 一、病因

与生理、心理及社会因素密切相关。其中,B 型血性格、年龄偏小,独生子女、不良妊娠结局对产妇的抑郁情绪影响很大。此外,与缺乏妊娠、分娩及小儿喂养常识也有一定关系。

### (一)社会因素

家庭对婴儿性别的敏感,以及孕期发生不良生活事件越多,越容易患产褥期抑郁症。孕期、分娩前后诸如孕期工作压力大,失业,夫妻分离,亲人病丧等生活事件的发生,以及产后体形改变,都是患病的重要诱因。产后遭到家庭和社会的冷漠,缺乏帮助与支持,也是致病的危险因素。

### (二)遗传因素

遗传因素是精神障碍的潜在因素。有精神病家族史,特别是有家族抑郁症病史的产妇。产褥期抑郁症的发病率高。在过去有情感性障碍的病史,经前抑郁症史等均可引起该病。

### (三)心理因素

由于分娩带来的疼痛与不适使产妇感到紧张恐惧,出现滞产,难产时,产妇的心理准备不充分,紧张、恐惧的程度增加,导致躯体和心理的应激增强,从而诱发产褥期抑郁症的发生。

## 二、临床表现

心情沮丧、情绪低落、易激惹、恐怖、焦虑,对自身及婴儿健康过度担忧,失去生活自理及照料婴儿能力,有时还会出现嗜睡、思维障碍迫害妄想,甚至伤婴或出现自杀行为。

### 三、诊断标准

产褥期抑郁症至今尚无统一的诊断标准。美国精神病学会(1994)在《精神疾病的诊断与统计手册》一书中,制订了产褥期抑郁症的诊断标准。在产后2周内出现下列5条或5条以上的症状,必须具备:①②两条:①情绪抑郁;②对全部或多数活动明显缺乏兴趣或愉悦;③体重显著下降或增加;④失眠或睡眠过度;⑤精神运动性兴奋或阻滞;⑥疲劳或乏力;⑦遇事皆感毫无意义或自罪感;⑧思维力减退或注意力溃散;⑨反复出现死亡想法。

### 四、处理原则

产褥期抑郁症通常需要治疗,包括心理治疗和药物治疗。

#### (一)心理治疗

通过心理咨询,以解除致病的心理因素(如婚姻关系不良,想生男孩却生女孩、既往有精神障碍史等)。对产褥期妇女多加关心和无微不至的照顾,尽量调整好家庭中的各种关系,指导其养成良好睡眠习惯。

#### (二)药物治疗

应用抗抑郁症药,主要是选择5-羟色胺再吸收抑制剂、三环类抗抑郁药等,例如帕罗西汀以20mg/d为开始剂量,逐渐增至50mg/d口服;舍曲林以50mg/d为开始剂量,逐渐增至200mg/d口服;氟西汀以20mg/d为开始剂量,逐渐增至80mg/d口服;5mg/d阿米替林以50mg/d为开始剂量,逐渐增至150mg/d口服等。这类药物优点为不进入乳汁中,故可用于产褥期抑郁症。

#### (三)BN-脑神经平衡疗法

世界精神病学协会、亚洲睡眠研究会、抑郁症防治国际委员会、中国红十字会全国精神障碍疾病预防协会、广州海军医院精神病治疗中心宣布,治疗精神疾病技术的新突破:BN-脑神经介入平衡疗法为精神科领域治疗权威技术正式在广州海军医院启动。BN-脑神经介入平衡疗法引进当今世界最为先进的脑神经递质检测技术,打破了传统的诊疗手段,采用全球最尖端测量设备,结合BN-脑神经介入平衡疗法开创精神科领域检测治疗新标准。

### 五、预防

#### (一)加强对孕妇的精神关怀

利用孕妇学校等多种渠道普及有关妊娠、分娩常识,减轻孕妇妊娠、分娩的紧张,恐惧心情,完善自我保健。

#### (二)运用医学心理学、社会学知识

对孕妇在分娩过程中,多关心和爱护,对于预防产褥期抑郁症行积极意义。

# 第五节　产褥中暑

产褥中暑是指产妇在高温高湿、通风不良的环境下,体内余热不能及时散发,引起以中枢性体温调解功能障碍为特征的急性热病。本病发病急骤,病情发展迅速,若处理不当,常导致

产妇遗留中枢神经系统障碍的后遗症,甚至死亡。

## 一、病因

产妇在产褥早期需将孕期潴留的多余水分排出体外,除尿量明显增加外,产妇皮肤排泄功能旺盛,排出大量汗液,以夜间睡眠和初醒时更明显。出汗是产妇散热的一种重要方式。当外界气温高于35℃,相对湿度过大时,如居室通风不良,产妇衣着过多,使产妇出汗散热途径受到严重影响。有的产妇受传统习俗影响,产后"不能受风",产褥期居室门窗紧闭,酷暑季节衣着严实,不擦澡沐浴,严重阻碍了机体散热机制,因而,极易发生中暑。

## 二、发病机制

人体散热需要通过体温调节中枢,加快心排血量和呼吸频率,将深部组织热量经循环血流带至皮下组织和皮肤,通过皮肤血管扩张和出汗将热量送出体外,其中散热的方式有:辐射60%,蒸发25%,对流12%和传导3%。

当体内热量蓄积,体温升高,体温调节中枢失控,引起中枢神经功能障碍,出现高热持续不下降、水电解质代谢紊乱和神经系统功能损害等一系列病变。患产褥感染的产妇体温已升高,更容易并发产褥中暑。

## 三、临床表现

见于炎热潮湿的夏季,常有中暑先兆,多表现为口渴、大量出汗、疲倦无力、头晕、眼花、心慌、胸闷等症状。此时若能及时移至通风阴凉处,补充水分及盐类,症状能迅速消失。

如未及时处理,体温突然上升,可达40℃以上,同时出现面色潮红,头痛,汗闭、汗疹布满全身,心率加快、呼吸急促,称为轻度中暑。

轻度中暑若未及时处理,体温可继续上升,可出现神志不清、遗忘、抽搐、昏迷等中枢神经症状,脉搏细数、呼吸更急促,血压下降,瞳孔缩小、对光反射消失,膝腱反射减弱甚至消失,常伴恶心、呕吐、腹痛、腹泻。如不及时抢救,可于数小时内因呼吸衰竭而死亡。幸存者也可遗留严重神经系统后遗症。生殖道及其他系统可无感染征象或同时患有产褥感染。

## 四、诊断

根据发病季节多为炎热潮湿的夏季,居室较小,通风不良,产妇衣着过多以及典型的临床表现,诊断多无困难。但需注意与产褥感染引起的发热相鉴别,若产妇有难产、阴道助产、软产道损伤史,血性恶露多有臭味,下腹部或子宫有局限性压痛,应考虑产褥感染的可能,但须注意有时两者可并存,并互相加重。

## 五、治疗

产褥中暑的治疗原则是立即改变高温、高湿和不通风环境,将产妇放置在阴凉通风处,解开衣服并迅速采取降温措施,及时补充水分和氯化钠,纠正酸中毒和休克。

### (一)中暑先兆

应尽快让产妇饮用含食盐的凉开水,同时服用避暑药如十滴水、人丹等。若患者出现呕吐及腹泻,可给予口服藿香正气丸1~2丸或藿香正气水5~10mL。

### (二)轻度中暑

除上述处理外,需静脉滴注复方氯化钠溶液,或葡萄糖氯化钠溶液,并行物理降温,用电风扇吹风加强空气对流,用冰水擦洗四肢,或用75%乙醇擦浴,在头部、颈部、腋下、腹股沟等表浅大血管部位放置冰袋冷敷,以快速降温。

### (三)重度中暑

应迅速降温,除物理降温外,要选择药物降温。氯丙嗪50mg加生理盐水250mL快速静脉滴注,可抑制体温调解中枢降低体温。如有高热抽搐,可选用冬眠合剂Ⅰ号(哌替啶100mg,氯丙嗪50mg,异丙嗪50mg)全量或半量加5%葡萄糖250mL静脉滴注,由于能使基础代谢降低,器官功能活动明显减少,耗氧量明显降低而呈人工冬眠状态。还可静脉注射地西泮10mg或25%硫酸镁4g,抗惊厥及解痉。同时可动脉滴注49℃葡萄糖氯化钠溶液1000mL加地塞米松20mg,降低体温,补充血容量,升高血压。当体温降低到38℃时,停止降温。严密观察产妇体温变化,同时测量血压、脉搏,观察患者意识,在意识尚未完全恢复之前应留置导尿管记出入量。

### (四)对症治疗

根据电解质测定结果及时补充足够的钠盐和钾盐;有酸中毒应给予5%碳酸氢钠250mL静脉滴注,出现脑水肿要给予20%甘露醇250mL快速静脉滴注脱水,必要时4～8h重复给药1次,制止抽搐。有呼吸衰竭症状时,需给予呼吸兴奋剂:尼可刹米(可拉明)0.375g×(5～10)支溶于5%葡萄糖液500mL静脉滴注,或尼可刹米0.375g与安钠咖(苯甲酸钠咖啡因)0.25～0.5g,肌内注射,交替使用,1次/1～2h。出现心力衰竭时给予毛花苷C 0.2～0.4mg加50%葡萄糖缓慢静推(>5min)。选择广谱抗生素预防感染。

## 六、预防

在产前宣教中,要让产妇及家属了解产褥期卫生,破除旧风俗旧习惯,做到居室通风换气,保持室内适宜的温度和湿度,被褥不宜过厚,穿着不宜过多。积极治疗和预防产褥期间的高热疾病,如产褥感染、乳腺炎等。

# 第六节　产后尿潴留

产后尿潴留产后解尿障碍引起的膀胱充盈,系指产后6h仍不能自解小便,或产后数天内小便不能解尽,测残余尿>100mL者,称为产后尿潴留。

## 一、病因

多数系产后腹壁松弛,膀胱肌张力降低或胎先露压迫引起膀胱三角区黏膜充血水肿,导致膀胱平滑肌收缩功能暂时障碍而引起。

## 二、诊断

### (一)临床表现

1.症状

(1)解尿不畅,淋漓不净。

(2)解尿障碍,无尿。

2.体征

膀胱充盈,宫底上升。

**（二）辅助检查**

B超。

### 三、治疗

（1）鼓励产妇在产后 4h 内排尿,下腹部用热毛巾敷。坐在便器上听流水声诱导排尿,温开水冲洗外阴及尿道口,刺激排尿,针刺三阴交,阴陵泉穴等。

（2）新斯的明 0.5～1mg 肌内注射,及卡巴胆碱 0.25mg（心脏病患者忌用）,兴奋膀胱逼尿肌。

（3）上述疗法无效时,留置导尿 1～2d,拔除导尿管前每 4h 开放 1 次,以训练膀胱;并嘱产妇在拔除导尿管后 4h 之内务必排尿 1 次。同时加用抗生素如诺氟沙星 0.2g/次,每日 3～4 次口服,预防感染。

# 第七节　子宫复旧不全

胎儿胎盘娩出后,由于子宫体肌纤维收缩及缩复作用,肌层内的血管变窄甚至栓塞,使局部血液供应明显减少,子宫肌细胞由于缺血发生自溶变化,子宫体积明显缩小,子宫腔内的胎盘剥离面随子宫的缩小而逐渐缩小,子宫内膜再生使剥离面得以修复,通常在产后 5～6 周时恢复到接近非孕状态,这个过程称为子宫复旧。当上述复旧过程功能受阻时,即为子宫复旧不全。

### 一、病因

导致子宫复旧不全的原因有：①胎盘胎膜残留,蜕膜脱落不完全;②子宫内膜炎、子宫肌炎或盆腔感染;③合并有子宫肌壁间肿瘤,如子宫肌瘤、子宫腺肌瘤;④子宫过度后屈或侧屈致恶露排出不畅;⑤胎盘面积过大如多胎妊娠、前置胎盘等;⑥经产妇子宫纤维组织相对增多,影响子宫收缩力;⑦产后尿潴留等因素均能影响子宫复旧。

### 二、临床表现

血性恶露持续时间延长,从正常时的 3d,延长至 7～10d。若为胎盘残留则持续时间更长,量更多。有时可见到残留胎盘和胎膜组织随恶露排出,有时恶露有异味。血性恶露停止后若有脓性分泌物排出,提示有子宫内膜炎,患者常有腰酸及下腹坠胀感。检查:常见宫颈软,宫口松,宫颈外口多数能通过一指,子宫较同期正常产褥子宫大、软,可有轻度压痛,合并感染时压痛更明显,甚至附件区也有压痛,血常规检查:白细胞计数可轻度增高。

### 三、诊断

根据上述症状和体征诊断不难,但需借助 B 超寻找发病原因。若 B 超检查子宫大,宫腔内有残留胎盘胎膜影像则可确诊胎盘胎膜残留为子宫复旧不全的病因,如 B 超提示有子宫肌瘤或子宫腺肌瘤,无残留组织回声,则提示子宫肌瘤、腺肌瘤为影响子宫复旧的原因。有时需在应用抗生素后行刮宫病理检查确诊并治疗,血常规检查血象高有助于子宫内膜炎的诊断。

## 四、治疗

### (一)子宫复旧不全

均应给予子宫收缩剂,常用药物有麦角新碱 0.2mg,肌内注射,或缩宫素 10U,肌内注射。给予口服麦角流浸膏 4mL,3 次/d,或益母草膏 15g,3 次/d,或八珍益母丸 1~2 丸,3 次/d,连续应用 7~10d。

### (二)部分胎盘残留或胎膜残留所致的子宫复旧不全

因常伴有感染,故应先抗感染治疗 3d 后再刮宫,以免使感染扩散。若出血多,应在静脉滴注抗生素情况下小心清宫。

1.生殖道感染多为需氧菌和厌氧菌的混合感染,因此要选择抗菌谱广,不良反应小,价格便宜的抗生素。以下方案可供选择。头孢氨苄片 0.5g,4 次/d,或哌拉西林(氧哌嗪青霉素)1.0g,肌内注射,2 次/d,或头孢唑啉钠 1.0g,肌内注射,2 次/d。青霉素类和头孢菌素类过敏者可口服喹诺酮类抗生素,如环丙沙星 0.2g,2 次/d,但授乳妇女禁用。全面彻底的清除残留组织及子宫蜕膜,术后继续应用广谱抗生素了 3~5d。

2.子宫肌瘤、腺肌瘤引起的子宫复旧不全主要是应用宫缩剂。一般随着子宫复旧,肌瘤也逐渐缩小。

## 五、预防

1.在妊娠期间重视一切能够增强孕妇体质的措施。

2.正确处理第 3 产程,仔细检查胎盘胎膜是否完整,有无副胎盘,若怀疑有胎盘残留时应在无菌操作下,手入宫腔内取出全部残留组织,少许胎膜残留产后可及时应用宫缩剂待其自然排出并用抗生素预防感染。

3.产后督促患者及时排尿,若产后 6h 仍不能自行排尿,可肌内注射缩宫素 10U,在促进子宫收缩的同时,也可促进膀胱肌肉收缩,促进排尿;或冲洗外阴诱导排尿,经过上述处理无效,或膀胱充盈明显,可导尿,使膀胱休息,促进膀胱功能的恢复,避免膨大的膀胱影响子宫复旧。

4.鼓励产妇尽早下床活动,避免长时间仰卧位。

# 第七章 妊娠期合并症

## 第一节 妊娠合并心脏病

心脏病本身就是一种严重疾病,再加上妊娠的额外负担,使这类患者更具危险,因而心脏病合并妊娠一直是威胁母儿安全的重要原因之一。正常妊娠加重了心血管系统功能的负荷量,以孕 28 周、分娩期(尤其第二产程)及产褥期第 3~4d 为最重。因此,产科医师对心脏负荷量最重时期的孕、产妇,特别是合并心脏病者,应密切监护,必要时需要内科等多学科医师协同处理,以防发生意外。严格的围生期保健和及早地风险评价应该作为防范的基本措施,可明显改善心脏病合并妊娠患者的预后。

### 一、发病率及种类

心脏病合并妊娠的总发病率为 1‰~2‰,据 20 年来国内外报道,心脏病发病率无明显改变,但心脏病的类型却发生了很大变化,较发达地区风湿性疾病已比较少见,因而合并心脏病的妊娠妇女中先天性心脏病(先心病)已占绝大多数。某医院 10 年中收住 225 例心脏病合并妊娠中先天性心脏病已高达 56.4%,其原因主要是:人民生活及医疗条件改善,链球菌感染能得到早期及时治疗,链球菌引发风湿热及肾小球肾炎的流行势头较以往已大大减弱,风心病新发患病率明显下降;近年医疗技术设备有很大进展,轻型无发绀先心病诊断率提高,尤其是心脏外科手术和介入治疗学的迅速发展,先天性心脏病患者能得到早期诊断及早期施行心脏畸形的矫正手术,存活到生育年龄者越来越多。此外,以病毒感染为主的心肌炎后遗症或原因不明的原发性心肌病,如肥厚梗阻型心肌病、扩张型心肌病合并各种心律失常也随时威胁着母儿生命。因此,在围生期保健工作中,必须予以高度重视。其他器质性心脏病,如冠心病、梅毒性心脏病、甲亢心脏病、肺动脉高压性心脏病、驼背性心脏病则属少见。

### 二、诊断

妊娠期血流动力学的改变可以引起一些新的体征,而使心脏病的诊断发生困难,如妊娠最后 3 个月,由于横膈的上升导致心脏上移及旋转,使心尖冲动位置左移;又由于孕期血流动力学方面的改变,出现功能性杂音;孕酮刺激呼吸中枢,使呼吸中枢对 $CO_2$ 敏感,引起过度换气,孕妇常有呼吸困难等,都易引起误诊,应注意予以鉴别。还有一些体征难以辨别是否为器质性心脏病,对于这类诊断不明的患者仍应给予密切监护,等妊娠结束后再详细进行复查。

妊娠期妇女具有下列体征之一者可诊断为心脏病患者:①有舒张期、舒张前期或持续心脏杂音。②有明显的心脏扩大。③收缩期杂音响亮、粗糙、时限延长、传布范围较大,尤其有震颤并存者。④严重心律失常,如心房颤动、房室传导阻滞。此外,出现舒张期奔马律则提示有心肌病变。如无上述情况,则很少为器质性心脏病。有风湿病史,仅有生理性改变的体征,不足以诊断为心脏瓣膜病。

心脏病孕妇的临床过程,与心脏代偿功能的情况有密切关系,一般以孕妇对日常体力活动的耐受能力为依据,将心脏功能分为四级。

Ⅰ级:体力活动不受限制,一般体力活动不引起过度的乏力、心悸、气促和心绞痛。

Ⅱ级:轻度体力活动稍有限制,静息时无不适,但高于日常活动量即感疲劳不适、心悸、呼吸困难及心前区憋闷,休息后症状消失。

Ⅲ级:一般体力活动受到严重限制,稍做一些轻微工作即感不适,出现上述症状。静息时无不适感觉。此外,孕妇以往有过心力衰竭(不包括急性风湿病期间的心力衰竭),而心力衰竭原因未经手术矫正者,不论目前心功能情况如何,因其容易再发心力衰竭,均属于心功能Ⅲ级患者。

Ⅳ级:不能进行任何活动,休息时仍有心悸、呼吸困难等不适症状,稍一活动即加剧。

上述自觉症状不一定能确切地反映客观病情,还要根据:病史、病因、病程、X线心肺摄片、心电图、超声心动图及其他检查来确定。而超声心动图检查是诊断和评价心脏病的一个重要手段。

### 三、妊娠对各类心脏病的影响

#### (一)先天性心脏病

先天性心脏病(简称先心病)是多因素疾病,目前认为是遗传因素和子宫内环境因素等综合作用的结果。首要发病因素是遗传因素(多基因遗传),先心病母亲和父亲其子代先心病患病率分别可高达3%～16%和1%～3%。Whittemore(1982)曾追踪观察233例先心病妇女的孕产史,在其482次妊娠的子代中有16%在3岁前后发现患有先心病,且有半数的畸形与其母相一致;Drenthen W(2005)在26例房室间隔缺损妇女的48次20周以上妊娠的子代中发现有12%患有先心病。可是相反,Shime(1987)在82例先心病(包括马方综合征)患儿中,仅发现3%其母为先心病患者。此外,孕妇子宫内环境因素中,病毒感染、药物、高原缺氧、早产、高龄(35岁以上)、糖尿病、酗酒等也为先心病的高危因素。

产科此类患者主要包括:未经手术治疗自然长入成熟期者;在儿童期经手术治疗纠正得以长大成人者;在儿童期经姑息性手术治疗得以进入成熟期但尚须进一步手术治疗者。先心病合并妊娠以房间隔缺损、动脉导管未闭、室间隔缺损最为常见,肺动脉口狭窄、法洛四联症、艾森门格综合征等较为少见。间隔缺损及动脉导管未闭系自左向右分流型先心病,妊娠后血液自左向右分流增加,如无并发症,即使未进行畸形矫正手术,一般也能较好耐受妊娠,较少出现心力衰竭、血栓形成、心律失常及肺动脉高压等,其中严重病例也可能出现特殊情况,分述如下。

1.心房间隔缺损

心房间隔缺损是最多见的先心病类型。在孕前症状轻微的患者,妊娠后一般不会出现严重问题,而比较严重的病例则常可发生肺动脉高压。如发生细菌性心内膜炎,多可发生特异的栓塞病。

2.动脉导管未闭

占先心病孕妇发生率的第2位。对临床产科的重要性已渐渐下降,因诊断容易,手术较简单,患者多半在早期已进行手术纠正。未行手术的孕妇,孕产期过程一般正常,但并发细菌性心内膜炎的危险性较大,产妇常因此而致死。此外,如分娩时进行传导阻滞麻醉或第三产程失血过多等引起低血压时,肺动脉血液可倒流入主动脉而发生严重发绀,甚至致死性休克。因此,对这类患者应尽量避免发生全身性低血压,如有早期发生趋势,应积极预防治疗,提高血压。

3.心室间隔缺损

孕产期过程与心室间隔缺损的位置、大小及肺血管情况有关。因为只有轻症患者能存活到生育年龄,因此孕妇在孕产期间只要自左向右的血液分流不发生倒流,一般不会引起并发症。缺损较大的病例常会有肺动脉高压症状,妊娠期这一症状会加重,产妇的危险性加大,尤其在分娩或胎儿娩出片刻,由于血流动力学的急剧改变,可引起原来自左向右的血液分流转为由右室向左室的倒流,从而发生严重的低氧血症、心功能减退,出现心力衰竭。该病心内膜炎发生率较高,在临产开始后应注射抗生素防治。

4.肺动脉口狭窄

单纯肺动脉口狭窄合并妊娠轻症者,常无并发症发生。妊娠期由于心排出量增大,右心室压力增高更明显,与肺动脉压力差超过 6.67kPa(50mmHg),则将发生右心衰竭,妊娠期也可进行瓣膜手术。妊娠期间应注意防治心内膜炎及心力衰竭。

5.法洛四联征(自右向左分流型先心病)

法洛四联征是包括四种畸形的先天性心脏血管病,主要是心室间隔缺损和肺动脉口狭窄,此外还有主动脉右位和右心室肥大。由于这类患者身体发育及生育能力受到严重阻碍,很少能存活到生育年龄,故合并妊娠者极少。偶有妊娠则对母儿双方均有极大的危害,如血细胞比容太高,常在早孕期发生自发性流产。即使轻度红细胞增多,也可增高流产及低体重儿发生率。Meijer JM(2005)调查回顾了经心脏手术矫正的 83 位患者,有 29 位妊娠 63 次,其中 13次流产,而 50 次(26 人)成功的妊娠中,12%(6 例)出现有右心衰退和(或)心律失常。Shime(1987)报道 23 例患者中有 13 例在妊娠期中出现心功能衰退及 7 例发生心力衰竭,围生期死亡率 13%(3/23)。出生低体重儿现象极为普遍。因此,未经心脏手术矫正的患者不宜妊娠。妊娠期间进行手术也较安全,术后胎儿的生存环境可得到显著改善,孕妇的危险性也可显著下降。

6.艾森门格综合征

本病与法洛四联症不同之处在于无肺动脉口狭窄,其主要特征是心室间隔多为大的高位缺损,原来自左向右的分流量大,乃至肺动脉压力渐渐增高,使左至右分流转变为自右向左分流后,即出现本病的临床特征:肺动脉显著高压及自右向左的血液分流。合并这类综合征的孕妇预后不好,常可发生严重的心功能不全、细菌性心内膜炎及栓塞病。由于长期的缺氧,很少可达足月分娩,胎儿死亡率也高。母婴双双死亡达 30%;Shime(1987)报道 9 例患者在 19 次妊娠中仅有 4 例足月分娩,其余均系自发性流产、疗病流产或早产;有 3 例发生心力衰竭,其中1 例死亡。这类孕妇对低血压耐受力极差,死亡原因多为右心室衰竭及低血压引起心源性休克。

**(二)风湿性心脏病**

风心病中以单纯二尖瓣狭窄或合并闭锁不全为最多。妊娠对各类型风心病的影响分述如下。

1.二尖瓣狭窄

妊娠期心源动力学的改变,对二尖瓣狭窄患者具有潜在的危险性,血容量和心排血量的增加,需有更多的血液量通过狭窄阻塞的瓣膜口,同时由于脉搏加快、舒张期缩短,对心脏充盈更为不利,结果左心房压力增加及一系列严重的血流动力学改变,最后出现:左心房注入血液量大于排出血量,致压力增高;肺静脉肺毛细血管压力增高,超过血浆渗透压,大量血清渗出至肺间质;或由于左心房负荷增加,导致心律失常发生率增高,尤其是心房颤动,左心房房颤致舒张期充盈时间缩短。两者均可引起严重并发症:肺水肿、肺及其他部位动脉栓塞和冠状动脉供血不足而发生心绞痛或心力衰竭。在临产过程中,由于子宫收缩及屏气用力增加了胸腔内压力,使心脏工作量更为加重。因此,轻症患者虽在非孕状态可无症状,但在妊娠期、临产或产后片刻都可突发危及生命的肺水肿。医师必须密切注视充血性心力衰竭的早期症状,并加强防治那些可促进发生心力衰竭的因素,如感染等,以使患者能安全渡过产期。

2.二尖瓣关闭不全

单纯二尖瓣关闭不全不致发生严重的产科并发情况。出现心力衰竭及死亡者仅发生于合并二尖瓣狭窄,而且多以二尖瓣狭窄为主。虽然由于妊娠期血流动力学改变的影响,从关闭不全的瓣膜口反流的血液量也增多,但是一般不致发生严重的后果。只有在孕前已有心力衰竭存在的患者,因已有严重的左心室损害才能引起严重后果。

3.主动脉瓣狭窄

由于这类患者多半长期无明显症状,只有在左心室心肌严重受损后才出现心力衰竭。大多数这类孕妇年龄较轻,未到这一严重程度,故多无严重不适。如有心力衰竭情况,则在早孕期应进行流产,晚期则应做瓣膜手术,但危险性较二尖瓣手术大得多。

4.主动脉关闭不全

常与二尖瓣狭窄并存,故病程经过及预后判断都以后者为主。单纯主动脉关闭不全孕妇常无并发症,如有心力衰竭存在,则与主动脉瓣狭窄一样,预后严重,不宜妊娠。

**(三)围生期心肌病**

本病是扩张型(充血型)心肌病的特殊类型,占特发性心肌病的 $5\%\sim10\%$,在妊娠前半期从无心脏病病史及体征,在晚期妊娠(孕 38 周)或在产褥期(甚至最迟可在产后 6 个月)发病,突然出现咳嗽、气急、胸闷、端坐呼吸,甚至心力衰竭等症状,并有心脏扩大,以往曾称为产后性心脏病。根据此类型发生于产后,也发生于晚期妊娠阶段,主要病变位于心肌部位,故改称围生期心肌病。可是,Cunningham(1986)对妊娠可存在独自的心肌病提出疑问,根据治疗的 28例未发现任何病因的围生期心力衰竭妇女,虽然接诊开始也诊断为特发性心肌病,可是,其中有 21 例产后分别明确为:隐晦的慢性高血压、未曾发现的二尖瓣狭窄、肥胖或病毒性心肌炎。所以,他反对这类患者以围生期心力衰竭命名。有关这一分歧意见还有待深入探索。但是,该项研究至少提示我们在做出围生期心肌病诊断之前,应格外注意发现或者排除潜在的心脏病病理性基础。

1.临床表现

发生于妊娠最后 3 个月及产后 5 个月内,但常见于产后 2~6 周内。由于发展阶段不同,临床表现差异很大。起病突然或隐袭,症状以充血性心力衰竭为主,最初可有水肿,感到乏力、倦怠,以后出现劳累后气急,渐渐休息时也有气急或夜间有阵发性气急、咳嗽,部分患者由于肺栓塞(来源于右心室肌壁血栓形成)而有咯血、胸痛,有一半患者因右心衰竭并有外周水肿及肝充血增大而引起上腹部不适。

**2.主要体征**

由于心排血量下降而四肢发凉、发绀,脉细弱,颈外静脉压高而怒张,常有心率加速;心尖冲动向左下移位,有抬举性冲动;常存在室性奔马律。由于心腔扩大、乳头肌松弛,有相对性二尖瓣及三尖瓣关闭不全而出现吹风样收缩期杂音,向左腋部传导,吸气时增强,病情好转后上述杂音减轻或消失。各种心律失常均可发生。心力衰竭时常有轻度舒张期血压升高。水肿多从下肢开始,晚期可出现胸腔积液、腹腔积液,可并发脑、心、肾或肺栓塞等症状而死亡。

**3.检查**

(1)X线检查:心影普遍增大,呈球形,累及所有心腔,但以左室为主,有时难以与心包渗出鉴别;在透视下心搏无力,肺淤血,上叶肺动、静脉高度扩张而下叶血管狭窄,有的病例可见到间质性肺水肿及肺梗死阴影。

(2)心电图:主要改变为心律失常,常见的是期前收缩、左束支传导阻滞及心房颤动;心房负荷增加,P波改变;几乎全部病例均有ST段压低、T波平坦或倒置,Q-T间期常延长。

**4.诊断**

于孕28周至产后6个月内出现心力衰竭,心律失常及心脏扩大而无先天性心脏病、风湿病、原发性高血压、冠状动脉粥样硬化及肺部疾患等已知病因时,应考虑心肌病,进一步做心电图、X线检查等可得出诊断。

**5.病程经过**

围生期心肌病第1次心力衰竭发作,对常规治疗反应很快,但不能预测以后恢复情况,保持心脏增大状态的患者预后不良,心力衰竭反复发作,最后在几年内日益恶化而死亡。死亡最常见的原因是再次妊娠,复发充血性心力衰竭、肺栓塞或室上性心律失常。因此,这类心脏持续增大的患者应避免再次妊娠。

约有一半患者治疗后增大的心脏很快缩小,并恢复至接近正常状态,可是其中有些患者心脏大小虽恢复正常,但仍有一些其他心脏病体征,如心电图不正常,有心律失常倾向,活动后血流动力学有异常反应。

**6.治疗**

针对充血性心力衰竭,与一般心力衰竭常规治疗无区别。

**(四)原发性心肌病**

合并妊娠虽不多见,可是与上述围生期心肌病的鉴别极为重要,本病患者在非孕期已出现心脏肥大及心力衰竭,死亡率可达75%,而围生期心肌病患者虽在围生期出现心力衰竭,一旦应用呋塞米等利尿药及一般抗心力衰竭治疗和处理伴随的产科并发症后,可迅速把逆势扭转过来,几天内扩大的心脏即可恢复至正常大小。

**1.临床症状**

根据病变的病理类型不同而有较大差异。

(1)肥厚型(肥大梗阻型)心肌病:多为常染色体显性遗传病,特点是特发性左心室肌壁肥大,通过超声心动图检查才能确诊。轻症者多无症状,但活动后可出现呼吸困难,心绞痛或非典型胸痛及心律失常,偶可发生复杂心律失常而致猝死。出现症状可用 β 受体阻滞药普萘洛尔(心得安)以减弱心肌收缩,减轻流出道受阻;严重者则室间隔及左心室壁肌肉明显肥厚增生,影响主动脉瓣开启,导致左心室流出道狭窄,故称特发性肥大性主动脉下狭窄,安静时可感心悸、胸闷、气短;轻度活动后可出现头晕、四肢无力、眼前发黑,甚至昏厥。妊娠后心脏负担加重,症状越到妊娠晚期越明显,有时可因交感神经兴奋,心肌收缩加强,心室流出道狭窄加重,梗阻加剧,导致心排血量骤减而引起重要器官缺血,出现昏厥,甚至猝死。一般根据临床症状、心电图检查(左心室肥厚,出现病理性 Q 波,ST 段压低,T 波平坦或倒置等心肌损害表现)及超声心动检查即可诊断。易发生心力衰竭,在按一般心力衰竭原则处理同时,不宜应用洋地黄、毒毛旋花素等正性心力药物,避免加重血液流出道梗阻。

(2)扩张型心肌病:由于心肌病变导致进行性心肌变性、萎缩纤维化,心室的心肌收缩力减弱。体力活动时,心率不能随代谢增加而加快,因此也可发生头晕、无力等缺血、缺氧症状,甚至昏厥和猝死。且常并发各种心律失常,房室传导阻滞。严重Ⅲ度房室传导阻滞、结性心律者必须安装起搏器,使心率维持在能从事日常生活水平,以保证患者安全度过妊娠及分娩期。由于心脏扩大,可出现二、三尖瓣关闭不全及充血性心力衰竭。处理心力衰竭时,因心肌损害广泛,对洋地黄的耐受力差,易出现中毒反应,须掌握好用量,加强监测。并要注意附壁血栓及栓子脱落的危险。

2.分娩方式

与一般心脏病孕妇的处理原则相同,以选择剖宫产为宜。对肥厚型者在采用硬膜外麻醉时,必须采取防止麻醉中血压骤降措施,否则左室心搏量减少有发生猝死的可能。产后也禁用麦角胺等子宫收缩药物,以免引起选择性血管强烈收缩,导致心搏量减少而发生意外。

**(五)感染性心内膜炎**

妊娠期及产褥期发生急性或亚急性细菌性心内膜炎者并不多见,但现今吸毒者日益增多,孕妇在静脉注射毒品时常因消毒不严而发生心内膜炎者在国外已时有报道,且因并发瓣膜关闭不全或脑栓塞而致死者。Seaworth(1986)曾报道一组病死率达 33% 的妊娠合并心内膜炎病例。近年对严重妊娠合并心内膜炎孕妇采用心脏瓣膜置换术以人工瓣膜替代已破损的病变瓣膜,同时应用大剂量抗生素及合理细致的支持疗法可挽救患者生命。现今仍建议心脏病孕妇临产或剖宫产术时预防性给予抗生素以降低发生细菌性心内膜炎及感染性关节炎的危险;尤其是人工瓣膜置换术后、二尖瓣脱垂或有主动脉畸形,如动脉导管未闭、主动脉缩窄等。可是,却很少有充分证据说明通过抗生素预防性给药防止了多少细菌性心内膜炎的发生。

二尖瓣脱垂综合征系指在左心室收缩、二尖瓣关闭时,二尖瓣的一叶或两叶向左心房脱垂伴有或不伴有二尖瓣反流,临床可无症状或活动后有心悸、气短、胸部不适等症状。目前此症尚不为人所重视,据国外调查,育龄妇女中患有这种病变者高达 12%~15%。一般认为只有二尖瓣脱垂的叶片冗长,才导致猝死、感染性心内膜炎及脑栓塞的危险性增加。Artal(1988)报道一例此类孕妇常发生一过性脑缺血症状。

**(六)驼背性心脏病**

严重的驼背(脊柱后凸)常可引起严重的心肺功能障碍,即所谓驼背性心脏病。由于胸廓的严重畸形,以致肺的某些部位形成气肿,而在另一些部位发生肺不张,致使通气量不足,往往形成肺心病。妊娠及分娩促使氧需要量及心脏工作量加重。因此,对这类孕妇必须及早明确是否可以继续妊娠,或必须进行疗病流产。如肺功能测定,肺活量减少不明显,则妊娠预后比较好,如脊柱后凸程度严重及肺功能损害较大者,则应进行疗病流产,以免到妊娠后期发生呼吸、循环衰竭。

这类孕妇分娩时取仰卧位常可引起严重低血压;临产过程中,镇痛药如哌替啶(杜冷丁)等麻醉药应慎用,因可抑制呼吸而使孕妇不能耐受。由于骨盆可能有严重畸变而须剖宫产者,术中更需要密切注视心脏功能情况。分娩时及分娩后要重视预防肺不张的进一步发展,因可由此发生严重缺氧导致迅速死亡。间断性、含适量氧浓度的正压呼吸的应用,有助于避免上述并发症的发生。顺利通过孕产期后,应建议患者做绝育手术,不宜再次妊娠。

### (七)心律失常

在妊娠期、临产阶段、分娩过程及产褥期间常可出现心律失常。正常妊娠所发生的轻度低钾血症及临产、分娩过程中精神过度紧张、体力活动加剧都可能是诱发心律失常的原因;由于孕产妇处于严密监护下而得以及时发现。心动过缓,包括传导阻滞,一般都可使妊娠顺利结束。安装起搏器的孕妇,心率尽管固定,通过心搏量的增大,心排血量也可明显增高,一般可以平安地通过妊娠,结束分娩。心动过速则更为常见,室上性心动过速及纤颤可应用地高辛,β受体阻滞药如普萘洛尔或钙通道阻滞药治疗,虽然这些药物都可越过胎盘屏障,但对胎儿的影响不大。

## 四、妊娠合并心脏病的预后

心脏病孕妇和胎儿预后的好坏与下列因素有关。

### (一)心脏代偿功能

心脏病患者孕产期的临床过程与心脏代偿功能状态有密切关系。心功能Ⅰ、Ⅱ级者大多无并发症,病死率极低;心功能Ⅲ、Ⅳ级者并发症增多,病死率也升高。因此,必须注意心脏病孕妇的心脏功能状态,根据具体情况,制订具体医疗措施。产前检查频率应根据妊娠进展及心功能状态而不同,分别为1周到1个月。每次复诊均应仔细检查心功能情况,包括心率、心律及心电图与产科情况。胎儿生长发育情况则依据孕妇腹围、宫底高度及B超扫描进行估计。孕34周后,每2周行胎心心电监护1次;36周后每周1次。

心功能状态可因生活与工作安排不好、精神紧张、发生其他并发症及孕产期处理不当等而发生变化,Ⅰ、Ⅱ级者可发展为Ⅲ、Ⅳ级,甚至死亡;反之,心功能Ⅲ、Ⅳ级者,如能与医务人员密切配合,严格遵照生活及医疗规定,精神愉快,常可顺利度过孕产期。

### (二)孕妇年龄、胎次及心力衰竭史

风心病为进行性,与年龄成正比,年龄越大,心力衰竭机会越多。因此,年龄是促使心力衰竭的重要因素之一,年龄在35岁以上者发生心力衰竭较多。

因多次妊娠,心脏代偿功能渐趋恶化,容易发生心力衰竭,但就其危险性,初产妇要大于经产妇,病死率初产妇相对高于经产妇。有过心力衰竭史者(不包括急性风湿病时发生的心力衰竭),再次妊娠多半再发生心力衰竭,且一次比一次提前和严重。心功能越坏,心力衰竭及死亡机会越大。

总之,先心病妇女能否妊娠取决于先心病的类型、有否进行过矫正手术及术后心功能分级。目前育龄妇女先心病未经手术治疗者多为轻度畸形或无法矫正的重度畸形,后者显然不宜妊娠,一旦妊娠宜建议进行疗病流产。

### (三)有无其他合并症或并发症

妊娠期合并其他疾病或出现并发症都可加重心脏负担,而促使心力衰竭发生,造成心脏病孕产妇的严重危害。因此,在妊娠期应重视合并症及并发症的防治。主要的合并症和并发症有。

1.贫血

动脉血含氧量减少,导致组织缺氧,组织内 $CO_2$、乳酸及其他酸性代谢物质积聚,引起血管扩张,血流量增加,心脏负担倍增,易诱发心力衰竭。一般血红蛋白下降至 70g/L 时,有器质性病变的心脏将难以代偿。因此,在妊娠期应积极治疗贫血,对防止心脏病孕妇并发心力衰竭有重要意义。

2.感染

急性感染,尤其上呼吸道感染,常可引起支气管炎及肺炎,而后者是孕期严重心力衰竭的最主要的促发因素。感染也可引起心瓣膜病患者并发细菌性心内膜炎,且常为致死原因。对心脏病孕妇,应特别强调无菌操作,严防感染的发生。有感染可疑时,应及早给予抗感染治疗。孕妇易发生泌尿道感染,对心脏病孕妇应做常规尿培养,以便及早发现无症状性细菌尿。

3.心律失常

凡有器质性心脏病存在,都有发生心律失常的倾向,在妊娠期更易发生心房纤颤、心房扑动及阵发性心动过速,尤其二尖瓣狭窄孕妇易发生慢性心房纤颤,在临产期强烈的应激状态下,还可发生急性心房纤颤。由于心房活动的不协调,辅助心室充盈作用降低,心排血量下降,造成循环障碍,易致心力衰竭形成,预后不良。国外有人报道 117 例并发心房纤颤的产妇病例中,有 52 例诱发心力衰竭,产妇死亡率达 17%。因此,应及早发现心房纤颤的存在和及时给予疗病流产。

4.子痫前期

心脏病孕妇有发生妊娠高血压综合征的倾向,发生率约为 20%,即使轻度高血压或病理性水、钠潴留,为维持心排血量,必须加强心脏工作,以克服增加的后负荷,由于心脏负担加重,易诱发心力衰竭。这类患者应及时住院,控制血压及体重增加。

5.低血压

低血压可导致房、室间隔缺损或动脉导管未闭的先心病孕妇血液自右向左分流或自肺动脉向主动脉分流而加重心脏的负荷,故必须尽可能防止低血压的发生,一旦出现,则必须进行强有力的治疗,才能予以纠正。

## 五、妊娠合并心脏病的治疗

心脏病孕妇的处理与非孕妇无区别,但妊娠加重了心脏负担,致使心脏病病情有恶化趋势,为此须在整个孕产阶段加强宣传教育工作,取得患者的密切配合,接受医疗监护,这对预后有重要影响。

治疗措施根据心脏功能状态而不同,首先必须明确是否能继续妊娠,这一决定越早越好,一般应在孕12周前根据病史、体检及其他具体情况决定处理方案,妊娠早期应2周做检查一次,孕20周后血流动力学改变急剧,应每周检查1次,直至住院。

心脏病孕妇分娩方式的选择则与以往的处理原则大不相同。回顾1978年前,普遍认为妊娠合并心脏病进行剖宫产较阴道分娩并无优越性,且危险性超过阴道产。因此,凡心脏病孕妇不论心功能如何,一律经阴道分娩,无产科指征不做剖宫产。近年由于手术技术及心脏监护、处理水平的提高,加上抗生素应用及输血等,剖宫产的安全性大大提高。尤其国内通过超声心动图,观察阴道分娩和剖宫产时心功能变化,提示剖宫产对产妇心功能干扰较阴道分娩者少。

因此,剖宫产对妊娠合并心脏病患者,尤其对心功能较差者是比较安全的分娩方式。目前国内已普遍采用这一原则:心功能Ⅲ、Ⅳ级心脏病孕妇在药物治疗,心功能获得改善情况下,选择适当时间以剖宫产结束分娩;心功能Ⅰ、Ⅱ级但有产科指征或复杂心脏畸形矫正术后,也以择期剖宫产为宜。自从实行上述处理原则后,心脏病孕产妇的病死率从以前的1.96%,下降为0.61%,有明显差异。

**(一)心功能Ⅰ、Ⅱ级孕妇的治疗**

对这一组患者的治疗重点是:①防止充血性心力衰竭的发生。②及早发现心力衰竭的早期体征,及时进行处理。③防治心内膜炎。

1.预防充血性心力衰竭的发生

加强孕期保健是防止心力衰竭发生的关键。孕妇应按期做产前检查,保证有适当休息,夜间要有充足的睡眠,中午至少要有2h,早、晚餐后30min的休息,保证每日有10h左右的卧床时间并取侧卧位。根据具体情况进行体力活动,如做点轻度家务劳动及散步,但不应承担全部家务工作及上街购物。如活动后有呼吸困难,即应停止,进一步观察。须防止体重过快增长,总体重增长不宜超过11kg,否则会加重心脏负担,故饮食应富于蛋白质及摄取为胎儿生长所必需的热量、维生素及铁质,要限制盐的摄入量(每日2～3g),减少水、钠的潴留。近年孕妇应用利尿药较多,对食盐摄入的限制就不需那样严格,如每日或隔日服用利尿药,则可不限制食盐。长期应用利尿药一般无致畸作用,但应注意防治体内酸碱及电解质失衡的发生。

妊娠期诱发心力衰竭的常见原因是贫血及上呼吸道感染,因此服用铁剂、叶酸,纠正贫血,极为重要。

要避免接触有呼吸道感染患者。孕妇出现感冒早期症状时,即应卧床休息,请医师检查治疗;发热及持续咳嗽,即应住院。

每次产前检查,除做一般孕妇的常规检查外,均应测脉搏、呼吸,详细检查有无水肿。水肿范围超越踝部即应予以重视。肺底部有无啰音存在也是发现早期心力衰竭的重要体征,有时在正常孕妇的肺底部也可能听到啰音,但一般在深呼吸2～3次后即消失。如有条件可测定肺活量。如肺活量突然下降,表示心力衰竭先兆。虽然心功能Ⅰ、Ⅱ级孕妇很少发生心力衰竭,但也常使人低估其严重性,应该认识到妊娠合并心脏病孕妇即使无任何症状仍有发生心力衰竭的危险性。如出现早期心力衰竭或心律失常应及时请心脏科医师会诊及治疗。

心功能Ⅱ级孕妇至少应在预产期前2周住院,因即将临产,宜卧床休息,使产妇心脏有更好代偿能力以应付即将分娩时所担负的重工作量。近年提出预防性应用洋地黄,在妊娠晚期口服地高辛0.125～0.25mg,1次/天,预防心力衰竭有一定效果。长期应用洋地黄类药物无致畸作用,也不影响授乳,但有可能生产低体重新生儿。

**2.早期发现及及时处理心力衰竭**

心力衰竭的开始是渐进性的,如能很好监护,一般可以早期发现。下面几项可以考虑为心力衰竭的先兆。

(1)脉搏:孕妇休息期间出现窦性心动过速(大于 100/min),应探索其发生原因,可能是感染、早期心力衰竭或栓塞。如怀疑早期心力衰竭,胸片有肺充血,应卧床休息,给服氢氯噻嗪(双氢克尿塞)50mg,2 次/天,并密切观察。如窦性心动过速或其他心律失常,可试服普拉洛尔(心得宁),它是 $\beta_1$ 心肌受体阻滞药,不像普萘洛尔(心得安),对 $\beta_2$ 受体作用小,15～30mg,每日 2～3 次。急性心律失常则可静脉注射 5mg,2～3min 内可重复应用,直至出现疗效,一般用量为 10mg。

(2)呼吸:静息期呼吸大于 20～24/min,或家务劳动能力突然减退,稍劳累后即感呼吸困难,应询问孕妇有无气急、端坐呼吸、咳嗽,肺部听诊有无啰音,如均为阳性,胸片有肺充血,而又无其他原因可解释时,应考虑为心力衰竭征象,可给毛花苷 C(西地兰)0.2～0.4mg,稀释后缓慢静脉注射,或用多巴酚丁胺 250mg 加入 5%葡萄糖溶液 250mL 静脉滴注[5～10$\mu$g/(min·kg)]。

(3)无原因咳嗽:应考虑是否充血性心力衰竭、心律失常、肺部感染及(或)肺梗死并做相应检查,X 线检查正常,可在家卧床休息,继续观察;如胸片有心力衰竭情况,立即住院按心力衰竭治疗。

(4)凡有下列症状则可诊断为心力衰竭,立即住院治疗:孕妇气急、端坐呼吸程度加剧;颈静脉怒张,当孕妇仰卧 45°时,颈静脉扩张高达胸骨角上 5cm;咯血(可能是肺动脉高压或栓塞合并肺梗死所引起),肺部听到啰音等早期心力衰竭体征,须立即住院,卧床休息,吸氧,毛花苷 C 0.4mg+25%葡萄糖液 20mL 缓慢静脉注射,及应用利尿药,静脉注射呋噻米(速尿)40mg;为保持孕妇能安静休息,可给地西泮(安定)10mg 肌内注射。一般经上述处理及支持疗法,临床症状可望好转。与此同时,可给氨苄西林 2g 静脉滴注或肌内注射,8h 后给第 2 次剂量,以预防感染。

**3.临产及产褥期处理**

(1)临产前:应对孕妇做细致的思想解释工作,消除顾虑,增加信心,求得密切配合,共同完成这一任务。孕妇精神紧张,顾虑重重,不能很好合作,则必然增加耗氧量,加重心脏负担。在临产处理中,重点是尽量减少孕妇的心脏工作量及避免血流动力学方面发生剧烈变动。心脏病孕妇的产程比较短,可能是因水肿,宫颈软而容易扩张之故。

(2)临产过程:取半坐位,第一产程时,每小时测脉搏、呼吸 3～4 次,在第二产程每 10min 测 1 次。每 1～2h 进行胸部听诊,有无啰音及心律失常;每小时测尿量。出现上述体征及尿量减少,均为心力衰竭先兆。也应经常听取胎心音。心脏病孕妇如无发绀,心脏代偿功能良好,对胎儿影响不大。可适当应用吗啡、镇静药或各种止痛药以减轻产痛,保证产妇休息,减轻心脏负荷;但又不能过度,否则对心脏病孕妇不利。临产开始即给患者输液,应用 5%葡萄糖液,禁用含盐液体,严格控制输液量,每小时维持 50mL,便于随时给予药物。

宫颈开全后,尽可能避免产妇用力,等胎头下降至骨盆出口时,可通过低位产钳或胎头负压吸引术结束分娩。如胎头 30min 无进展,则应根据胎头高低、产妇、胎儿情况,决定施行产钳手术或剖宫产。整个产程及分娩阶段均予以面罩吸氧。

第三产程血流动力学发生突然变动,腹压降低,横膈下移,心脏轴突然改变是发生心力衰竭的原因。因而心脏病孕妇的第三产程处理就显得更为重要。为了防止心脏轴的突然改变和腹压降低,胎儿正将娩出时,可于产妇腹部放置几只沙袋加压,并用多头腹带包扎,防止大量血液向腹腔内脏血管倾注;同时可置下肢于略低位置,以防下肢静脉血大量回到右心。应避免肌内注射未稀释的缩宫素(催产素),尤其对二尖瓣狭窄及血液自左向右分流的先心病孕妇,因缩宫素快速静脉滴注 5~10U,可使子宫血液突然涌入右心,使心排血量增加大于 50%,而使心脏负担过重;未稀释缩宫素又可直接作用于心肌,引起明显的低血压或心律失常。由于麦角新碱有升压作用不宜使用。须用缩宫素时,应稀释后静脉滴注,不超过 5mU/min(5~10U 溶于500mL 液体),未见不良反应。心功能超过Ⅱ级,产后不可快速、大量静脉滴注缩宫素,以免发生危险。

产后出血虽可减轻静脉系统的过度负担,但仍应与健康产妇一样重视产后出血并积极治疗之,对有些先心病产妇,产后出血可能较正常产妇还要危险。

(3)产褥期处理:在孕产期未发生心功能障碍者,产褥期(产后 1~3d)仍有可能出现心力衰竭。有学者报道 62 例妊娠合并心脏病患者中,有 6 例发生充血性心力衰竭,其中仅 2 例发生于产前,其余 4 例均发生在产后 24h 之内,因此不能只注意患者分娩前易发生心力衰竭,而忽略了产后患者(2~3d 内)仍然有巨大血流动力学方面的改变,尤其在 24h 之内,必须同样地予以严密监护。此外还需要重视产褥感染及产褥期血栓形成。一般对心功能Ⅰ级产妇,产褥期除应用抗生素预防感染外,与正常产褥妇无大区别;心功能Ⅱ级则应卧床 5~10d,但须经常活动下肢,注意下肢静脉回流,以后在监护下逐渐增加运动量,出院后加强随访及给予必要的生活指导。如孕产妇最近无心力衰竭出现,仍可哺乳。回奶一般可用维生素 B。200mg/d;局部可用皮硝贴敷。

4.孕、产期及产褥期充血性心力衰竭及肺水肿的处理

在临产过程中,如脉搏大于 100~110 次/分或呼吸大于 26 次/分,尤其有呼吸困难,均系心脏功能障碍征象,可能发展成心力衰竭,应立即正压给氧,吸氧浓度应大于 60%,增加血氧饱和度。肌内注射吗啡 10~15mg,消除精神紧张,降低呼吸频率。应用快速利尿药,如呋塞米(速尿)40~80mg,稀释后静脉注射,除加速利尿外,尚可舒缓血管容量系统,通过静脉血回流量下降,可减轻心脏前负荷(指心脏舒张末期的容量负荷),使肺内及左心房血压下降,减轻肺充血。此外,快速洋地黄化,加强心肌功能,常用毛花苷 C 0.4~0.8mg,两者均稀释于 20%葡萄糖液 20~40mL 静脉注射,必要时 2~6h 后再注射毛花苷 C 0.2~0.4mg,总量为 1.2~1.4mg。如宫口已开全,胎头位置较低,则可在局部麻醉下进行低位产钳结束分娩。一般经上述处理后,心率可逐渐变慢,呼吸困难明显减轻,尿量增加,能安静入睡。

孕产期发生肺水肿虽较罕见,但为极严重的并发症,好发于二尖瓣狭窄孕妇,尤其在孕妇体力劳累、脉搏加速后,易发急性肺水肿,可于第一产程结束时静脉注射呋塞米 40mg 以减少血容量,能预防急性肺水肿发生。产妇突然出现呼吸困难、咳嗽并有泡沫痰,常混有血液,满肺充满湿性啰音,为肺水肿的临床表现,应给予上述治疗;为舒张支气管平滑肌、减轻呼吸困难,

可静脉注射氨茶碱 500mg,用 10％葡萄糖液 20mL,稀释后缓慢注入;给氧时,氧气管宜通过装有 95％乙醇瓶,有消除肺泡中泡沫作用,可与普通氧气交换使用,每 15～30min 交换 1 次,持续吸入 15～30min。如效果不明显,可用血压表袖带缚在四肢之近侧部,充气压力维持在收缩压与舒张压之间,以阻断静脉回流,每 15min 轮流放松 3～5min。

经上述治疗心力衰竭仍危重,可应用以下几种方法。

血管扩张药:酚妥拉明(苄胺唑啉)、硝普钠,以减轻心脏后负荷(指心脏收缩过程中承受的负荷,即心脏克服射血过程的阻力),降低心脏排血阻力,减轻左心舒张压及减少心室耗氧量。酚妥拉明是短效 α-受体阻滞药,将 5～10mg 加入 25％葡萄糖液 40mL 缓慢静脉滴注,有效量 0.1～0.3mg/min,应用时须注意血压变化,根据血压情况调整剂量。曾有一些病例两肺布满啰音、四肢明显发绀的危重心力衰竭孕产妇,虽经多巴胺(20～40mg 加入 10％葡萄糖液 250mL 缓慢静脉滴注)的强心利尿作用,血压仍不能测得,一经应用酚妥拉明(苄胺唑啉),在数分钟后,血压上升,发绀好转,30min 后肺水肿现象明显减轻,心力衰竭危象得到缓解。

硝普钠对小动、静脉具有同等程度的扩张作用,故可同时降低心脏的前、后负荷,一般常将 25mg 加入 5％葡萄糖液 500mL 中静脉滴注,开始剂量宜小,15µg/min(约 5 滴),3～5min 逐渐增加滴速,最大量为 200～400µg/min,须密切注意血压变化,调整剂量。该药对光敏感须新鲜配制并包以黑纸避光。近年有人报道,硝普钠与多巴胺同时应用,可减轻血压下降程度,增加心排血指数。

氢化可的松 100～200mg 或地塞米松 5～10mg 稀释后静脉滴注,以降低周围血管阻力,改善微循环及增强心肌收缩能力。

(二)心功能Ⅲ、Ⅳ级孕妇的治疗

在孕早期即应做疗病流产,勉强继续妊娠,可发生胎儿生长迟缓,且有早产可能,产妇危险极大。为此,在非孕期间宜根据心脏病类型进行二尖瓣球囊扩张术、心脏瓣膜置换或畸形矫正手术,术后妊娠心功能可明显改善。据国内一组报道,Ⅲ～Ⅳ级心功能患者从手术前占总病例 26.2％下降到术后仅占 1.6％,Ⅱ级自 39.9％下降到 26.8％,Ⅰ级自 33.9％上升到 71.7％,大多数产例在整个妊娠期及分娩过程均顺利。如孕妇已达晚期妊娠,应在整个妊娠期间住院治疗,严格接受医疗监护,在药物治疗改善心功能情况下选择适当时间以剖宫产结束分娩。

(三)临产过程中的镇痛及麻醉

产时无痛可减轻病变心脏的工作量,对心脏病孕妇有很大帮助,但如止痛或麻醉方法不当,可增加母婴双方的危害。

早期临产阶段应用冬眠药物,如异丙嗪或其他镇静药,如地西泮(安定)、氯氮䓬(利眠宁)等,可消除或减轻精神紧张,起到安静作用,从而减轻心脏负荷量。常与镇痛药物合用,可减少后者之剂量,应用于心脏病孕妇有较大优越性。缺点是能引起直立性低血压,加重或增加仰卧位低血压的影响,但只要细致监护,这一缺点可以克服。

镇痛药应用中等剂量,如哌替啶 50～100mg,除止痛外,还能引起欣快感,减轻恐惧,有利于心脏病孕妇。但哌替啶可引起心动过速,对严重二尖瓣狭窄患者最好不用。大剂量应用有抑制呼吸作用,对较重的心脏病患者可加重缺氧及引起高碳酸血症,故不宜应用;吸入止痛及巴比妥类药物、东莨菪碱均不宜应用于心脏病孕妇。

心脏病孕妇需要麻醉止痛时,最好选用硬膜外麻醉(但不宜加麻黄碱),较局麻便于手术操作,而局麻还可引起心排血量增加,增加心脏负担;而硬膜外麻醉却可引起外周血管扩张,降低静脉血回流,心排血量下降,减轻心脏负担。但应避免麻醉时发生严重低血压,尤其对血液自左向右分流的先心病患者,更应警惕严重低血压的发生,后者引起血液分流、倒流后促发心衰。

# 第二节　妊娠合并糖尿病

妊娠期糖尿病可以分为两种情况,一种是原来已确诊糖尿病,妊娠发生在糖尿病确诊之后,称之为糖尿病合并妊娠;另一种是妊娠期发现或发生的糖耐量异常引起的不同程度的高血糖,当血糖异常达到一定诊断标准时,称为妊娠期糖尿病(GDM)。在诊断标准以下时,则称之为妊娠期糖耐量减低(ICT)。

## 一、临床表现

### (一)无症状期

患者多肥胖,一般情况良好,GDM 患者孕晚期每周平均体重增长超过 0.5kg,胎儿多较大,羊水可过多,可能并发妊娠高血压综合征、外阴瘙痒或外阴阴道念珠菌病。

### (二)症状期

主要有不同程度的"三多"症状,即多饮、多食、多尿或反复发作的外阴阴道念珠菌病。由于代谢失常,能量利用减少,患者多感到疲乏无力、消瘦,若不及时控制血糖,易发生酮症酸中毒或视网膜、心、肾等严重并发症,常见于糖尿病合并妊娠的患者,依病情程度可分为隐性糖尿病和显性糖尿病,后者又可为 1 型糖尿病(胰岛素依赖性糖尿病,IDDM),2 型糖尿病(非胰岛素依赖性糖尿病 NID-DM)和营养不良型糖尿病三大类。

## 二、辅助检查

### (一)尿糖及酮体测定

尿糖阳性者应排除妊娠期生理性糖尿,需做糖筛查试验或糖耐量试验。由于糖尿病孕妇妊娠期易出现酮症,故在测定血糖时应同时测定尿酮体以便及时诊断酮症。

### (二)糖筛查试验(GCT)

常用方法为 50g 葡萄糖负荷试验:将 50g 葡萄糖粉溶于 200mL 水中,5 分钟内喝完,从开始服糖水时计时,1 小时抽静脉血测血糖值,若≥7.8mmol/L 为筛查阳性,应进一步行口服葡萄糖耐量试验(OGTT)。

GCT 血糖值在 7.2～7.8mmol/L,则患有 GDM 的可能性极大,这部分孕妇应首先检查空腹血糖,空腹血糖正常者再行 OGTT,而空腹血糖异常者,不应再做 OGTT,这样既减少了不必要的 OGTT,又避免给糖尿病孕妇增加一次糖负荷。

### (三)口服葡萄糖耐量试验(OGTT)

糖筛查异常血糖<11.1mmol/L,或者糖筛查血糖≥11.2mmol/L,但空腹血糖正常者,应尽早做 OGTT,以便及早确认妊娠期糖尿病。空腹血糖值上限为 5.8mmol/L,1 小时为

10.6mmol/L,2 小时为 9.2mmol/L,3 小时为 8.1mmol/L。此 4 项中若有 2 项≥上限则为糖耐量异常,可做出糖尿病的诊断。现国内也有部分医院采用口服 75g 葡萄糖耐量试验,其诊断标准上限分别为空腹血糖 5.3mmol/L、1 小时为 10.2mmol/L、2 小时为 8.1mmol/L、3 小时为 6.6mmol/L。

### (四)糖化血红蛋白测定

HbA1c<6%或 HbA1c>8%为异常。HbA1c 测定是一种评价人体内长期糖代谢情况的方法,早孕期 HbA1c 升高反映胚胎长期受高血糖环境影响,胎儿畸形及自然流产发生率明显增高。产后应取血测定 HbA1c,可了解分娩前大约 8 周内的平均血糖值。

### (五)其他检查

1.肾功能

糖尿病孕妇应定期检查肾功能,及时了解糖尿病孕妇有无合并糖尿病肾病、泌尿系统感染。

(2)果糖胺测定:果糖胺是测定糖化血清蛋白的一种方法,正常值为 0.8%～2.7%,能反映近 2～3 周血糖控制情况,对管理 GDM、监测需要胰岛素的患者和识别胎儿是否处于高危状态有意义,但不能作为 GDM 的筛查方法。

(3)羊水胰岛素(AFI)及羊水 G 肽(AF-CP)测定:可直接反映胎儿胰岛素分泌水平,判断胎儿宫内受累程度,指导临床治疗较孕期血糖监测更有价值。

## 三、诊断

1.常有糖尿病家庭史、异常妊娠分娩史及久治不愈的真菌性阴道炎、外阴炎、外阴瘙痒等病史。

2.孕期有多饮、多食、多尿症状,随妊娠体重增加明显,孕妇体重<90kg。

3.早孕期易发生真菌感染、妊娠剧吐。

4.尿糖检查阳性。

5.葡萄糖筛选试验空腹口服 50g 葡萄糖 1 小时后抽血糖≥7.8mmol/L(140mg/dL)者做糖耐量试验确诊。

6.眼底检查视网膜有改变。

7.糖尿病按国际通用 White 分级法分类,以估计糖尿病的严重程度。

A 级:空腹血糖正常,葡萄糖耐量试验异常,仅需饮食控制,年龄及病程不限。

B 级:成年后发病,年龄>19 岁,病程<10 年,饮食治疗及胰岛素治疗。

C 级:10～19 岁发病,病程 10～19 年。

D 级:<10 岁发病,病程>20 年,或眼底有背景性视网膜病变,或伴发非妊高征性高血压。

E 级:盆腔血管病变。

F 级:肾脏病变。

R 级:增生性视网膜病变。

RF 级:R 和 F 级指标同时存在。

## 四、鉴别诊断

主要与糖尿病合并妊娠相鉴别,妊娠期糖尿病是妊娠期首次发生或发现的糖尿病,一般多无明显的临床症状,通常在孕期做糖筛查时发现。

# 五、治疗

## (一)一般治疗

### 1.孕前咨询

显性糖尿病患者妊娠前应进行全面体格检查,包括血压、心电图、眼底、肾功能,以便进行糖尿病分级。糖尿病患者血糖未控制则不宜妊娠,因受孕前血糖水平及早孕期血糖与自然流产和胎儿畸形发生密切相关。妊娠前病情已达 E、F、R 级者应在内分泌及产科医生密切观察下妊娠。有严重心血管病变、肾血管病变伴肾功能减退时不宜妊娠,若已妊娠应及早人工终止。妊娠期不能使用口服降糖药,因部分降糖药能通过胎盘引起胎儿胰岛素分泌过多而导致胎儿低血糖死亡、新生儿黄疸,并可有致畸作用,应在孕前停药,改用胰岛素控制血糖。

### 2.控制饮食

糖尿病患者妊娠期饮食控制十分重要,一部分 GDM 孕妇仅需要饮食控制即能维持血糖在正常范围。目的在于为母婴提供必要的营养、控制血糖水平、防止饥饿性酮症酸中毒。由于妊娠期孕妇除自身能量需要外,尚需满足胎儿生长发育,所以每天热量摄入不宜限制过严。最理想的饮食为既不引起饥饿性酮体产生,又能严格限制糖类摄入、不至造成餐后高血糖,使空腹血糖控制在<5.8mmol/L、餐后 2 小时血糖<6.7mmol/L。

(1)热量摄入。按标准体重[孕妇标准体重(kg)为身高(cm)-100]计算,热量为 126～147kJ/kg。妊娠前半期增加每天 630kJ,后半期增加每天 1470kJ。并按劳动强度做适当调整。每天总热量一般在 7560～10080kJ,不得低于 7560kJ,以免产生酮症酸中毒。

(2)饮食结构:糖类提供总热量的 50%～55%,蛋白质 25%,脂肪 20%。蔬菜类每天 500g,每餐饮食中搭配高纤维素食品可减缓糖吸收。另须注意各种维生素摄入,孕中期起应常规补充铁剂,适当补充钙和叶酸。

(3)进餐次数:主食应实行少量多餐,每天分 5～6 餐。由于清晨体内产生的胰岛素拮抗激素浓度最高,糖尿病孕妇早餐后血糖最难控制,所以早餐量宜少,占全天热量的 10%,而且应尽量少摄入含淀粉类食品,午餐及晚餐各占全天总热量的 30%,上午、下午及睡前加餐各占 10%。

### 3.运动治疗

骨骼肌运动除消耗热量外,尚有增加胰岛素与受体结合的作用。在孕期做一般运动不会对妊娠构成危害。一般的运动并不会因较多的血液供给骨骼肌而减少子宫的血液供应或胎盘灌注,因此也不影响胎儿的生长。但由于妊娠的特定状态,运动时应注意安全。步行是很好的体育锻炼,骑固定式踏车及上肢运动等在医师指导下都可进行。

## (二)药物治疗

我国妊娠期发现的糖尿病绝大多数是 GDM,少数是属 2 型及 1 型糖尿病。GDM 一般都能用饮食控制以达到合理的血糖标准,10%～40% 的 CDM 仅饮食控制达不到标准而需用胰岛素。

### 1.胰岛素应用指征

(1)经正规饮食控制后空腹血糖>5.8mmol/L,早餐后 2h 或晚餐前>6.7mmol/L。

(2)死胎、死产史或合并妊娠高血压综合征。

（3）病情严重，严格饮食控制出现尿酮，只有应用胰岛素才能摄入足够食物者。

（4）出现内外科并发症（如感染），或因种种原因患者有精神压力，使机体处于应激状态而使血糖升高者。

（5）White 分期处于 B～R 期。

2.胰岛素使用方法

妊娠期胰岛素具体用量与孕妇体重及孕周有关，但主要取决于血糖升高程度，且个体差异较大，无具体公式可供参考，应视具体病例、具体调整用量，维持血糖接近正常范围。

3.产时及产褥期胰岛素应用

产程中孕妇体力消耗大，进食量偏少，容易引起低血糖，而产时疼痛及精神紧张可导致血糖过高，产时孕妇高血糖将导致胎儿宫内耗氧增加，易发生胎儿窘迫，严重时可导致胎儿酸中毒并使新生儿低血糖发生率增高，所以严格控制产时血糖具有重要意义。

（1）产程中：停用所有皮下注射胰岛素，根据产程中测定的血糖值，采用 5% 葡萄糖液，按 4g 葡萄糖加入 1U 胰岛素来调整静脉输液速度，有利于维持产程中血糖水平。

（2）选择性剖宫产手术前 1 天：停用晚餐前长效胰岛素及手术当日长、短效胰岛素，手术中输液种类按产时输液或输注林格液，同时密切监测手术前后血糖及酮体情况。

（3）引产前 1 天：晚餐前及引产当日长效胰岛素停用，若引产当日仍正常进食早餐则早餐前短效胰岛素仍应坚持原用量，引产过程中改用静脉滴注胰岛素。

（4）产褥期：随着胎盘的排出，胰岛素拮抗激素急骤减少，患者对胰岛素特别敏感，所需胰岛素量明显下降，一般应减少至孕期用量的 1/3～1/2。并根据产后空腹血糖调整胰岛素用量。

**（三）分娩期处理**

1.入院指征

（1）初次 50g 糖筛查试验阳性，需行 OGTT 者；有糖尿病高危因素，初次 50g 糖筛查试验阴性而在孕晚期需行第二次筛查者。但以上情况也可根据情况在门诊进行。

（2）GDM 经饮食控制后空腹和（或）餐后 2 小时血糖仍不能达标准者，入院进行饮食调整及饮食教育者。

（3）经饮食控制后尿酮阳性而血酮阴性者，首先调整饮食，适当增加糖类。如出现血酮阳性，应住院治疗。

（4）饮食控制不良需加用胰岛素者。

（5）出现产科并发症如妊娠高血压综合征，胎儿生长受限者。

（6）发生尿路感染，上呼吸道严重感染或其他应激状态者。

（7）A1 血糖控制良好，无并发症，妊娠 37 周入院待产。以不超过 40 周为宜。

（8）A2 或糖尿病合并妊娠 B 级以上者，入院时间应结合患者情况适当提早，可考虑 32～34 周入院。

2.分娩时机

原则上严格控制孕期血糖的同时，加强胎儿胎心监护，尽量推迟终止妊娠的时机。具体分娩时间建议如下。

(1)A1 血糖控制良好,无并发症,妊娠 38～40 周终止妊娠。

(2)A2 或 A1 有并发症,或血糖控制不满意者,应在胎肺成熟后及早终止妊娠。

(3)B 级、C 级无并发症,可考虑 37～39 周终止妊娠。

(4)不论何级,凡并发妊娠高血压综合征、胎盘功能低下、羊水过多、有死胎死产史,应考虑 36 周终止妊娠。

(5)F～R 级,有胎儿生长受限,如胎肺已成熟,考虑 34～35 周终止妊娠。

**3.分娩方式**

妊娠合并糖尿病本身不是剖宫产手术指征,但是糖尿病孕期血糖控制不够满意时,胎儿常偏大,为避免产伤而使剖宫产机会增多。因糖尿病伴血管病变等提前终止妊娠时,常需剖宫产,这更使得糖尿病孕妇剖宫产率进一步增加。若胎儿发育正常且宫颈成熟时,应尽量阴道分娩,但产程中应加强胎儿监护,产程不宜太长。国外报道糖尿病孕妇的剖宫产率高达 50%～81%。凡有胎儿缺氧,某些增加胎儿缺氧的妊娠并发症如妊娠高血压综合征以及其他产科指征者均应剖宫产。具体指征有以下几项。

(1)糖尿病 10 年以上,伴血管病变。

(2)并发胎儿生长受限或妊娠高血压综合征等,病情较严重者。

(3)巨大儿。

(4)胎位不正。

(5)过去有剖宫产史、死胎、死产史。

(6)胎儿胎盘功能减退、羊水过少、胎儿窘迫。

(7)引产失败。

**4.新生儿处理**

新生儿出生时应留脐血查血糖、胰岛素及 C 肽,所有新生儿均应按早产儿处理,如注意保暖和吸氧等,提早喂糖水、提早开奶,一般出生后 1 小时给予口服 25% 葡萄糖液 10～30mL,以后每 4 小时 1 次,连续 24 小时,动态监测血糖变化以便及时发现新生儿低血糖。

(1)足月新生儿血糖<2.22mmol/L 可诊断新生儿低血糖,常表现为安静和昏睡状,并可有呼吸暂停、呼吸急促、呼吸窘迫、休克、发绀和抽搐。经口服葡萄糖后低血糖不能纠正者,应及时缓慢静脉滴注 10% 葡萄糖液,每天 60mL/kg,并监测血糖浓度,以了解对低血糖的治疗是否恰当,也可避免发生高血糖症等,静脉滴注时应逐渐减慢,绝不能突然中断以免发生反应性低血糖。

(2)常规检查血细胞比容、血钙、血镁、胆红素,以便及时发现新生儿红细胞增多症、低钙及低镁血症、高胆红素血症。

(3)典型的糖尿病孕妇新生儿外貌特征较肥胖,圆脸似满月,全身皮下脂肪丰富、尤以背部有明显的脂肪垫,头发较多,耳郭边缘有不同程度的毳毛,有的婴儿皮肤呈深红色,皮肤光滑弹性好,称为糖尿患儿(IDM)。

(4)由于妊娠合并糖尿病时羊水成熟的 US 比值亦不能保证新生儿不发生 RDS,所以新生儿出生后必须密切监测。糖尿病孕妇的新生儿 RDS 发生除与胎肺成熟延迟有关外,还与医源性早产、剖宫产率高及新生儿窒息有关。

（5）仔细检查新生儿,及早发现如先天性心脏病、消化道畸形等,以便及时治疗,提高其生存率。

## 六、病情观察

### （一）诊断明确者

应在有经验的产科、内分泌及儿科医师共同监护下度过妊娠及分娩期。

#### 1.饮食控制的患者

症状多不明显,住院期间应定期测血糖及加强胎儿监护,如血糖控制在正常范围内、胎儿与胎儿监护良好,可在近妊娠 40 周前终止妊娠。

#### 2.胰岛素治疗的患者

在住院期应根据血糖值的变化调整胰岛素的用量,使血糖控制在正常范围内,同时做好胎儿监护,根据胎肺成熟情况及病情程度,适时终止妊娠,防止并发症的发生。

### （二）未明确诊断者

对有糖尿病高危因素而 OGTT 阴性者,应在孕 32～34 周复查,以便明确诊断,同时应密切观察孕期体重增加及胎儿生长发育情况。

## 七、注意事项

### （一）医患沟通

1.应及时向患者及其家属告知妊娠合并糖尿病对孕妇及胎儿的影响,如糖尿病对母体可使妊娠高血压综合征、羊水过多剖宫产发生率增高,易导致酮症酸中毒、视网膜病变和糖尿病肾病等;对胎儿可造成巨大儿、胎儿先天畸形发生率增加,围生儿死亡率增加、新生儿红细胞增多症、高胆红素血症、低血糖、低血钙和 RDS 发生率增加等;分娩时易发生产后出血等,并由患者及其家属（或委托人）知情签字。

2.由于 GDM 的产妇远期糖尿病的发病率为 50％,故产后应告知产妇 OGTT 随访的时间以便尽早确诊糖尿病。一般产后 6～8 周复查 OGTT,正常者每 2 年检查一次血糖,若有症状则提前检查,OGTT 确诊糖尿病应转内科治疗、随访。GDM 的诊断提供了一次检出 NIDDM 危险人群的机会,故产后应该对这类母亲进行饮食指导,建议其改变生活方式、增加体力活动、避免肥胖可以延缓糖耐量降低的速度,定期进行血糖监测、早期控制血糖,以期减少糖尿病晚期微血管并发症。

### （二）经验指导

1.应做到尽早诊断,避免漏诊。

2.由于妊娠合并糖尿病在临床上以 GDM 多见,而 GDM 一般无明显症状,因此在孕妇产前检查尤其在诊断时,应详细询问孕妇的饮食习惯、糖尿病家族史、糖尿病的高危因素,并仔细做产前检查,其中孕妇肥胖和胎儿过大应重点关注,使疑似糖尿病的孕妇得以及时诊断和治疗。

3.普遍认为孕期不宜应用口服降糖药,磺胺类可以通过胎盘刺激胎儿胰腺,导致严重的新生儿低血糖,尤其是氯磺丙脲,可诱发胎儿多种畸形。但近来有文献报道格列本脲由于能与血浆蛋白结合,故穿透胎盘屏障极少,可望用于治疗。

4.大样本的研究表明妊娠期糖尿病的围生儿死亡率比对照组升高 1.5 倍,但通过严格的血糖控制,妊娠期糖尿病的并发症及围生儿死亡率均有明显下降,所以妊娠各期血糖水平的监测和相应剂量胰岛素的治疗是本病治疗的关键。

5.要掌握糖筛查的时间,详细告知孕妇糖筛查及 OCTT 的方法和注意事项,使所测血糖值数据可靠。

6.产后应继续注意电解质平衡,预防产后出血,应用广谱抗生素预防创口感染,拆线时间稍延长。

7.妊娠期糖尿病孕妇发生 2 型糖尿病的危险性增加,5 年后 2 型糖尿病的发病率高达50％。因此,GDM 患者应在产后 6～8 周行 OCTT 检查,OCTT 仍异常者可能是产前漏诊的糖尿病患者;OCTT 正常的患者应注意饮食,保持体重在正常范围并适当体育锻炼,以减少或推迟糖尿病的发生。

8.胰岛素的主要不良反应是低血糖反应,与剂量过大和(或)饮食失调有关,应告知患者和家属,提高警惕;尚有局部过敏反应,表现为注射部位瘙痒及荨麻疹皮疹,处理主要是更换胰岛素品种及应用糖皮质激素。

# 第三节　妊娠合并高血压病

妊娠期高血压疾病(HIP)是妊娠期特有的疾病,发病率我国 9.4％～10.4％,国外 2％～12％。本病强调生育年龄妇女发生高血压、蛋白尿等症状与妊娠之间的因果关系。多数病例在妊娠期出现一过性高血压、蛋白尿等症状,在分娩后即随之消失。该病严重影响母婴健康,是孕产妇及围生儿发病率及死亡率的主要原因。

## 一、高危因素与病因

### (一)高危因素

根据流行病学调查,发现如下高危因素:初产妇、孕妇年龄小于 18 岁或大于 40 岁、多胎妊娠、妊娠期高血压病史及家族史、慢性高血压、慢性肾炎、抗磷脂综合征、糖尿病、血管紧张素基因 $T_{235}$ 阳性、营养不良、低社会经济状况,均与妊娠期高血压疾病密切相关。

### (二)病因

#### 1.异常滋养层细胞侵入子宫肌层

研究认为子痫前期患者胎盘有不完整的滋养叶细胞侵入子宫动脉,蜕膜血管与滋养母细胞共存,子宫螺旋小动脉发生广泛改变,包括血管内皮损伤、组成血管壁的原生质不足,肌内膜细胞增生及脂类首先在肌内膜细胞其次在巨噬细胞中聚集,最终发展为动脉粥样硬化。动脉粥样硬化导致动脉瘤性扩张,使螺旋动脉不能适应常规功能,同时动脉粥样硬化导致螺旋动脉狭窄、闭锁,引起胎盘流量灌注不足,引发妊娠期高血压疾病一系列症状。

#### 2.免疫机制

妊娠被认为是成功的自然同种异体移植,其成功有赖于胎儿母体间免疫平衡。胎儿在妊娠期内不受排斥是因为胎盘的免疫屏障作用、母体内免疫抑制细胞及免疫抑制物的作用。研究发现子痫前期呈间接免疫,镜下确定胎盘母体面急性排斥反应,针对胎盘抗原形成的封闭抗体下降,使胎盘局部免疫反应与滋养细胞表达 TCX 抗原形成的保护性减弱。子痫前期孕妇组织相容性抗原 HLA-DR$_4$ 明显高于正常孕妇。HLA-DR$_4$ 在妊娠期高血压疾病中的作用可能为:①直接作为免疫基因,通过免疫基因产物如抗原影响巨噬细胞呈递抗原;②与疾病致病基因连锁不平衡;③使母胎间抗原呈递及识别功能降低,导致封闭抗体产生不足最终导致妊娠期高血压疾病的发生。

### 3.血管内皮细胞受损

炎性介质如肿瘤坏死因子、白细胞介素-6、极低密度脂蛋白等可能促成氧化应激,导致类脂过氧化物持续形成,产生大量毒性因子,引起血管内皮损伤,干扰前列腺素平衡。生化指标可见到纤维连结素、Ⅷ因子有丝分裂原、内皮素、血栓素 B$_2$(TXB$_2$)和 β-血栓素增加,一氧化氮(NO)、PGI 和抗凝血酶减少。

研究认为这些毒性因子可能来源于胎盘及蜕膜。因此胎盘血管内皮损伤可能先于全身其他脏器。

### 4.遗传因素

妊娠期高血压疾病存在家庭遗传倾向,研究发现血管紧张素原基因 T235 变异的妇女妊娠期高血压疾病发生率较高。遗传性血栓形成可能发生子痫前期。单基因假设能够解释子痫前期的发生,但多基因遗传也不能排除。

### 5.营养缺乏

已发现多种营养如低清蛋白血症、钙、镁、锌、硒等缺乏与子痫前期的发生发展有关。对高危因素的孕妇自孕 20 周起每日补钙 2g 可以减低妊娠期高血压疾病的发生,自孕 16 周开始每日补充维生素 E 400U 和维生素 C 100mg 可使妊娠期高血压疾病的发生率下降 18%。

### 6.胰岛素抵抗

近年研究发现妊娠期高血压疾病患者存在胰岛素抵抗,高胰岛素血症可以导致 NO 合成下降及脂质代谢紊乱,影响前列腺素 E$_2$ 的合成,增加外周血管阻力,升高血压。因此胰岛素抵抗与妊娠期高血压疾病有关,但仍需进一步研究。

## 二、病理生理变化及对母儿影响

本病的基本病理变化为全身小血管痉挛,全身各系统各脏器灌注减少,对母儿造成危害,甚至导致母儿死亡。

### (一)脑

血管痉挛,缺血,水肿,栓塞,出血。局部出血导致昏迷、视力下降。大范围脑水肿可致中枢神经系统症状感觉迟钝、混乱、脑疝形成等。研究认为子痫与脑血管自身调节功能丧失有关。

### (二)肾脏

肾小球扩张,内皮细胞肿胀,纤维素沉积于内皮细胞。血浆蛋白自肾小球漏出形成蛋白尿,蛋白尿的多少标志着妊娠期高血压疾病的严重程度。肾功能严重损害可导致少尿及肾衰竭,病情严重时可有肾脏实质损害,若伴有肾皮质坏死,肾功能将无法逆转。

## (三)肝脏

子痫前期可出现肝功能异常,各种转氨酶升高,碱性磷酸酶升高。肝脏的特征性损害肝门静脉出血,肝细胞出血坏死,肝被膜下出血,亦可发生肝破裂危及母儿生命。

## (四)心血管

血管痉挛,血压升高,外周阻力增加,心肌收缩力和射血阻力增加,心排血量明显减少,心血管系统处于低排高阻状态,心室功能处于高动力状态,加之血管通透性增强,血液进入细胞间质,心肌缺血,点状出血或坏死,肺水肿,严重时导致心力衰竭。

## (五)血液

### 1.容量

由于全身小血管痉挛,血管壁渗透性增加,血液浓缩,大部分患者血容量在妊娠晚期不能像正常孕妇增加达到 5000mL,血细胞比容上升。当血细胞比容下降时,多合并贫血或溶血。

### 2.凝血

妊娠期高血压疾病患者伴有一定量的凝血因子缺乏或变异所致的高凝状态,特别是重症患者可发生微血管病性溶血。子痫前期或子痫出现微血管病性溶血,可伴有红细胞破坏的表现,即碎片状溶血。

## (六)内分泌及代谢

由于血浆孕激素转换酶增加,妊娠晚期盐皮质激素增加可导致钠潴留,以蛋白尿为特征的上皮受损降低血浆胶体渗透压,患者细胞外液可超过正常妊娠,但水肿与妊娠期高血压疾病的严重程度及预后关系不大。

## (七)子宫胎盘血流灌注

血管痉挛导致胎盘灌注下降,底蜕膜血管动脉粥样硬化,胎盘绒毛变性,出血,梗死,胎盘早剥。

## 三、临床表现

重度子痫前期是妊娠 20 周后出现高血压、蛋白尿且伴随以下至少一种临床症状和体征者。

子痫前可有不断加重的重度子痫前期,但子痫也可发生于血压升高不显著,无蛋白尿的患者。子痫抽搐发展迅速。前驱症状短暂,表现为抽搐、面部充血、口吐白沫、深昏迷;随之深部肌肉僵硬,很快发展成典型的全身高张阵挛惊厥、有节律的肌肉收缩和紧张,持续 1~1.5min,期间患者无呼吸动作;此后抽搐停止,呼吸恢复,但患者仍昏迷,最后意识恢复,但困惑、易激惹、烦躁。

## 四、诊断

根据病史、临床表现、体检及辅助检查能做出诊断,同时应注意有无并发症及凝血功能障碍。

## (一)病史

详细询问患者孕前及妊娠 20 周前,有无高血压、蛋白尿和(或)水肿及抽搐等征象;既往病史中有无原发性高血压、慢性肾炎及糖尿病等;有无家庭史。此次妊娠过程出现异常情况的时间及经过变化。

### (二)高血压

持续血压升高至收缩压大于等于 18.7kPa(140mmHg)或舒张压大于等于 12.0kPa(90mmHg)。舒张压不随患者情绪变化而变化是妊娠期高血压疾病诊断和评估预后的重要指标。间隔 4h 或 4h 以上两次测量舒张压大于等于 12.0kPa(90mmHg)才可做出诊断。

### (三)蛋白尿

尿蛋白的定义是在 24h 内尿液中的蛋白含量大于等于 300mg 或在至少 6h 的 2 次随机尿液检查中尿蛋白浓度为 0.1g/L(定性＋),其准确率达 92％。应留取 24h 尿做定量检查,也可取中段尿测定,避免阴道分泌物或羊水污染。

### (四)水肿

体重异常增加是多数患者的首发症状,体重 1 周内增加大于等于 0.9kg 是子痫前期的信号。水肿特点:踝-小腿-大腿-外阴-腹部。水肿局限于膝以下为"＋",延及大腿为"＋＋",延及外阴及腹壁为"＋＋＋",全身水肿或伴有腹腔积液为"＋＋＋＋"。

### (五)辅助检查

1.血液检查

全血细胞计数、Hb、HCT、血黏度、凝血功能。

2.肝肾功能测定

肝细胞功能受损可致 ALT、AST 升高。患者可出现清蛋白缺乏为主的低蛋白血症,白/球蛋白比值倒置。肾功能受损时,血清 BUN、Cr、尿酸升高,Cr 升高与病情严重程度相平行。尿酸在慢性高血压患者中升高不明显,可用于鉴别。重度子痫前期与子痫应测定电解质与 $CO_2$ 结合力,以早期发现酸中毒并纠正。

3.尿液检查

尿比重大于等于 1.020 说明尿液浓缩,尿蛋白(＋)－300mg/24h;尿蛋白(＋＋＋＋)－5g/24h。

4.眼底

视网膜小动脉的痉挛程度反映全身小血管痉挛的程度,可反映本病的严重程度。眼底的主要改变为视网膜小动脉痉挛,动脉、静脉管径之比可由正常的 2：3 变为 1：2 甚至 1：4。严重时可出现视网膜水肿,视网膜剥离,或有棉絮状渗出物及出血,患者可出现视物模糊或突然失明,但产后多可逐渐恢复。

5.其他

心电图,超声心动图,胎盘功能,胎儿成熟度检查,脑血流图检查等。

## 五、鉴别诊断

子痫前期应与妊娠合并原发性高血压或慢性肾炎等相鉴别,子痫应与癫痫、脑出血、癔症、糖尿病所致的酮症酸中毒或高渗性昏迷、低血糖昏迷等相鉴别。

## 六、预测

预测方法很多,均在妊娠中期进行,预测为阳性者应密切随诊。

### (一)平均动脉压测定

MAP=(收缩压＋舒张压×2)/3 当 MAP 大于等于 11.3kPa(85mmHg)表示有发生子痫

前期的倾向。当 MAP 大于等于 18.7kPa(140mmHg)时,易发生脑血管意外,导致孕妇昏迷或死亡。

**(二)翻身试验(ROT)**

孕妇左侧卧位测血压直至血压稳定后,翻身仰卧 5min 再测血压,若仰卧位舒张压较左侧卧位大于等于 2.7kPa(20mmHg),提示有发生子痫前期倾向。

**(三)血液流变学试验**

当 HCT 大于等于 0.35;全血黏度大于 3.6;血浆黏度大于 1.6 时,提示有发生子痫前期倾向(低血容量及血液黏度高是发生妊娠期高血压疾病的基础)。

**(四)尿 Ca 测定**

尿 Ca/Cr 比值的降低早于妊娠期高血压疾病的发生,若小于等于 0.04 有预测子痫前期的价值。妊娠期高血压疾病患者尿钙排泄量明显降低。

**(五)子宫动脉测定**

子宫动脉血流波动指数(PI)的预测价值较肯定。妊娠早期子宫动脉 PI>95%,妊娠中期(23 周)子宫动脉 PI>95%,预测子痫前期的敏感度较高。

**(六)生化指标**

①可溶性酪氨酸激酶 1(sFlt-1)升高者子痫前期的发生率升高 5～6 倍。②胎盘生长因子(PLGF)在妊娠 5～15 周血清浓度<32pg/mL,妊娠 16～20 周<60pg/mL,对子痫前期预测的敏感性、特异度较高。③胎盘蛋白 13(PP13)可作为早发型子痫前期危险评估的合理标志物。④可溶性内皮因子(sEng)在 PE 临床症状出现前 2～3 个月水平即已升高,预测的敏感性较强。

**(七)联合预测**

1.分子标志物间联合

sFlt-1/PIGF>10 提示 5 周内可能发生 PE;妊娠早期 PLGF 联合 PP13,PLGF 联合 sEng,预测检出率较高。

2.分子标志物联合子宫动脉(UA)多普勒

UA 多普勒联合 PP13 及 β-HCG,检出率高达 100%,假阳性率仅 3%;UA 多普勒联合 PLGF 或 sFlt-1 或 sEng;UA 多普勒联合 PP13 及妊娠相关血浆蛋白 A(PAPP-A);抑制素 A 联合 UA 多普勒,检出率较高,假阳性率较低。

## 七、预防

由于妊娠期高血压病的病因不明,若能做好以下预防措施,对预防妊娠期高血压病有重要的作用。

(1)建立健全三级妇幼保健网,开展围妊娠期及围生期保健工作。

(2)加强健康教育,使孕妇掌握孕期卫生的基础知识,自觉产检。

(3)指导孕妇合理饮食与休息:进食富含蛋白质维生素、铁、钙、镁硒、锌等微量元素的食物及新鲜蔬果,减少动物脂肪及过量盐的摄入,但不限制盐和液体的摄入。保持足够的休息和愉快心情,坚持左侧卧位增加胎盘绒毛的血供。

(4)补钙预防妊娠期高血压疾病。每日补钙 1～2g 可有效降低妊娠期高血压疾病的发生。

## 八、并发症

重度子痫前期,可能发生胎盘早剥、心衰、肺水肿、凝血功能障碍、脑出血、急性肾衰竭、溶血、肝酶水平增高、低血小板计数综合征(HELLP综合征)、产后出血及产后血液循环衰竭等并发症。这些并发症都可导致患者死亡。此外,由于子宫小动脉痉挛,可引起胎盘供血不足,胎盘功能减退,可致胎儿窘迫、胎儿发育迟缓、死胎、死产或新生儿死亡。

## 九、治疗

妊娠期高血压疾病治疗目的和原则是争取母体可完全恢复健康,胎儿生后可存活,以对母儿影响最小的方式终止妊娠。

### (一)妊娠期高血压

妊娠期高血压可住院,也可在家治疗。

1.休息

适当减轻工作,注意休息,保证充分的睡眠,休息每日不少于10h。左侧卧位:左侧卧位可减轻右旋子宫对腹主动脉和下腔静脉的压力,增加回心血量,改善肾血流量增加尿量,并有利于维持正常的子宫胎盘血液循环。近年来报道右侧卧位也有相似作用。

2.镇静

对于精神紧张、焦虑或者睡眠欠佳的患者可给予镇静药。地西泮2.5~5mg/d,口服。

3.密切监护母儿状态

应注意是否有头痛、视力改变、上腹部不适等症状。每日测体重、血压,每2d复查尿蛋白。定期监测血液、胎儿发育和胎盘功能。

4.间断吸氧

间断吸氧可增加血氧含量,改善主要脏器和胎盘血供。

5.饮食

应注意摄入足够蛋白质、维生素,补足铁、钙、碘和必要的微量元素。食盐不必严格限制,以防低钠血症,以致产后血液循环衰竭。因为长期低盐饮食可影响食欲,减少蛋白质的摄入,对母儿均不利。全身水肿应限制食盐。

### (二)子痫前期

应住院治疗,防止子痫及并发症发生。治疗原则为休息、镇静、解痉、降压、合理扩容及必要时利尿、密切监测母胎状态、适时终止妊娠。

1.休息

同妊娠期高血压。

2.镇静

(1)地西泮(安定):具有较强的镇静、抗惊厥、肌肉松弛作用。2.5~5mg/d口服或10mg肌内注射或者缓慢静推。必要时间隔15min重复给药。

(2)冬眠药物:可广泛抑制神经系统,有助于解痉降压、控制子痫抽搐。冬眠Ⅰ号合剂(氯丙嗪、异丙嗪各50mg,哌替啶100mg)1/3~1/2量肌内注射或静脉注射,也可作静脉滴注。

3.解痉药物

首选药物是硫酸镁。

(1)作用机制：$Mg^{2+}$抑制运动神经末梢释放乙酰胆碱，阻断神经肌肉接头间的信号传导，使骨骼肌松弛；$Mg^{2+}$刺激血管内皮细胞合成前列环素，抑制内皮素合成，降低机体对血管紧张素Ⅱ的反应，从而缓解血管痉挛状态；$Mg^{2+}$使平滑肌细胞内钙离子水平下降，从而解除血管痉挛、减少血管内皮损伤；$Mg^{2+}$可提高孕妇和胎儿血红蛋白的亲和力，改善氧代谢。

(2)用药指征：控制子痫抽搐及防止再抽搐；预防重度子痫前期发展成为子痫；子痫前期临产前用药预防抽搐。

(3)用药方案：硫酸镁可采用肌内注射或静脉给药。静脉给药：首次负荷剂量：25％硫酸镁20mL加入10％葡萄糖20mL，静脉推射（5～10min缓慢）。继之，25％硫酸镁60mL加入5％葡萄糖500mL，静脉滴注，1～2g/h。根据血压情况，决定是否加用肌内注射，25％硫酸镁20mL加2％利多卡因2mL，臀肌深部注射，每日1～2次，每日总量为25～30g，用药过程中可监测血清镁离子浓度。

(4)毒性反应：正常孕妇血清镁离子浓度为0.75～1.0mmol/L，治疗有效血镁浓度1.8～3.0mmol/L，若超过3.5mmol/L即可发生镁中毒。硫酸镁过量会使呼吸肌及心肌收缩功能受到抑制危及生命，中毒现象首先为膝反射减弱或消失，继之出现全身肌张力减退使呼吸抑制，严重者心肌可突然停止。

(5)注意事项：用药前及用药过程中均应注意以下事项，定时检查膝反射，膝反射必须存在；呼吸≥16次/分；尿量≥17mL/h或≥400mL/24h，尿少提示排泄功能受抑制，镁离子易蓄积而发生中毒。治疗时须备钙剂作为解毒药，当出现镁中毒时，立即静脉注射10％葡萄糖酸钙10mL。肾功不全时应减量或停用；有条件时监测血镁浓度；产后24～48h停药。

4.降压药物

理想降压目标：孕妇无并发脏器功能损伤，收缩压应控制在130～155mmHg，舒张压应控制在80～105mmHg；孕妇并发脏器功能损伤，收缩压应控制在130～139mmHg，舒张压应控制在80～89mmHg。为保证子宫胎盘血流灌注，血压不可低于130/80mmHg。

(1)肼屈嗪（肼苯达嗪）：为周围血管扩张药，能扩张周围小动脉，使外周阻力降低，从而降低血压，并能增加心搏出量，肾血流量及子宫胎盘血流量。降压作用快，舒张压下降效果显著。不良反应为头痛、皮肤潮红、心率加快恶心等。常用剂量为10～20mg，2～3次/天，口服；5～10mg加入5％葡萄糖液中，缓慢静脉注射，继之以10～20mg加入5％葡萄糖液250mL中静脉滴注。

(2)拉贝洛尔：是肾上腺素能α、β受体阻断药，对α、β受体均有抑制作用，并能直接作用于血管，降低血压，不影响子宫胎盘血流量，对孕妇及胎儿心率无影响。不良反应为头痛及颜面潮红。①用法：50～150mg口服，3～4次/天。②静脉注射：初始剂量20mg，10分钟后若无有效降压则剂量加倍，最大单次剂量80mg，直到血压被控制。每日最大总剂量220mg。③静脉滴注：50～100mg加入5％葡萄糖250～500mL，根据血压调整滴速，待血压稳定后改口服。

(3)硝苯地平（心痛定）：为钙离子拮抗药，抑制钙离子内流，能松弛血管平滑肌，扩张冠状动脉及全身周围小动脉，降低外周血管阻力，使血压下降，剂量为10mg，3次/天，总量在60mg/24h以内，不主张舌下含化。

(4)尼莫地平：为很强的亲脂性钙拮抗药，有持久明显的脑血管扩张作用。每次40mg，

3 次/天,24h 最大用量为 240mg。

(5)甲基多巴:中枢性降压药,兴奋血管运动中枢的 a 受体,从而抑制外周交感神经,使血压下降。用法为 250mg 口服,3 次/天。

(6)硝普钠:为强有力的速效血管扩张药,扩张周围血管使血压下降,由于药物能迅速透过胎盘进入胎儿体内,并保持较高的浓度,其代谢产物(氰化物)对胎儿有毒性作用,分娩期或血压过高时,其他药物效果不佳时,方可考虑使用。用法:50mg 加入 5% 葡萄糖 500mL,以 0.5～0.8μg/(kg·min)静脉缓滴。用药期间,应严密监测血压及心率。

(7)肾素血管紧张素类药物:可导致胎儿生长受限、胎儿畸形、新生儿呼吸窘迫综合征,妊娠期禁用。

5.扩容

一般不主张应用扩容药,仅用于严重的低蛋白血症、贫血,可选用人血清蛋白、血浆、全血等。

6.利尿

一般不主张应用,仅用于全身性水肿、急性心衰、肺水肿、血容量过多且伴有潜在性肺水肿者。常用利尿剂有呋塞米、甘露醇。

7.适时终止妊娠

适时终止妊娠是治疗妊娠期高血压疾病极为重要的措施之一。终止妊娠的指征有以下几项。

(1)子痫前期患者经积极治疗 24～48h 仍无明显好转者。

(2)子痫前期患者孕周已超过 34 周。

(3)子痫前期患者孕周不足 34 周,胎盘功能减退,胎儿已成熟者。

(4)子痫前期患者,孕周不足 34 周,胎盘功能减退,胎儿尚未成熟者,可用地塞米松促胎肺成熟后终止妊娠。

(5)子痫控制后 2h 可考虑终止妊娠。

终止妊娠的方式:①引产,适用于病情控制后,宫颈条件成熟者。破膜、缩宫素引产。第一产程保持产妇安静和充分休息;第二产程侧切、胎头吸引、产钳助产缩短产程;第三产程应预防产后出血。产程中应加强监测,一旦病情加重,立即以剖宫产结束分娩。②剖宫产:适用于有产科指征者,宫颈条件不成熟、短期不能经阴道分娩、引产失败、胎盘功能明显减退或已有胎儿窘迫征象者。

延长妊娠的指征:①孕龄小于 32 周,治疗好转,无胎儿情况恶化;②孕龄 32～34 周,24h 尿蛋白定量小于 5g 胎儿指标良好,重度子痫前期治疗后血压下降,无症状。

产后子痫多发生于产后 24h 至 10d 内,故产后不应放松:子痫的预防。

**(三)子痫处理**

子痫为重度妊娠期高血压病最严重阶段,一旦发生抽搐,母儿死亡率均明显增高。

控制抽搐,纠正缺氧和酸中毒,控制血压抽搐控制后终止妊娠。

1.控制抽搐

①25% 硫酸镁 20mL 加于 25% 葡萄糖液 20mL 静脉推注(大于 5min),继之以 2g/h 静脉滴注,维持血药浓度,必要时,加用有效的镇静药物。②用 20% 甘露醇 250mL 快速静脉滴注

降低颅内压。

2.血压过高时给予降压药。

3.纠正缺氧和酸中毒

间断面罩吸氧,根据 $CO_2$ 结合力及尿素氮值给予适量的 $4\%NaHCO_3$ 纠正酸中毒。

4.终止妊娠

抽搐控制后 2h 可考虑终止妊娠。对于早发性高血压治疗效果较好者,可适当延长孕周,但需严密监护孕妇和胎儿。

# 第四节 妊娠合并甲状腺功能亢进

甲状腺功能亢进症(简称甲亢)指由多种病因导致甲状腺激素分泌过多引起的一种内分泌疾病。好发于育龄期妇女,因此妊娠合并甲亢比较多见,其发病率为 $0.05\%\sim0.2\%$。以妊娠合并 Graves 病最常见,是一种主要由自身免疫和精神刺激引起,以弥散性甲状腺肿和突眼为特征的病变。妊娠影响甲亢的病理生理过程,甲亢又可影响妊娠使妊娠并发症增高,处理不当将给母儿带来严重后果,因此越来越受到产科临床的重视。

## 一、临床表现

### (一)症状

1.神经系统

患者易激动、神经过敏、多言多动、失眠紧张、思想不集中、焦虑烦躁、多猜疑等,有时可出现幻觉甚至躁狂症,但也有寡言、抑郁者。

2.高代谢综合征

患者怕热多汗,皮肤、手掌、面、颈、腋下皮肤红润多汗。常有低热,发生危象时可出现高热,常有心悸、气促不适,稍活动即明显加剧。食欲亢进,体重却明显下降,两者伴随常提示本病或糖尿病的可能。过多甲状腺素可兴奋肠蠕动以致大便次数增多,有时因脂肪吸收不良而呈脂肪粒。患者常感疲乏、软弱无力。

3.其他

可有月经减少,周期延长,甚至闭经,但部分患者仍能妊娠、生育。

### (二)体征

1.突眼

可分为非浸润性突眼和浸润性突眼两种特殊的眼征,前者又称良性突眼,占多数,一般属对称性,主要因交感神经兴奋眼外肌群和上睑肌张力增高所致,主要改变为眼睑及眼外部的表现,球后组织改变不大。

眼征有以下几种。①眼睑裂隙增宽,少瞬和凝视;②眼球内侧聚合不能或欠佳;③眼向下看时,上眼睑因后缩而不能跟随眼球下落;④眼向上看时,前额皮不能皱起。浸润性突眼又称内分泌性突眼、眼肌麻痹性突眼征或恶性突眼,较少见,主要由于眼外肌和球后组织体积增加、淋巴细胞浸润和水肿所致。

2.甲状腺肿伴杂音和震颤

甲状腺呈弥散对称性肿大,质软,吞咽时上下移动。少数患者的甲状腺肿大不对称或肿大明显。由于甲状腺的血流量增多,故在上下叶外侧可闻及血管杂音和扪及震颤,尤以腺体上部较明显。甲状腺弥散对称性肿大伴血管杂音和震颤为本病一种特殊体征。

3.心血管系统

①常有窦性心动过速,一般心率100~120次/分,静息或睡眠时心率仍快,为本病特征之一,在诊断和治疗中是一个重要参数。②心律不齐,以期前收缩为最常见,阵发性或持久性心房颤动和扑动以及房室传导阻滞等心律不齐也可发生。③心搏动强大,心尖区第一音亢进,常闻及收缩期杂音。④心脏肥大、扩大,严重者可发生充血性心力衰竭。⑤收缩期动脉血压增高,舒张期稍低或正常,脉压增大,这是由于本病时甲状腺血流丰富,动脉吻合支增多,心排血量增加所致。

4.其他

舌和两手平举向前伸出时有震颤。腱反射活跃,反射时间缩短。小部分患者有典型对称性黏液性水肿,多见于小腿胫前下段,有时也可见于足背和膝部、面部、上肢甚至头部。

## 二、辅助检查

### (一)实验室检查

①血清甲状腺激素测定:血清总甲状腺素($TT_4$)≥180.6nmol/L,总三碘甲状腺原氨酸($TT_3$)≥3.54nmol/L,游离甲状腺素指数($FT_4I$)≥12.8。②促甲状腺激素(TSH)测定约有96%的甲亢患者低于正常低值。

### (二)影像学检查

超声、CT、MRI等有助于甲状腺、异位甲状腺肿和球后病变性质的诊断。

## 三、诊断要点

1.孕妇在妊娠期有甲状腺功能亢进症病史:有心悸、气促、食欲亢进,但体质量明显下降,怕热多汗,皮肤潮红,伴有不同程度的发热。

2.甲状腺肿大,可触到震颤,听到血管杂音;突眼;手指震颤。

3.血清总甲状腺素($TT_4$)≥180.6nmol/L,总三碘甲状腺原氨酸($TT_3$)≥3.54nmol/L。

## 四、鉴别诊断

### (一)单纯性甲状腺肿

无甲亢症状,$T_3$抑制试验可被抑制,$T_4$正常或偏低,$T_3$正常或偏高,TSH正常或偏高。

### (二)神经症

可有相似的神经精神症状,但无高代谢综合征、甲状腺肿及突眼。甲状腺功能正常。

### (三)其他

如心律失常者应与妊娠合并心脏病鉴别。

## 五、治疗

### (一)一般治疗

适当休息。补充足够的热量,给予高糖、高蛋白、高维生素饮食,可适当给予镇静药。

## (二)药物治疗

常用剂量丙硫氧嘧啶(PTU)每天 150～300mg 或甲巯咪唑每天 15～30mg,甲亢控制后可逐渐减量。

## (三)手术治疗

妊娠期一般不选用手术治疗。除非是难治性的甲亢或者怀疑甲状腺恶性肿瘤,才考虑手术治疗。手术一般选择在妊娠中期进行,手术方式为部分甲状腺切除术。

## (四)产科处理

### 1.妊娠前

如确诊甲亢,应待病情稳定 1～3 年后妊娠为妥,用药(抗甲状腺药物或放射性碘)期间,不宜妊娠。

### 2.妊娠期

产前检查时,注意母亲体质量、宫高、腹围增长,并监测胎儿生长发育。平时加强营养,注意休息,发现宫内发育迟缓时应用氨基酸、葡萄糖、丹参等静脉输注。甲亢孕妇早产发生率高,一旦出现先兆早产,应积极予以保胎治疗。妊娠晚期重视孕妇血压、尿蛋白等监测,以便及时诊断并治疗子痫前期。孕妇还应行心电图检查,了解是否有甲亢所致的心肌损害。妊娠 37～38 周收入院,给予胎心监护和脐血流的监测,及时发现胎儿宫内窘迫。

### 3.分娩期

产程中注意补充能量,鼓励进食,适当输液,给予吸氧及胎心监护,并适当应用镇静药。每2～4 小时测量血压、脉搏、体温,加强心理护理。如有产科指征,应放宽剖宫产指征。缩短第二产程,避免产程过长,产妇过度疲劳,防止产时甲状腺危象的发生,应用抗生素预防感染。做好新生儿复苏准备,注意保留脐带血,检查甲状腺功能及相应的抗体。

### 4.甲状腺危象的治疗

(1)一般治疗,静脉补充多种维生素、葡萄糖、液体及电解质等,必要时给升压药或利尿药。

(2)药物治疗,给予大量抗甲状腺药物,如丙硫氧嘧啶或甲硫氧嘧啶,每次 100～200mg,每 6 小时 1 次;口服普萘洛尔 20～40mg,每 4～6 小时 1 次口服,或 0.5～1mg 静脉注射;氢化可的松每天 200～400mg,静脉滴注。

(3)给予广谱抗生素、吸氧、冷敷及镇静解热药。

## 六、病情观察

### (一)诊断明确者

诊断明确进行药物治疗时,应注意观察患者的主诉、生命体征、基础代谢率、血清游离 $T_3$ 和 $T_4$ 以及胎儿发育情况。

### (二)诊断未明确者

除了观察患者的症状、体征情况外,需详细了解患者的病史,进行必要的实验室检查,直到明确诊断为止。

## 七、注意事项

### (一)医患沟通

1.向患者及家属宣教甲状腺功能亢进症的基本知识,以及可能对孕妇及胎儿造成的并发症。对于有症状的患者应建议其在妊娠期继续药物治疗。有些患者因为缺乏对疾病的认识而自行停药,这样会导致病情加重。

2.应向患者及其家属说明药物治疗可能对孕妇及胎儿所造成的不良影响,以取得他们的理解和配合,应向患者及其家属说明硫氧嘧啶类药物能通过胎盘,但孕期应用并不对胎儿发育造成严重影响。

3.在需要手术治疗时,除要告知一般的麻醉意外、手术并发症以外,还要告知术后可能引起的流产、早产,让患者和家属有充分的思想准备。

**(二)经验指导**

1.妊娠期甲亢治疗主要采用抗甲状腺药物。放射性核素$^{131}$I的治疗,会影响胎儿甲状腺的发育,孕期禁用。PTU的不良反应有紫色药物疹、瘙痒、药物热和粒细胞减少,一般很少见,约占5%。用药过程中应严密监测粒细胞数量。各种药物比较,PTU为首选。

2.β$_2$-受体阻滞药可引起自然流产,胎儿心动过缓和产后低血糖等,故孕期一般不用。妊娠期治疗甲亢的药物,目前一般选用丙硫氧嘧啶(PTR)、甲巯咪唑,如药物剂量恰当,对母体、胎儿不会有害。

3.妊娠期母亲服用过抗甲状腺药物者,新生儿有可能出现暂时性甲状腺功能减退,应加以注意。因此对甲亢孕妇分娩的新生儿,需注意检查有无甲状腺功能减退症、甲状腺肿或甲状腺功能亢进症,并做甲状腺功能检查。

4.由于抗甲状腺药物能迅速通过胎盘影响胎儿甲状腺功能,有人主张在抗甲状腺药物治疗后行甲状腺次全切除术,并取得良好效果,但目前一般意见认为妊娠期应避免甲状腺切除术,因妊娠期甲亢手术难度较大,术后母体易合并甲状腺功能减退、甲状旁腺功能减退和喉返神经损伤,并且手术易引起流产和早产。

5.母体TSH、T$_4$与T$_3$很难通过胎盘屏障,但长效甲状腺刺激素(LATS)很容易通过胎盘屏障,因此患甲亢母亲的婴儿有可能发生新生儿甲状腺功能亢进症,这些新生儿可以出现明显的眼球突出和甲状腺功能亢进症的体征,脐血测定T$_4$和TSH浓度可估计新生儿甲状腺功能。新生儿甲亢可在出生后立即出现或1周后才出现。新生儿甲亢的治疗,包括甲巯咪唑0.5～1mg/(kg·d),或丙硫氧嘧啶5～10mg/(kg·d),分次服用,并加用复方碘溶液,每次1滴,每日3次;有心力衰竭者应用洋地黄,激动者应用镇静药。

# 第五节　妊娠合并病毒性肝炎

## 一、发病特点

病毒性肝炎为多种病毒引起的以肝脏病变为主的传染性疾病,致病病毒包括甲型肝炎病毒、乙型肝炎病毒、丙型肝炎病毒、丁型肝炎病毒及戊型肝炎病毒5种。

甲型肝炎病毒(HAV)是一种微小的RNA病毒,分类属小RNA肠道病毒属72型。甲肝经过消化道传播,一般不通过胎盘传给胎儿,故垂直传播的可能性极小。抗HAV-IgM阳性即可诊断。

乙型肝炎病毒（HBV）又称为 Dane 颗粒。人体感染 HBV 后血液中可出现一系列有关的血清学标志。e 抗原（HBeAg）是核心抗原的亚成分，其阳性提示体内病毒在复制，有传染性；持续阳性可发展为慢性肝炎。HBV 感染人体后可造成急性、慢性或无症状性携带者，少数可并发重症肝炎。

乙型病毒性肝炎（简称"乙肝"）孕产妇的流产、早产、死胎、死产，新生儿窒息率及新生儿病死率明显增高，此与妊娠晚期患急性黄疸型肝炎特别是重症甚或急性重型肝炎有关。急性重型肝炎的病死率孕妇较非孕妇为高。

妊娠期特别是妊娠后期尤易发生急性重型肝炎。有人认为妊娠期易于产生非特异性超敏反应，且孕期是处于非特异性超敏反应的准备状态，所以在孕期发生重症肝炎或急性重型肝炎的概率显著增加。动物实验证明孕兔在产前和产后的急性重型肝炎更加严重，所以近年来主张在孕早期如 HBsAg 滴度高的同时 HBeAg 阳性者可行人工流产。在妊娠晚期由于肝脏血流量相对不足，而并发肝炎之后，肝脏血流量更相对降低，因而可使肝炎病情加剧甚至成为重症肝炎。

丙型肝炎病毒（HCV）为有包膜的单链 RNA 病毒。主要通过输血、血制品、母婴等途径传播。易转化为慢性肝炎。

丁型肝炎病毒（HDV）为一种有缺陷的嗜肝 RNA 病毒，必须依赖 HBV 的存在。传播途径与 HBV 基本相同。

戊型肝炎病毒（HEV）为正链单股的 RNA 病毒。HEV 主要传播途径是肠道感染。

## 二、诊断

### (一)病史

与肝炎患者密切接触史，或有输血史等。

### (二)临床表现

出现不能用妊娠反应或其他原因解释的消化道症状，如恶心、呕吐、腹胀和肝区疼痛及乏力等。

### (三)实验室检查

1.血常规检查

急性期白细胞常常稍低或正常，淋巴细胞相对增多；慢性肝炎白细胞常常减少；急性重型肝炎白细胞和中性粒细胞百分比可以显著增加。

2.肝功能检查

主要是丙氨酸氨基转移酶天门冬氨酸氨基转移酶等。

3.血清学检查

病毒学指标，如病毒的病原学和有关抗体。

(1)乙型肝炎表面抗原（HBsAg）：为最常用的乙肝感染指标。在感染潜伏期，血清 ALT 升高之前 HBsAg 即可为阳性；当 HBsAg 为高滴度时，则 e 抗原（HBeAg）也同时为阳性。临床只以单项 HBsAg 作为感染指标是不够的，应与临床表现及其他指标结合判断。

(2)乙型肝炎表面抗体（抗-HBs）：为有保护性的抗体。急性乙肝病毒感染时，经过一段时间，出现抗-HBs 提示机体获得了免疫力。

（3）乙型肝炎 e 抗原（HBeAg）：是 HBcAg 的降解产物，急性感染时 HBeAg 的出现稍晚于 HBsAg，e 抗原的亚型 enver 更反映了乙肝病毒复制的活性。

（4）乙型肝炎 e 抗体（抗－HBe）：一般当 HBeAg 在血中消失，而后出现抗－HBe，提示病毒复制减少，传染性降低，病情多渐趋稳定。

（5）乙型肝炎核心抗体（抗－HBc）：在急性感染时，HBsAg 出现后 2～4 周，临床症状出现之前即可检出。所以抗 HBC－IgM 多见于感染早期或慢性感染的活动期。

（6）乙型肝炎病毒 DNA（HBV－DNA）：HBV－DNA 阳性是乙型肝炎病毒复制的直接证据及传染性指标。HBV－DNA 与 HBeAg 和 DNA－多聚酶呈平衡关系。凡是 HBeAg 阳性的血中，86％～100％可检测到 HBV－DNA。

4.乙肝病毒胎内感染

（1）新生儿脐血清 HBsAg 阳性可为参考指标。

（2）新生儿脐血清 HBcAb－IgM 阳性即可确定宫内感染。

（3）如有条件，测脐血清乙肝病毒 DNA 阳性，更可确诊，但此项指标在国内尚不能推广应用。

**(四)症状**

以下症状有助于妊娠合并重症肝炎的诊断：消化道症状严重，表现为食欲极度减退，频繁呕吐，腹胀，出现腹腔积液；黄疸迅速加深，血清总胆红素值＞171pmol/L；出现肝臭气味，肝呈进行性缩小，肝功能明显异常，胆酶分离，清蛋白/球蛋白比例倒置；凝血功能障碍，全身出血倾向；迅速出现肝性脑病表现，烦躁不安、嗜睡、昏迷；肝肾综合征出现，急性肾衰竭。

## 三、治疗

### (一)轻症肝炎的处理

妊娠期处理原则与非孕期相同。应适当休息，避免过量活动。饮食以高营养、易消化的食物为主。避免服用可能损害肝的药物。

1.一般治疗

除应在肝炎急性期予以隔离和卧床休息外，并给予清淡及低脂肪饮食，每日应供给足够热量，如消化道症状较剧烈，则应给予葡萄糖液静脉滴注。

2.保肝药物的应用

每天需给大量维生素 C、维生素 $K_1$ 及 B 族维生素$_1$、B 族维生素$_6$、B 族维生素$_{12}$等。因维生素 C 为机体参与氧化还原过程的重要物质，有增加抗感染能力、促进肝细胞再生与改善肝功能的作用；维生素 $K_1$ 可促进凝血酶原、纤维蛋白原和某些凝血因子（凝血因子Ⅶ、Ⅹ）合成作用。一般采用维生素 C3g、维生素 $K_1$ 40mg 加 5％或 10％葡萄糖液 500mL，静脉滴注，每日 1 次。同时给予能量合剂，如 25％葡萄糖液 250～500mL 加辅酶 A100IU 及维生素 C3g，同时肌内注射维生素 E50mg，对防止肝细胞坏死有益。对 ALT 高者可用强力宁 80mL、门冬氨酸钾镁 20mI 加入葡萄糖液，静脉滴注。如有贫血或低蛋白血症者，可予适量输鲜血、人血清蛋白或血浆。

3.中草药治疗

以清热利湿为主，常用茵陈汤加减。方剂：茵陈 30g，山栀子 12～15g，生黄芪 15～20g，黄芩 12g，川黄连 6g，茯苓 15g，当归 12g，败酱草 12～15g，柴胡 9g，陈皮 9g，每日一剂，煎服，对退黄疸、改善肝功能和临床症状有益。

### (二)重症肝炎的处理要点

#### 1.保肝治疗

如胰高糖素－胰岛素联合治疗,能改善肝脏对氨基酸和氨的异常代谢,使肝血流量增加24%,有防止肝细胞变性坏死,促进肝细胞再生等作用。常用的剂量为胰高糖素 1~2g/d,胰岛素 6~12U 加入 10%葡萄糖液 500ml 中静脉滴注,2~3 周为一个疗程。人血清蛋白注射液有促进肝细胞再生的作用,每周 2~3 次,每次 5g,溶于 10%葡萄糖中滴注。新鲜血浆也有促进肝细胞再生的作用,同时,新鲜血浆中含有凝血因子和免疫因子。对急性重型肝炎疗效尤其明显。国内研究认为血浆置换后 12 小时,患者的凝血功能恢复到正常的 50%。门冬氨酸钾镁注射液可促进肝细胞再生,可以降低高胆红素血症,能使黄疸消退,剂量为 40mL/d,溶于10%葡萄糖液 500mL 缓慢滴注。本品含钾离子,在肝肾综合征伴有高钾患者慎用。

#### 2.预防及治疗肝性脑病

为控制血氨,要注意饮食和排便,要求低蛋白、低脂肪、高糖饮食,充足的维生素和纤维素,保持大便通畅;口服新霉素和甲硝唑等,抑制肠道大肠埃希菌,减少肠道氨的形成和重吸收。复方氨基酸富含支链氨基酸,不含芳香氨基酸,可以用于治疗。肝性脑病者 6－氨基酸－520每日 250mL,加入等量的 10%葡萄糖,每日 2 次,静脉滴注。神志清醒后每日 1 次,直至完全清醒。疗程一般为 5~7 天,以后改用 14 氨基酸,每日 500mL 巩固疗效。

#### 3.凝血功能障碍的防治

补充凝血因子,输新鲜血、凝血酶原复合物、纤维蛋白原、凝血酶Ⅲ和维生素 $K_1$ 等。

#### 4.晚期重症肝炎并发肾衰竭的处理

按急性肾衰竭处理,严格限制人液量,一般每日入液量为 500mL 加前一日尿量。呋塞米60~80mg 静脉注射,必要时 2~4 小时重复一次,2~3 次无效后停用。多巴胺 20~80mg 或654－240~60mg 静脉滴注,扩张肾血管,改善肾血流。监测血钾浓度,防止高钾血症,必要时予以肾透析。

### (三)产科处理

#### 1.妊娠早期

急性肝炎经保肝治疗后好转者,可继续妊娠。慢性肝炎妊娠后加重,可能是肝炎急性发作,对母儿均有危害,应及时终止妊娠。

#### 2.中、晚期妊娠

尽量避免终止妊娠,因分娩过程或药物对肝脏会有影响,加重肝损伤。加强胎儿监护,积极防治子痫前期。

#### 3.分娩期

分娩前数 8 肌内注射维生素 $K_1$ 每日 20~40mg;分娩前备血,备新鲜血、凝血因子、血小板等。经阴道分娩者,可阴道助产,缩短第二产程。胎盘娩出后,加强宫缩,减少产后出血。肝炎病情严重恶化,短时间内不能经阴道分娩者,可剖宫产终止妊娠。

#### 4.产褥期

须继续随访肝功能,加强保肝治疗;产后使用广谱抗生素,预防产后出血。HBsAg/

HBeAg 和 HBcAb 均阳性者,乳汁中可检测到 HBVDNA,不宜母乳喂养。

5.阻断母婴传播

目前公认的阻断乙肝母婴传播的有效方法已经写人了我国《慢性乙型肝炎防治指南》,具体为:出生后 24 小时内接种乙型肝炎疫苗,然后间隔 1 个月及 6 个月注射第二针及第三针疫苗,其保护率为 87.8%。注射乙型肝炎免疫球蛋白:对 HBsAg 阳性母亲的新生儿,应在出生后 24 小时内尽早注射乙型肝炎免疫球蛋白,最好在出生后 12 小时内,剂量不小于 100IU,同时在不同部位接种乙型肝炎疫苗,可显著提高阻断母婴传播的效果。也可在出生后 12 小时内先注射一针免疫球蛋白,1 个月后再注射第二针,并同时在不同部位接种一针乙型肝炎疫苗。后者不如前者方便,但保护率高于前者。新生儿如果在出生后 12 小时内注射了乙型肝炎免疫球蛋白和乙肝疫苗,可以接受母亲的哺乳。

# 第六节　妊娠合并急性胆囊炎

妊娠期急性胆囊炎的发病率仅次于急性阑尾炎,据统计,妊娠期急性胆囊炎的发生率 1/10000~1/1600,与非孕期类似,产后比孕期更多见。其中 70% 急性胆囊炎患者合并胆石症。

## 一、发病机制

### (一)结石阻塞

结石阻塞胆囊管或胆总管的下端,局部高浓度胆盐刺激引起急性炎症改变,50%~85% 合并细菌感染,加快病理改变。细菌入侵,通过血行感染,比较少见,通过胆管到达胆囊是急性胆囊炎时细菌感染的主要途径。

### (二)妊娠期的影响

妊娠期本病发生率无明显增加,但妊娠对本病有重要影响:妊娠增加胆囊结石的风险。在体内孕激素的作用下,血液及胆汁内的胆固醇浓度增加,胆酸、胆盐的可溶性发生改变,使胆固醇易析出,形成结晶;孕激素使胆管平滑肌松弛,胆囊增大,排空能力减弱,胆汁淤积易导致胆固醇沉积形成结石;雌激素降低胆囊黏膜上皮对钠的调节,使黏膜吸收水分能力下降,影响胆囊浓缩功能。有学者报道 3254 名妊娠妇女,胆囊结石及胆泥妊娠中期发生率 5.1%,妊娠晚期为 7.9%,产后 4~6 周为 10.2%。也有人报道 298 例妊娠妇女超声检查,26.2% 见胆囊内胆泥,5.2% 见胆囊结石。96% 胆泥在产后 1 年内消失,而 87% 胆囊结石仍存在。胆囊炎,胆石症可发生于妊娠各时期,以妊娠晚期更多见。

妊娠期患急性胆囊炎,诊断较非孕期困难,常导致漏诊,误诊,有发生坏死,穿孔,形成胆汁性腹膜炎的倾向,发热、疼痛等可引起胎儿宫内窘迫,诱发宫缩,引起流产或早产。

## 二、临床表现

### (一)症状和体征

与非妊娠期表现基本相同,表现为夜间或进食油腻食物、劳累后,突发右上腹绞痛,阵发性加重,疼痛向右肩及背部放射,常伴发热,恶心及呕吐。急性化脓性胆总管炎时,因胆总管有梗阻,可出现黄疸,体温更高。查体:右上腹压痛,肌紧张,Murphy 征阳性,部分患者在右下肋可触及紧张有触痛的胆囊。右上腹胆囊区有压痛、肌紧张。右肋缘下可触到随呼吸运动触痛的肿大胆囊。Murphy 征阳性在孕妇并不多见。若触到张力很大的胆囊或体温在 39～40℃,病情不缓解,应考虑胆囊坏死、穿孔的危险性增大,有可能引起腹膜炎。

### (二)辅助检查

1.实验室检查

(1)血常规:白细胞计数升高,伴核左移,如有化脓或胆囊坏疽,穿孔时,白细胞可高达 $20\times 10^9/L$ 以上。

(2)肝功能:ALT 与 AST 轻度升高,胆总管有梗阻时,胆红素升高。

2.B 超检查

B 超是妊娠期间诊断胆囊结石和胆囊炎既安全又有效的首选辅助手段,可以检测到 2mm 以上的结石。敏感度 90％以上,假阳性率和假阴性率为 2％～4％。

(1)单纯性胆囊炎:表现为胆囊轻度增大,呈圆形或椭圆形,边缘欠光滑,胆囊内壁模糊,粗糙,胆囊壁增厚＞0.3cm。

(2)坏疽性胆囊炎:表现为胆囊明显扩张,胆囊壁增厚＞0.5cm,由于浆膜下水肿,出现双边影。

(3)胆囊穿孔:胆囊一旦穿孔,则明显缩小,轮廓不清,在其周围有液性暗区,胆囊内可积气。同时腹腔内可出现液性暗区

### 三、诊断及鉴别诊断

#### (一)诊断

妊娠期出现突发性右上腹绞痛,右上腹胆囊区有压痛,肌紧张,Murphy 征阳性,超声检查见胆囊肿大,壁厚,收缩不良,或合并胆石症,并除外以下疾病时可诊断急性胆囊炎。

#### (二)鉴别诊断

1.胃肠道疾病的鉴别

如妊娠急性脂肪肝,妊娠中晚期阑尾炎,胃、十二指肠溃疡穿孔,肠梗阻,急性胰腺炎。

2.其他

右侧急性肾盂肾炎,心肌梗死、右下大叶肺炎。

3.与妊娠相关疾病相鉴别

重度妊娠高血压疾病并 HELLP 综合征,另外,须与妊娠早期恶心,厌食、呕吐等早孕反应鉴别;妊娠期胎盘组织合成分泌碱性磷酸酶,血中碱性磷酸酶轻度升高。

### 四、治疗

#### (一)非手术治疗

妊娠合并急性胆囊炎,如果症状轻,胆囊功能好,无结石者可予药物保守治疗。85％～90％的患者经保守治疗后可缓解症状,但 50％患者孕期会反复发作。复发时病情往往加重,包括胆总管胆石症及胆石性胰腺炎风险增加。

1.饮食控制

发作期禁食水,必要时胃肠减压,缓解期予低脂、低胆固醇饮食。

2.对症治疗

发作期予解痉、镇痛药物,如阿托品 0.5～1mg,必要时肌内注射哌替啶 50～100mg,缓解期予利胆药物。

3.支持疗法

补充液体,纠正水、电解质紊乱及酸碱失衡。

4.补充维生素

出现黄疸时用大剂量维生素 K 注射。

5.抗感染治疗

选择对胎儿影响较小的抗生素,如青霉素及头孢类抗生素。

### (二)手术治疗

非手术治疗失败,并发胆囊积脓、穿孔,弥散性腹膜炎,尽快行胆囊切除术,有急性化脓性胆总管炎,应同时探查胆总管并引流。对于反复发作的胆囊炎,也可考虑手术治疗。妊娠早期手术易导致流产,妊娠中期手术对胎儿影响最小,妊娠晚期可先行剖宫产,再行胆囊切除术。术后继续抗感染治疗,继续妊娠者给予保胎治疗。

对于妊娠期是否积极手术存在不同的看法。有学者认为,胆囊炎是一种外科疾病,妊娠期反复发作的机会很高。一旦妊娠晚期急性发作,增加早产的风险且手术难度加大,因此,妊娠胆囊炎更倾向于手术治疗,可以防止胆石性胰腺炎等并发症。有学者报道,中孕期胆囊切除术早产的发生率为 0%,而到晚孕期早产发生率高达 40%。也有学者报道 63 名妊娠期合并有症状的胆囊炎患者,10 例妊娠中期行外科手术治疗,无一例发生流产或早产。而 53 例保守治疗中,2O 例症状反复或病情加重,8 例引产中 2 例早产。因此认为妊娠期有胆囊炎症状的患者建议手术切除胆囊。手术治疗是安全的,可以减少引产及早产的发病率,减少胎儿的病死率。

1.手术方式

开腹及腹腔镜。妊娠期在腹腔镜下切除胆囊和十二指肠乳头切开术效果较好,对胎儿及孕妇影响小,不易诱发早产。

2.ERCP

ERCP 下行括约肌切开术或胆结石取出术也是一种较理想的治疗妊娠期急性胆囊炎的方法。其优点为:可以替代胆囊切除术;产后胆囊功能恢复快;可以降低孕妇、胎儿的患病率及病死率;最大限度避开开腹及腹腔镜手术所致子宫激惹及麻醉风险;花费低。

# 第七节 妊娠合并急性阑尾炎

急性阑尾炎是妊娠期最常见的外科疾病,妊娠期急性阑尾炎的发病率与非妊娠期相同,国内资料为 0.5‰～1‰‰,国外文献报道为 1/1500。妊娠各时期均可发生急性阑尾炎,妊娠晚期略下降,偶见于分娩期及产褥期。通常认为,妊娠与急性阑尾炎的发生无内在联系,但妊娠期母体生理功能和解剖发生变化,尤其妊娠中晚期阑尾炎的症状,体征与病变程度常常不符,容易造成漏诊或对病情严重性估计不足,延误治疗,一旦发生阑尾穿孔及弥散性腹膜炎,孕妇及胎儿的并发症和病死率大大提高,因此妊娠期早诊断、及时处理对母儿预后有重要的影响。

## 一、病因和发病机制

急性阑尾炎的发病因素尚不肯定,多数意见认为是几种因素综合而发生。

### (一)梗阻

阑尾为一细长的管道,起自盲肠顶端后部,仅一端与盲肠相通,通常为腹膜所包,其远端游离于右下腹腔。一般长 6～8cm,直径 0.6～0.8cm。一旦梗阻,可使管腔内分泌积存,内压增高,压迫阑尾壁,阻碍远侧血运,在此基础上,管腔内细菌侵入受损黏膜,易致感染。常见的梗阻原因有:粪石,粪块,蛔虫;既往破坏所致管腔狭窄;阑尾系膜过短所致阑尾扭曲;阑尾管壁内淋巴组织增生或水肿引起管腔狭窄;阑尾开口于盲肠部位的附近有病变,如炎症、结核、肿瘤,使阑尾开口受压,排空受阻。

### (二)感染

未梗阻而发病者,其主要因素是阑尾腔内细菌所致直接感染。少数发生于上呼吸道感染后,因此也被认为感染可由血运传至阑尾。还有一部分感染起自邻近器官的化脓性感染,侵入阑尾。

### (三)其他

胃肠道功能障碍(腹泻,便秘等)引起内脏神经反射,导致阑尾肌肉和血管痉挛,产生阑尾管腔狭窄。遗传因素和阑尾先天性畸形。

## 二、妊娠期阑尾炎特点

### (一)妊娠期阑尾的位置发生变化

阑尾位置的变化使妊娠期阑尾炎的临床表现不典型。妊娠初期阑尾的位置多数在髂前上峭至脐连线中外 1/3 处,随着妊娠进展,子宫增大,盲肠和阑尾受压迫向上,向外,向后移位。妊娠 3 个月末位于髂峭下 2 横指,妊娠 5 个月末达髂峭水平,妊娠 8 个月达髂峭上 2 横指,妊娠足月可达胆囊区。盲肠和阑尾向上移位的同时,阑尾呈逆时针方向旋转,一部分被增大的子宫覆盖。因此,妊娠期阑尾炎压痛部位常不典型。

### (二)妊娠期阑尾炎容易发生穿孔及弥散性腹膜炎

妊娠期盆腔充血,血运丰富,淋巴循环旺盛,毛细血管通透性及组织蛋白溶解能力增强;妊娠期类固醇类激素分泌增多,抑制孕妇的免疫机制,促进炎症的发展;增大的子宫不仅将腹部与阑尾分开,使腹壁防卫能力减弱,而且增大的子宫将网膜推向上腹部,妨碍大网膜游走,使大网膜不能到达感染部位发挥防卫作用,因此妊娠期阑尾容易发生穿孔,阑尾穿孔后炎症不易被包裹、局限,容易发展成弥散性腹膜炎。

妊娠期阑尾炎症可诱发宫缩,宫缩使粘连不易形成,炎症不易局限,容易导致弥散性腹膜炎。炎症刺激子宫浆膜时,可引起子宫收缩,诱发流产,早产或引起子宫强直性收缩,其毒素可能导致胎儿缺氧甚至死亡。宫缩可混淆诊断,认为是先兆流产或早产而延误治疗。

### (三)妊娠期血常规改变

不能反映病情的程度。

### (四)妊娠期其他疾病

如肾盂肾炎,输尿管结石,胎盘早剥、子宫肌瘤变性等易与急性阑尾炎混淆,容易误诊,也造成治疗延误。

## 三、临床表现

妊娠的不同时期、急性阑尾炎发展的不同阶段,患者的临床表现有差别。

### (一)症状与体征

#### 1.妊娠早期阑尾炎

症状及体征与非妊娠期基本相同。腹痛是急性阑尾炎首发的、基本的症状,妊娠早期100%的孕妇有腹痛,最初多表现为上腹及脐周阵发性隐痛或绞痛,约数小时后转移并固定至右下腹,呈持续性疼痛。可有食欲缺乏、恶心、呕吐、便秘或腹泻等胃肠道症状。低位的阑尾炎可刺激直肠或膀胱,出现排便时里急后重感或尿频、尿急。急性阑尾炎早期体温可正常或轻度升高,右下腹麦氏点固定压痛,肛门指诊;直肠前壁右侧触痛。

#### 2.妊娠中晚期阑尾长

疼痛的位置与非妊娠期不同。随着阑尾位置的移动,腹痛及压痛的位置逐渐上移,甚至可达右肋下肝区;阑尾位于子宫背面时,疼痛可位于右侧腰部。文献报道妊娠中晚期约80%孕妇有右下腹痛,20%孕妇表现为右上腹痛。由于增大的子宫将壁腹膜向前顶起,右下腹痛及压痛,反跳痛不明显。

若体温明显升高(>39℃)或脉率明显增快,出现乏力、口渴、头痛等全身感染中毒症状,右下腹麦氏点压痛,反跳痛及腹肌紧张明显,血常规升高明显,提示阑尾穿孔或合并弥散性腹膜炎。

### (二)辅助检查

#### 1.血常规

妊娠期生理性白细胞升高,故白细胞计数对诊断并非重要,正常妊娠期白细胞在 $6×10^9/L$ ~ $16×10^9/L$ ,分娩时可高达 $(20~30)×1^{09}/L$ ,因此白细胞计数对诊断帮助不大。但白细胞计数若明显增加,持续 $≥18×10^9/L$ 或计数在正常范围但分类有核左移对诊断有意义。

#### 2.尿常规

孕中晚期阑尾炎可累及附近输尿管及肾盂,尿液分析可见脓、血尿。

#### 3.B超检查

妊娠期超声诊断阑尾炎的标准与非妊娠期相同,以早、中孕期效果更好。特征性的改变是:阑尾呈低回声管状结构,横断面呈同心圆似的靶状影像,直径 $≥7mm$ ,B超诊断急性阑尾炎的准确性90%~97%,特异性为80%~93%。如果发生坏疽性或穿孔性阑尾炎,阑尾局部积液较多或肠麻痹胀气,或孕晚期增大的子宫遮盖阑尾,影响阑尾显影,使超声诊断阑尾炎受限。

#### 4.CT

CT用于诊断阑尾的敏感性为92%,特异性为99%。可用于B超下阑尾不显影者。

#### 5.MRI

有学者对51名孕期怀疑阑尾炎的孕妇行MRI检查,其诊断标准:如果阑尾腔内含气体和(或)造影剂,直径≤6cm,则为正常阑尾。如果阑尾腔扩张,内含液体,直径>7mm,被认为是异常阑尾。如果直径为6~7cm,需进一步确诊。MRI用于诊断阑尾炎的敏感性100%,特异性93.6%,修正后的阳性预测值1.4%,阴性预测值100%,准确性94%。MRI对妊娠期急腹痛患者提供排除阑尾炎极好的形态学依据,尤其是超声检查未发现阑尾者。

## 四、诊断及鉴别诊断

文献报道妊娠期阑尾炎术前诊断率为 50％～85％,14％～30％在阑尾穿孔或并发弥散性腹膜炎时才确诊。妊娠期阑尾炎患者常有慢性阑尾炎史,妊娠早期阑尾炎诊断并不困难,妊娠中晚期由于症状及体征不典型,右下腹痛及压痛需与源于子宫,附件的病变相鉴别。可以先按压右侧腹部压痛点,然后嘱患者左侧卧位,如果压痛减轻或消失,提示压痛可能来自子宫及附件,如果压痛无变化,提示阑尾炎的可能性大。如果诊断有困难,可借助 B 超及 MRI,并与以下妊娠期急腹症鉴别后做出诊断。对腹膜炎症状明显,临床怀疑阑尾炎者可行腹腔镜检查,能提高孕 20 周以前急性阑尾炎诊断的准确性。

### (一)与妇科急腹症相鉴别

#### 1.卵巢囊肿扭转

卵巢囊肿扭转是妊娠期最常见的妇科急腹症,多发生于孕 8～15 周,子宫增大入腹腔,使囊肿位置变化所致。部分患者妊娠前有卵巢囊肿病史,表现为突发性一侧剧烈疼痛,常随体位发生改变,疼痛时可伴恶心,呕吐;腹部检查下腹部有局限性压痛,孕早期或肿块较大时可触及压痛包块,如果囊肿扭转坏死时,局部有肌紧张及反跳痛。B 超检查可见附件区包块。

#### 2.异位妊娠破裂

可有盆腔炎病史,停经后有不规则阴道出血及下腹痛。

(1)查体:贫血面容,下腹有压痛,反跳痛,肌紧张。

(2)妇科检查:后穹隆饱满、触痛,宫颈举痛,一侧附件区增厚,有压痛。

(3)B 超检查:子宫内未见妊娠囊,右侧附件区可见囊性无回声区,有时可见胎芽、胎心。

(4)尿妊娠试验(＋),血 β－HCG 测定可确诊。

### (二)与其他外科疾病鉴别

#### 1.消化系统疾病

上腹空腔或实质性脏器病变,如胃十二指肠溃疡穿孔、急性胆囊炎坏疽穿孔或肝肿瘤破裂出血等,因胃液,胆汁或血液沿结肠旁沟积聚在右下腹,可引起右下腹痛和压痛,但临床表现为突发右上腹剧痛后迅速延及右下腹,疼痛及压痛范围大。胃十二指肠穿孔者 X 线可见膈下游离气体,肝脏破裂者 B 超可见腹腔积液。

麦克尔憩室炎的临床表现与阑尾炎极为相似,常难以鉴别。憩室炎的腹痛和压痛偏脐部和中下腹部。有时憩室和脐之间有纤维束带,可并发小肠梗阻,或憩室出血而有黑便或果酱样粪。另外,急性胃肠炎和克罗恩病的体征会有脐周或一次下腹痛症状,但一般无转移性右下腹痛,且常伴有明显的恶心、呕吐等胃肠道症状。

#### 2.呼吸系统疾病

右下肺大叶性肺炎和右侧胸膜炎可出现牵涉性右侧腹疼痛,但定位不明确,并与呼吸关系密切,腹部通常无固定压痛点,更无肌紧张和反跳痛。腹痛发作前常有发热,呼吸道感染症状为主要表现,胸部 X 线片检查可见肺部病变。

#### 3.泌尿系统疾病

右侧肾绞痛、肾盂积水、急性肾炎。

4.血液系统疾病

约半数过敏性紫癜患者有脐周和下腹痛,但疼痛点不如急性阑尾炎确切和局限,有时皮肤紫癜为首发症状,伴有便血和血尿,该病常有过敏史,血管脆性试验阳性。

## 五、处理

妊娠期阑尾炎不主张保守治疗,一旦确诊,应在积极抗感染治疗的同时,立即行手术治疗。尤其妊娠中晚期,如果一时难以诊断明确,又高度怀疑阑尾炎时,应尽早剖腹探查,有产科指征时可同时行剖宫产。

### (一)一般处理

1.抗感染治疗

应选择对胎儿影响小,敏感的抗肠道内菌群的广谱抗生素,如阑尾炎时厌氧菌感染占75%～90%,应选择针对厌氧菌的抗生素,甲硝唑,头孢类抗生素。化脓行阑尾炎术中做分泌物的细菌培养＋药敏试验,利于术后抗生素的选择。

2.支持治疗

补液、纠正水、电解质紊乱。

### (二)手术治疗

目前手术方式有两种:开腹或腹腔镜下阑尾切除术。

1.开腹手术

妊娠早期阑尾切除手术同非妊娠期,一般取右下腹麦氏点。妊娠中晚期手术时或诊断不明确时取腹部壁压痛点最明显处,选择切口右侧旁正中切口或正中切口,晚期可取右侧腹直肌旁切口,高度相当于宫体上 1/3 部位。孕妇左侧卧位,一般选择连续硬膜外麻醉,病情危重伴休克者,以全麻安全。术中避开子宫找到阑尾,基底部结扎、切断阑尾,内翻缝合,尽量不放腹腔引流,以减少对子宫的刺激。若阑尾穿孔、盲肠壁水肿,应附近放置引流管,避免引流物直接与子宫壁接触。除非有产科指征,原则上仅处理阑尾炎而不同时做剖宫产。以下情况同时行剖宫产:妊娠已近预产期,术中不能暴露阑尾时,可先行腹膜外剖宫产术,随后再做阑尾切除;阑尾穿孔并发弥散性腹膜炎,盆腔感染严重,子宫及胎盘有感染迹象,估计胎儿基本成熟。

2.腹腔镜阑尾切除术

随着麻醉技术及腹腔镜手术技术的完善,腹腔镜切除阑尾以其安全、有效、创伤小,恢复快等优势, 被越来越多的医生接受,并开始应用于妊娠期阑尾切除。多数文献报道腹腔镜用于妊娠期是安全的,但应掌握手术适应证和具备熟练的手术技巧。妊娠期腹腔镜下成功切除阑尾,孕周应限制在 26～28 周内。术中人工气腹时 $CO_2$ 压力应控制在 12mmHg 以下,监测母亲血氧饱和度。用开腹的方法进 TRoCar,尽量使用小口径 TRoCar,可避免子宫损伤。但Carver(AmSurg2 005)比较了孕早中期开腹与腹腔镜阑尾切除术对孕妇,胎儿及妊娠结局的影响,认为:两组的外科及产科并发症、住院时间、出生体重无明显差别,腹腔镜组中有两例胎儿死亡,尽管无统计学差异,但他认为腹腔镜组胎儿的丢失应引起关注,主张妊娠期更适合选择开腹手术。

腹腔镜用于妊娠期的另一优势是其诊断价值,对术中发现为卵巢囊肿扭转等急腹症时,还可同时行治疗。

### (三)保守治疗

妊娠期阑尾炎一旦确诊,大多数学者主张及早手术治疗。也有人认为,妊娠早期单纯性阑尾炎可保守治疗,选择对胎儿影响小的有效抗生素。由于妊娠中晚期阑尾炎可复发,因此孕期要密切监测病情,一旦复发应尽早手术。

### (四)产科处理

术后若妊娠继续,应于黄体酮、抑制宫缩等保胎治疗同时镇痛治疗,严密观测有无宫缩及胎心变化。

## 六、预后

妊娠期阑尾炎并非常见,但可造成不良妊娠结局。阑尾炎增加流产和早产的可能性,胎儿的丢失率是增加的,尤其是阑尾穿孔并发弥散性腹膜炎时母儿的预后不良。胎儿总的丢失率15%,单纯性阑尾炎的妊娠丢失率:3%~5%,而一旦阑尾穿孔胎儿的自然丢失率可达20%~30%,围生儿病死率1.8%~14.3%。另外,由于顾虑疾病及手术对妊娠胎儿的影响,很多患者选择终止妊娠,增加胎儿的丢失率。

# 第八节　妊娠合并急性肠梗阻

妊娠期肠梗阻较罕见,占妊娠期非产科手术第二位,国外文献报道发病率1:(3000~16000),国内资料报道发病率为0.042%~0.16%。肠梗阻可见于妊娠各时期,但以妊娠晚期发病率高,为40%~50%。

## 一、病因和发病机制

引起肠梗阻的各种原因中,妊娠期以肠粘连和肠扭转较常见,另见于肠套叠,嵌顿疝、肿瘤阻塞或压迫,肠蛔虫,肠系膜动脉血栓或栓塞等。HalterLinz曾分析妊娠期肠梗阻病例的原因,其中以粘连引起的最多,占65.3%;肠扭转占25.7%;肠套叠占6.0%,恶性肿瘤占3%。Ogilvie综合征又名急性结肠假性梗阻症。其特征酷似机械性结肠梗阻,结肠显著扩张,但无器质性梗阻存在。临床上以腹痛,呕吐,腹胀为主症。文献报道妊娠合并Ogilvie综合征,10%发生在分娩后。

妊娠本身是否引起肠梗阻,尚无定论。有些学者认为无关,临床观察妊娠期肠梗阻的发病率与非孕期相似。有学者认为妊娠有三个时期容易发生肠梗阻,一是中孕期妊娠子宫增大进入腹腔;二是足月妊娠时胎头下降;三是产后子宫大小明显改变。增大的子宫或胎头下降均可挤压肠褛,使粘连的肠管受压或扭转而形成肠梗阻。产后子宫突然缩复,肠褛急剧移位时,更容易发生肠梗阻。另外,先天性肠系膜根部距离过短,受逐渐增大的子宫推挤时,由于肠管活动度受限,过度牵拉和挤压,亦可使小肠扭转,发生机械性肠梗阻。妊娠期还可见由于穿孔性腹膜炎或肠系膜血管血栓形成引起的麻痹性肠梗阻。

肠梗阻主要病理生理变化有肠膨胀和肠坏死,体液丧失和电解质紊乱,感染和毒素吸收三大方面。

### (一)肠腔膨胀,积气积液

肠梗阻后梗阻部位以上的肠腔内积聚了大量的气体和体液,这时肠内压增高,使肠管扩张,腹部膨胀。肠管内的气体70%是咽下的,30%是由血液弥散和肠腔内容物腐败,发酵而产生的气体。积聚的液体主要是消化液,如胆汁,胰液,胃液,肠液等。肠梗阻时,一方面因肠壁静脉受压,消化液吸收减少,另一方面肠内压增高可以刺激肠黏膜,促使腺体分泌更多的消化液,此外,肠内压增高压迫肠壁静脉使其回流受到障碍,加上缺氧使毛细血管通透性增高,大量液体渗入腹腔和肠腔。进而腹胀使腹压上升,膈肌升高,腹式呼吸减弱,影响下腔静脉回流,导致呼吸、循环功能障碍。

### (二)体液丧失,水电解质紊乱,进而酸碱失衡

胃肠道的分泌液每日约为8000mL,在正常情况下绝大部分被再吸收。急性肠梗阻患者,由于不能进食及频繁呕吐,大量丢失胃肠道液,使水分及电解质大量丢失,尤以高位肠梗阻为甚。低位肠梗阻时,则这些液体不能被吸收而潴留在肠腔内,等于丢失体外。另外,肠管过度膨胀,影响肠壁静脉回流,使肠壁水肿和血浆向肠壁,肠腔和腹腔渗出。如有肠绞窄存在,更会丢失大量液体。这些变化可以造成严重的缺水,并导致血容量减少和血液浓缩,以及酸碱平衡失调。但其变化也因梗阻部位的不同而有差别。如为十二指肠第一段梗阻,可因丢失大量氯离子和酸性胃液而产生碱中毒。一般小肠梗阻,丧失的体液多为碱性或中性,钠、钾离子的丢失较氯离子为多,以及在低血容量和缺氧情况下酸性代谢物剧增,加上缺水、少尿所造成的肾排 H* 和再吸收 $NaHCO_3$ 受阻,可引起严重的代谢性酸中毒。严重的缺钾可加重肠膨胀,并可引起肌肉无力和心律失常。特别是当酸中毒纠正后,钾向细胞内转移,加上尿多、排钾,更易突然出现低钾血症。

### (三)感染和毒血症

梗阻部位以上的肠液因在肠腔停滞过久,发酵,加上肠腔内细菌数量显著增多,腐败作用加强,生成许多毒性产物。肠管极度膨胀,尤其肠管绞窄时,肠管失去活力,毒素和细菌可通过肠壁到腹腔内,引起腹膜炎,又可通过腹膜吸收,进入血液,产生严重的毒血症甚至发生中毒性休克。总之,肠梗阻的病理生理变化程度随着梗阻的性质,部位而有所差异,如单纯性肠梗阻,以体液丧失和肠膨胀为主;绞窄性肠梗阻和单纯性肠梗阻晚期,以肠坏死、感染和中毒为主,但严重的肠梗阻因严重的缺水、血液浓缩、血容量减少、电解质紊乱,酸碱平衡失调、细菌感染,毒血症等,可引起严重休克。当肠坏死、穿孔,发生腹膜炎时,全身中毒尤为严重。最后可因急性肾功能及循环、呼吸功能衰竭而死亡。

## 二、临床表现

### (一)肠梗阻的一般症状和体征

腹痛为肠梗阻的主要症状。由于肠内容物通过受阻,引起肠壁平滑肌强烈的收缩和痉挛,产生阵发性的剧烈绞痛。高位肠梗阻时,呕吐出现早而频繁,呕吐物为胃或十二指肠内容物;低位梗阻时,呕吐出现迟而次数少。此外,还可能有排气和排便障碍,多数患者不再排气,排便。发病后仍有多次、少量排气或排便时,常为不完全性肠梗阻。体征主要为腹胀及腹部压痛,有的可摸到肿块;听诊肠鸣音亢进与阵发性腹痛的出现一致。

**（二）妊娠期肠梗阻的临床特点**

妊娠期肠梗阻基本上与非孕期肠梗阻相似。但妊娠晚期子宫增大占据腹腔,肠袢移向子宫的后方或两侧,或因产后腹壁松弛,使体征不明显、不典型,应予警惕。有学者报道:妊娠期并发肠梗阻患者80%有恶心,呕吐症状,98%有持续性或阵发性腹痛,70%有腹肌紧张,而异常的肠鸣音仅占55%。

### 三、诊断和鉴别诊断

**（一）既往史**

了解患者既往有无盆腹腔炎症或手术史,对诊断有重要的意义。特别是阑尾炎、宫外孕及其他附件手术史,并注意术后有无并发肠粘连的表现。

**（二）临床症状与体征**

仔细分析以上临床症状与体征,严密观察病情的变化。根据腹痛、呕吐,腹胀及肛门停止排便排气症状,诊断单纯性肠梗阻较容易,但重要的是要判断有无绞窄性肠梗阻的发生。有些患者病程较长,就诊前曾服用止痛或解痉类药物,或发展为肠穿孔,肠麻痹时腹痛不明显,对判断病情程度造成困难,详细询问病史和诊治经过尤为重要。

**（三）辅助检查**

血常规检查对诊断无特殊价值,白细胞总数及中性粒细胞逐渐显著升高时,应想到绞窄性肠梗阻的可能。X线检查对诊断有很大帮助。腹部X线片,90%患者可见肠管过度胀气及出现液平面等肠梗阻表现。对于诊断有困难者进行腹部MRI检查为诊断提供线索。

**（四）与其他疾病鉴别**

注意与妊娠期卵巢囊肿扭转、胎盘早期剥离及其他外科急腹症,如急性阑尾炎,胆囊炎、胆石症和急性胰腺炎等疾病相鉴别。妊娠晚期应与临产宫缩相鉴别。

### 四、治疗

妊娠期肠梗阻的处理,应根据梗阻性质、类型、程度、部位、全身情况以及妊娠的期限和胎儿的情况等,采取适当的措施。

**（一）保守治疗**

观察非绞窄性肠梗阻,应先保守治疗。包括暂禁食,胃肠减压,补液输血、应用抗生素等。对乙状结肠扭转的病程早期,可小心插肛管排气或多次小量灌肠,以使扭转部位肠腔内气体及粪便排出。但有引起流产或早产的可能,应注意防治。

**（二）手术治疗**

经保守治疗12～24小时,症状不好转,梗阻未解除者,应采取手术治疗。术中彻底查清绞窄梗阻部位及病变程度,以决定手术方式。

**（三）产科处理**

能够继续妊娠者应给予保胎治疗;妊娠早期肠梗阻经保守治疗好转,梗阻解除者,可以继续妊娠。施行肠梗阻手术的病例,往往病情较重,不宜继续妊娠,可择期人工流产;妊娠中期合并肠梗阻,如无产科指征,不必采取引产手术终止妊娠,但有部分病例可能发生自然流产;妊娠晚期往往由于胀大的子宫影响肠梗阻手术的进行,应先行剖宫产术,多数可得到活婴。

### 五、预后

妊娠并发急性肠梗阻,孕妇及胎儿病死率较高,主要是由于子宫增大及孕激素的影响,使肠梗阻的症状不典型,造成误诊,延迟诊断、手术不及时或手术准备不充分等。随着对妊娠期肠梗阻疾病的诊断和治疗水平的提高,母儿的病死率明显下降。有学者报道,1900 年母儿病死率高达 60%,20 世纪 30 年代,孕妇病死率降至 20%,胎儿病死率降为 50%,到 20 世纪 90 年代孕妇病死率降至 6%,但胎儿丢失率仍波动在 20%～60%。

# 第九节　妊娠合并急性胰腺炎

急性胰腺炎(AP)是由多种原因引起的胰腺自身消化性疾病,属危重急腹症之一;尤其是急性出血坏死性胰腺炎(AHNP),其呼吸衰竭和肾衰竭发生率分别为 72% 和 67%,病死率高达 30%～50%。据 Ramin 等报道,妊娠期 AP 发生率为 1∶3333,虽然妊娠合并急性胰腺炎较少见,但因二者相互影响且发病急,进展快,临床过程凶险,可致多脏器衰竭(MOF),对母婴生命危害极大。

妊娠期急性胰腺炎的平均发病年龄约为 25 岁,一半以上的患者年龄小于 30 岁,这与普通孕产妇的年龄构成比大致相当。既往认为发病以初产妇多见,但近年来也有不同观点,经产妇发病亦不少见。妊娠期急性胰腺炎可发生在妊娠的早、中、晚期以及产褥期中的任一时期,多数文献以妊娠晚期最为常见,但 Hernandez 等报道,56% 发生在妊娠中期。

### 一、病因和发病机制

Schmidt 在 180 年前就曾描述过妊娠与急性胰腺炎的关系,但 100 多年来,对这种关系的实质并不十分清楚。自 20 世纪 70 年代以来,随着医学影像技术的发展,妊娠期急性胰腺炎患者中胆石症的检出率逐渐增高,至 20 世纪 80 年代中,后期,大多数研究认为,胆管疾病与妊娠期急性胰腺炎密切相关,尤其胆石症是重要原因,占 67%～100%,约 1/3 与酗酒,饱食,高脂饮食有关,其余可能由手术,病毒感染或暂未查明的病因引起。

妊娠期总胆固醇较非孕期增加 23%～53%,三酯甘油增加 2～4 倍,高脂血症及高蛋白,高脂肪饮食有利于胆石形成或胆囊炎急性发作,而妊娠期由于子宫增大,妊娠剧吐以及分娩屏气等因素腹压有升高倾向,也可促使胰腺炎的发生。妊娠尤其是晚期,子宫遮盖胰腺,使胰腺症状不典型,加上炎症刺激子宫收缩,掩盖原发腹部病灶,常误诊为临产或胎盘早剥,妊娠期高血压疾病等,误诊率一般为 20%～40%。妊娠加重了急性胰腺炎,使病死率增高,病死率增高的可能原因是妊娠期胎盘泌乳素增高,使血清中三酯甘油释放大量游离脂肪酸引起胰腺细胞急性脂肪浸润,胰腺小动脉及微循环急性脂肪栓塞而导致胰腺坏死。急性胰腺炎症,胰液及血液溢出,激惹子宫收缩可出现早产,亦可因长时间不协调宫缩、低血容量、重症感染等导致胎儿窘迫或胎死宫内。因此,对妊娠期急性胰腺炎必须给予足够重视,对于妊娠期间及产后出现急腹症症状且不能用产科原因解释者,均应高度警惕妊娠期急性胰腺炎易引发低血容量性休克,胎盘的血液灌流可因此急剧下降。同时,严重脱水使血液处于高凝状态,增多的纤维蛋白和纤维蛋白原沉淀于胎盘的绒毛血管,此时又由于血管内膜常合并炎症,血细胞易聚集形成微血管栓塞,由此造成血管腔隙变窄,从而进一步影响了胎盘的血液灌注。此外,坏死性胰腺炎时,生化改变明显异常,血清中间代谢产物的堆积将导致酮症酸中毒。总之,妊娠期急性胰腺炎的胎儿宫内窘迫发生率可因此明显上升。还有学者认为,妊娠期急性胰腺炎时,肝血流量可骤减40%以上,氧化磷酸化等能量代谢发生障碍,腺苷三磷酸产生减少,凝血因子的合成也将下降,这将增加妊娠期急性胰腺炎患者产时子宫收缩乏力及产后出血的发生。妊娠期急性胰腺炎不只是胰腺的局部炎症,因其更易并发呼吸衰竭及心力衰竭等脏器功能障碍,故增加了孕产妇围生期的病死率。

急性胰腺炎的发病机制主要是由于胰酶对胰腺的自我消化,对其周围组织的消化,从而继发一系列器官的功能障碍。胰腺含有非常丰富的消化酶,蛋白酶、脂肪酶、淀粉酶等。胰腺腺泡分泌的酶主要有胰蛋白酶、糜蛋白酶、羧肽酶、弹力酶、磷脂酶 A、硬蛋白酶、脂肪酶、淀粉酶、核蛋白酶等。正常情况下除脂肪酶、淀粉酶,核蛋白酶是以活性型存在外,其他的均是以非活性状态存在。在病理情况下,这些酶在胰腺导管及细胞内被活化后即可引起胰腺炎的发生。急性胰腺炎除上述的自身消化外,近年来对其又进一步进行了深入的研究,发现胰蛋白酶和抗胰蛋白酶系统、磷脂酶 A 和血栓素 A,胰腺血液循环障碍、氧自由基、细胞膜的稳定性以及内毒素等,在急性胰腺炎的发病机制中起了重要作用。

急性胰腺炎的局部基本病理改变为水肿、出血,坏死,可分 3 型。水肿型胰腺炎:最常见,胰腺水肿、增大,变硬,表面充血,小网膜囊内一般无渗液;出血型胰腺炎:较少见,胰腺充血,水肿、散布出血灶,腹腔内可有大量血性渗液;坏死型胰腺炎:罕见,胰腺除水肿、出血外,可见片状坏死区,腹腔内血性渗液混浊恶息。

## 二、临床表现和诊断

典型表现为中上腹部疼痛,向腰背部放射,伴阵发性加剧,并逐渐蔓延至全腹,同时伴发热及恶心呕吐。体检可以发现腹部肌紧张,有压痛及反跳痛,上腹部最为明显。典型病例可呈现腰背部横向条索状压痛或出现 Grey－Turner 征。实验室检查血白细胞计数在 $12 \times 10^9$/L 以上,中性粒细胞≥80%,典型指标还有血尿、淀粉酶明显升高,具有诊断意义。B超检查常常提示胰腺肿大及胆囊结石等。

依据病史,临床表现、实验室与影像学检查,典型的妊娠期急性胰腺炎诊断并不困难。问题是临床医师往往忽视妊娠期急性胰腺炎的存在,有些疾病如急性肺炎,穿透性十二指肠溃疡,脾破裂,肾周围脓肿,急性阑尾炎,破裂型异位妊娠,妊娠剧吐,先兆子痫等,在妊娠期的临床表现有时类似于急性胰腺炎的症状,这些都给诊断带来了困难。中上腹或左上腹放射至背部的疼痛是妊娠期急性胰腺炎患者最重要的症状,90%的患者有此主诉,且伴有恶心,呕吐,肠梗阻和低热等。有的患者在发生恶心,呕吐,腹痛三大症状前数小时可有进油腻饮食的病史。在妊娠晚期,特别是处于临产阶段,急性胰腺炎的撕裂性上腹部胀痛常被宫缩痛掩盖或与宫缩痛混淆。在上腹部,居于腹膜后的胰腺在妊娠期易被推移的胃肠和网膜所覆盖,因此,其腹膜炎与上腹部包块的体征可不典型。因此,有研究者认为,对于出现不明原因的恶心,呕吐并伴有腹痛的患者,应把胰腺炎作为鉴别诊断的疾病之一,以免漏诊。

### 三、妊娠期急性胰腺炎的治疗及预后

妊娠合并急性胰腺炎的治疗原则与非妊娠患者基本一致,但因为合并产科问题,在治疗上也有不同于非妊娠期的特点,需要兼顾药物和手术对胎儿的影响。经适当的外科与产科处理,妊娠期急性胰腺炎的围生结局良好,近来的研究认为其母亲病死率仅 3.4%,胎儿抢救成功率达 89%。

#### (一)保守治疗

妊娠期急性胰腺炎以保守治疗为主,并要求在重症监护室进行治疗。保守治疗的目的是通过降低胰酶的合成使胰腺得以休息,方法包括禁食、胃肠减压,服用止酸剂以及静脉补充水、电解质等。

#### (二)内镜治疗

胆石性胰腺炎的首选治疗方法如下内镜下 Oddi 括约肌切开术(EST),或放置鼻胆管引流。在重症胰腺炎 72 小时内行内镜治疗,其并发症(18%)和病死率(0%)均显著低于保守治疗(54%和 13%),但内镜治疗必须在早期实施,一旦胰腺组织发生坏死,病变将不可逆转。

#### (三)手术治疗

妊娠期急性胰腺炎的手术治疗作用有限,但若患者对保守处理反应不佳则手术是必要的。其外科手术处理包含两个方面,既包括对胰腺本身的手术,也包括与胰腺炎相关的胆管疾病的手术。妊娠期急性胰腺炎的最佳手术期应在妊娠中期或产褥期。妊娠中期进行手术较为安全是因为此期胎儿器官发育已经完成,自发性流产和早产的可能性较小,况且子宫也未进入上腹腔,对手术野的影响小,而且手术宜在患者症状好转后延期施行,急症手术患者的病死率较高。妊娠晚期主张积极进行保守治疗,手术宜安排在分娩后进行,但若腹痛加剧,血清淀粉酶持续上升也可开腹手术。腹部手术时最好不进行剖宫产,除非遇上产科指征或增大的子宫影响手术操作。

#### (四)产科处理

妊娠期重症急性胰腺炎的治疗是否需终止妊娠是个值得商榷的问题。有学者认为胎儿宫内死亡,早产或剖宫产后,胰腺炎的症状可以缓解。但近年来有些报道则认为,分娩后患者的状况反而更糟。对于多数患者来说,急性胰腺炎并不是进行治疗性流产,引产及分娩的适应证。妊娠期急性胰腺炎治疗是否成功,胎儿及新生儿的抢救成功率是重要指标,经过适时、恰当的外科处理,妊娠期急性胰腺炎妊娠丢失率已有很大程度的下降,终止妊娠时更需注意孕周及胎儿是否有宫内窘迫的征象。

### 四、妊娠并发急性胰腺炎母儿预后

妊娠合并急性胰腺炎可以造成流产,早产,死产以及围生期婴儿的病死率升高。这不仅与胰腺炎的病情有关,与孕周的时间、胎儿生长状况等都有关系。Radmin 等报道,在其观察的39 例妊娠合并急性胰腺炎患者中,32 例足月分娩,6 例早产的婴儿中,2 例死产,1 例死于围生期,还有 1 例流产。Wilkinson 曾收集妊娠期胰腺炎 98 例,母婴病死率均达到 37%,而非孕妇女病死率仅 3%~6%。但随着对急性胰腺炎诊疗水平的提高,母儿的预后有明显改善。Hernandez 收治 21 例妊娠期胰腺炎患者,4 例早产,1 例流产,无孕妇死亡。他主张胆源性胰腺炎应积极行胆囊切除术,可防止病情复发,从而减少母儿不良妊娠结局。

总之,对于妊娠合并急性胰腺炎这一不很常见的并发症,首先应提高警惕,考虑到妊娠合

并胰腺炎的可能,及时给予血,尿淀粉酶等有助于鉴别诊断的检查,避免漏诊。在确诊后,应兼顾孕妇与胎儿两者的情况,做到:密切观察病情,包括经常复查血,尿淀粉酶,掌握胰腺炎病情的变化,并给予补液支持治疗,同时也应做好手术准备;密切注意胎儿情况,对于胎龄较大的患者,促进胎儿成熟,适时终止妊娠。只要及时诊断妊娠合并急性胰腺炎并合理地治疗,适时终止妊娠,可确保母婴安全。

# 第十节　妊娠合并肾脏疾病

## 一、发病特点

在泌尿系统中,肾脏是人体主要的排泄器官。肾脏对调节和维持人体内环境的体液容量和成分有重要作用。

由于孕妇及胎儿代谢产物增多,肾脏负担加重,肾血浆流量及肾小球滤过率(GFR)于孕早期均增加,以后在整个孕期维持高水平。由于 GFR 增加,肾小管对葡萄糖再吸收能力不能相应增加,故孕妇饭后可出现糖尿,应注意与真性糖尿病相鉴别。

由于孕妇及胎儿代谢产物增多,肾脏负担加重,GFR 比非孕期时增加 50%,肾血流量(RPF)则增加 35%,代谢产物尿素,肌酐等排泄增多,其血中浓度则低于非孕妇女。GFR 与 RPF 受体位影响,孕妇仰卧位时尿量增加,故夜尿量多于日尿量。因此妊娠期做尿浓缩试验时,应确定条件,否则结果欠准确。受孕激素影响,泌尿系统平滑肌张力降低。

由于以下因素,肾脏在妊娠期容易受到损害:妊娠期雌激素,孕激素的分泌大量增加;孕期膨大的子宫压迫盆腔内输尿管,形成机械性梗阻;自妊娠中期以后,肾盂及输尿管轻度扩张,输尿管增粗,蠕动减弱,尿流缓慢,且右侧输尿管受右旋子宫压迫;孕期尿中葡萄糖,氨基酸等营养物质增多,有利于细菌滋长。由于尿液引流不畅,再加上女性尿道短,易于感染。以右侧多见。

## 二、临床诊断

### (一)急性肾盂肾炎

急性肾盂肾炎是指肾盂黏膜及肾实质的急性感染性疾病,主要是大肠埃希菌的感染,另外还有变形杆菌、葡萄球菌,粪链球菌及铜绿假单胞菌等引起。常有高热、腰痛等,有时很严重,可引起内毒素血症。可致胎儿神经管发育障碍,无脑儿的发生率远较正常妊娠者高。3% 的患者发生中毒性休克。

1.临床表现

起病大多数急骤,常有寒战或畏寒,高热,体温可达 39℃ 以上,全身不适,头痛、乏力、食欲减退,有时恶心或呕吐等。泌尿系统症状最突出的是膀胱刺激症状即尿频、尿急,尿痛等,每次排尿量少,甚至有尿淋漓,大部分患者有腰痛或向会阴部下传的腹痛。轻症患者可无全身表现,仅有尿频、尿急、尿痛等膀胱刺激症状。

2.实验室检查

(1)尿常规:脓尿(每高倍视野≥5个白细胞)为其特征性改变,若平均每高倍视野中有0～3个白细胞,而个别视野中可见成堆白细胞,仍有诊断意义。

(2)尿的细菌学检查:尿细胞培养及菌落计数是确诊的重要指标。目前多采用新鲜清洁中段尿培养法。

(3)其他检查:尿沉渣抗体包裹细菌检查,阳性时有助于诊断,膀胱炎为阳性,有鉴别诊断价值。X线及肾盂造影检查可了解泌尿系统有无结石、梗阻、畸形、肾下垂等情况。

### (二)慢性肾小球肾炎

慢性肾炎合并妊娠的发病率为1:(1000～2000)次妊娠。一般认为妊娠能使已有的慢性肾炎加重,因为妊娠期处于高凝状态,容易发生纤维蛋白沉积和新月体形成,妊娠期某些并发症也会加重肾脏病变程度,如孕前已有较严重的慢性肾炎,则孕期往往病情恶化。对胎儿的影响视肾炎程度而异,若 Scr<132.6μmol/L,则对母儿影响较小,但慢性肾炎病程长者,由于胎盘绒毛表面被纤维素样物质沉着,滋养层的物质交换受阻,致胎盘功能减退,可影响胎儿宫内生长,导致发育迟缓甚至宫内死亡。血压及 Scr 水平越高,对母儿的危险性越大。

(1)临床表现:自无症状的蛋白尿或镜下血尿到明显的肉眼血尿、水肿、贫血、高血压或肾病综合征,甚至尿毒症。

(2)实验室检查:尿常规,血常规,肾功能测定,眼底检查,肾活检。

(3)诊断与鉴别诊断:既往有慢性肾炎病史,在妊娠前或妊娠 20 周前有持续性蛋白尿、血尿或管型尿、水肿、贫血,血压高和肾功能不全者,均应考虑本病。但若孕期无系统检查,孕晚期发现者,与妊娠期高血压疾病不易鉴别。

### (三)肾病综合征

肾病综合征是由多种原因引起的以蛋白尿、低蛋白血症,高胆固醇血症及明显水肿为特征的一组综合征。肾病综合征对妊娠的主要影响是妊娠期高血压疾病以及胎儿生长受限、早产,胎死宫内或低出生体重儿等。影响的程度取决于致病原因及肾功能不全的程度。轻度肾功能不全,又不伴高血压者发生孕期并发症的机会少。妊娠对轻度肾功能不全者无不良影响。由于孕期肾血流量增加,肾静脉压力增高可致病情加重,尿蛋白排出量增多;另外,血液浓缩、血流迟缓等增加了血栓形成的机会,一旦发生肾静脉血栓梗死将使肾功能进一步恶化。多在妊娠出现,产后自行缓解,再次妊娠又复发。临床常见脂质尿,镜下血尿,大量蛋白尿和水肿,高血压常阙如。GFR 减低亦可正常。若无高血压和显著肾功能损害,妊娠可获成功。孕期避免不必要使用利尿剂和严格限盐。

1.诊断

详细询问病史以确定病因,根据。

(1)大量蛋白尿,每天在 3.5g 以上。

(2)低蛋白血症,血浆总蛋白少于 5g,清蛋白少于 3g。

(3)全身水肿。

(4)高胆固醇血症(>300mg 以上)。

(5)脂质尿。可确诊为肾病综合征。

2.实验室检查

(1)尿检查:24 小时尿蛋白定量＞3g/d,高者可达 5g/d 或以上,合并其他肾脏疾病时,尿中出现红、白细胞和(或)细胞与颗粒管型。

(2)生化测定:胆固醇及血脂水平增高;清蛋白水平降低,清蛋白、球蛋白比例倒置;血尿素氮、肌酐可有不同程度的增高。

### (四)系统性红斑狼疮

系统性红斑狼疮(SLE)是一种累及多器官、多系统、具有多种自身抗体的自身免疫性疾病,好发于生育年龄女性。

1.妊娠与 SLE 相互影响

妊娠后由于性激素特别是雌激素水平的升高使免疫反应持续增强,致使 SLE 病情恶化;妊娠后由于孕妇及胎儿代谢产物增多,肾脏血浆流量增加,肾脏负担加重,使曾经有过肾脏损伤的 SLE 肾炎型患者病情恶化及诱发妊娠期高血压疾病。据国内统计,SLE 妊娠期恶化率为16.7％～54.3％,少数可致死。SLE 孕妇妊娠丢失率高于正常人群,为 10.5％。胎儿死亡主要由于红斑狼疮活动和高血压引起自然流产,狼疮因子能通过胎盘引起流产,也可导致胎儿先天畸形。

2.一般认为 SLE 患者允许妊娠的条件

疾病缓解＞(5～6)个月;肾功能稳定,血清肌酐清除率≥50mL/min,尿蛋白＜3g/24 小时,血清补体正常;不伴有心内膜炎、心肌炎或心力衰竭,肾小球肾炎或肾病综合征无进展及肾衰竭;泼尼松维持量每日少于 7.5mg;未使用免疫抑制剂。

3.SLE 活动及恶化标准

SLE 活动的指标包括:疲乏、体重下降;皮肤黏膜表现(关节肿、痛);发热(排除其他原因所致);胸痛(浆膜炎);血管炎;头痛、癫痫发作(需排除中枢神经系统感染);血三系减少(排除药物所致);泡沫尿,尿少,水肿、管型尿、血尿,蛋白尿,非感染性白细胞尿,尿蛋白增多,肾功能异常,低补体血症,血沉增快,DNA 抗体滴度升高。凡临床症状减轻不需用药物控制者为"缓解",妊娠或产后病情加重或复发者称为"恶化"。

### (五)慢性肾衰竭

慢性肾衰竭育龄期妇女通常内分泌紊乱,不规则的无排卵月经或停止排卵,需要行慢性透析治疗的妇女正常妊娠不常见,美国几个透析中心通过 2 年以上的时间对育龄期妇女进行观察,发现仅有 1.5％妊娠。

由于母体及胎儿代谢产物增加,同时妊娠对肾脏血流动力学的影响,慢性肾衰竭妊娠后肾功能损害明显加重,原有慢性肾功能不全可迅速发展至终末期肾衰竭。慢性肾衰竭患者大部分合并高血压,如妊娠后高血压发生率更高,并且血压不易控制,易发生子痫。约 50％孕妇出现高血压,其中一半发展为严重高血压,需要紧急治疗,终末期肾衰竭无高血压患者怀孕时出现高血压者对母亲有巨大风险。虽然充分的透析及营养状态改善,妊娠的机会增加,但正常或成功分娩的机会少,大部分自然流产和胎盘早剥而终止妊娠,部分因子痫前期或子痫终止妊娠。妊娠对于胎儿及母亲都非常危险,在透析中仍然需要避孕措施。

残余肾功能好者能改善营养、血红蛋白、液体平衡和减少对规定食物和液体的依赖,可提高妊娠的机会。美国206个透析单位统计1990年前妊娠的成功率为21%,1990年后成功率为52%。提高血红蛋白可提高妊娠的成功率,促红细胞生成素比非妊娠患者达到相同血红蛋白用量要大,但要注意促红细胞生成素引起的高血压等并发症。

## 三、治疗

### (一)妊娠前

妊娠前如果已有高血压和蛋白尿,血压在20/13.3kPa以上,或有氮质血症者均不宜妊娠。一旦妊娠应及早行人工流产。孕前Scr≥265.2μmol/L,或者BUN>10.7mmol/L,不宜妊娠,如已妊娠则应及时中止,如Scr≤132.6μmol/l,且孕期中不增加,可继续妊娠,妊娠后半期应住院治疗,一旦肾功能恶化,也应终止妊娠。

### (二)妊娠期

1.急性肾盂肾炎

(1)急性期:有高热者应卧床休息,鼓励多饮水、勤排尿、促使细菌及炎性渗出物迅速排出。

(2)抗菌药物:应根据菌株及药敏结果针对性用药。常选用抗革兰阴性杆菌药物,如头孢拉定0.25~0.5g;体温高,全身症状明显者,可用氨苄西林。铜绿假单胞菌及变形杆菌感染者可用羧苄西林或磺苄西林。疗程为2周,疗程结束后每周复查尿常规及细菌培养,共2~3次,6周后再复查一次,均为阴性者方可认为治愈。

2.慢性肾炎和肾病综合征

(1)肾功能正常者:妊娠早期仅有无症状蛋白尿,预后较好,可继续妊娠。至中、后期如血压增高,则有50%并发先兆子痫,死胎率可达45%。如果在妊娠早期已有高血压、蛋白尿及水肿,应终止妊娠。患肾病综合征而肾功能正常者,多数能顺利分娩。

(2)肾功能不全者:妊娠早期血清肌酐≥177μmol/L,尿素氮≥8.9mmol/l,又有高血压者约75%可发生先兆子痫,应终止妊娠。如果妊娠已至中晚期,应考虑在34周左右引产,因为此后危险性将大大增加。

严密产前检查:妊娠期要保证充足睡眠和休息,合理营养,选择富含必需氨基酸的优质蛋白质。随访肾功能,如恶化,寻找可能原因,如找不到原因,应予住院,考虑终止妊娠。慢性肾炎控制血压至关重要。密切监测胎儿宫内安危,胎盘功能、胎儿发育情况及胎儿成熟度。适时终止妊娠。孕妇病情稳定,胎儿生长情况良好,36周终止妊娠。

3.妊娠合并系统性红斑狼疮

SLE患者妊娠成功的关键是做好妊娠时机的选择和妊娠期的监护、管理及适度的药物调节。

妊娠期管理:避免劳累与日晒,注意观察有无面部蝶形红斑,关节痛、口腔溃疡、光敏,水肿等症状;定期检查血,尿常规,肝肾功能,24小时尿蛋白定量,血浆清蛋白总量,血沉,ANAS,补体$C_3$、$C_4$等;按时进行产前检查,加强胎儿检测。

合理地运用激素、免疫抑制剂,积极控制妊娠高血压,适度的支持对症治疗有助于提高妊娠的成功率。随着社会生活进步和医疗技术的发展,SLE患者妊娠已不是绝对禁忌,但妊娠易致SLE活动,特别是肾炎型SLE患者。

4.妊娠合并慢性肾衰竭与腹膜透析

一些学者认为血尿素氮在4285~6000pmol/L(50~70mg/dL)或更低时行透析治疗,给胎儿一个好的生存条件。由于血液透析易引起低血压及肝素出血等并发症,低血压者持续不卧床腹膜透析(CAPD)从理论上能维持子宫内环境,避免低血压引起胎儿死亡或自然流产。由于胎儿及母亲产生的代谢产物增加,透析次数应增加,每天需透析 6 次。在妊娠后期,由于患者不能耐受腹腔内增加的体积,透析交换液量要减少,如难以达到目标透析剂量,可采用持续循环式腹膜透析(CCPD)的透析方式。分娩一般采用剖宫产,由于剖宫产位置比较低,不影响腹膜的完整性,可在产后 48～72 小时继续行腹膜透析。

# 第十一节　妊娠合并卵巢肿瘤蒂扭转

妊娠合并卵巢肿瘤的发生率为 1：(81～2500),国内文献报道为 0.83％～1.07％。肿瘤蒂扭转是卵巢肿瘤的并发症,为妊娠期常见的妇科急腹症。卵巢肿瘤蒂扭转的发生率各文献报道差异较大,为 3％～15％,较非妊娠期增加 3～5 倍。有学者总结 213 例妊娠期卵巢肿瘤,孕期卵巢肿瘤扭转发生率为 13％,产后扭转的发生率为 1.4％。

## 一、发病机制

妊娠期卵巢肿瘤大小、性质及孕周与卵巢肿瘤扭转密切相关。卵巢囊肿蒂扭转常发生于中等大小,瘤蒂较长,活动度大的肿瘤,多为良性肿瘤。皮样囊肿、黏液性及浆液性囊腺瘤最易发生蒂扭转。这些肿瘤的重心常偏于一侧,瘤体易于受肠道蠕动或体位变动影响而转动。妊娠合并卵巢肿瘤蒂扭转常发生于妊娠中期及产后,因妊娠中期卵巢囊肿随子宫升入腹腔,活动范围增大;产后子宫复旧缩小,腹部松弛,肿瘤活动余地更大,也易于扭转。肿瘤扭转的程度和时间决定病变的轻重。扭转按顺时针或逆时针方向进行,扭转的程度不等,扭转不及 360°时称不全扭转,有自然松解恢复的可能;也可以是扭转 360°以上,称完全扭转,一般不能恢复。卵巢囊肿蒂扭转的后果主要取决于扭转后瘤蒂血流供应情况,如果扭转并不影响血流,可自然恢复。如果出现血流障碍,最初是静脉受压,闭塞不通,动脉继续供应,致使肿瘤充血肿大,呈紫色。肿瘤内血管可能破裂,血流充盈于肿瘤内,偶尔可有腹腔内出血。如果病情继续发展或者一开始瘤蒂动脉血流发生阻塞,肿瘤发生坏死、出血呈紫黑色。严重者肿瘤发生破裂并继发感染、败血症。

## 二、临床表现

妊娠期卵巢囊肿扭转前可有诱因,常发生于体位突然改变、运动、性交、外伤或盆腔检查后,也可无诱因。典型症状是突然发生一侧下腹剧痛,可进行性腹痛加重,逐渐扩展到整个下腹部。常伴有恶心,呕吐甚至休克,系腹膜牵引绞窄引起。如果随着腹痛进展出现发热,有可能并发肿瘤坏死继发感染。腹部检查时,下腹一侧可有不同程度的压痛、反跳痛或肌紧张,但不一定在腹部触及肿块。盆腔检查时可触及包块,位于子宫旁,子宫与肿块连接处即蒂扭转处触痛明显。腹部检查时,下腹一侧可有不同程度的压痛、反跳痛或肌紧张,但不一定在腹部触及肿块。盆腔检查时可触及包块,位于子宫旁,子宫与肿块连接处即蒂扭转处触痛明显。血常规可见白细胞计数增高。B超检查可发现附件区包块。

## 三、诊断和鉴别诊断

妊娠早期合并急性卵巢肿瘤扭转诊断并不困难,根据有盆腔包块史、急骤发生腹痛、盆腔检查发现子宫与肿块交界处触痛明显等易于确诊。但妊娠晚期受增大子宫影响,超声检查有时较难探及附件包块,给诊断造成困难。需与以下急腹症鉴别。

### (一)异位妊娠破裂

发生于早孕期,停经后有不规则阴道出血及下腹痛,查体见贫血面容,下腹有压痛,反跳痛,肌紧张。妇科检查见后穹隆饱满、触痛,宫颈举痛,一侧附件区增厚,有压痛。B超检查示子宫内未见妊娠囊,右侧附件区可见囊性无回声区,有时可见胎芽、胎心。尿妊娠试验(+),血-HCG测定可确诊。妊娠合并卵巢囊肿蒂扭转多发生于中孕期,一般无内出血征象,超声检查可见附件区囊性或实性包块,不难鉴别。

### (二)妊娠期子宫肌瘤变性

妊娠期子宫肌瘤生长较快,可发生子宫肌瘤红色变性,出现下腹痛。腹痛多为慢性起病,持续性,疼痛一般不剧烈,可伴有发热。超声检查可探及子宫肌瘤回声,但如果是浆膜下肌瘤扭转变性,临床上鉴别诊断较困难。

### (三)急性子宫扭转

妊娠期子宫扭转非常罕见,可发生于妊娠各个阶段。妊娠前有子宫畸形,子宫肌瘤病史,妊娠期突发腹痛、子宫卒中及腹腔内出血,胎死宫内等征象,有助于确诊。

### (四)妊娠期急性阑尾炎

多表现为上腹及脐周阵发性隐痛或绞痛,并伴有恶心,呕吐等消化道症状,约数小时后转移并固定至右下腹,呈持续性疼痛。患者可伴有发热,血常规明显升高,仔细询问病史,结合超声检查可予鉴别。但如果妊娠晚期的患者就诊时较晚,病情严重,与卵巢囊肿扭转破裂继发感染就难以鉴别,需剖腹探查才能明确病因。

## 四、处理

卵巢囊肿或肿瘤扭转者应立即急诊手术,一般切除患侧附件。手术时先钳夹扭转的蒂部,然后切断,切勿先缓解和回复扭转的蒂,以防血栓脱落,游动到全身血液循环中。术时常规检查对侧卵巢,由于囊性畸胎瘤、浆液性乳头状囊性肿瘤常有双侧发生,必要时剖探对侧卵巢。对切除的肿瘤应常规剖探,检查有无恶性可疑,必要时行快速冷冻切片,以决定手术范围。个别情况下,肿瘤为良性,扭转较轻,表面尚未变色,无血流,也可考虑剔除肿瘤,保留患侧卵巢。

术中操作应轻柔,尽量避免对子宫的刺激。妊娠期发生卵巢肿瘤扭转可诱发流产或早产。术后应予止痛对症治疗,监测宫缩及胎心。如果出现先兆流产或先兆早产可予保胎治疗。

## 五、预防

随着超声检查的普遍使用,妊娠前或妊娠早期就可以发现卵巢肿瘤。90%以上的直径≤5cm单侧、单纯性囊肿为卵巢生理性囊肿或卵巢黄体囊肿,在妊娠14周内消失。如果卵巢包块持续存在,10%~30%出现卵巢肿瘤的并发症,2%~8%为恶性肿瘤。多数学者主张妊娠期直径>6cm持续存在的附件包块,应在妊娠中期16~20O周行手术治疗,可以避免发生卵巢肿瘤蒂扭转、破裂、分娩梗阻产道等并发症并确定肿瘤性质;妊娠24周后及妊娠晚期行卵巢肿瘤手术发生早产、胎儿宫内发育迟缓所致出生极低体重儿或低体重儿的风险是增加的。如果怀疑卵巢肿瘤为恶性,应尽早手术治疗,术后辅以放疗。文献报道妊娠期卵巢恶性肿瘤多为局限于卵巢Ⅰ期,适当延长孕周至胎儿有存活可能性再进行手术治疗,并不影响预后,建议手术时机选择可权衡母儿双方的利益与风险而定。术中可切除附件肿瘤做快速病理以确诊及决定手术范围。若肿瘤为恶性,需扩大手术范围,若肿瘤局限一侧且为低度恶性者,可考虑行患侧附件切除术,保持现有妊娠,待产后再做进一步治疗。

# 第十二节　妊娠合并宫内感染

妊娠期由于病原微生物进入羊膜腔引起羊水、胎膜(羊膜、绒毛膜,蜕膜)胎盘的感染称为羊膜腔感染(IAI),也称羊膜腔感染综合征(IAIS)。本病曾用过的术语有绒毛膜羊膜炎、羊膜炎、产时感染等。

它可引起新生儿感染,是围生儿患病率、病死率和孕妇患病率、病死率升高的重要原因。因此,弄清IAI的病因、预后,检测手段和治疗方法等方面的现代进展有重要意义。

## 一、发病特点

### (一)IAI的发生率

IAI的发生率差异较大,以往发生率较低,近来则较高。多数学者报道IAI占全部分娩的0.5%～2.0%,也有高达4.3%～10.5%者,可能和研究中心的具体对象、检测方法及处理的方法不同有关,但也说明近年来宫内感染日益受到人们的关注和重视。羊膜腔感染者中仅有12.5%表现为临床绒毛膜羊膜炎,其余均为亚临床感染,不易识别。

### (二)病因

#### 1.感染途径

妊娠晚期微生物侵入羊膜腔而引起感染有以下4种途径:一是由阴道、宫颈上行性感染;二是母体急性感染经胎盘血行播散;三是由腹腔经输卵管逆行播散;四是侵入性操作,如羊膜腔穿刺,经皮胎儿血取样、绒毛取样等。其中上行感染是最常见的途径。

#### 2.病原微生物

阴道的正常菌群包括嗜酸乳杆菌、葡萄球菌、甲型链球菌,消化链球菌,肠球菌、类杆菌,梭状芽孢杆菌、不动杆菌、支原体、衣原体,假丝酵母(念珠菌)等。孕期母体免疫功能受到抑制,局部防御能力降低,为微生物的入侵创造了条件。

(1)细菌:细菌性阴道病(BV)是引起上行性宫内感染的主要原因之一。妊娠妇女中有15%～29%患有细菌性阴道病。感染BV后,细菌对宿主黏膜和组织进行附着,侵入和损伤,易造成蜕膜炎、绒毛膜羊膜炎,BV感染造成临床上绒毛膜羊膜炎的发生率是普通人的16倍。

B族链球菌(GBS),大肠埃希菌是IAI最常见的需氧菌。自1960年Hood等报道了GBS在孕期感染带来很高的婴儿病死率后引起了产科的注意,近年来由GBS引起的疾病明显增加,其病情的严重程度远远超过了常见的大肠埃希菌,临床上已引起广泛的重视。Yancy发现B族链球菌是独立存在的绒膜羊膜炎的重要危险因素,危险性与生殖道带菌程度成正比,国内也有学者认为 B 族链球菌对绒毛膜的吸附和穿透力最强,危害最大。

孕妇淋病奈瑟菌感染率占 0.5%～7%,妊娠晚期感染淋病奈瑟菌极易发生胎膜早破。细菌的致病性与细菌表面的菌毛,荚膜及细菌产生的侵袭性酶和内毒素,外毒素等有关。

(2)支原体:解脲支原体(Uu)是下生殖道的常见寄生菌,在正常阴道、宫颈分泌物的检出率各不相同,国外报道为 40%～80%。有学者对 404 例 IAI 病例进行羊水的微生物分离,解脲支原体占 47%。

(3)衣原体:沙眼衣原体(CT)引起泌尿生殖道感染已成为最常见的性传播疾病。国内报道宫颈沙眼衣原体的感染率为 1%～10.8%,国外报道为 4%～33%。

(4)其他:目前,越来越多的性传播疾病(STD)、TORCH 感染,B-19 微小病毒和水痘,淋巴脉络丛脑膜炎病毒、肝炎病毒等引起的 IAI 也已引起产科的广泛重视

3.临床上导致感染的相关因素

(1)胎膜早破(PROM)与宫内感染:胎膜完整对防御感染十分重要,胎膜早破使阴道内环境由弱酸性变为弱碱性,有利于细菌的繁殖;破膜后阴道内致病源可沿生殖道上行进入宫腔及母体血液循环,导致母婴感染。近年来许多资料表明感染也是 PROM 的重要发病因素,存在于宫颈及阴道穹隆部的某些微生物可以产生蛋白水解酶,水解宫颈附近胎膜的细胞外物质,使组织的张力强度降低、胎膜的脆性增加;同时感染使细胞因子分泌增多,促进前列腺素合成增加,从而导致子宫收缩,使胎膜早破。胎膜破裂时间的延长,使原已有的感染或破膜后上行性感染导致绒毛膜羊膜炎,胎儿发生感染的可能性也增加,胎膜早破是 IAI 最多的相关因素,胎膜早破时间长短与绒毛膜羊膜炎发生率成正比,尤其是与破膜时间≥24 小时的孕妇。因此,PROM 和 IAI 之间互为因果关系。

(2)羊水胎粪污染:羊水胎粪污染是 IAI 的高危因素,IAI 中羊水中胎粪形成的机制尚未能完全阐明,可能是病原菌侵入羊膜腔所致,临床意义也有争议。有学者通过对文献回顾,认为胎粪污染是宫内感染的一个原因,导致胎儿细胞因子释放,细胞因子可破坏脑白质、髓鞘形成,故胎粪污染既是胎儿宫内窘迫的高危因素,同时它也可能是微生物进入羊膜腔的一个信号。马喆等进行的相关研究也支持了这一观点。

(3)医源性因素:产科医生的操作与 IAI 的发生呈正相关。有学者对 408 例产妇进行研究,发现 IAI 的发生与内监护持续时间,破膜时间,阴道检查次数和产程长短有关。说明某些阴道、宫腔操作可增加 IAI 的危险性。对 PROM 病例内诊检查增加感染的危险性鲜为人知,尤其孕周小的 PROM 内诊可缩短感染的潜伏期,增加 IAI 的危险。

(4)宿主抵抗力下降:IAI 的发生率与宿主抵抗力呈负相关。对感染的抵抗力包括阴道、宫颈,蜕膜、胎盘和羊膜,绒毛膜的局部机械作用。有关生殖道的微生物学,免疫生物学以及胎盘,胎膜的局部防御功能等方面的研究还不够充分,已知的局部防御功能有:某些微生物的存在(如产生 $H_2O_2$ 的乳酸杆菌)可降低阴道高毒力细菌的浓度;病原微生物的产物如唾液酶、磷酸酶 A,磷酸酶 C 和内毒素激活宿主细胞酶系统,从而降低宿主局部免疫反应和(或)使更多病原微生物得以生存;宿主分泌免疫球蛋白 A 和抗病原化合物(乳酸酶和蛋白酶),对细菌起强有力的杀灭作用;黏膜下 CD4 和 CD8 淋巴系统对下生殖道病原菌的识别和应答起主要作用。

## 二、对母婴的影响

### (一)对孕产妇的不良影响

20世纪70年代以前,IAI是孕产妇死亡的主要原因,约占总病死率的5%。20世纪90年代以后由该病导致的脓毒血症、凝血性疾病和成人呼吸窘迫综合征还不足1%。但在妊娠各阶段,因IAI所致的并发症仍较普遍。

#### 1.晚期流产和胎死宫内

IAI发生在孕早中期导致流产的报道甚少,主要由于多数医院对流产胎儿的检查寻找原因不如对围生儿重视,以致使不少晚期流产原因不明。据国外相关报道,感染是胎死宫内的首位原因,尤以GBS感染为甚。国内缺乏相关资料。

#### 2.胎膜早破(PROM)

如前所述,PROM和IAI之间互为因果关系。细菌经宫颈感染胎膜,或经血行播散,发生绒毛膜羊膜炎,另外细菌产生蛋白水解酶,水解宫颈附近胎膜的细胞外物质,使组织的张力强度降低,胶原纤维减少,胎膜的脆性增加,使胎膜早破。

胎膜破裂时间的延长,使原有的感染或破膜的上行性感染导致绒毛膜羊膜炎,胎儿发生感染的可能性也增加。

#### 3.早产

有资料表明,伴羊膜腔感染的早产中,前列腺素(PG)起重要作用。感染时细菌产生大量磷脂酶$A_2$诱导子宫局部组织细胞膜磷脂分解,使花生四烯酸增加,从而使PG合成增加。另一方面,花生四烯酸氧化酶代谢产物作为炎症介质也参与和感染有关的早产机制,其中白三烯$B_4$能作用于钙离子载体,使磷脂酶活性增加,加速PG合成。而感染介导的细胞免疫,通过释放细胞因子网络的一些成分,致细胞因子产生及PG的合成和释放。宫颈基质细胞在PG作用下通过脱颗粒作用而释放一些结缔组织酶(胶原酶,透明质酸酶和弹性蛋白酶)使宫颈软化,并促进子宫收缩,从而导致早产。

#### 4.胎儿生长受限(FGR)

近年来广泛开展的围生期TORCH筛查,病毒可导致胎儿生长受限已有较多报道,但细菌感染是否会导致FGR还未取得共识。1991年报道SGA的发生可能与宫内感染有一定关系。

首都医科大学附属北京妇产医院报道SGA菌尿的阳性率为33.7%,正常为12.9%,SGA胎盘中41.67%有不同程度的炎性病变。尚需在该方面做深入研究,才能做出适当评估。

(1)难产率高:临床观察,IAI与异常分娩、缩宫素用量增加和剖宫产率升高有关,有学者发现,亚临床症状IAI使用缩宫素后比无IAI者使用缩宫素的短(4.3小时:5.6小时),剖宫产两组间无差别。有临床症状IAI者使用缩宫素其产程明显延长(12.6小时:7,9小时),剖宫产率也因难产而显著增高(40%:10%)。IAI者手术并发症明显增加,包括失血量、伤口感染,手术时间等,5%~12%有伤口感染,12%失血≥1500mL。

(2)产褥感染:IAI所致的产后子宫炎症由于抗生素的进展及产科处理技术的提高,严重感染虽已罕见,但对剖宫产术后的妇女仍是值得注意的问题。剖宫产后子宫炎症的发生率在不同阶段及是否预防性应用抗生素而差异很大(13%~50%)。

### (二)对胎儿、婴儿的不良影响

#### 1.胎儿窘迫

IAI可间接引起胎儿窘迫,其机制可能由于绒毛水肿,胎盘分离、子宫血流减少,氧耗增加、发热和(或)初期细菌内毒素的影响。

#### 2.围生期感染

无论胎膜破裂与否,阴道内细菌特别是GBS,大肠埃希菌等可进入到羊膜腔内,胎儿可吞咽或吸入细菌及其产生的毒素,导致肺的破坏和心肌受损,肺血管痉挛,肺动脉高压和全身休克,甚至胎死宫内。大部分的新生儿感染是在子宫内获得的,少数在分娩时获得。

围生期婴儿感染主要有肺炎、败血症和脑膜炎。GBS是新生儿严重感染的第一位病原菌,且其严重程度远远超过其他病原菌。

#### 3.新生儿脑损伤

新生儿脑损伤可导致脑性瘫痪、癫痫、智力低下、行为异常,听力、视力及语言障碍等,近年来大量的临床研究和动物实验研究均证实,宫内感染、炎症反应是导致早产儿脑损伤的重要因素。世界神经病协会发现IAI患者新生儿脑瘫的危险性增加3.8倍(胎儿体重>2600g者为2.6倍)。绒毛膜羊膜炎与早产儿脑损伤及继发脑性瘫痪等神经系统后遗症的发生有显著相关性。美国研究人员调查了23万名出生时为足月儿的新生儿后最终估计,有11%的新生儿脑瘫与绒毛膜羊膜炎有关。

#### 4.先天性肺部疾病

有绒毛膜羊膜炎的新生儿容易有Wilson-Mikity综合征,在美国也称为支气管肺发育不良(BPD):即肺成熟障碍、囊性肺气肿、新生儿局部充气过度综合征,其特征为进行性呼吸窘迫、呼吸暂停和发绀等呼吸功能不全。

## 三、临床诊断

IAI的临床指标既不特异也不敏感,多数情况下呈亚临床经过,因此,IAI的早期诊断常是困难的。

### (一)临床表现

(1)Gibbs等将IAI的诊断标准定为产时母体发热,体温≥37.8℃,以及具备下列条件两个或两个以上:孕妇心率>100次/分;胎儿心率>160次/分;子宫紧张有压痛;羊水有臭味;末梢血白细胞计数≥$15×10^9$/L。

临床指标中产妇发热是有价值的指标,但必须除外其他原因,包括脱水,或同时有尿道和其他器官系统的感染。母亲心率加快应区别其他因素所致,如产痛、药物、脱水和紧张等。白细胞增高在IAI病例中常见,但作为单独指标其诊断意义不大,除非伴有明显的核左移。胎心过速可由早产,药物、心律不齐和可能缺氧等有关。羊水有臭味和子宫压痛在IAI早期出现的频率很低,由宫颈口流出脓性或有臭味的液体和子宫压痛均属晚期症状。

(2)羊水量的减少:低羊水量可单独用作预测IAI。羊水过少是胎儿极其重要的危险信号,可以看作是胎儿在宫内缺氧的早期表现。以往认为与过期妊娠、胎儿宫内生长受限,畸形及发育不全,胎膜早破、药物影响等相关。但亦有学者认为缺氧与绒毛膜羊膜炎有密切关系,可能是缺氧导致细胞坏死而引起非感染性炎症。

　　Gonik 等报道破膜后若羊水池＞1cm×1cm,羊膜腔感染和子宫内膜炎的发生率低于羊水池＜1cm×1cm 者(18％：47％)。Vintzileos 等比较了低羊水量(已破膜,羊水池垂直深度不足 1cm),羊水培养和羊水革兰染色检查,结果 3 种指标有类似的敏感性(50％：58％：58％)和阳性预测价值(66％:58％:58％)。

　　(3B 超观察胎儿呼吸运动(FBM):Vintzileos 等利用 B 超监测胎膜早破患者的胎儿呼吸运动,以持续 30s 以上为存在呼吸运动为标准,FBM 阙如对感染的阳性预测价值为 50％,FBM 存在时感染的阴性预测值为 95.3％。因此,FBM 存在预示无感染,而无 FBM 并不一定为感染。但也有认为胎儿生物物理评分或羊水量和 IAI 间关系不密切者。

　　(二)辅助检查

　　1.病理学检查

　　孕妇血中的病毒能直接通过胎盘屏障,而细菌,原虫,衣原体,螺旋体则在胎盘形成病灶。组织学羊膜腔感染的诊断标准:绒毛膜板及羊膜上白细胞呈弥散性聚集,每个高倍镜视野有5～10个中性粒细胞浸润,白细胞浸润呈极性分布。Russel 将绒毛膜炎分成 3 级。

　　(1)Ⅰ级:轻度绒毛炎,在胎盘全厚切片中偶见少量病变,每个低倍视野内不超过一个炎性

　　(2)病灶。Ⅱ级:中度绒毛炎,从每个低倍视野内多个炎性病灶致 25％胎盘实质组织受累。

　　(3)Ⅲ级:重度绒毛炎,炎症病变广泛弥散,受累区域超过 25％胎盘实质组织。

　　2.羊水细菌培养

　　羊水标本的革兰染色和培养是诊断亚临床 IAI 的最好方法。其优点是可明确微生物的种类,可做药敏试验,并有较高的特异度。缺点是培养结果至少需 48～72 小时,临床使用价值也受限。羊水标本的获得可通过不同途径:经宫颈宫腔内插管,弃去开始的 5～7mL 羊水,插入时不接触阴道壁,此法适用于已有胎膜早破者;阴道直视下用注射器吸出前羊水,适用于宫颈完全退缩者;B 超定位,经腹羊膜腔穿刺,此法获取的羊水污染机会极少。

　　如胎盘病理结果有急性炎细胞浸润和(或)母体宫腔培养、新生儿咽拭子或耳拭子细菌培养阳性为临床确诊标准。将未完全符合 IAI 的临床诊断标准,只具有临床诊断标准的某些表现,甚至无临床症状,但依据胎盘胎膜病理检查结果而确诊的病例,称为亚临床羊膜腔感染。

　　3.脐带血免疫球蛋白的测定

　　正常情况下 IgM 不能通过胎盘屏障,胎儿本身也不能产生 IgM,感染情况下脐带血中IgM 平均为 11.6mg/dL,当 IgM＞20mg/dL 表示有感染存在。缺点是为有创性操作,且对技术水平要求较高。

　　(三)其他

　　由于传统检测方法的局限性,近年来人们在寻找早期,快速诊断羊膜腔感染的方法方面做了大量工作。

　　1.C 反应蛋白(CRP)的测定

　　CRP 是在感染急性期由肝脏分泌的依赖白细胞介素－1 的蛋白质,是大多数感染性和非感染性炎症病变急性期的非特异性反应,在感染的 6～12 小时内表现异常。对临床绒毛膜羊膜炎,CRP 阳性率为 100％;对亚临床绒毛膜羊膜炎也较敏感,阳性率为 87％,无假阳性。因此,CRP 可提前预测感染的发生。也有学者认为 CRP 作为 IAI 的预测指标其敏感性(86％)

和特异性(43%)不强,但在早产病例中,CRP 值升高者多数保胎治疗无效。故 CRP 应与其他检查联合用于诊断感染,而不作为特异性检查。当 CRP$>20\times10^3\mu g/L$ 或动态观察 CRP 每天升高 30%,应考虑有 IAI。

2.羊水标本的快速试验

羊水标本的革兰染色,白细胞计数等特异性强,但敏感度不高。羊水中葡萄糖定量,方法简便,快速,但据报道此检测是一个特异性的但不是敏感性的指标,仅提供一定的参考价值。羊水葡萄糖含量$<15mg/L$,其预测灵敏度是 28.3%,小于 20mg/L 是最敏感的指标。需与其他方法结合,可望提高预测价值。有条件的实验室还可进行白细胞酯酶、乳酸盐、异常有机酸水平的测定等,但有的需时较长,有的需特殊制剂和设备。

3.胎儿纤维连接蛋白(fFN)

fFN 是蜕膜和绒毛膜之间细胞外基质产生的蛋白复合物,位于绒毛膜和蜕膜之间,起黏附作用。有学者研究表明 FN 和 IAI 关系密切,以病理诊断为金标准,应用 fFN 在产前诊断 IAI 的敏感性为 66.7%,特异性为 90.44%,是一种有前途的产前预测性诊断方法。

4.细胞因子检测

这是近年来研究的重点。细胞因子按其生物活性,可分成 4 类:白细胞介素类(IL),包括 IL-1~IL-15;干扰素类(IFN);肿瘤坏死因子类(TNF),包括 TNF-2a、TNF-2β;集落刺激因子类(CSF)。其中与感染有关的细胞因子包括 Il-1、IL-2、IL-6、IL-8 和 TNF 等,它们均为多肽蛋白,主要由单核细胞、巨噬细胞、纤维细胞、上皮细胞、绒毛膜细胞、蜕膜细胞等产生,它们的受体在人体内广泛分布,以中性粒细胞膜上较多。当感染存在时,绒毛膜的炎性细胞分泌大量的细胞因子,成为细胞因子的主要来源。

羊水中 IL-1、IL-6、IL-8 及 TNF 的升高是宫内感染的标志,但目前关于 IL-1、IL-8 及 TNF 的研究只限于确诊感染时其在羊水中的含量显著升高的观察,但无直接作为诊断标准的研究,而 IL-6 的半衰期较长,其敏感性和特异性较其他炎性介质高,故检测羊水 II-6 的含量可作为临床更早期、更敏感地判断羊膜腔感染的指标。

羊水检测常需多次施行羊膜腔穿刺,操作复杂,患者不易接受。有资料表明,IL-6 在局部产生,通过循环扩散到全身,吸引中性粒细胞参与炎性反应,血清与羊水中的 IL-6、IL-8 具有良好相关性,血清 IL-6、Il-8 预测绒毛膜羊膜炎的敏感度分别为 85.7% 和 89.8%,特异性分别为 96.0% 和 92.0%,提示孕妇血清 IL-6 和 IL-8 均可作为早期宫内感染的预测指标。TNF-2α 的敏感性不如 IL-6。在人和动物感染时,作为急性期反应物质的各种细胞因子在血中出现的时间和变化为:TNF,IL-1 在血中呈一过性上升,IL-6,IL-8 则缓慢上升,持续较长时间。与常规监测宫内感染指标,如 C 反应蛋白,白细胞计数等相比,IL-6 具有更高的特异性和阳性预测值,表明孕妇血清 II-6 诊断绒毛膜羊膜炎优于其他常规指标,并有非侵入性和可重复性等优点,更适宜作为临床监测指标。近期研究表明,IL-6、IL-8 及 sICAM-1 是适合的筛查指标,且只选择其中一个细胞因子作为筛查指标即可,没有联合筛查的必要。

## 四、治疗及围生期处理

### (一)抗生素的使用

IAI 一经确诊,应用广谱抗生素十分必要。以往因受培养结果和新生儿败血症明确诊断的影响,IAI 抗生素的使用往往延迟。近年来研究证明,一旦确诊立即使用可将产妇的感染率降到最低的程度,亦能降低胎儿败血症及颅内出血的发生率,尤其对羊水细菌培养阳性者,效果最好,当然必须注意药效和穿过胎盘的药量。

B 族链球菌感染用青霉素;支原体或衣原体感染,选择阿奇霉素,静脉滴注 0.5g,每日一次。如感染的微生物不明确,可选用 FDA 分类为 B 类的广谱抗生素,常用 β-内酰胺类抗生素。GBS 和大肠埃希菌是最常见的与新生儿败血症有关的病原菌,氨苄西林多年来作为首选药物,因此药穿透胎盘非常快(<30 分钟),并保持高浓度。临床使用可每 6 小时静脉给予氨苄西林 3g,24 小时后每 6 小时给予 1.5g,数日后改为口服 0.5g,一日 4 次;或在宫颈拭子培养前每 6 小时静脉滴注 2g,至培养阴性停药。厌氧菌在羊膜腔感染病原体中起重要作用,为降低产后子宫内膜炎可在产时选用克林霉素,静脉滴注 1.2~2.4g,每 8~12 小时 1 次。

对于严重感染病例可先经验性应用广谱抗生素,并根据药敏结果及时调整用药方案。但应注意,第三代头孢菌素(头孢曲松,头孢哌酮,头孢甲肟等)在增强了对革兰阴性菌的作用的同时对革兰阳性菌的抗菌效能普遍低于第一代(个别品种相近);而第四代头孢菌素(头孢吡肟,头孢克定,头孢匹罗等),不仅具有第三代头孢菌素的抗菌性能,还对葡萄球菌有抗菌作用。

### (二)终止妊娠时机、方式

IAI 一旦确诊,无论孕周大小应尽快结束妊娠。因为临床医师意识到感染时间越长,产褥病发生率越高,对新生儿的危险性取决于胎儿在感染环境内时间的长短,时间越长新生儿感染和死胎的可能性越大,因此 IAI 中剖宫产率明显升高。产时使用抗生素可以避免 IAI 时可能发生的死产和新生儿感染。因为给药后 0.5~1 小时即可在胎膜和羊膜内达到杀菌浓度。IAI 诊断至分娩的时间为 3~5 小时,若胎儿接受了足量的抗生素,此期内将不会改变新生儿预后。因此,处理的关键在于及早给予足够的抗生素后行剖宫产术。

持续胎心监护对了解 IAI 胎儿的状况是有益的。异常的监护图形可能预示胎儿酸中毒或近期预后不良。胎儿心动过速是胎儿败血症,肺炎的指征,也可能仅仅是对高热的反应。持续胎儿心动过速应做好新生儿复苏的准备。

有羊膜腔感染者,如不具备阴道分娩条件,则应以剖宫产终止妊娠。以前,常规采用腹膜外剖宫产,以便减少手术性和感染性并发症。近年来,与经腹横切口剖宫产比较,腹膜外剖宫产并未降低主要并发症,可能与抗生素的使用及时有关。术中如发现子宫感染严重,影响子宫收缩,严重出血不止,必要时需切除子宫。

### (三)新生儿治疗

新生儿一出生立即行咽、耳鼻、脐血等细菌培养及药敏试验。不等试验结果,IAI 患者的新生儿通常联合应用青霉素(25~50mg/kg,分 2 次肌内注射或静脉滴注)和氨苄西林(100~200mg/kg,分 2~4 次静脉滴注),作为初选药物,当培养明确时再调整其种类、用量及疗程。

免疫疗法尚处于试验阶段,疗效不确切。

### 五、预防

由于多数羊膜腔感染呈亚临床表现,不易做出早期诊断。一旦羊水或胎盘胎膜细菌培养阳性,以及出现明显的感染征象时,常常危及胎儿和新生儿的生命或出现严重的并发症,因此当出现羊膜腔感染相关的高危因素时,应积极认真对待以减少 IAI 的发生。

**(一)孕前保健**

提倡孕前保健,及时治疗阴道炎和生殖道感染。由于细菌性阴道病与宫内感染和早产有关,对有早产史同时患细菌性阴道病的孕妇应给予积极治疗。治疗方案:甲硝唑 200mg 口服,每日 3 次,共用 7 天(阴道内放置效果不好)。但是,对所有孕妇进行筛查是否降低早产目前还无肯定结论。

**(二)先兆早产、早产**

早产的原因很多,但羊膜腔感染是导致早产的重要原因已得到共识,泌尿生殖道炎症或病原体的携带,特别是携带 GBS 常易发生早产,且对宫缩抑制剂不敏感。

因此对泌尿生殖道有病原菌携带者,一旦发生先兆早产或 PROM 应及时给予抗生素可改善母儿预后。

**(三)胎膜早破**

胎膜早破与羊膜腔感染互为因果关系,对胎膜早破应给予高度重视。应做好孕妇的产前宣教工作,减少胎膜早破的诱发因素。

临床处理根据不同孕周做出决定,孕周>35 周,等待 12 小时不临产应积极引产;孕周<28 周,据我国国情,胎儿生存率很低,期待疗法时间过长难以保证安全,故也应积极引产;孕周 28~35 周,新生儿存活率随孕周增加而上升,尤其在 32 周后,因此积极提倡期待疗法,尽量延长孕周,促胎肺成熟,其间严密观察和管理,并使用抗生素,虽然对此问题尚有争议,但目前我国仍对胎膜早破达 12 小时以上者常规使用抗生素。

**(四)GBS 携带者的产前、产时处理**

由于产妇的 GBS 感染在新生儿患病率和病死率中占重要地位,因此美国儿科学会建议对所有妇女进行 GBS 筛查,而美国妇产科医师学会则认为此项检查非产前检查常规项目,有选择性地检查即可。阳性者予抗生素进行治疗 7~10 天,再随诊。如有既往分娩 GBS 感染新生儿的病史,此次妊娠具有新生儿再次感染的危险因素时,整个孕期应给予预防用药,以口服青霉素为首选。

如果产前只是 GBS 携带者,无其他高危因素亦无临床感染征象时,产前处理意义不大,产时处理有利于预防新生儿并发症。

对 GBS 携带者的预防措施有 3 个方面:疫苗是预防 GBS 感染的最好途径。产时抗生素的应用:凡 GBS 携带者在产时一律静脉给予广谱抗生素,可减少新生儿并发症。GBS 携带者的新生儿,生后常规给予青霉素,同时做耳、咽拭子以明确感染及程度。

# 第十三节　妊娠合并血小板减少性紫癜

妊娠合并血小板减少性紫癜是在妊娠期由于血小板质量及数量发生改变而引起的以出血、贫血和感染为特点的妊娠并发症。目前所有研究显示胎儿和母体的血小板间没有确定关系,但严重血小板减少症胎儿严重出血的危险增加,特别是分娩时胎儿颅内出血。

## 一、诊断

### (一)症状

以黏膜及皮下出血为主要特征,四肢远端出血点和瘀斑多见,或有月经过多,牙龈出血,反复鼻出血,呕血和便血史。脾不大或仅轻度增大。

### (二)体征

皮肤、黏膜可见出血点及瘀斑,以四肢远端多见。可有脾轻度大。出血严重时可出现血压下降、面色苍白、脉快等休克、贫血体征。

### (三)辅助检查

1.血常规及血小板计数

血小板<$100\times10^9$/L,严重出血者可<$20\times10^9$/L,或血小板功能缺陷,红细胞、血红蛋白下降。

2.凝血酶原及凝血时间

延长、血块收缩不良、毛细血管脆性试验阳性、凝血酶原消耗不良。

3.骨髓穿刺涂片

显示巨核细胞正常或增多,可伴有成熟障碍。

### (四)诊断要点

(1)既往有反复鼻出血,牙龈出血,月经过多,呕血或便血史。

(2)轻者可无明显症状,出血严重时可出现贫血、休克。

(3)皮肤、黏膜可见出血点瘀斑;出血严重时可出现血压下降、面色苍白、脉快等休克、贫血体征。

(4)血小板计数<$100\times10$/L,凝血时间、凝血酶原时间延长,毛细血管脆性试验阳性,血小板抗体阳性,骨髓象显示巨核细胞减少,也可增多或正常。

### (五)鉴别诊断

1.弥散性血管内凝血(DIC)

血小板减少常常是 DIC 的重要征象之一,但必须有引起发生 DIC 的疾病,如胎盘早剥、死胎、羊水栓塞等病史,并伴有全身多部位出血,血化验可有纤维蛋白原下降、凝血酶原时间延长或有 3P 试验阳性等。

2.重度妊高征

由于血管痉挛、血管内皮损伤,使血小板黏附耗损,而血小板减少又加重血管内皮的病变。患者可有高血压、水肿、蛋白尿等症状,鉴别不难。

3.血栓性血小板减少性紫癜

本病是一种综合征,发病常迅速,极危重。诱发因素可能为多方面,约有 90% 患者有发热,可突然出现神经症状、头痛、抽搐、失语或神志失常。出血征象为瘀点、瘀斑或黏膜出血,有时可见阴道出血。

4.再生障碍性贫血

常呈重度贫血,周围血常规除了红细胞减少,白细胞及血小板也减少,红细胞大小及形态尚在正常范围,网织红细胞也减少,骨髓象各类细胞均减少,骨髓增生极度低下。

5.妊娠合并白血病

主要症状为乏力、头晕或高热,出血倾向,牙龈肿胀出血,鼻出血或血尿,面色苍白呈重度贫血貌,皮肤有散在出血点或瘀斑,胸骨有压痛等,多数孕妇伴有上呼吸道感染或其他系统感染的症状和体征。外周血常规白细胞异常增生或减少,以原始和幼稚白细胞为主,血小板减少,Hb 低。骨髓象呈极度增生或明显活跃,以粒系细胞增生为主,原始和幼稚粒细胞可达90%以上。红细胞系和巨核细胞显著减少。

## 二、治疗

### (一)妊娠期

1.一般支持治疗

仅有血小板减少而无显著出血倾向时,可给予一般支持治疗,包括中草药、叶酸、维生素B12、维生素 C、铁剂等。

2.特殊治疗伴有显著出血倾向

特殊治疗伴有显著出血倾向时,可予下列治疗。

(1)肾上腺皮质激素:减少血管壁通透性及抑制抗体产生的作用,故能控制出血症状,改善出血倾向。

常用泼尼松每日 40～60mg,紧急情况下可静脉滴注氢化可的松 200～400mg,每日 1～2次,经治疗后出血症状好转及血小板计数上升后,逐渐减量到最小剂量控制出血维持到分娩。分娩后继续服用 9～10 日停药。为安全起见,在早孕 3 个月内最好避免使用。

(2)输注血小板:为控制急性出血,于分娩前或手术前输注可减少出血。

(3)脾切除:脾是产生抗血小板抗体和破坏血小板的场所,故脾切除有治疗效果。但孕期增大的子宫阻塞手术野,增加手术困难,且由于手术的干扰可引起流产、早产,故应尽量避免做脾切除术。

(4)免疫抑制药:环磷酰胺每日 50～200mg,或每 2～3 周 300～600mg/m²,静脉注射或口服,4 小时用完。妊娠期不主张使用。

(5)血浆清除术:把患者的血抽出,经特殊器械物理分离出血浆,代以健康人血浆,然后再输给患者。此法可除去患者血浆中的抗血小板抗体与免疫复合物,并能同时输入血小板,控制威胁生命的出血。适于急性大出血、一般治疗无效者。

### (二)分娩期

1.分娩方式的考虑

一般主张自然分娩。剖宫产主要根据产科指征而定。但有少数学者认为,对于特发性血小板减少性紫癜的孕妇,如其血小板在 $30 \times 10^9/L$ 以下(<30000/mm³),所在医院又无紧急输注血小板或鲜血的条件,则可考虑做选择性剖宫产。术前输注血小板或鲜血,使血小板提升到 $50 \times 10^9/L$ 以上,术时配血小板 5～10U,以及足量的新鲜血液。

2.防止大出血

(1)迅速提高血小板至 $50 \times 10^9/L$。

(2)配新鲜血 200mL×5、血小板 5～10U。

(3)使产程保持中等速度,初产妇总产程控制在 12～14 小时,第二产程 1～1.5 小时为宜,切忌产程过快。如血小板<20>$10^9$/L,忌用腹压。

(4)胎儿娩出后迅速给予足量的宫缩药。

(5)分娩后应仔细检查软产道,伤口应充分止血缝合,防止血肿的发生。

3.抗生素

产后用广谱抗生素预防感染,尤其是出血较多及持续用糖皮质激素者。

4.纠正贫血

(1)输血。

(2)补血剂:对于血红蛋白较低者可使用铁剂、叶酸、氨肽素、维生素 C、维生素 B12 等。

**(三)新生儿处理**

特发性血小板减少性紫癜孕妇的新生儿,其中 34%～80% 有暂时性血小板减少,需特别注意血小板计数及出血现象。①即刻做血小板计数;②有轻度出血(皮肤瘀点),血小板>50×$10^9$/L 者,观察其出血状况、血小板水平;③血小板<50×$10^9$/L,有明显出血者,给予泼尼松 1～2mg/(kg·d);输注血小板或换血;有颅内出血者给头高位及镇静药等。

### 三、病情观察

**(一)诊断明确者**

治疗中应定期测定外周血常规,与血液科共同监测血小板及出血倾向。治疗后病情稳定、症状减轻、血小板恢复时,应考虑药物减量;病情未减轻反而加重时,应考虑更换治疗方法甚至终止妊娠。治疗时应选用对胎儿无害的广谱抗生素预防感染。

**(二)诊断未明确者**

应注意症状的变化,尤其是出血症状,随访外周血常规,并做骨髓穿刺以明确诊断。

### 四、病历记录

**(一)门诊病历的书写**

(1)应详细询问病史,了解有无引起特发性血小板减少性紫癜的高危因素,如孕前是否有血小板减少病史,是否有获得性溶血性贫血、系统性红斑狼疮等免疫性疾病史,是否有长期服用阿司匹林等药物史,是否有月经过多、牙龈出血等病史,给予详细记录。对于有鉴别诊断意义的阴性资料也要予以记录。

(2)对于患者拒绝接受的检查和治疗,应有书面记录并要患者本人签字确认。

**(二)住院病历的书写**

(1)由于妊娠期特发性血小板减少性紫癜的病情变化较大、并发症较重,应每日进行查房,仔细观察患者的症状和体征的变化,针对病情及时更改治疗方案,并记录在病程记录中。

(2)分娩是特发性血小板减少性紫癜的关键时期,应详细观察产程并记录产妇与胎儿的情况,如果患者或其亲属拒绝接受治疗,如输血小板、激素治疗、剖宫产等,需患者本人或其委托人签字确认。

### 五、注意事项

**(一)医患沟通**

(1)妊娠合并原发性血小板减少性紫癜或原发性血小板减少性紫癜的患者妊娠后,应告知患者及家属妊娠有可能使病情缓解的特发性血小板减少性紫癜病情复发,病情活动期者病情加重,以及特发性血小板减少性紫癜对孕妇和胎儿可能所产生的不良影响,如产后出血、颅内出血、感染、死胎甚至孕产妇和新生儿死亡等,使患者及其家属预先对病情有足够的认识,避免可能带来的医疗纠纷。

(2)有些妊娠期特发性血小板减少性紫癜的治疗方法可能会对孕妇及胎儿产生严重影响,如大剂量糖皮质激素、免疫抑制药或化学药物、血小板的输入等,应将这些情况详细告知患者及其家属,以取得他们的理解和配合。

**(二)经验指导**

(1)特发性血小板减少性紫癜是一种自身免疫性疾病,女性易发病,而女性生育期雌激素水平过高,睾酮(T)水平改变不明显,E2/T 比值比正常女性明显升高,提示特发性血小板减少性紫癜患者性激素的失衡主要是 E2 水平的增高。许多研究表明,自身免疫性疾病的发病机制可能与机体免疫环境平衡的紊乱有关,而免疫调节细胞是决定免疫内环境稳定的中心环节。

(2)慢性特发性血小板减少性紫癜病情较轻者,若妊娠期无并发症,即使血小板计数低也很少有发生产后出血。但当血小板$<50 \times 10^9$/L 时,孕妇可有出血倾向,流产、胎盘早剥、死胎发生率增加。孕期接受糖皮质激素治疗者易并发妊娠高压综合征、产后出血、伤口出血及血肿发生率也增加。

(3)孕妇患 ITP 时,由于血液循环中存在着抗血小板抗体,该抗体大部分是 IgG 型,能够穿过胎盘进入胎儿血循环,从而引起胎儿血小板破坏加速,出现新生儿暂时性血小板减少症,一般于产后 4~6 天血小板降至最低值,1~3 周后恢复正常。胎儿患有严重血小板减低者。阴道分娩时新生儿会发生颅内出血,新生儿病死率也较高。由于许多研究表明,母儿间血小板计数无明显相关,孕妇体内血小板抗体水平是否与胎儿血小板相关,也存在一定争议。

(4)已缓解的特发性血小板减少性紫癜妇女怀孕后,可增加疾病复发的危险;未缓解的特发性血小板减少性紫癜妇女怀孕后可使病情加重;特发性血小板减少性紫癜母亲的血小板 IgG 抗体可经过胎盘进入胎儿体内,造成胎儿新生儿血小板减少;分娩后可增加新生儿颅内出血的危险。

(5)特发性血小板减少性紫癜孕妇的新生儿,其中 34%~80% 有暂时性血小板减少,需特别注意血小板计数及出血现象。①即刻做血小板计数;②有轻度出血(皮肤瘀点),血小板$>50 \times 10^9$/L 者,观察其出血状况、血小板水平;③血小板$<50 \times 10^9$/L,有明显出血者,给予泼尼松 1~2mg/(kg·d);输注血小板或换血;有颅内出血者应使头高位、给予镇静药等。

# 第十四节　妊娠合并再生障碍性贫血

再生障碍性贫血(再障)为骨髓造血功能减退或衰竭引起的全血细胞减少及血小板减少的严重疾病。目前病因不清,部分学者认为是由于化学性(苯、有机农药等)、药物性(氯霉素、磺胺类、氨基比林、砷剂等)、物理性(放射性物质)及生物性(严重感染等)因素。少数认为在妊娠起病,妊娠终止后恢复正常。再障孕妇常死于产后胎盘剥离面的出斑和感染。严重贫血影响胎盘对氧的输入而易致流产、早产或死胎。

# 一、诊断

## (一)临床表现

主要临床表现是贫血、出血和感染。妊娠可使再障病情恶化,对孕妇不利。若贫血严重则有流产、死胎、死产的可能。分娩后宫腔内胎盘剥离面容易造成出血和感染,甚至引起败血症,造成产妇死亡。

## (二)辅助检查

(1)外周血常规中全血细胞减少,有时可能以某系细胞减少更为突出。

(2)骨髓象中各类细胞均减少,如有细胞成分主要为淋巴细胞和浆细胞。骨髓中巨核细胞明显减少或者消失。

## (三)诊断要点

(1)曾服用过氯霉素、氨基比林(匹拉米酮)等化学药物,有接触放射线及严重感染史。

(2)有严重贫血及出血倾向。

(3)血液检查示全血细胞减少,血小板减少。

(4)骨髓涂片示造血功能明显减退。涂片中有核细胞甚少,幼粒细胞、幼细胞及巨核细胞均减少,淋巴细胞相对增高。

## (四)鉴别诊断

### 1.缺铁性贫血

贫血程度轻重不等,特点为血红蛋白<100g/L,红细胞<3.5×$10^{12}$/L,血细胞比容<0.30,血清铁<6.5$\mu$mol/L。骨髓象为红细胞系统增生活跃,以中、晚期幼红细胞增生为主,可见红细胞分裂象,无可染色铁,各期幼红细胞体积较小,胞质少,染色较正常深,偏蓝色或呈嗜多色性。

### 2.巨幼细胞贫血

贫血程度较缺铁性贫血严重,血涂片检查红细胞平均体积大,有时可见中性粒细胞分叶过多,贫血严重者,有时伴有白细胞及血小板的减少。骨髓象巨幼红细胞增多,血清叶酸降低。

# 二、治疗

主要以支持疗法为主,但是一般的抗贫血治疗对再障患者无效。再障患者应避孕,若已妊娠,如血红蛋白>60g/L可允许继续妊娠;血红蛋白<60g/L者,做好输血准备后行人工流产,术后给予抗生素治疗。孕4个月以上者,经治疗后无论终止妊娠与否,孕妇预后无明显差异,故应在内科协助积极治疗下继续妊娠。

## (一)一般治疗

加强营养,改善患者一般情况,提高免疫功能,避免创伤和便秘,积极预防出血和感染。如果发生出血如鼻出血,以局部压迫止血为主,适当予以止血药物。

## (二)药物治疗

### 1.激素治疗

可用于有明显出血倾向时,如泼尼松有抑制免疫反应和暂时止血作用,每天30~40mg,口服;睾酮能促使肾脏释放红细胞生成素,并能激发休止期骨髓祖细胞转入红细胞生成素反应期,从而促进造血细胞分化增生,恢复骨髓造血功能,常用 50～100mg 肌内注射,每天 1 次,司坦唑醇每天 6～12mg 口服。但糖皮质激素抑制免疫功能,易致感染,不宜久用,雄激素对妊娠和胎儿可有影响,还易引起肝功能的损害,故应慎用。只有在病情严重,考虑终止妊娠前,才考虑使用以改善症状和血常规。

2.抗生素治疗

选用对胎儿无影响的广谱抗生素以预防感染。

**(三)其他治疗**

1.输血疗法

少量、多次输新鲜血,提高全血细胞,并使血红蛋白维持在 60g/L 以上,临产前最好使血红蛋白达到 80g/L 以上,以增加对产后出血的耐受力。还可根据情况考虑输成分血,以避免血容量增加过多而加重心脏负担,又能使某些成分的数量显著增多,预防并发症的发生,如输浓缩红细胞或红细胞悬液。有学者认为此时输入的红细胞生存期缩短、破坏增快。新鲜血浆分离的血小板应在 24 小时内应用,而粒细胞则应尽可能在采血后 6 小时输注完毕。

2.骨髓移植

为目前治疗重症再障患者的一个重要手段。有报道认为,再障患者行骨髓移植后再妊娠的情况,多数患者妊娠期较顺利。

**(四)产科处理**

1.分娩期

尽量经阴道分娩,缩短第二产程,防止第二产程用力过度,造成脑等重要脏器出血或胎儿颅内出血。可适当助产,防止产伤,产后仔细检查软产道,认真缝合伤口,防止产道血肿形成。有产科手术指征者行剖宫产术时一并将子宫切除为宜,以免引起产后出血及产褥感染。

2.产褥期

继续支持疗法,应用宫缩药加强宫缩,预防产后出血,并应用广谱抗生素预防感染。

## 三、病情观察

**(一)诊断明确者**

在治疗期间主要观察出血与感染症状,并观察外周血常规的变化,以了解贫血改善的情况,决定是否需采取进一步治疗措施。

**(二)诊断未明确者**

随访外周血常规,并做骨髓穿刺以明确诊断。

## 四、病历记录

**(一)门急诊病历**

(1)应详细询问病史,了解有无引起再障的高危因素,如工作和居住环境有无有毒有害物质接触史,有无急(慢)性感染史,是否有遗传性再生不良性贫血家庭史,以往妊娠是否有再障病史等,给予详细记录。

(2)对所做的检查,包括产前各项检查、胎儿监护、血常规、骨髓穿刺等,均应详细记录在门诊病历中,如果患者拒绝检查,应让其本人签字确认。

## (二)住院病历

(1)由于妊娠合并再障病情较重,应每日进行查房,仔细观察患者的症状和体征的变化,针对病情及时更改治疗方案,并记录在病程记录中。

(2)分娩时往往并发症较多,应详细观察产程并记录产妇与胎儿的情况,诸如输血、激素治疗、剖宫产、子宫切除等治疗,需患者本人或其委托人知情同意并签字后方可实施。

## 五、注意事项

### (一)医患沟通

(1)妊娠合并再障虽临床较为少见,但大多病情严重,对母儿危险性大,一旦确诊或高度怀疑时,应及时向患者及家属详细交代病情的经过和预后,使患者和家属对此病有足够的了解,避免日后为此引起不必要的纠纷。

(2)在再障孕妇终止妊娠前,应告知患者及亲属分娩的并发症,尤其是再障孕妇分娩时出血和感染可导致孕产妇死亡,使其对此有充分的认识和理解。剖宫产手术前谈话时,须告知为防止产后出现严重的出血和感染,术中将行子宫切除,让患者和家属有充分的心理准确。

(3)再障孕妇在治疗过程中,由于病情需要,可能会输血或应用激素治疗。在治疗前应告知患者及家属治疗可能产生的并发症,要求其认可并签字。

### (二)经验指导

(1)再生障碍性贫血的原因较为复杂,半数患者系原因不明的特发性再生障碍性贫血。动物实验证明,大剂量雌激素可抑制骨髓造血功能,因此,有人认为再障与妊娠有关。但是多数学者认为妊娠和再障两者之间并无必然的联系而是偶然巧合。

(2)一般认为,再障患者病情未缓解时应严格避孕,不宜妊娠。如果怀孕后 Hb<60g/L,妊娠早期应在充分准备的条件下住院人工流产。如果已到妊娠中期,由于引产出血和感染的危险比自然分娩要大,且终止妊娠并不能减少再障孕产妇的病死率,因此可在积极支持治疗的同时继续妊娠。但是对于急性再障治疗效果不佳,尤其造血细胞严重减少,出现母儿并发症,严重威胁母儿生命者,仍应考虑终止妊娠。对于继续妊娠的患者应和血液科医生密切配合,制订周密的治疗方案,必要时住院详细观察和治疗,接受严格系统的围生期保健操,积极防治妊娠并发症。

(3)妊娠足月以后,如无产科指征,应尽量阴道分娩,减少手术产,最好实行计划分娩,在宫颈成熟后,经过输全血或成分血,使 Hb 达到 80g/L 左右,血小板达到 $2 \times 10^9$/L 以上,在准备足够新鲜血的情况下促分娩发动。如有产科指征必须行剖宫产时,有人主张可将子宫一并切除,以免术后出现严重的出血和感染。

# 第十五节　妊娠合并缺铁性贫血

妊娠期血容量增加,血液稀释,因此妊娠合并贫血是最常见的妊娠并发症。其中缺铁性贫血(IDA)最常见,严重贫血可造成围生儿及孕产妇死亡。该病发生的相关因素包括:妊娠期铁的需要量增加,妇女体内储备铁不足,食物中铁的摄入不够,妊娠前及妊娠后的疾病,使铁的储存、利用和代谢发生障碍,铁的需求增多或丢失过多,可影响红细胞的生成过程或贫血的治疗效果。

## 一、诊断

### (一)症状

#### 1.隐性缺铁

此时骨髓内贮存铁减少,骨髓内含铁血黄素和嗜铁细胞减少或消失,但机体尚有足够的贮存铁供应骨链造血,红细胞数量、血红蛋白(Hb)含量及血清铁蛋白均在正常范围或者其均值变化不明显,细胞内含铁酶类亦无减少。因此,临床上可无任何贫血的表现。

#### 2.轻症

随着缺铁的加重,进入早期缺铁性贫血阶段,此时贮存铁已耗尽,血清铁开始下降,红细胞数量和 Hb 亦减少,骨髓幼红细胞可利用的铁减少。因此出现正细胞贫血,临床上可有轻度贫血的症状。当 Hb 在 90~100g/L 时,可出现乏力,易疲劳,脱发等;血红蛋白在 70~80g/L 时,可出现乏力、头晕、眼花、耳鸣等。

#### 3.重症

当发生严重缺铁时,骨髓幼红细胞可利用的铁完全缺乏,各种细胞内含铁酶类亦逐渐缺乏,骨髓造血发生明显障碍,骨髓中红细胞系均呈代偿性增生,出现小细胞低色素性贫血,血清铁显著下降,临床上出现明显的贫血症状。当血红蛋白<70g/L 时,面色极度苍白,可有眩晕、运动后心悸气短甚至昏厥。

#### 4.胃肠道症状

因细胞含铁酶类减少,组织和细胞功能因缺氧而发生一系列症状,如胃肠功能低下、胃酸分泌不足或肠道吸收障碍,铁质吸收困难可使贫血进一步加重。

### (二)体征

(1)皮肤及口唇黏膜苍白。

(2)因皮肤上皮细胞功能降低同时伴胱氨酸缺乏,出现指(趾)甲扁平、脆薄易裂或反甲、皮肤变得干燥、毛发失去光泽且易脱落,孕妇显得苍老憔悴,无力懒动。

(3)重症贫血者可出现贫血性心脏病,视网膜水肿,视网膜乳头苍白,边缘模糊。全身水肿或腹腔积液。

(4)容易并发妊高征、早产、胎儿生长受限及死胎。

### (三)辅助检查

#### 1.实验室检查

(1)血常规:Hb<100g/L,血涂片呈典型小细胞低色素性贫血,红细胞平均容积(MCV)<80/um²,红细胞平均血红蛋白含量(MCH)<28pg,红细胞平均血红蛋白浓度(MCHe)<30%,网织红细胞正常或减少,白细胞和血小板一般无特殊变化。

(2)血清铁浓度:血清铁浓度能灵敏反映缺铁状况,正常成年妇女血清铁为 7~27μmol/L,若孕妇血清铁<6.5μmol/L(35μg/dl),可诊断为缺铁性贫血。

2.特殊检查

(1)骨髓穿刺:骨髓象为红细胞系统增生活跃,以中、晚期幼红细胞增生为主,可见红细胞分裂象,无可染色铁,各期幼红细胞体积较小,胞质少,染色较正常深,偏蓝或呈嗜多色性。边缘不规则,核小而致密,粒细胞及巨核细胞系统多无明显变化。

(2)胃液检查:必要时可进行,常见胃酸减少或缺乏。

**(四)诊断要点**

1.临床表现

有面色苍白、乏力、水肿、心悸气短、头晕目眩、耳鸣、腹胀、食欲缺乏。

2.血涂片

显示小红细胞型低血红蛋白性贫血。血清铁蛋白测定能准确反映铁的储备量,一般不须再做骨髓穿刺。

3.病史

常有慢性失血、营养不良、慢性胃炎、胃酸缺乏、钩虫病等既往史。

**(五)鉴别诊断**

孕妇存在缺铁性贫血的诱因,有上述贫血的临床表现,结合实验室检查,缺铁性贫血的诊断较容易,经过铁剂治疗有效则更支持该病的诊断。有时需与下列疾病鉴别。

1.巨幼细胞贫血

贫血程度较缺铁性贫血严重;血涂片检查红细胞平均体积大,有时可见中性粒细胞分叶过多,贫血严重者,有时伴有白细胞及血小板减少。骨髓象巨幼红细胞增多;血清叶酸降低,有助于鉴别。

2.再生障碍性贫血

常呈重度贫血,周围血常规除了红细胞减少,白细胞及血小板也减少,红细胞大小及形态尚在正常范围,网织红细胞也减少,骨髓象各类细胞均减少,骨髓增生极度低下可以鉴别。

## 二、治疗

**(一)一般治疗**

加强营养,鼓励孕妇进食高蛋白及含铁丰富的食物,如黑木耳、海带、紫菜、猪(牛)肝、豆类、蛋类食品等。此类食品不但含铁丰富,而且容易吸收。教育孕产妇改变不良的饮食习惯,避免偏食、挑食。

孕期适当休息,积极预防早产。如有特殊的疾病(如寄生虫病等)应同时针对病因适当治疗。如果胃肠功能紊乱、消化不良可给予药物对症治疗。

**(二)药物治疗**

1.硫酸亚铁

常用口服药物。口服每次 0.3g,每日 3 次,如果同时服用 1‰ 盐酸 10mL 和维生素C100mg 更有助于铁的吸收。

制酸剂、鸡蛋、奶制品、面包和其他谷类食物等,如与铁同服可影响铁的吸收,因此在饭前1 小时和饭后 2 小时内不宜口服硫酸亚铁。如果服用本药后恶心等胃肠反应较重,也可饭后服用,但对铁的吸收率有一定影响。为降低药物不良反应,目前已研制出硫酸亚铁控释片,能有效减少对胃、肠的刺激。

**2.富马酸亚铁**

每次 0.2～0.4g,每日 3 次口服,含铁量较高。对胃肠道刺激性小,但有时有上腹不适、腹泻或便秘等。

**3.枸橼酸铁铵**

10%枸橼酸铁铵 10～20mL,每日 3 次口服,适用于吞服药片有困难者,但其为三价铁不易吸收,治疗效果差一些,不宜用于重症贫血的患者。

**4.右旋糖酐铁**

每毫升含铁 50mg,首次肌内注射 50mg,如无反应可增加到 100mg,每日或隔日一次,15～20 日为 1 个疗程,一般每注射 300mg 可提高 Hb10mg。

**5.山梨醇铁**

每毫升含铁 50mg,每次 50～100mg 深部肌内注射,局部反应较少,但全身反应较重。

**(三)输血**

如血红蛋白<60g/L,接近预产期或短期内需行剖宫产者,应少量多次输血。

**(四)预防产时并发症**

(1)临产后备血,可酌情予以维生素 K、维生素 C,尽量减少出血。

(2)严密监护产程,防止宫缩乏力、产程延长,阴道助产以缩短第二产程,积极防止产后出血。

(3)产程中严格无菌操作,产后给抗生素预防感染。

## 三、病情观察

**(一)诊断明确者**

治疗期间主要观察外周血 Hb、红细胞数量、血细胞比容的变化,以了解贫血程度改善的情况,决定是否需采取进一步治疗措施等。观察口服铁剂的患者胃肠道症状是否严重,如严重可改为肌内注射。

**(二)诊断未明确者**

可在门诊随访外周血 Hb、红细胞数量、血细胞比容的变化,一旦明确诊断应积极治疗。

## 四、病历记录

**(一)门急诊病历**

(1)应详细询问病史,了解有无发生贫血的高危因素,如妊娠前有无全身慢性疾病及出血史、月经过多史、营养不良及不良的饮食习惯、膳食质量、经济状况、家庭遗传病史等,并记录在孕妇联系册或门诊病历史。

(2)对尚未明确诊断的病例,应嘱其按时进行产前检查,进行必要的化验,并记录每次检查时的临床表现和实验室数据的变化,以便进行对比。

**(二)住院病历**

(1)治疗期间每周 2 次测外周血常规,了解病情的转归,并及时记录在病程记录中。

(2)对于患者的病情变化、药物治疗不良反应、胎儿生长生育情况,均要详细记录在病史中。如果患者或其亲属拒绝接受治疗,应要求患者本人或其委托人签字确认。

## 五、注意事项

### (一)医患沟通

(1)妊娠期缺铁性贫血的发病率较高,在无明显失血的情况下以轻、中度为常见,但其重症往往病情较为严重,虽不常见,但可危及母婴生命。对此应向患者及家属交代清楚。

(2)分娩前在联系家属时,需告知贫血孕妇的抵抗力低下,对手术和麻醉的耐受能力也很差,即使只是轻度或中度贫血,孕妇在分娩期间的风险也会增加。特别要提出,一个正常孕妇在分娩时失血 1000mL 常可耐受,而贫血孕妇失血 40～50mL 或更少,有时可发生死亡,以取得患者及家属对诊治过程的理解和配合。

### (二)经验指导

(1)目前贫血的诊断标准尚未统一。在贫血的诊断中,由于全身血循环中红细胞总数的测定技术比较复杂,难以在临床应用,故通常以外周血中血红蛋白的浓度作为诊断标准。

(2)应详细、全面地了解病史,注意有无发生贫血的高危因素。

(3)由于胎儿具有自我调节和通过胎盘从母体主动摄取铁的能力,故胎儿铁的营养状况维持相对平衡状态,一般无缺铁或贫血的发生。但是,重度缺铁性贫血的孕妇可对胎儿的铁供应造成潜在的影响,并且因早产及妊娠并发症发生率高,围生儿病死率也较高。

(4)妊娠期缺铁性贫血的治疗一般主张以口服给药为主,其安全有效、简单易行、价格低廉。

(5)由于通过饮食仅能满足机体需要量的 1/2,妊娠后半期所有孕妇均应该预防性补充铁剂,以利于防止孕期铁储备的降低。

# 第十六节　妊娠合并巨幼细胞贫血

妊娠期巨幼细胞贫血又称为营养性巨幼细胞贫血,占所有贫血的 7％～8％。主要由于叶酸和维生素 B12 缺乏而成。正常非孕期叶酸每日需要量 400μg,妊娠晚期 800μg,哺乳期 600μg。由于妊娠时胃酸分泌减少,胃肠蠕动减少,功能降低而影响叶酸摄取。加之孕期肾小管重吸收叶酸减少,致使尿中叶酸排出量增加,故妊娠期血清叶酸含量减少,易发生巨幼细胞贫血。

## 一、诊断

### (一)症状

#### 1.贫血症状

常在妊娠中、后期发病,多为中度或重度。临床症状随贫血程度加重而加重,表现为软弱无力、头晕、眼花、表情淡漠,活动后心悸气短,严重时甚至可发生心力衰竭。

#### 2.消化道症状

食欲缺乏、恶心、呕吐、腹泻、腹胀等消化不良的症状,严重者可见急性舌炎,舌部有灼痛感,味觉异常,尤其在进食时可有舌尖和舌边缘疼痛明显。

3.周围神经炎症状

因维生素 B12 缺乏而发生。表现为乏力、手足麻木、感觉障碍、行走困难等周围神经炎及亚急性或慢性脊髓后束、侧束联合病变等神经系统症状。

4.精神症状

有的患者可有精神症状,如妄想、忧郁等。

5.其他

妊娠期重症患者可引起流产、早产、胎儿宫内发育不良或死胎,有明显的出血和感染的倾向,胎儿的神经管畸形发生率明显增加。

**(二)体征**

(1)皮肤黏膜苍白、干燥,水肿,低热,表情淡漠,活动后有气急、心动过速甚至可发生心力衰竭。常可触及肿大的脾。

(2)有急性舌炎的患者,整个舌面呈鲜红色,即所谓"牛肉样舌",有时可有小的溃疡。病情迁延可见舌乳头萎缩光滑,呈现所谓"镜面舌"。

**(三)辅助检查**

1.外周血常规

红细胞呈大细胞贫血,红细胞平均体积(MCV);>94fl,平均血红蛋白(MCH)>32pg,红细胞直径曲线高峰后移,红细胞大小不均及有异型红细胞,网织红细胞大多减少。白细胞轻度或中度减少,中性粒细胞分叶过多,出现 5~6 叶核或 4 叶以上核占 15%~20%,粒细胞胞体增大,核肿胀。血小板通常减少,可见Ⅱ型血小板。

2.叶酸水平

血清叶酸<6.8mmol/L(3ng/mL),红细胞叶酸<227mmol/L(100ng/mL)表示叶酸缺乏。

3.维生素水平

血清维生素 B12<90pg/mL,放射性核素维生素 B12 吸收试验<7%,则可诊断为维生素 B12 缺乏,但后者在妊娠期应避免进行。

4.骨髓穿刺

骨髓象红细胞呈巨幼红细胞增生,不同成熟期的巨幼红细胞可占骨髓有核细胞的 30%~50%,核染色质呈细网状或筛状、微粒样,常可见核分裂,幼红细胞较多,血红蛋白合成加快,胞质比较成熟而核发育较慢,呈现核与浆发育不平衡状态。贫血越严重,巨幼红细胞越多。粒细胞系主要是中幼粒细胞以下的晚幼和杆状核粒细胞的胞体增大,核形肿胀,染色质疏松,可有畸形分叶核,粒细胞分叶过多。有时可见 6 个或 10 个以上的分叶。巨核细胞系可见形态多增大,亦可正常。核分叶过多,常有断裂,胞质内颗粒减少。

**(四)诊断要点**

(1)多见于妊娠后期,贫血程度较严重,且进行性加重。

(2)红细胞及血红蛋白明显降低,但红细胞体积增大,平均红细胞内血红蛋白含量增多,血色指数大于正常。

(3)骨髓涂片呈典型的巨幼红细胞增生,幼红细胞成熟不佳。

（五）鉴别诊断

1.缺铁性贫血

贫血程度轻重不等，Hb<100g/L，红细胞<3.5×10¹²/L，血细胞比容<0.30，血清铁<6.5pmol/L。

骨髓象为红细胞系统增生活跃，以中、晚期幼红细胞增生为主，可见红细胞分裂象，无可染色铁，各期幼红细胞体积较小，胞质少，染色较正常深，偏蓝或呈嗜多色性。边缘不规则，核小而致密，粒细胞及巨核细胞系统多无明显变化。

2.再生障碍性贫血

常呈重度贫血，周围血常规除了红细胞少，白细胞及血小板也少，红细胞大小及形态尚在正常范围，网织红细胞也减少，骨髓象各类细胞均减少，骨髓增生极度低下。

## 二、治疗

### （一）一般治疗

治疗原发疾病，去除病因。给予支持及对症治疗，改变不良饮食习惯，增加营养，进食高蛋白、高热量及含叶酸、维生素 B12、铁丰富的饮食，对于有高危因素的孕妇，早期进行预防。

### （二）药物治疗

主要补充缺乏的物质。由于叶酸和维生素 B12 作用部位不同，故用维生素 B12 治疗无效的巨幼红细胞性贫血，叶酸常可奏效，而用叶酸治疗维生素 B12 缺乏的患者，则神经系统症状无法改善。

1.叶酸

每日口服 10～20mg，如因胃肠道反应而造成叶酸吸收不良者，可肌内注射 10～30mg，每日 1 次，直至血常规完全恢复正常。叶酸用量不必过大，否则可从尿中排出而造成药物浪费。

2.维生素 B12

100～2000pg，每日肌内注射，3～6 日即可见效，可连续用 2 周以后改为每周 2 次，再连续用 4 周，以充分补充造血所需，并且使机体内有足够的贮存量。

3.其他

适当补充铁剂、维生素 C，部分重症患者可给予激素，以恢复胃肠道的功能并促进各种维生素的吸收。

对维生素 B12 缺乏者，因抗感染能力降低，应积极预防感染。此外，有报道重症患者在治疗开始的 48 小时内，血钾可突然下降，偶可因低钾及心肌缺氧变性而突然死亡，故治疗时应同时监测血钾的情况，必要时可给予氯化钾 1～2g，每日 3 次口服。严重贫血需输血时，宜输浓缩红细胞或新鲜血，少量、慢滴，以免诱发心力衰竭。

## 三、病情观察

### （一）诊断明确者

在治疗期间主要观察外周血常规的变化，包括网织红细胞数量、红细胞平均体积、红细胞平均血红蛋白的变化，以了解贫血程度改善的情况，判断是否需采取进一步治疗措施等。

### （二）诊断未明确者

随访外周血常规，并做骨髓穿刺以检查骨髓象，以明确诊断。

## 四、病历记录

### (一)门急诊病历

(1)应详细询问病史,了解有无发生巨幼细胞贫血的高危因素,如孕前是否有巨幼细胞贫血史、既往妊娠是否曾患此病、是否有不良饮食习惯、是否有原发性疾病如遗传性内因子缺乏引起的恶性贫血和遗传性乳酸尿症等。并记录在孕妇联系册或门诊病历中。

(2)对尚未明确诊断的病例,应嘱其按时进行产前检查和必要的诊断措施,如骨髓穿刺、试验性的治疗等,并记录每次检查的临床表现和实验室数据的变化,以便进行对比。

### (二)住院病历

(1)治疗期间每周2次测外周血常规,了解病情的转归,并及时记录在病程记录中。

(2)对于患者的病情变化、药物治疗的不良反应、胎儿生长发育情况,均要详细记录在病史中,如果患者或其亲属拒绝接受诊疗措施,应要求患者本人或其委托人签字确认。

## 五、注意事项

### (一)医患沟通

(1)妊娠期巨幼细胞贫血较少见,临床治疗效果也较好,但对于重症者,由于可以出现神经和精神症状,应向患者及其家属交代清楚。

(2)贫血严重的孕妇,分娩时机体耐受程度较差,易发生出血、感染甚至心力衰竭,影响母儿生命,故在分娩前应告知患者和家属,使其理解。

### (二)经验指导

(1)妊娠期巨幼细胞贫血较为少见,但对于妊娠晚期出现的贫血,尤其是起病急,且合并双胎、妊高征或感染时,经铁剂治疗效果不明显的,应考虑到该病的可能。

(2)叶酸和(或)维生素 B12 缺乏的临床症状、骨髓象及外周血常规的改变均相似,但维生素 B12 缺乏可有神经系统症状,而叶酸缺乏无神经系统症状。

# 参考文献

[1]张海红.妇产科临床诊疗手册[M].西安:西北大学出版社,2021.

[2]杨艳.临床常见妇科疾病诊断与治疗[M].长春:吉林科学技术出版社,2020.

[3]张小丽,等.实用妇科常见病诊断与治疗[M].北京:科学出版社,2020.

[4]赵瑜.现代妇科常见病预防与治疗[M].哈尔滨:黑龙江科学技术出版社,2020.

[5]赵文芳,等.妇科常见病与产科并发症[M].青岛:中国海洋大学出版社,2021.

[6]厉建兰.妇科疾病临床实践[M].北京:科学技术文献出版社,2020.

[7]郝翠云,等.精编妇产科常见疾病诊治[M].青岛:中国海洋大学出版社,2021.

[8]梁旭霞,等.实用产科手册[M].南宁:广西科学技术出版社,2020.

[9]王晓丽.实用临床妇科常见疾病诊疗[M].北京:科学技术文献出版社,2020.

[10]陈晓娟.妇产科疾病临床诊疗进展与实践[M].沈阳:沈阳出版社,2020.

[11]苏翠红.妇产科常见病诊断与治疗要点[M].北京:中国纺织出版社有限公司,2021.

[12]孙梅玲,等.妇产科疾病诊断与思维[M].北京:科学技术文献出版社,2020.

[13]马明宁,等.临床妇科疾病诊疗[M].长春:吉林科学技术出版社,2020.

[14]石一复,等.妇产科症状鉴别诊断学[M].北京:人民卫生出版社,2021.

[15]孙国强,等.产科诊疗常规[M].武汉:华中科学技术大学出版社,2021.

[16]吕满义.临床妇产科诊疗学[M].武汉:湖北科学技术出版社,2021.

[17]卢慧.妇产科疾病临床诊疗实践[M].北京:科学技术文献出版社,2020.

[18]李庆丰,等.妇产科常见疾病临床诊疗路径[M].北京:人民卫生出版社,2021.